DICTIONNAIRE
DES DROGUES
SIMPLES ET COMPOSÉES.

GES — ONO

IMPRIMERIE DE HUZARD-COURCIER,
rue du Jardinet, n° 12.

DICTIONNAIRE
DES DROGUES
SIMPLES ET COMPOSÉES,

OU

DICTIONNAIRE
D'HISTOIRE NATURELLE MÉDICALE,
DE PHARMACOLOGIE
ET DE CHIMIE PHARMACEUTIQUE.

PAR A. CHEVALLIER,

Pharmacien Chimiste, Professeur particulier de Chimie médicale et pharmaceutique, Membre adjoint de l'Académie royale de Médecine, Membre de l'Académie royale des Sciences de Bordeaux, des Sociétés de Chimie médicale et de Pharmacie de Paris, etc., etc.;

A. RICHARD,

Docteur en Médecine, Agrégé à la Faculté de Médecine de Paris, Membre de l'Académie royale de Médecine, des Sociétés d'Histoire naturelle et de Chimie médicale de Paris, etc.,

ET J.-A. GUILLEMIN,

Membre de la Société d'Histoire naturelle de Paris.

TOME TROISIÈME.

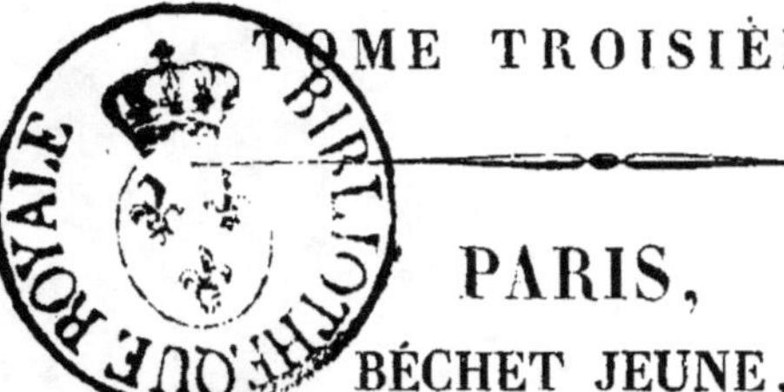

PARIS,

BÉCHET JEUNE,

LIBRAIRE DE L'ACADÉMIE ROYALE DE MÉDECINE,

PLACE DE L'ÉCOLE DE MÉDECINE, N° 4.

BRUXELLES,

AU DÉPÔT GÉNÉRAL DE LA LIBRAIRIE MÉDICALE FRANÇAISE.

1828

AVERTISSEMENT.

En commençant le *Nouveau Dictionnaire des Drogues simples et composées*, nous avions espéré pouvoir nous renfermer dans les limites de trois volumes, et tous nos efforts furent dirigés vers ce but; mais quoique chaque tome ait été augmenté d'environ 100 pages, et que nous ayons taché d'apporter le plus possible de concision dans la rédaction des articles, le nombre immense de ceux-ci, leur importance, et les progrès de la Science, surtout depuis l'apparition du premier volume, ont détruit en partie nos prévisions; de sorte que le troisième volume qui paraît en ce jour, n'atteint seulement que les trois quarts de l'ouvrage. Nous avons la juste confiance que nos lecteurs apprécieront les raisons que nous venons de leur présenter; car, pour peu que l'on réfléchisse à l'extraordinaire multiplicité de détails que comporte le sujet de cet ouvrage, quatre volumes sembleront un cadre encore bien étroit pour la masse de faits qui sont du domaine de l'Histoire naturelle médicale, de la Pharmacie, de la Chimie, et de l'Économie industrielle et domestique.

Dès le principe (*), nous nous sommes associé

(*) *V.* la préface en tête du Ier volume, p. xij.

M. Guillemin, qui a été spécialement chargé de traiter les sujets d'Histoire naturelle médicale. Il nous avait d'abord semblé peu important pour les lecteurs que les articles faits par ce collègue eussent une désignation particulière. Cependant, ayant depuis reconnu qu'il était plus convenable et même de toute justice que l'ont vît clairement ce qui appartient en propre à chacun, nous avons engagé notre collaborateur à signer les articles qu'il a traités dans les troisième et quatrième volumes ; renouvelant en outre la déclaration qu'il a coopéré à la totalité de l'ouvrage.

A. CHEVALLIER. — A. RICHARD.

Paris, le 15 mars 1828.

NOUVEAU
DICTIONNAIRE
DES DROGUES,
DE PHARMACOLOGIE
ET DE CHIMIE PHARMACEUTIQUE.

G

GESSE TUBÉREUSE. *Lathyrus tuberosus,* L. Vulgairement connue sous les noms de *Macjon, Méguson, Gland de terre, Anotte.* Cette plante de la famille des Légumineuses et de la Diadelphie Décandrie, L., dont la racine est alimentaire, croît abondamment sur les bords des champs, dans la plupart de nos départemens. Elle a été analysée par M. Braconnot, qui l'a trouvée composée, 1°. d'eau, 327,98; 2°. d'amidon, 84,00; 3°. de sucre analogue à celui de canne, 30,00; 4°. de matière animalisée, 15,00; 5°. de fibre ligneuse, 25,20; 6°. d'albumine, 14,00; 7°. d'oxalate de chaux, 01,80; 8°. d'huile rance, 0,90; 9°. d'une matière analogue à l'adipocire, 0,90; 10°. de phosphate de chaux, 0,50; 11°. de sulfate de potasse, 0,22; 12°. de malate de potasse, 0,20; 13°. de muriate de potasse, 0,10; 14°. de phosphate de potasse, 0,10; 15°. principe odorant, des traces; total, 500. (A. C.)

GÉSIER DES VOLAILLES BLANCHES. On donne le nom de gésier à l'estomac des oiseaux. Celui provenant des volailles blanches, séché et réduit en poudre, a été préconisé comme fébrifuge ; il a été le sujet d'un travail dû à l'un de nos professeurs, M. Bouillon-Lagrange. Ce savant reconnut que la matière animale formant cet organe, que l'on avait comparée à la gélatine, était d'une nature différente de celle-ci et de l'albumine. Dans son travail, ce chimiste a indiqué le procédé de préparation du gésier, pratiqué par M. Pia, qui consiste à choisir les gésiers des jeunes volailles, à les bien nettoyer et à les faire sécher à l'étuve entre deux papiers, puis à les réduire en poudre : cette poudre, ainsi préparée, est administrée à la dose de 48 grains à 1 gros en deux doses, une le matin, l'autre le soir, dans un verre d'infusion théiforme de pariétaire, d'*Uva ursi*, ou même de graine de lin édulcorée avec le sirop des cinq racines. On répète jusqu'à trois fois. La recette de ce traitement, mise en pratique dans le département de l'Hérault, fut publiée, d'après l'ordre du gouvernement, par M. de Saint-Priest, intendant de cette province ; et une lettre insérée dans un journal annonçait qu'un grand nombre de fièvreux ont été guéris par l'emploi de cette préparation. C'est aux praticiens à décider quels sont les avantages qu'on peut retirer d'une semblable médication. (A. C.)

GINGEMBRE OFFICINAL. *Zingiber officinale,* Roscoe et Rich. Bot. méd., t. I, p. 112. (Famille des Amomées, Monandrie Monogynie, L.) Cette plante est originaire des Indes orientales, d'où on l'a transportée à Cayenne et dans les Antilles ; sa culture prospère maintenant dans ces dernières contrées. De sa racine tuberculeuse irrégulièrement coudée, coriace, et blanche à l'intérieur, s'élève une tige cylindrique, garnie de feuilles alternes, distiques, lancéolées, aiguës, terminées inférieurement par une gaîne longue et fendue. La hampe qui soutient les fleurs naît à côté de la tige ; elle est recouverte d'écailles ovales, acuminées, engaînantes, analogues à celles de la base des feuilles. Chaque écaille florale renferme deux fleurs jaunâtres, qui paraissent successivement ; leur labelle ou la division interne et inférieure du périanthe est pourpre, variée de brun et de jaune. Telle qu'on la rencontre dans le commerce, la racine de gingembre (qui nous paraît être une tige souterraine) est grosse comme le doigt, aplatie, comme articulée, couverte d'un épiderme ridé et marqué d'anneaux peu apparens. L'intérieur est en général blanc, gris ou jaunâtre, et il offre un grand nombre de fibres longitudinales. Le gingembre a une odeur piquante, et une saveur aromatique et brûlante, qu'il doit à la grande quantité d'huile volatile qu'il renferme. Son analyse, par M. Morin (*Journ. de Pharmacie*, juin 1823), a donné pour résultats : une matière résineuse ; une sous-résine ; une huile volatile d'un bleu verdâtre ; de l'acide acétique libre ; de l'acétate de potasse ; de l'osmazome ; de la gomme ; une matière végéto-animale ; de l'amidon en assez grande quantité, et du ligneux.

La violente action de cette racine sur toutes les parties de la membrane muqueuse fait qu'on l'emploie assez rarement. Si on la met en contact avec la membrane pituitaire, elle produit à l'instant même de violens éternumens ; quand on la mâche en petits morceaux, elle excite fortement la salivation. Quelques marchands de chevaux ont su profiter de cette qualité irritante du gingembre ; avant d'essayer un cheval, ils lui en mettent une petite quantité à l'entrée de l'anus, et l'irritation produite dans cette partie oblige la bête à relever sa queue, ce qui lui donne une allure factice qui trompe les acheteurs. Ingéré dans l'estomac, le gingembre détermine un sentiment pénible de chaleur ; mais à une faible dose, il excite puissamment les forces digestives. Les peuples du Nord, et surtout les Anglais, en font un grand usage, non-seulement dans la Pharmacie, mais encore dans les préparations culinaires et dans les boissons usuelles. Ils associent souvent le gingembre aux substances purgatives, ce qui les rend moins désagréables et plus supportables pour l'estomac. On l'administre en poudre, depuis 4 jusqu'à 12 grains ; en décoction, ou mieux en infusion, à la dose d'un gros pour 2 livres d'eau ; en teinture alcoolique, un demi-gros à un gros. On a supposé, encore tout récemment, en Angleterre, que le gingembre pris à haute dose dans du lait était un spécifique contre la goutte.

Les Anglais ont, dans ces dernières années, importé de la Jamaïque une sorte de gingembre dont les qualités extérieures diffèrent un peu de celles du gingembre officinal, mais qui provient de la même plante. Cette sorte a reçu le nom de *gingembre blanc*, par opposition à celui de *gingembre noir*, qui désigne le gingembre le plus répandu dans le commerce. Ce dernier n'a une couleur foncée qu'à cause de sa mauvaise préparation, tandis que l'autre qui a été séché au soleil, et qui est composé de morceaux choisis, conserve au plus haut degré les qualités physiques qui caractérisent cette drogue; aussi le gingembre blanc est-il ordinairement d'un tiers plus cher que le noir. Il est plus allongé et moins noueux ; son intérieur est d'un jaune rougeâtre, et l'extérieur d'un gris blanchâtre ou jaune ; sa poudre est blanche. Dans les colonies, on confit au sucre les racines jaunes et succulentes de gingembre; ce condiment se mange comme excitant et propre à faciliter la digestion.

(G...N.)

GINSEN ou GINSENG. *Panax quinquefolium*, Lamarck. — Rich. Bot. méd., t. II, p. 452. (Famille des Araliacées; Pentandrie Digynie, L.) Cette plante croît en Chine, au Japon, dans la grande Tartarie et dans l'Amérique septentrionale. Ses racines sont charnues, fusiformes, de la grosseur du doigt, roussâtres en dehors, jaunâtres en dedans, souvent divisées en deux branches pivotantes, garnies à leurs extrémités de quelques fibres menues, d'une saveur un peu âcre, aromatique et légèrement amère. Chaque année, il se produit une tige simple, glabre, droite, haute de 3 à 4 décimètres, portant à sa partie supérieure trois feuilles pétiolées, verticillées, composées chacune de cinq folioles inégales, ovales, lancéolées, aiguës et dentées à leurs bords. Les fleurs, de couleur herbacée, forment une petite ombelle simple au sommet d'un pédoncule commun; il leur succède des baies arrondies, qui acquièrent une couleur rouge par la maturité. Le nom de ginseng est chinois; il signifie, dit-on, figure d'homme, parce que cette racine, étant souvent bifurquée, donne l'image grossière des cuisses d'un homme. Les Chinois lui attribuent des propriétés tellement merveilleuses, que leur seul exposé est capable de faire rejeter, par tout esprit raisonnable, les croyances que l'on pourrait se former sur ce médicament après avoir lu ce qu'en ont écrit les missionnaires jésuites, qui ont fait preuve, en ceci, d'une excessive crédulité. Tout ce que l'on a dit des propriétés analeptiques et aphrodisiaques du ginseng a été controuvé par l'expérience, qui n'y a fait reconnaître simplement que des qualités toniques et stimulantes. Cependant, l'aveugle enthousiasme des Chinois pour cette racine a été porté au point qu'ils l'ont payée au poids de l'or, à raison de sa rareté dans leur pays. Après qu'on eut découvert dans l'Amérique septentrionale la plante qui la produit, les Hollandais en apportèrent une grande quantité en Chine, où, profitant de la crédulité de ses habitans, ils gagnèrent des sommes considérables. Le ginseng est, aujourd'hui, bien déchu de sa réputation primitive, même chez les Chinois; néanmoins il est encore précieux pour ces peuples, à en juger par les soins qu'ils apportent dans sa préparation. Après avoir bien lavé et dégagé les racines des fibrilles qui naissent à leur surface, on les fait bouillir pendant quelques minutes, ensuite on les enveloppe de linge fin, et on les fait sécher. On les conserve dans des boîtes de plomb, et plongées dans de la chaux en poudre, afin que les insectes ne puissent les attaquer. Elles sont jaunâtres et d'une consistance presque cornée. Leur odeur est faible, leur saveur, d'abord douce et sucrée, ensuite aromatique; elles paraissent contenir beaucoup de matière gommeuse et d'amidon. On administre le ginseng en poudre, à la dose d'un demi-gros à un gros et demi, et à une dose double ou triple en infusion aqueuse ou vineuse.

On trouve, dans le commerce, une racine qui a de si grands rapports avec la précédente, qu'on les prend indifféremment l'une pour l'autre; c'est la *racine de ninsin,* produite par le *Sium Ninsi,* L., plante de la famille des Ombellifères qui croît en Chine et en Corée, où on l'estime moins que le ginseng.

(G...N.)

GIROFLES (CLOUS DE). *V.* Giroflier.

GIROFLIER ou GÉROFLIER. *Caryophyllus aromaticus,* L. — Hooker. *Botan. magaz.*, nos 2749 et 2750. Rich. Bot. méd., t. II, p. 495. (Famille des Myrtinées, Juss. Icosandrie Monogynie, L.) Ce grand arbrisseau, du port le plus élégant, croît spontanément dans les Moluques, d'où il a été transporté aux îles de France et de Bourbon, à la Guyane, et dans les Antilles. Quand les Hollandais eurent chassé les Portugais de leurs possessions des Indes orientales, ils forcèrent tous les peuples soumis à leur domination à détruire les girofliers qui croissaient dans ces divers pays, et ils en concentrèrent la culture dans les îles d'Amboine et de Ternate. C'est au zèle éclairé de Poivre, alors intendant des îles de France et de Bourbon, que les colonies françaises sont redevables de ce précieux arbrisseau. Ce philanthrope administrateur fit partir, en 1769, deux vaisseaux dont les capitaines parvinrent, non sans peine, à se procurer, dans les Moluques, un grand nombre d'arbres à épiceries, et notamment de girofliers. Depuis cette époque, le giroflier paraît avoir si bien prospéré dans les contrées où il a été introduit, qu'il fournit au commerce des produits abondans.

La forme générale du giroflier est une pyramide ovale ; il est toujours vert et orné d'une multitude de jolies fleurs roses, disposées en corymbes terminaux et trichotomes. Ses feuilles sont opposées, nombreuses, obovales, entières, acuminées, lisses, à nervures latérales, et portées sur un long pétiole canaliculé, articulé et renflé inférieurement. A la base de chaque fleur sont deux petites bractées squamiformes caduques. La fleur est ainsi constituée : un calice infundibuliforme, rugueux, adhérent avec l'ovaire infère, ayant le tube très allongé, étroit, le limbe à quatre divisions épaisses, aiguës ; une corolle à quatre pétales arrondis, un peu concaves, alternes avec les divisions du calice; des étamines nombreuses, insérées, ainsi que la corolle, au contour du sommet de l'ovaire. Le giroflier se plaît dans les terrains fertiles que des vapeurs rafraîchissent souvent ; il doit être abrité des vents, parce que son bois est des plus fragiles. C'est pour avoir négligé de choisir une bonne exposition, que les premiers essais de naturalisation tentés dans les colonies ont été infructueux. Près des habitations, on le plante en bordures ou en allées, mais dans les véritables girofleries, les arbres sont disposés en quinconce.

Les *clous de girofle* sont les boutons des fleurs du giroflier, que l'on recueille avant leur épanouissement. La récolte se fait, soit en les enlevant à la main, soit en les faisant tomber sur des toiles à l'aide de longs roseaux, et on les fait sécher au soleil. Leur partie supérieure, formée par les pétales en boutons, est renflée; cette sorte de petite tête tombe souvent, et il ne reste que le fût, c'est-à-dire la portion formée par le tube du calice soudé avec l'ovaire. Les clous que l'on vend dans le commerce, et qui proviennent des Moluques, ont une couleur extérieure d'un noir huileux; ils sont gros, bien nourris, obtus, pesans, et d'une saveur âcre et brûlante; c'est cette sorte que l'on nomme *girofle anglais*, parce que c'est la compagnie anglaise des Indes qui en fait le commerce. Leur couleur foncée dépend d'une qualité inhérente à cette variété de giroflier, peut-être aussi du peu de soin apporté dans la dessication, et non point, comme on l'a prétendu, de ce que les habitans des Moluques auraient la coutume de passer ces clous à la fumée, opération pour le moins fort inutile, puisque la fumée d'un corps étranger en combustion altérerait les qualités aromatiques du girofle. Mais on a observé que, malgré le vice de dessication que nous venons de signaler, les clous des Moluques sont supérieurs, sous le rapport de l'odeur, aux clous des colonies où le giroflier a été transporté; ce qui tient sans doute à des circonstances climatériques qu'il n'est pas au pouvoir de l'homme d'imiter. Ainsi le girofle de Cayenne est plus grêle, plus allongé, plus sec, et moins aromatique que le girofle des Moluques.

L'odeur aromatique et la saveur brûlante des clous de girofles sont dues à la présence d'une huile volatile très abondante, que l'on extrait par la distillation des girofles dans l'eau. A cet effet, on ajoute du sel marin à l'eau de l'alambic, pour augmenter la température, et l'on cohobe plusieurs fois l'eau distillée sur les mêmes girofles, afin de les épuiser d'huile volatile. Celle-ci est plus pesante que l'eau, d'abord incolore, puis se colorant fortement par son exposition à la lumière. M. Bonastre (1) a fait des recherches pour prouver que l'huile volatile de girofles avait, par elle-même, la propriété de se colorer en rouge par l'action de l'acide nitrique. Il considère cette observation comme très importante pour la Médecine légale, en ce que la morphine, la brucine et d'autres substances vénéneuses jouissent aussi de la même propriété chimique; il en conclut qu'il serait imprudent d'affirmer, dans un cas où l'on auraït quelque indice d'empoisonnement par la morphine ou la brucine, que la mort a été causée par ces substances, si l'effet de coloration dont nous venons de parler avait lieu par l'action de l'acide nitrique sur les alimens trouvés dans l'estomac, puisque ce phénomène pourrait se présenter, dans le cas où l'individu aurait fait usage d'alimens contenant beaucoup de girofle. L'analyse des clous de girofles a fourni à Tromsdorff (2), sur 1000 parties : huile volatile, 180; matière extractive astringente, 170; gomme, 130; résine, 60; fibre végétale, 280; eau, 180. MM. Lodibert et Bonastre ont découvert, dans les clous de girofles des Moluques et de Bourbon, une matière résineuse qui cristallise en aiguilles rayonnées très fines, à laquelle le second de ces estimables pharmaciens a donné le nom de *caryophylline*. Le girofle de Cayenne n'en a point fourni à M. Bonastre. Cette substance est blanche, brillante, peu soluble à froid dans l'alcool; elle ne possède nullement, selon M. Bonastre, la propriété de se colorer en rouge par l'acide nitrique. C'est une substance neutre qui, dissoute dans l'alcool bouillant, ne ramène pas au bleu le papier de tournesol rougi par les acides.

On emploie beaucoup plus les clous de girofles comme aro-

(1) *V.* Journ. de Pharmacie, novembre 1825.
(2) *V.* Journ. de Pharmacie, 1815, p. 304.

mates, dans l'art culinaire ainsi que dans celui du distillateur, que comme médicament. Ils déterminent cependant tous les phénomènes des substances éminemment excitantes, et ils peuvent être administrés sous diverses formes, mais à des doses très modérées, afin de ne pas occasioner une irritation dangereuse dans les organes de la digestion On donne le girofle en poudre à la dose de 5 à 6 grains, mêlé avec du sucre; le vin de girofle à la dose d'une cuillère à bouche, et la teinture alcoolique à celle de 12 à 24 gouttes. L'huile de girofle est usitée, non-seulement comme parfum, mais encore pour calmer, par une sorte de cautérisation, les douleurs des dents cariées. Cette huile est sujette à être falsifiée avec des huiles grasses, ou allongée avec de l'alcool, qui en diminuent les qualités actives.

Les fruits du giroflier sont connus dans le commerce sous les nom d'*anthofles*, *clous-matrices* et *mères de fruits*. Ce sont des drupes presque sèches, contenant un noyau dur, marqué d'un sillon longitudinal. Ils ont la saveur et l'odeur du girofle, mais à un degré inférieur. Lorsqu'ils sont récens, on les confit avec du sucre, et l'on en mange après le repas pour faciliter la digestion.

Toutes les autres parties du giroflier sont imprégnées de l'odeur fortement aromatique qui domine dans les fleurs. Ainsi les écorces et les feuilles, et surtout les pédoncules, sont parsemés de réservoirs propres et de glandes vésiculaires qui contiennent beaucoup d'huile volatile. Les pédoncules brisés ont reçu, dans le commerce, le nom de *griffes de girofles;* ce sont de petites branches très menues, grisâtres, d'une saveur et d'une odeur très fortes. Comme leur prix est très inférieur à celui des clous de girofles, on les emploie dans la distillation pour les liqueurs d'agrément et les parfums. (G...N.)

GLACE, NEIGE, *Eau solide*. L'eau se trouve constamment à l'état de glace vers les pôles, au niveau même des mers; en divers autres lieux, elle n'existe à cet état qu'à une certaine élévation, qui croît rapidement en allant des pôles à l'équateur. Les amas de neige accumulés au sommet des hautes montagnes ou tombés dans les vallées contiguës, constituent les glaciers fournissant, dans la saison chaude, des masses d'eau qui donnent naissance à des rivières plus ou moins considérables (le Rhône, l'Arveron, etc.). Le passage de l'eau de l'état liquide à l'état solide, a lieu par la soustraction d'une certaine quantité de calorique. Ce passage de l'eau à l'état de glace a lieu dès que le thermomètre est au-dessous de o. Cependant, d'après diverses expériences, M. Blagden a reconnu, 1°. que l'eau pure et privée d'air peut descendre sans se congeler à une température de 5°, et même à celle de 10°, si l'on a soin de recouvrir sa surface d'une légère couche d'huile; 2°. que l'eau aérée et limpide se solidifie de 1 à 3° sous zéro; 3°. que l'eau chargée de parties limoneuses passe à l'état solide à zéro; 4°. que le repos ou l'agitation ont une grande influence sur la conversion de l'eau en glace, et que l'agitation donne souvent lieu à la prise en masse de ce liquide. Un autre moyen d'aider à la congélation de l'eau, consiste à déterminer la solidification du liquide, en y plaçant un petit morceau de glace.

L'eau solide est à l'état de cristallisation, et l'on a reconnu que sa forme primitive est un rhomboïde à angles de 120° et de 60°. Pure, elle est incolore, transparente, élastique; elle réfracte la lumière, et cette propriété est d'autant plus grande, que l'eau qui fournit la glace est plus pure. La glace occupe plus d'espace que l'eau qui la fournit: cet effet, dû à la disposition que prennent les molécules en passant de l'état liquide à l'état solide, explique comment il se fait que les vases qui contiennent de l'eau viennent à se briser lorsque l'eau se solidifie et passe à l'état de glace.

La glace est employée à préparer diverses boissons d'agrément, et elle est usitée en Médecine comme tonique et répercussive. Ce produit, que l'on emploie en très grande quantité dans l'art du glacier, est recueilli pendant l'hiver et conservé dans des bâtimens souterrains que l'on nomme *glacières;* mais par la douceur de la saison d'hiver, la glace étant venue à manquer à Paris, il y a deux ans, on fit venir ce produit de la Norwège et des montagnes de l'Auvergne. La glace ainsi exportée a été livrée dans le commerce au prix de 10 à 15 fr. le cent. Ce produit, qui se trouve facilement dans les grandes villes, sous la main du praticien, est beaucoup plus rare dans quelques villes de province, où il est quelquefois de la plus grande utilité. Un jeune pharmacien de Caen, M. Decourdemanche, ayant senti tout l'avantage qu'il y aurait de pouvoir se le procurer au besoin, a publié un mémoire sur les moyens à employer pour l'obtenir. Son procédé consiste à placer dans des vases peu conducteurs du calorique, du sulfate de soude, à verser sur ce sel (qui ne doit pas être effleuri) des résidus provenant de la préparation de l'éther sulfurique étendus d'eau et marquant 33° à l'aréomètre, à placer ensuite dans ce mélange réfrigérant des cylindres de fer-blanc remplis d'eau qui a bouilli, et d'agiter de temps en temps. A l'aide de ce moyen, on peut obtenir facilement et en peu de temps, des cylindres de glace en assez grande quantité pour suppléer à ce produit formé naturellement. (A. C.)

GLAIADINE, *Gliadine*. Cette substance est extraite du gluten, d'où dérive son nom. On prend le gluten, on le traite par l'alcool en s'aidant de la trituration; on filtre la solution alcoolique qui, rapprochée à siccité, fournit la glaïadine; mais elle n'est pas encore à l'état de pureté; on la sépare d'une matière jaune qui l'accompagne, par l'éther sulfurique, qui ne dissout pas la glaïadine, mais bien la matière jaune; celle-ci est ensuite dissoute dans l'alcool, et conservée pour l'usage. La glaïadine est employée pour précipiter le tannin de sa solution alcoolique; on en a fait une heureuse application à l'analyse chimique, pour reconnaître si l'infusion ou la décoction alcoolique d'une plante ou d'une partie quelconque d'un végétal, contient du tannin. L'avantage de ce produit sur la gélatine, dans ce cas, est bien marqué: l'alcool ne le précipite pas, tandis qu'il précipite en partie la gélatine. On ne sait alors si le précipité obtenu est de la gélatine précipitée par de l'alcool, ou du tannin précipité par la gélatine. La glaïadine peut encore servir à faire reconnaître les sous-carbonates alcalins, qui y déterminent un précipité blanc. On a indiqué cette substance comme un excellent contre-poison des sels mercuriels.

Einhoff prescrit de préparer ce produit en broyant les pois, les lentilles ou les fèves, ramollies avec de l'eau, décantant la liqueur laiteuse, laissant déposer l'amidon, décantant et recueillant sur un filtre la glaïadine qui reste en suspension dans la liqueur.

Ce produit, d'un brun clair, est transparent, ressemblant à de la colle forte; exposé au feu, il brûle avec une odeur d'empyreume; traité par l'acide nitrique, il se colore en jaune; laissé en contact avec l'eau, il se décompose en donnant naissance à de l'ammoniaque. Il est soluble dans l'acide sulfurique et hydro-chlorique : la première de ces solutions précipite par l'eau, la seconde par les alcalis. La glaïadine est dissoluble dans les alcalis; mais elle est précipitée par les acides, et même par l'acide carbonique de l'air. (Einhoff, Journ. de Gehlen, t. VI, p. 126.) (A. C.)

GLAND DE CHÊNE. *V.* CHÊNE.

GLAUBÉRITE. M. Brongniart a donné ce nom à une substance minérale trouvée en Espagne, et rapportée de ce pays par M. Duméril. Ce produit est composé de 49 parties de sulfate de chaux anhydre, et de 51 de sulfate de soude aussi privé d'eau. Sa forme est celle d'un prisme oblique très déprimé, à base rhomboïdale. (*Ann. de Chimie*, t. LXVII, p. 165.)

(A. C.)

GLAYEUL, FLAMBE ET IRIS NOSTRAS. *Gladiolus communis*, L. (Famille des Iridées, Juss. Triandrie Monogynie, L.) Cette plante est indigène de l'Europe méridionale, et on la cultive partout dans les jardins, à raison de sa beauté et des couleurs variées de ses épis de fleurs. De sa racine tubéreuse (souche souterraine), garnie en dessous de fibres blanches et menues, s'élève à la hauteur d'un pied et demi à deux pieds, une tige lisse, qui porte des feuilles ensiformes, pointues, nerveuses et embrassantes. Les fleurs, de couleur variable, ordinairement rouges à l'état sauvage, sont disposées en épi et tournées du même côté; elles sont sessiles, un peu distantes entre elles, munies chacune à leur base d'une spathe longue et lancéolée.

La racine tubéreuse du glayeul a une légère odeur de violette, et contient de la fécule. Sous le rapport de ses propriétés, elle offre quelque analogie, mais à un très faible degré, avec la racine d'iris de Florence, plante de la même famille naturelle. On en préparait autrefois une huile par macération; elle entrait dans la composition du sirop d'armoise, du sirop mercurial et de l'onguent modificatif d'ache.

(A. R.)

GLECHOMA HEDERACEA. *V.* Lierre terrestre.

GLOBULAIRE TURBITH. *Globularia Alypum,* L. —Rich. Bot. méd., t. I, p. 228. (Famille des Globulariées, D. C., Tétrandrie Monogynie, L.) Cet arbuste croît dans les contrées méridionales de l'Europe, et dans tout le bassin de la Méditerranée. Sa tige est ligneuse, à rameaux effilés, cylindriques, rougeâtres, garnis de feuilles alternes, obovales, lancéolées, aiguës, très entières, consistantes, presque sessiles, les inférieures atténuées en un court pétiole. Les fleurs sont bleues, disposées en capitules globuleux à l'extrémité de chaque rameau.

La saveur des feuilles de globulaire turbith est très amère et légèrement âcre. Elles jouissent d'une propriété purgative qui avait été signalée par les anciens; de là le nom de turbith qui est appliqué à certaines substances drastiques, mais plus spécialement à une espèce de liseron, *Convolvulus Turpethum*, L. Les habitans du midi de l'Europe se servent, en guise de séné, des feuilles de globulaire, dont la dose est d'un gros à une demi-once et même davantage, pour 8 onces d'eau. On en fait une infusion que l'on édulcore avec du miel et que l'on prend par tasses toutes les demi-heures. L'extrait que fournissent ces feuilles par l'évaporation de l'infusion aqueuse, est purgatif à la dose de deux scrupules à un gros. En un mot, les feuilles de globulaire turbith agissent d'une manière analogue à celles du séné; mais elles sont beaucoup moins purgatives, et elles n'occasionent aucune douleur d'entrailles. M. Loiseleur Deslongschamps a publié, sur cette plante, des observations qui sont consignées dans le Bulletin de Pharmacie, t. I, p. 559.

La globulaire commune, *Globularia vulgaris*, L., petite plante herbacée qui croît abondamment en plusieurs localités de l'Europe, possède à peu près les mêmes propriétés que la globulaire turbith. (A. R.)

GLOUTERON. *V*. BARDANE.

GLU. Ce nom, donné d'abord à un produit particulier que l'on obtient, des baies du gui, *Viscum album*, des jeunes écorces du houx, *Ilex aquifolium*, du *Viburnum lantana*, a été généralisé, et on l'a même appliqué à un produit analogue retiré du *Robinia viscosa*, du *Lychnis viscaria*, du *Saxifraga tridactylites*, et enfin du *Gentiana lutea*. Plusieurs chimistes se sont occupés de la glu, et particulièrement MM. Geoffroy, Valmont, de Bomare, Fourcroy, Chaptal, Bouillon-Lagrange, Henry, Tilebein. C'est surtout M. Bouillon-Lagrange qui a fait connaître les propriétés de la glu. Les anciens préparaient ce produit en pilant les baies du gui, les faisant bouillir avec l'eau; ils coulaient la liqueur chaude pour en séparer les semences et la peau, puis en faisaient évaporer l'eau obtenue par expression. Le procédé indiqué par M. Lagrange est le suivant : on prend la seconde écorce du houx, on la pile, on la fait ensuite bouillir avec de l'eau pendant quatre à cinq heures; au bout de cet espace de temps, on la retire du liquide, on la place dans des pots de terre, à la cave, et on l'y laisse jusqu'à ce qu'elle soit pourrie, ou jusqu'à ce qu'elle devienne visqueuse; on a soin de l'arroser de temps en temps avec un peu d'eau; l'écorce se trouve par la suite transformée en glu, qu'on lave pour l'obtenir à l'état de pureté.

La glu jouit des propriétés suivantes : elle est verdâtre, tenace, filante; sa saveur est amère; son odeur a quelque analogie avec celle de l'huile de lin. Exposée à l'air, elle se dessèche un peu et acquiert une couleur brune; exposée à l'action de la chaleur, elle se fond, s'allume et brûle vivement en se boursoufflant : pendant cette combustion, elle ne répand pas l'odeur de corne brûlée qui caractérise les matières animales. Elle est insoluble dans l'eau; elle est soluble dans les alcalis et dans l'éther sulfurique. Les acides faibles la ramollissent et la dissolvent en partie; l'acide sulfurique à 66° la charbonne; l'acide nitrique la jaunit, et il résulte de cette action des acides malique et oxalique, de la cire et de la résine; le chlore la blanchit et lui donne la consistance solide; l'alcool en sépare et de la résine et de l'acide acétique. (Bouillon-Lagrange.) La glu n'est pas employée en Thérapeutique.

La glu contenue dans le *Robinia viscosa* s'obtient à l'aide de l'éther; il en est de même de celle qui existe dans le *Gentiana lutea.* On fait un extrait à l'aide de l'éther, et l'on traite celui-ci par l'alcool, qui dissout la résine et laisse la glu intacte. Ces divers produits ont entre eux la plus grande analogie, et nous croyons qu'il serait utile de les étudier comparativement. (A. C.)

GLUCINE, *Oxide de glucinium.* Cet oxide fut découvert en 1798, dans l'émeraude, le béril, l'aigue marine, et dans l'euclase. Le nom de glucine lui fut donné par M. Vauquelin, à cause de la propriété qu'elle a de former des sels qui sont doux et sucrés. Ce produit fut considéré comme corps simple jusqu'à l'époque de la découverte de la nature de la potasse et de la soude. On l'obtient de la manière suivante : on réduit en poudre très fine le béril, on le traite par trois à quatre fois son poids de potasse, dans un creuset d'argent, et à l'aide de la chaleur. Lorsque le mélange a été réduit, à l'aide de la chaleur continuée pendant une heure, en une masse pâteuse, on retire le creuset du feu, on laisse refroidir presque entièrement; on verse ensuite sur le tout de l'eau distillée chaude, vingt-cinq à trente fois le poids de la masse, pour en opérer la dissolution. On traite cette dissolution par l'acide hydro-chlorique en assez grande quantité pour saturer la potasse, et pour qu'il y ait un excès d'acide; on fait évaporer la dissolution jusqu'à siccité, en ayant soin, sur la fin de l'opération, de remuer continuellement, pour que le mélange ne puisse sauter sur les bords de la capsule. On traite le résidu amené à l'état pulvérulent, par l'eau distillée; on filtre, et l'on verse dans la liqueur filtrée un grand excès de sous-carbonate d'ammoniaque qui précipite les oxides qui accompagnent la glucine, mais qui redissout cette substance; on filtre de nouveau, on fait bouillir: le sous-carbonate d'ammoniaque se dégage; le sous-carbonate de glucine se précipite; on le recueille sur un filtre, on le lave à grande eau, on le calcine ensuite, pour chasser l'acide carbonique. On a pour résidu la glucine à l'état de pureté. L'oxide de glucinium est blanc, opaque, insipide, du poids de 2,967; il est infusible à un feu de forge, inaltérable par les fluides impondérables, sans action sur le gaz oxigène; il absorbe lentement le gaz acide carbonique contenu dans l'air.

Ce produit n'est pas employé en Médecine; il fournit des sels qui doivent jouir de propriétés analogues à ceux formés avec l'alumine. (A. C.)

GLUTEN. Matière de nature animale qui existe mêlée intimement avec l'amidon, le sucre, l'albumine, le mucilage, dans les graines des céréales, et particulièrement dans le froment. Sa découverte est due à un chimiste italien, Beccaria. Ce produit s'obtient de la manière suivante : on fait, avec de la farine de froment, une pâte d'une bonne consistance, on la malaxe sous un filet d'eau, et l'on continue ce lavage jusqu'à ce qu'il ne reste plus dans la main qu'une substance blanche, grisâtre, élastique, molle, insipide, collante, d'une odeur fade. Ce produit est le gluten : pour l'obtenir à l'état de pureté, on le fait bouillir à plusieurs reprises, puis on l'étend en lanières, et on le fait dessécher. A l'état sec, il est d'un gris brunâtre, dur, fragile, sans odeur et sans saveur; il jouit d'une demi-transparence. Soumis à l'action de la chaleur à une température peu élevée, le gluten abandonne de l'eau, diminue de volume, se durcit, devient cassant et imputrescible; chauffé plus fortement, il se décompose, donne lieu à des produits analogues à ceux fournis par les matières animales; il laisse un charbon très brillant et très volumineux. Le gluten est sensiblement soluble dans les alcalis ; il l'est aussi dans les acides végétaux et dans quelques acides minéraux. L'acide nitrique agit sur lui comme sur les substances animales ; l'acide sulfurique le réduit en charbon. Le gluten est insoluble dans l'eau, l'alcool (*V.* Glaïadine), les huiles, l'éther. L'eau bouillante le dénature, et le réduit en une matière spongieuse peu flexible et facile à briser. Le gluten exposé à un air humide, perd de son élasticité, s'altère et se putréfie. L'examen des phénomènes de sa décomposition, opéré sous une cloche pleine d'eau, a été fait par Proust. Ce savant a reconnu qu'il y a, à une certaine époque, dégagement de gaz acide carbonique et d'hydrogène pur, et qu'à une autre époque (lorsqu'il ne se produit plus de gaz) lorsqu'on retire ce produit de dessous ce vase, et qu'on le place dans un vase contenant une petite quantité d'eau, il y a encore décomposition, mais formation de plusieurs acides, les acides acétique, caséeux et caséique, et d'ammoniaque.

Le gluten n'est pas employé dans l'art médical ; mais faisant partie de la farine, et lui donnant la propriété de faire pâte avec l'eau, il entre dans le pain, aliment de première nécessité ; la pâte doit au gluten la propriété de lever lors de son mélange avec le levain. (A. C.)

GLYCÉRINE, *Principe doux des huiles.* Scheèle fut le premier qui observa que toutes les fois que l'on traitait les huiles ou les graisses par la litharge à l'aide de la chaleur, et que l'on employait l'eau comme intermède, ce liquide, après l'opération, contenait en dissolution une substance particulière qui lui donnait une saveur sucrée ; il donna à ce produit le nom de *principe doux des huiles.* M. Chevreul observa que, lorsqu'on substituait à l'oxide de plomb d'autres bases salifiables susceptibles de déterminer la saponification (ex. la soude, la potasse, la chaux), il résultait de cette action la formation du même principe ; il le nomma *glycérine,* et cette dénomination est adoptée. Pour obtenir la glycérine, on agit de la manière suivante : on prépare un emplâtre par l'intermède de l'eau ; lorsque l'opération est finie, on ajoute une nouvelle quantité d'eau ; on malaxe l'emplâtre, que l'on sépare du liquide. On filtre celui-ci ; on y fait passer un courant d'hydrogène sulfuré, pour le séparer d'une petite quantité de plomb qu'il retient ; on filtre de nouveau, pour séparer le sulfure formé. On fait évaporer la liqueur au bain-marie, puis on finit la concentration en la plaçant dans un appareil disposé de manière à faire le vide sec : sous cet appareil, la liqueur parvient à une densité de 1,252 à la température de 17°. On l'introduit dans un flacon, et on la conserve.

La glycérine pure est un liquide sirupeux, clair, sans couleur ni odeur, d'une saveur très sucrée : on n'a pu encore parvenir à la faire cristalliser. Exposé au contact de l'air, ce liquide attire l'humidité ; soumis à l'action du feu, dans une cornue, il se vaporise en se décomposant en partie, et en donnant naissance à de l'acide carbonique, de l'hydrogène carboné, de l'acide acétique, à de l'huile, enfin à du charbon. Une partie de la glycérine échappe à la décomposition.

La glycérine se mêle à l'eau en toutes proportions. Soumise à l'action de l'acide nitrique, elle est convertie en acide oxalique ; traitée par l'acide sulfurique, elle est convertie en sucre (Vogel) ; mise en contact avec l'oxide de plomb, elle peut en dissoudre une petite quantité (1). Le ferment ne l'altère pas ; l'acétate de plomb n'y détermine pas de précipité. M. Fremy s'est occupé de ce principe, et il a publié, à ce sujet, un travail dans le LXIIIe volume des Annales de Chimie. Ce produit n'est pas employé. (A. C.)

GLYCYRRHISINE. On a donné ce nom à un principe sucré particulier, qui a été trouvé dans la racine de réglisse par M. Robiquet. Ce principe existe également dans le polypode vulgaire, et sans doute dans d'autres végétaux. Le sucre de la racine de réglisse est transparent, fragile, d'un aspect résineux, d'une saveur sucrée désagréable, très soluble dans l'eau ; il est précipité de cette dissolution par les acides. Le précipité

(1) La dissolution de l'oxide de plomb ne s'opérerait-elle pas à l'aide d'un acide existant dans ce produit ?

obtenu a l'aspect du fromage. (*V.* le travail de M. Robiquet, *Annales de Chimie,* t. LXXII, p. 143.) (A. C.)

GLYCYRRHISA GLABRA. *V.* Réglisse.

GNAPHALIUM DIOICUM. *V.* Pied-de-chat.

GNIDIUM (DAPHNE). *V.* Garou.

GOIAVE et GOIAVIER. *V.* Goyave et Goyavier.

GOMART GOMMIER. *Bursera gummifera,* L. et Jacq. *Plant. amer.*, tab. 65. (Famille des Térébinthacées, Juss. Hexandrie Monogynie, L.) Arbre de l'Amérique méridionale et des Antilles, où on lui donne les noms vulgaires de gommier blanc, chibou bois à cochon et sucrier de montagne. Ces deux dernières dénominations s'appliquent également à l'*Hedwigia balsamifera* de Swartz, autre arbre de la même famille naturelle, et qui se rapproche beaucoup du *Bursera gummifera.* Le gomart gommier a des feuilles alternes, imparipinnées, quelquefois ternées ou simples, à folioles entières et parsemées de points glanduleux obscurs. Il porte de petites fleurs soutenues par des pédicelles qui sont accompagnés d'une bractée à leur base. Le fruit est plein d'un suc balsamique qui découle aussi des incisions faites à l'écorce, et qui se concrète à l'air. C'est ce suc concret que l'on connaît dans la droguerie sous le nom de résine de gomart. *V.* ce mot. (A. R.)

GOMBEAU ou GOMBO. C'est le nom que porte aux Antilles l'*Hibiscus esculentus,* L., plante de la famille des Malvacées, dont les fruits mucilagineux servent à préparer la *calalou,* aliment composé de substances fortement aromatiques, de morelle noire ou d'autres plantes herbacées, telles que des Amaranthes. Les graines du gombeau ont été proposées comme succédanées du café. (A. R.)

GOMME. *Gummi.* Produit immédiat d'un grand nombre de végétaux, incristallisable, ordinairement solide, incolore, translucide, insipide ou d'une saveur très fade, inodore, d'une cassure vitreuse, et facile à réduire en poudre. L'air ne fait point éprouver d'altération à la gomme ; elle se dessèche promptement et devient dure et cassante ; la lumière la jaunit ;

l'eau la dissout facilement, et forme avec elle une sorte de gelée ou un liquide plus ou moins visqueux que l'on désigne sous le nom de *mucilage*. Elle est insoluble dans l'alcool, l'éther et les huiles fixes et volatiles. Les acides minéraux concentrés la décomposent avec rapidité; elle est d'abord carbonisée, puis modifiée dans ses diverses propriétés par l'action de l'acide sulfurique; elle se convertit presque totalement en acide mucique par l'action de l'acide nitrique. Traitée par les dissolutions alcalines, elle prend d'abord l'aspect du lait caillé, puis se dissout complètement. Les acides végétaux étendus facilitent aussi sa dissolution. On peut la précipiter de ses dissolutions par l'alcool, qui la fait paraître sous forme de flocons, et par le sous-acétate de plomb, dont l'oxide entre avec elle en combinaison. Chauffée dans une cornue, la gomme se ramollit, se boursouffle, et donne tous les produits que l'on obtient ordinairement de la distillation des matières végétales, plus une petite quantité d'ammoniaque. M. Thomson pense qu'elle forme avec le sucre une combinaison intime, puisque, selon ce chimiste, en faisant évaporer de l'eau chargée de ces deux substances, et en traitant le résidu par l'alcool, la gomme, insoluble dans ce véhicule, retient toujours une portion de sucre, qui y est au contraire soluble.

Par sa nature chimique, la gomme se rapproche beaucoup du sucre, dont elle est d'ailleurs si distincte par ses qualités physiques. Elle se compose des mêmes élémens, qui s'y trouvent combinés à peu près dans les mêmes proportions. Les résultats obtenus par de célèbres chimistes qui ont soumis à l'analyse la gomme arabique, la plus pure et pour ainsi dire le type de toutes les gommes, ont offert quelques légères différences, comme on peut en juger par le tableau suivant :

100 parties de gomme arabique se composent de

en poids (*)	en poids (**)	en poids (***)
Carbone........ 42,23	Carbone. 41,906	Carbone.... ... 45,84
Oxigène........ 50,84	Oxigène...... 51,306	Oxigène........ 48,26
Hydrogène..... 6,93	Hydrogène... 6,788	Hydrogène..... 5,60
		Azote......... 0,44
ou de	ou de en volume.	ou de
Carbone....... 42,23	Vapeur de carbone. 13	Carbone....... 45,84
Oxigène et hydrogène dans les proportions qui constituent l'eau 57,77	Oxigène.......... 12	Oxigène et hydrogène dans les proportions qui constituent l'eau 46,67
	Hydrogène....... 24	Oxigène en excès. 7,05
		Azote.......... 0,44
(*) Gay-Lussac et Thénard. (*Rech. physico-chim.*)	(**) Berzelius. (*Ann. de Chim. et de Phys.* t. XCV, p. 78.)	(***) Th. De Saussure. (*Bibl. brit.*, t. LVI, p. 350.)

La gomme existe dans un grand nombre de végétaux, mais surtout dans leurs parties herbacées et dans leurs fruits et graines. Elle transsude du tronc ligneux et de l'écorce de plusieurs arbres dicotylédons, particulièrement de quelques-uns qui appartiennent aux familles des Légumineuses, des Rosacées, etc. Il est remarquable que ce sont précisément les végétaux dont l'écorce et les fruits contiennent une grande quantité de matière astringente, desquels découle la plus grande quantité de gomme, substance éminemment fade. A l'exception de la gomme adraganthe, les gommes ne diffèrent entre elles que par de légères qualités physiques, telles que la couleur, la transparence, l'aspect fendillé, etc. On les connaît sous les noms des pays où on les recueille en abondance, ou sous ceux des végétaux qui les fournissent.

D'après le simple énoncé des qualités physiques, pour ainsi dire inertes et négatives de la gomme, il est facile de prononcer à *priori* sur ses propriétés médicales. Elle n'a aucune action sur les organes, c'est-à-dire qu'elle ne les altère en aucune manière, soit dans l'état de santé, soit dans l'état de maladie. Cependant, la gomme est fort usitée en Médecine; sa solution aqueuse forme une boisson adoucissante, propre à combattre l'irritation des voies digestives et des organes génito-urinaires ; mais c'est plutôt le véhicule qui agit dans ces affections, que la gomme qu'il tient en solution. Dans le cas d'empoisonnemens par des substances âcres, on administre la gomme à l'effet d'envelopper les molécules et d'en affaiblir l'activité. C'est dans le même but qu'on l'incorpore avec les médicamens âcres et irritans.

Quoique les diverses espèces de gomme soient très analogues par leurs qualités et propriétés, nous signalerons néanmoins leurs usages spéciaux, après avoir donné les caractères, l'origine et l'extraction de chacune d'elles.

La gomme accompagne quelquefois d'autres produits immédiats des végétaux, tels que la résine et l'huile volatile, avec lesquels elle forme des combinaisons particulières auxquelles on a donné le nom de gommes-résines. *V.* ce mot.

Le nom de gomme a été donné improprement à diverses substances qui n'ont de commun avec les vraies gommes que de découler spontanément des arbres. La plupart sont des résines ou des gommes-résines, que l'on désigne par des noms particuliers, comme, par exemple, le bdellium, le galbanum, le copal, l'élémi, le caoutchouc, le kino, etc. Dans l'énumération suivante, nous ne pouvons tout au plus qu'indiquer, entre les dénominations des gommes dont on a tant abusé, celles qui sont les plus vulgaires. (G. .N.)

GOMME D'ABRICOTIER. *V.* GOMME DU PAYS.

GOMME D'ACAJOU. *Gummiacaju*, offic. *V.* ACAJOU (GOMME).

GOMME ADRAGANTHE. *Gummi Tragacantha*, officin. Cette gomme exsude spontanément à travers l'écorce de deux arbustes épineux qui appartiennent à la famille des Légumineuses et à la Diadelphie Décandrie, L. Ce sont les *Astragalus Tragacantha* L., *A. gummifer* Labillardière, et *A. verus* Olivier. Ces arbrisseaux croissent dans les contrées orientales du bassin de la Méditerranée, principalement dans l'île de Crète et en Syrie. Tous les Astragales à pétioles épineux, qui forment un groupe très naturel, peuvent fournir de la gomme adraganthe; tels sont les *Astr. massiliensis*, *Poterium*, etc., qui croissent dans le midi de l'Europe ; mais cette substance n'est produite en quantité assez considérable pour être recueillie que par les espèces que nous venons de citer. Elle exsude naturellement de l'*Astragalus verus,* soit des blessures faites à cet arbuste par des causes fortuites, soit des fissures occasionées par l'expansion du suc propre gommeux pendant les chaleurs de l'été. Selon que ce suc est plus ou moins abondant, la gomme adraganthe coule en filamens tordus, qui affectent la forme d'un ver plus ou moins épais, allongé, arrondi ou comprimé, roulé sur lui-même ou tordu. Elle est presque transparente, blanchâtre, ou d'un blanc jaunâtre. Cette gomme coule également en grosses larmes qui affectent aussi la forme vermiculaire ; mais ces larmes sont plus rouges, et souillées d'impuretés. Elles adhèrent quelquefois si fortement à l'écorce, qu'elles en entraînent avec elles de petites portions.

La gomme adraganthe est très difficile à pulvériser ; il faut préalablement lui faire subir une forte dessication, ensuite chauffer le mortier ; on profite aussi d'une température très basse, car la gelée la rend friable. Lorsqu'on la soumet à l'action de l'eau froide, celle-ci n'en dissout à peu près que la moitié (quelques auteurs prétendent qu'il ne s'en dissout qu'une quantité fort minime), et la partie insoluble bleuit fortement par la teinture d'iode. Bucholz, qui a fait l'analyse (1) de la gomme adraganthe, en a retiré 57 parties d'une matière semblable à la gomme arabique, et 43 parties d'une substance particulière, susceptible de se gonfler dans l'eau sans s'y dissoudre, mais perdant cette propriété par l'action de l'eau bouillante, dans laquelle elle acquiert celle de se dissoudre et de former un liquide mucilagineux. Selon M. Guibourt, au contraire, la portion dissoute dans l'eau froide ne peut être assimilée à la gomme arabique, parce que le précipité floconneux que détermine l'alcool, se rassemble en une seule masse opaque muqueuse. La portion insoluble, même dans l'eau bouillante, est d'une nature analogue à la bassorine.

(1) *V.* Journ. de Pharmacie, t. II, p. 86.

puisqu'elle se gonfle prodigieusement dans l'eau, et aux tégumens insolubles de la fécule, par sa propriété de se colorer par l'iode. Quelques chimistes la considèrent comme une substance immédiate particulière, et lui donnent le nom d'*adraganthine*.

Le mucilage que l'on forme avec la gomme adraganthe est fort épais, gélatiniforme et trouble. On s'en sert en Pharmacie pour donner de la consistance aux loochs, et pour lier les pâtes dont on fait les pastilles et les trochisques. Le pharmacien ne doit faire usage que de la poudre de gomme adraganthe bien blanche; pour cela, après avoir fait choix de celle qui est roulée vermiculaire, il séparera la première tamisation qui est toujours colorée, et conservera pour l'usage la poudre qui succède. Dans les arts, on en fait aussi une assez grande consommation; elle sert aux peintres pour lisser les vélins; les peaussiers l'emploient dans l'apprêt des cuirs et des peaux; enfin, les gaziers, les manufacturiers et les teinturiers en soie se servent de cette substance pour donner de la rigidité et de ce que l'on nomme apprêt aux divers tissus. (G...N.)

GOMME AMMONIAQUE. *V.* AMMONIAQUE (GOMME).

GOMME ARABIQUE ET GOMME DU SÉNÉGAL. *Gummi arabicum, G. senegalense,* officin. Nous réunissons dans le même article, l'histoire de ces substances, parce que leur nature est identique, à de très légères différences près dans leurs qualités extérieures. Elles sont fournies toutes les deux par diverses espèces de *Mimosa* ou *Acacia,* arbres de la famille des Légumineuses et de la Polygamie Monoecie, L.

En Arabie, et dans les vastes contrées sablonneuses qui s'étendent sur le continent de l'Afrique, depuis la Haute-Égypte jusqu'au Cap-Blanc de Barbarie, au Cap-Vert et au Sénégal, les deux espèces les plus répandues sont le *Mimosa nilotica,* L., ou *Acacia vera,* Willd. et l'*Acacia gummifera,* Delile, Flore d'Égypte. L'*Acacia vera* n'est pas constamment un arbrisseau tortueux et rabougri de 15 à 18 pieds de haut, comme on l'a décrit dans plusieurs ouvrages; c'est un arbre qui acquiert jusqu'à 40 pieds d'élévation. Son tronc est quelquefois de la grosseur du corps d'un homme. Les rameaux, sur les vieux pieds, sont ordinairement sans épines; il n'y a que les jeunes branches qui offrent des épines stipulaires géminées; ces rameaux ainsi que les épines sont rougeâtres. Les feuilles sont deux fois ailées, à 6 ou 8 paires de pinnules, à folioles linéaires, longues d'environ deux lignes, et les pétioles portent constamment des glandes entre les deux pinnules inférieures et entre les paires de pinnules terminales. Les fleurs sont jaunes, petites, inodores, et forment des capitules globuleux, pédonculés, réunis plusieurs ensemble à l'aisselle des feuilles. Cet arbre a été décrit par Adanson, sous le nom de *gommier rouge,* et il porte celui de *nebueb* au Sénégal, où il croît en abondance. Il se trouve aussi dans les contrées de la partie australe de l'Afrique. Sparmann dit qu'il porte, au Cap de Bonne-Espérance, le nom de *dorn-boom*, et que les Hottentots-Boshis vivent souvent pendant plusieurs jours de gomme arabique. Les Arabes de la Haute-Égypte le nomment *sant;* ils en recueillent le fruit pour l'usage de la tannerie ; c'est une des espèces de bablah du commerce. *V*. ce mot.

L'*Acacia gummifera* est un arbre dont le tronc, dans sa jeunesse, et les grosses branches, sont couverts d'une écorce blanchâtre assez unie. Les derniers rameaux sont droits, plus épais qu'une plume de pigeon, garnis de feuilles longues d'un pouce, doublement ailées et à cinq paires de pinnules. Le pétiole commun porte une glande insérée un peu plus bas que la paire de pinnules inférieures ; les folioles sont linéaires, obtuses, longues de 2 lignes. Les fleurs forment de petites têtes sphériques, pédonculées, groupées dans les aisselles des feuilles. Suivant M. Cailliaud, les Arabes donnent le nom de *talleh* à cet arbre ; c'est aussi ce nom ou celui d'*atalleh* sous lequel est connu, selon Jackson, l'arbre des déserts qui fournit la *gomme de Maroc* ou de *Barbarie,* que les caravanes apportent à Mogador. Elle est moins belle et moins estimée que la *gomme soudan* ou du *Sénégal,* qui vient de Tombuctoo. Celle-ci est le produit de divers arbres parmi lesquels figurent l'*Acacia vera,* plus haut décrit, et une espèce remarquable que les botanistes ont nommée *Mimosa* ou *Acacia Senegal.* Les indigènes du

Sénégal nomment cet arbre *uereck*, et il est encore désigné vulgairement sous la dénomination de *gommier blanc*, parce qu'il fournit de la gomme plus blanche que le *nebueb*. C'est un arbre qui offre beaucoup de ressemblance avec l'*Acacia vera*, et qui s'en distingue par son écorce d'un gris blanchâtre, ses aiguillons, au nombre de trois, à la base de chaque feuille, ses fleurs disposées en épis cylindriques, et ses gousses velues. Du reste, c'est le même port et la même disposition des feuilles.

Nous pourrions pousser plus loin la désignation d'autres arbres qui fournissent la gomme arabique, et qui appartiennent au genre *Acacia;* mais ces détails botaniques nous entraîneraient au-delà des limites fixées à cet ouvrage.

On ne tirait autrefois la gomme arabique que de la Haute-Égypte et des contrées adjacentes. Marseille était le seul port d'entrepôt d'où elle se répandait ensuite par toute l'Europe. Pendant long-temps, on désignait les deux gommes, colorée et blanche, qui venaient d'Arabie, sous les noms de *gomme gedda* et de *gomme turique,* parce que l'on croyait qu'elles étaient uniquement tirées de deux ports d'Arabie, situés sur la Mer-Rouge, nommés Gidda et Tor. Ce fut vers le commencement du 18e siècle que les Hollandais firent connaître la gomme du Sénégal, qui bientôt fut réputée d'une qualité supérieure à celle du Nil. Les Français ayant fondé une colonie sur la côte du Sénégal, ont beaucoup étendu le commerce de cette gomme. Sous le nom de *gomme de l'Inde,* les Anglais ont aussi de leur côté apporté en Europe une gomme plus brune que la gomme arabique, et moins soluble dans l'eau; elle offre aussi quelques différences dans ses propriétés physiques et chimiques, et se rapproche de la gomme de cerisier de nos pays. L'*Acacia arabica,* Willdenow et Roxburgh (Coromand., tab. 149), est l'arbre qui fournit la plus belle, c'est-à-dire une gomme identique avec la gomme d'Afrique, puisque les arbres qui les produisent ont des formes tellement semblables, que plusieurs auteurs les réunissent. Les autres gommes plus ou moins impures, exsudent non-seulement de quelques espèces d'acacias, mais encore d'arbres de familles différentes, tels que le *Swietenia febrifuga*, le *Melia Azedarach*, et diverses espèces de *Terminalia*. Enfin, dans les environs de Botany-Bay, à la Nouvelle-Hollande, on ramasse une gomme encore plus colorée et plus impure que celle de l'Inde, mais qui fournit un mucilage plus épais.

C'est dans le mois de novembre que la gomme commence à suinter naturellement de l'écorce des gommiers du Sénégal. Il règne à cette époque un vent de nord-est, sec et très chaud, qui occasione de nombreuses gerçures dans l'écorce ; la gomme s'en écoule abondamment, sous forme de larmes rondes ou ovales, quelquefois aussi grosses qu'un œuf de pigeon. Celles-ci sont rouges ou blanches, selon l'espèce d'arbre qui les produit, et en moins d'un mois elles acquièrent toute la dureté nécessaire pour que la récolte puisse s'en faire facilement. Alors les Maures et les Nègres se rendent en caravanes dans les forêts ; ils entassent la gomme dans des sacs de cuir tanné, et ils la transportent à dos de chameaux jusqu'aux comptoirs européens (1). D'après le calcul de Golbéry, qui a donné, dans la relation de son voyage au Sénégal, une notice intéressante sur l'extraction et le commerce de la gomme, la colonie du Sénégal exportait, en 1787, plus de 1200 mille livres de cette marchandise.

La gomme arabique (dénomination commune sous laquelle nous comprendrons toutes les vraies gommes du commerce, quel que soit le lieu de leur origine) ne se présente pas toujours sous le même aspect ; elle offre des variétés remarquables dans leur forme, leur cassure plus ou moins vitreuse, leur solubilité, et surtout leur couleur. Elle est souvent mélangée de substances étrangères, telles que du bdellium, de la gomme de Bassora, et deux sortes de gommes impures, l'une molle et d'une acidité bien marquée, l'autre presque opaque, jaunâtre ou brune, formée de gomme soluble et de parties ligneuses ou corticales broyées ou rongées : on donne le nom de *marrons* à

(1) Les entrepôts de gomme où les Maures viennent commercer se nomment *Escales*. Les principales sont celles des *Trarsas* et des *Braknas*, sur la lisière du Sahara ou grand désert.

cette dernière sorte. Les débris d'écorce et de bois nuisent beaucoup moins à la qualité de la gomme, que le mélange du bdellium et des autres substances gommo-résineuses, qui altèrent la transparence de la solution aqueuse, et lui communiquent souvent une odeur désagréable.

La moindre solubilité de certaines gommes paraît due, selon M. Vauquelin (*Annales de Chimie,* t. LIV, p. 316), à une surabondance de sel calcaire insoluble, et à ce qu'elles renferment moins d'acide libre que celles qui sont très solubles. Cependant, les moins solubles des gommes auxquelles on a enlevé la chaux par l'action des acides, conservent encore leur caractère d'insolubilité; telle est particulièrement la *gomme de Bassora. V.* ce mot. La cause de leur insolubilité nous semble dépendre principalement de ce que ces gommes sont constituées presqu'en entier par un tissu réticulaire vésiculeux, d'une nature analogue aux tégumens des grains de fécule, dont l'insolubilité est la cause réelle de l'opacité de l'empois. Le réseau insoluble de ces gommes diffère cependant des tégumens de fécule, en ce qu'il ne se colore pas en bleu par l'iode, et il est susceptible d'un boursoufflement très considérable. *V.* Fécule.

Nous allons exposer, d'après M. Guibourt, les caractères des diverses sortes de gomme que l'on trouve dans le commerce. Elles se trouvent souvent mélangées, et les marchands sont obligés d'en opérer le triage à la main.

1°. Gomme transparente toute soluble. La presque totalité des gommes du Sénégal et d'Arabie en est composée. Elle affecte différentes formes et offre diverses nuances de couleur : tantôt elle est en larmes sèches, dures, peu volumineuses, rondes, ovales ou vermiculées, ridées à l'extérieur, vitreuses et transparentes à l'intérieur, d'une couleur jaune très pâle et presque blanche; tantôt elle est en morceaux plus gros, pesant quelquefois jusqu'à une livre, moins secs, souvent chargés d'impuretés, néanmoins transparens et d'une couleur jaune ou rouge. Ils forment dans l'eau une solution peu épaisse, qui rougit le papier de tournesol et précipite abondamment par l'oxalate d'ammoniaque, ce qui dénote leur acidité et l'existence de la chaux qu'ils contiennent à l'état de sel.

2°. Gomme blanche fendillée. Cette variété ne diffère de la précédente qu'en ce qu'elle se compose de morceaux plus blancs, plus secs, plus cassans, et offrant par conséquent une multitude de fissures qui altèrent la transparence des larmes volumineuses; mais chaque fragment isolé jouit d'une transparence et d'une homogénéité parfaites. Cette sorte de gomme est nommée *turique* par quelques personnes, quoique la plus grande quantité ne soit point originaire de Tor sur la Mer-Rouge; mais la gomme à laquelle ce port servait d'entrepôt était autrefois renommée par sa blancheur et ses autres qualités. Comme elle se dissout promptement et entièrement dans l'eau, c'est elle que l'on emploie de préférence en Pharmacie pour préparer les pâtes blanches, ainsi que pour faire fondre en nature dans la bouche.

3°. Gomme pelliculée. M. Guibourt propose de nommer ainsi une sorte de gomme d'une transparence moins parfaite que la première variété, et qui se distingue principalement par la pellicule jaune opaque qui recouvre presque toujours quelques points de sa surface. Elle se fond difficilement dans la bouche, et s'attache fortement aux dents. Quelques personnes lui donnent, sans motifs, le nom de *gomme gedda,* appliqué autrefois à la gomme colorée qui était censée venir du port de Giddah.

4°. Gomme verte. Cette sorte est ainsi nommée à cause de sa couleur, ordinairement d'un vert d'émeraude pâle, quelquefois aussi d'un blanc jaunâtre; elle est luisante, et mamelonnée extérieurement, vitreuse intérieurement. Du reste, elle a les mêmes caractères que la gomme pelliculée, et comme celle-ci, est moins estimée que les gommes parfaitement solubles. On peut en dire autant de la gomme dite de *Galam,* plus soluble, il est vrai, mais qui est très tenace sous la dent. Les gommes de l'Inde et de la Nouvelle-Hollande, dont nous avons parlé plus haut, sont encore de cette catégorie, et ne peuvent servir qu'aux usages grossiers de certains arts, comme pour les besoins de la chapellerie, des manufactures d'étoffes et des fabriques d'encre.

La gomme arabique peut être considérée sous deux points de vue : comme aliment et comme médicament. Elle est très nourrissante, puisque les Maures du désert vivent presque exclusivement de gomme tout le temps que dure la récolte, le trajet et la foire. L'expérience a démontré que 6 onces de cette substance suffisent par jour pour alimenter un adulte.

Ainsi que nous l'avons déjà énoncé plus haut (*V.* l'article Gomme), la gomme arabique jouit à un haut degré de propriétés adoucissantes. On l'administre de diverses manières, en poudre et en solution, dans tous les cas d'irritation de la membrane muqueuse intestinale, et dans les maladies des appareils respiratoire et génito-urinaire. On choisit aussi, dans ces circonstances, les plus beaux morceaux pour les laisser fondre dans la bouche : à cet effet, quelques pharmaciens lissent ces morceaux en les mouillant légèrement, les faisant frotter les uns contre les autres, et dessécher sur un tamis de crin. Il faut avoir soin que la dessication soit rapide, de peur que l'humidité n'altère la gomme et ne lui fasse acquérir de l'acidité. La gomme arabique est la base des pâtes pectorales de lichen, de jujubes, de réglisse et de guimauve ; on en prépare un sirop adoucissant, et elle entre dans la composition de plusieurs loochs et potions. Une tisane faite avec une once de gomme arabique dissoute dans une pinte d'eau, forme une boisson très convenable dans l'inflammation des organes respiratoires et digestifs. Le mucilage de gomme arabique sert à donner de la consistance et du liant aux masses pilulaires composées de poudres insolubles, et dont les particules ne peuvent s'agglutiner; il sert aussi à suspendre dans l'eau, les substances huileuses ou résineuses qui ne peuvent s'y dissoudre. Les usages de la gomme arabique, dans les arts industriels, sont trop nombreux pour que nous puissions les mentionner tous ici. On la dissout dans les couleurs pour rendre celles-ci brillantes et solides. Enfin, c'est avec cette substance que l'on donne l'apprêt aux feutres fins dans la chapellerie, et le lustre aux étoffes. (G...n.)

GOMME ARTIFICIELLE. M. Braconnot a annoncé que la

matière ligneuse, telle que le bois, la toile, la paille, etc., peut être transformée par l'acide sulfurique, d'abord en gomme, puis en sucre analogue à celui de raisin, capable ensuite d'entrer en fermentation alcoolique. Cette gomme artificielle, traitée par l'acide nitrique, fournit beaucoup d'acide oxalique, mais point d'acide mucique. Elle se rapprocherait donc, sous le rapport chimique, beaucoup plus du sucre que de la gomme proprement dite. (G...N.)

GOMME DE BASSORA. *Gummi Toridonense*, officin. On est dans une complète ignorance sur le végétal qui produit cette gomme; M. Virey a conjecturé (1), sans trop de fondemens, que c'était une espèce de *Mesembryanthemum*. Elle a été apportée pour la première fois, il y a une cinquantaine d'années, des environs de la ville de Bassora sur le golfe Persique; mais elle n'est pas exclusive à ce pays, puisqu'on la trouve mélangée quelquefois avec la gomme arabique des autres contrées.

La gomme de Bassora est naturellement inodore; quelquefois néanmoins elle est douée d'une légère odeur acescente que M. Boullay a comparée à celle de l'acide acétique ou de l'acide sulfurique chaud et musqué, telle qu'on l'observe dans la décomposition du borax par cet acide. Mais cette acidité n'est que superficielle et due à un commencement d'altération par l'humidité, car l'eau que l'on a fait digérer sur cette gomme ne rougit pas le tournesol.

Cette substance est en morceaux irréguliers d'un petit volume, quelquefois de la grosseur du pouce, blanche ou jaune, d'une transparence moyenne entre celles de la gomme arabique et de la gomme adraganthe, insipide, se divisant sous la dent en faisant entendre un petit cri particulier, ne produisant pas de mucilage épais comme la gomme adraganthe. Les qualités négatives de cette gomme ont fait abandonner son emploi dans la Pharmacie et dans les arts; car d'un côté elle n'a pas la solubilité de la gomme du Sénégal, et de l'autre, elle ne peut former de colle épaisse, parce qu'elle est composée d'une ma-

(1) *V.* Bulletin de Pharm., t. V, p. 165.

tière vésiculeuse qui se gonfle par l'eau, mais qui s'y sépare en petits grains isolés les uns des autres, et non susceptibles de cohérence. Cette matière vésiculeuse est insoluble dans l'eau, incolorable en bleu par l'iode, et retient une certaine quantité de sel calcaire que décèle l'action de l'oxalate d'ammoniaque, et que l'acide acétique lui enlève facilement. On a proposé le nom de *bassorine* pour cette substance, qui est encore un des principes de quelques gommes-résines, telles que l'assa-fœtida, le bdellium, l'euphorbe et le sagapénum. *V*. BASSORINE. (A. R.)

GOMME CACHIBOU. *V*. RÉSINE DE GOMART.

GOMME DE CERISIER. *V*. GOMME DU PAYS.

GOMME DE COCHON. *V*. RÉSINE DE GOMART.

GOMME COPAL. *V*. RÉSINE DE COPAL.

GOMME ÉLASTIQUE. *V*. CAOUTCHOUC.

GOMME ÉLÉMI. *V*. RÉSINE ÉLÉMI.

GOMME DE FRANCE. *V*. GOMME DU PAYS.

GOMME DES FUNÉRAILLES. *V*. ASPHALTE.

GOMME DE GALAM. *V*. GOMME ARABIQUE.

GOMME DE GAMBIE. *V*. KINO.

GOMME DE GAYAC. *V*. RÉSINE DE GAYAC.

GOMME GEDDA. *V*. GOMME ARABIQUE.

GOMME DE GENÉVRIER. *V*. SANDARAQUE.

GOMME-GUTTE. *V*. GUTTE (GOMME-RÉSINE).

GOMME KINO. *V*. KINO.

GOMME EN LARMES. *V*. GALBANUM.

GOMME LAQUE. *V*. LAQUE (RÉSINE).

GOMME DE LIERRE. *V*. LIERRE (GOMME-RÉSINE DE).

GOMME LOOK. Murray a décrit sous ce nom une résine apportée du Japon, que l'on prendrait, au premier coup d'œil, pour du succin, mais dont tous les caractères conviennent au copal tendre de l'Inde. *V*. RÉSINE COPAL. (A. R.)

GOMME D'OLIVIER. *V*. OLIVIER et OLIVILE.

GOMME DU PAYS OU GOMME DE FRANCE, D'ABRICOTIER, DE CERISIER, ETC. *Gummi nostras*, officin. On la recueille sur plusieurs arbres d'Europe, et particulièrement sur ceux de la section des Drupacées dans la famille des Rosacées, tels que l'abricotier, le cerisier et le prunier. Elle suinte des vieux troncs, sous forme d'un liquide incolore, qui se durcit à l'air et se colore en brun-rouge plus ou moins foncé. Celle que l'on trouve dans le commerce est en gros morceaux irréguliers, transparens, colorés, et souvent salis par des impuretés. Comme elle se dissout difficilement dans l'eau, avec laquelle elle forme un mucilage fort épais, elle n'est nullement employée dans la Pharmacie, et ne peut même convenir pour faire de l'encre. Les chapeliers seulement en font usage pour donner de l'apprêt au feutre.

Le mucilage très épais que donne la gomme du pays macérée dans l'eau n'est pas une véritable dissolution; il est dû au gonflement d'un tissu aréolaire vésiculeux, qui, par la dessication, se réduit à un très petit volume. (A. R.)

GOMME-RÉSINE. Plusieurs végétaux sont remarquables par l'abondance d'un suc propre, laiteux, qui découle, soit par des fissures naturelles, soit par des incisions qu'on leur pratique, qui se durcit à l'air, et constitue alors une substance désignée sous le nom de *gomme-résine*. La nature des gommes-résines est fort variée, et se complique de plusieurs substances immédiates qui font aussi varier de gomme-résine à gomme-résine leur qualités physiques. Ainsi, il en est qui renferment beaucoup d'huile volatile: telles sont les gommes-résines obtenues des Ombellifères; elles sont fort odorantes. D'autres renferment une grande quantité de résine et peu de gomme, et réciproquement il y en a où la gomme, la bassorine, l'amidon, la cire, divers sels, etc., existent en fortes proportions. Ces substances étant plus ou moins solubles dans l'eau ou dans l'alcool, leur mélange en proportions diverses donne naissance à des corps qui sont aussi plus ou moins solubles dans ces véhicules. Mais en général, l'eau ne les dissout pas complètement; elle forme une sorte d'émulsion qui doit son opacité à la résine, à l'huile volatile et aux substances insolubles dans l'eau; la résine est alors extrêmement divisée et suspendue à l'aide de la gomme. L'alcool pur n'ayant d'action que sur les matières résineuses et sur l'huile volatile, n'en dissout qu'une partie. L'alcool faible, au contraire, les dissout presque complètement, surtout lorsqu'on favorise la dissolution par la chaleur; c'est donc le menstrue dont il convient de faire usage dans la purification des gommes-résines, de préférence au vinaigre que l'on employait autrefois. Néanmoins, la purification des gommes-résines par la dissolution dans l'alcool affaibli et l'évaporation subséquente, altère les qualités de celles qui contiennent beaucoup de principe odorant; il est toujours préférable pour l'usage médical de les choisir en larmes, c'est-à-dire aussi pures que la nature peut nous les offrir.

La plupart des gommes-résines sont produites par des végétaux qui croissent dans les contrées les plus chaudes du globe; elles appartiennent, en général, aux familles, c'est-à-dire aux grandes associations de plantes chez lesquelles la présence du suc propre qui se convertit en gomme-résine n'est pas un des caractères les moins importans. L'existence de ce suc propre est, pour ainsi dire, la traduction d'une structure particulière des organes de la végétation, structure sur laquelle nous manquons de connaissances approfondies, de même que pour ce qui concerne en général les appareils sécrétoires des végétaux et des animaux.

On fait un grand usage en Médecine de plusieurs gommes-résines, principalement de celles où domine un principe volatil qui a ordinairement des propriétés anti-spasmodiques très prononcées; tel est l'assa-fœtida. D'autres gommes-résines sont employées comme fondantes et résolutives, soit à l'intérieur, soit à l'extérieur; enfin, il en est qui sont d'une nature tellement caustique, que l'on s'en sert comme vésicatoires. On les fait entrer dans la composition des préparations onguentaires et emplastiques. Quelques gommes-résines répandent, par la combustion, une fumée blanche, épaisse et très aromatique; elles font la base des clous ou trochisques odorans, et elles sont employées dans les fumigations. *V.* les art. BDELLIUM, ENCENS, EUPHORBE, GALBANUM, LADANUM, OPOPANAX, SAGAPENUM, etc.

L'opium pourrait être mis dans la classe des sucs gommo-résineux concrets; mais comme il contient beaucoup d'autres principes actifs, on doit considérer ce précieux médicament comme un corps composé *sui generis*, et ne pas le confondre avec des substances dans lesquelles la gomme et la résine sont les principes dominans. (G...N.)

GOMME DU SÉNÉGAL. *V*. GOMME ARABIQUE.

GOMME SÉRAPHIQUE. *V*. SAGAPENUM.

GOMME THÉBAIQUE. On donnait anciennement ce nom à la gomme arabique, parce qu'on l'apportait des déserts de la Thébaïde. (G...N.)

GOMME TURIQUE. *V*. GOMME ARABIQUE.

GOMMIER BLANC ET GOMMIER ROUGE. Noms vulgaires, aux Antilles, du *Bursera gummifera* et de l'*Hedwigia balsamifera*, arbres d'où découlent les substances résineuses balsamiques, connues sous les noms de résine de gomart et baume à cochon ou baume de sucrier. *V*. ces mots.

Au Sénégal et dans les contrées plus chaudes de l'Afrique où l'on récolte la gomme arabique, on donne aussi les noms de *gommier blanc* et *rouge* aux diverses espèces d'*Acacia* qui produisent cette substance. *V*. GOMME ARABIQUE. (A. R.)

GOSSYPIUM. *V*. COTONNIER.

GOUDRON. *Pissa* officin. L'un des produits résineux extrêmement impurs qui se retirent des branches de diverses Conifères, et particulièrement des pins, après qu'on les a épuisées par des incisions. C'est principalement dans les contrées du Nord et dans les landes Aquitaniques, où les Conifères forment l'essence des forêts, que l'on prépare cette substance. A cet effet, on fend le bois par éclats, et on le réduit en morceaux très petits. Lorsqu'ils sont bien secs, on les met à plat, et superposés par couches, dans un four qui a la forme d'un cône renversé; on élève les rangs autour d'une perche implantée verticalement, de manière qu'ils présentent un second cône dans la partie supérieure du four, ce qui fait deux cônes appliqués base à base. On couvre de gazon le cône supérieur, et l'on applique le feu sur toute la superficie du four. La combustion du bois s'opère lentement, les matières résineuses salies d'huile et de fumée filtrent jusqu'à la partie inférieure du four, et s'écoulent par un trou pratiqué au centre, et se rendent, à l'aide de rigoles, dans un réservoir extérieur.

Le goudron, de même que la poix noire, laisse surnager une huile épaisse, impure, empyreumatique, que l'on substitue quelquefois à l'huile de cade. Il est d'un gris noirâtre, demi-liquide, tenace, doué d'une odeur forte et désagréable. On en fait un grand usage dans la marine, pour recouvrir les pièces de bois et les préserver de l'action de l'humidité. On le fait entrer dans la composition des cimens qui doivent servir aux constructions souterraines. En Pharmacie, il fait partie de quelques compositions onguentaires et emplastiques; mais comme il se réduit facilement en charbon par la chaleur, il faut avoir soin de l'ajouter aux corps gras, avant que ceux-ci ne soient portés à un haut degré de température. On en prépare une eau médicinale connue sous le nom d'eau de goudron. *V*. ce mot. (G...N.)

GOUDRON MINÉRAL, MALTHE ou PISSASPHALTE. On donne ces noms à une matière bitumineuse, de consistance visqueuse, plus foncée en couleur que le pétrole, et dans le gisement duquel il se trouve constamment. On l'exploite particulièrement au lieu dit *Puy-de-la-Pège*, près de Clermont, et dans les environs de Seyssel, département de l'Ain. Par la distillation, on en retire du naphte, et il laisse de l'asphalte pour résidu. Le goudron minéral se distingue du pétrole, en ce qu'il contient moins de naphte. (G...N.)

GOUET MACULÉ. *V*. ARUM.

GOURDE. *V*. COURGE CALEBASSE.

GOUSSE ou LÉGUME. *Legumen*. On nomme ainsi le fruit allongé, bivalve, ordinairement capsulaire, propre à la famille des Légumineuses. *V*. ce mot et FRUIT. (A. R.)

GOUTTES CÉPHALIQUES D'ANGLETERRE. *V*. ALCOOLAT AMMONIACAL DE LAVANDE, p. 239, Ier volume.

GOYAVIER ou GOUYAVIER. *Psidium pyriferum*, L. (Famille des Myrtacées. Icosandrie Monogynie, L.) C'est un arbre de 18 à 20 pieds de haut, originaire des climats chauds, principalement des Antilles et de l'Amérique méridionale. On a réussi à le cultiver en pleine terre dans les parties chaudes de l'Europe méditerranéenne, où il a porté des fruits, et reproduit de nouveaux individus. Son tronc est droit, divisé en rameaux quadrangulaires, garnis de feuilles elliptiques, oblongues, aiguës et pubescentes en-dessous. A ses fleurs, qui sont blanches et de la grandeur de celles du coignassier, succèdent des fruits de la forme d'une poire, et de la grosseur d'un œuf de poule, jaunes extérieurement, rouges, blancs ou verdâtres à l'intérieur, contenant une pulpe succulente et charnue, d'une saveur douce, agréable et parfumée. Ces fruits, que l'on nomme *goyaves* ou *gouyaves* dans les Antilles, passent dans le pays pour un aliment très sain. On en fait des gelées, des confitures et des pâtes assez agréables que l'on prépare avec soin, surtout à Rio de Janéiro, et que l'on envoie quelquefois en Europe. Nous avons mangé de ces pâtes, qui ont un goût analogue à celui des confitures de pommes avant leur complète maturité; elles relâchent lorsqu'elles sont parfaitement mûres, mais elles sont fort astringentes avant la maturité. On donne à cet arbre le nom de *goyavier blanc* ou *Psidium pyriferum*, et l'on nomme *goyavier rouge*, une simple variété de cet arbre qui a été élevée au rang d'espèce par Linné, sous le nom de *Psidium pomiferum*. Celle-ci diffère de la précédente, par ses feuilles plus acuminées, par ses fruits moins gros, plus arrondis, remplis d'une pulpe acide, plus rougeâtre et moins agréable que celle du goyavier blanc. (A. R.)

GRAINE. *Semen.* La graine d'un végétal est l'ovule qui, ayant été soumis à l'influence de l'acte fécondateur, est parvenu à une parfaite maturité. Elle renferme les rudimens d'un nouvel être en tout semblable à celui qui lui a donné naissance. Voilà pourquoi les naturalistes lui ont donné aussi le nom d'*œuf végétal*, par comparaison avec l'œuf des animaux, qui offre une structure analogue. La graine se compose de l'embryon et de ses diverses annexes qui, les unes, servent d'organes nourriciers, et les autres de tégumens protecteurs.

On a souvent confondu avec les graines proprement dites, soit les caryopses des graminées et d'autres plantes qui sont en réalité des péricarpes monospermes adhérant intimement à la graine, soit les akènes des Synanthérées, des Labiées, des Ombellifères, etc., où la graine est soudée avec le péricarpe, mais non pas d'une manière si intime que dans les caryopses. Si l'on examine ces organes avant la maturité de la graine, on peut se convaincre que celle-ci est distincte, surtout dans les akènes, des parois du péricarpe, et conséquemment qu'elle est toujours logée dans une cavité formée par des membranes étrangères à sa composition. Il n'y a donc point de graine nue dans le sens que Linné attachait à ce mot, et l'on doit classer parmi les véritables fruits les prétendues graines des Labiées, des Ombellifères, des Graminées, etc. *V.* l'art. Fruit.

Deux parties composent essentiellement la graine : l'une, extérieure, est l'*épisperme* ou tégument propre de la graine; l'autre, interne, se nomme *amande*. L'épisperme, nommé par quelques auteurs *spermoderme*, est, comme tous les organes foliacés, composé de deux membranes et d'un tissu intermédiaire; la membrane superficielle a reçu le nom de *test*, par analogie avec le test des coquilles. Ce tégument est généralement lisse, même luisant, diversement coloré, sec et scarieux, quelquefois tuberculeux, osseux ou presque pierreux; il est doué, à un haut degré, de la faculté hygrométrique, et nul doute qu'il ne joue un très grand rôle dans l'acte de la germination. Il est interrompu au point où le cordon ombilical aboutit à la graine, ce qui forme la *cicatricule* ou le *hile*, organe sur lequel nous reviendrons incessamment. La tunique interne de l'épisperme, nommée *endoplèvre*, n'a jamais le luisant et la solidité du test; elle est blanche et formée d'un tissu aréolaire qui semblerait devoir être très prompt à s'imbiber d'humidité, mais qui, au contraire, ne laisse pas traverser celle-ci jusqu'à l'embryon directement. Enfin, le tissu intermédiaire qui unit les deux feuillets de l'épisperme, est formé par un plexus de vaisseaux fibreux ordinairement très minces, de peu d'apparence et unis par du tissu cellulaire, ce qui l'a empêché d'être reconnu dans la plupart des graines. Cependant il est d'une consistance charnue et pulpeuse très visible dans les *Magnolia* et l'*Iris fœtidissima*.

M. De Candolle (*Organographie végétale*, t. II, p. 77) lui a donné le nom de *mésosperme*.

Le *hile* ou *ombilic*, partie interrompue du test qui marque le point d'insertion ou la vraie base de la graine, est souvent très petit et difficile à distinguer du reste de la surface de l'épisperme. Dans quelques genres, au contraire, il forme une large cicatrice que l'on reconnaît facilement à sa couleur bien différente du tégument propre. Ainsi, par exemple, le hile du marron d'Inde offre une couleur terne et blanchâtre, tandis que le reste de l'épisperme est d'une belle teinte brune-rougeâtre et brillante. C'est par le hile que les vaisseaux nourriciers passent du péricarpe dans la graine, à travers le tégument propre de celle-ci. M. Turpin a nommé *omphalode*, la partie du hile légèrement bombée, située au centre ou sur les bords de cet organe, et qui paraît la trace ou la cicatrice du cordon des vaisseaux nourriciers. Le même naturaliste a donné le nom de *micropyle* à une autre petite ouverture ou dépression, qui est censée la trace du lieu où aboutissent les vaisseaux fécondateurs, et qui s'observe encore vers les bords du hile. Quelquefois les vaisseaux nourriciers, au lieu de percer l'épisperme immédiatement sous le hile, rampent entre les deux membranes, et y déterminent une ligne saillante qui a reçu le nom de *raphé* ou *vasiducte*. A l'extrémité de cette ligne, l'*endoplèvre*, c'est-à-dire la membrane interne de l'épisperme, est percée en un point qui a été nommé *chalaze* ou *ombilic interne*.

Nous venons d'exposer, très succinctement, l'organisation de l'enveloppe propre de la graine ; examinons maintenant de la même manière celle de la partie la plus importante, c'est-à-dire de l'*amande*. On nomme ainsi l'ensemble de ce qui est contenu dans le tégument propre. Tantôt cette partie de la graine est entièrement constituée par l'embryon, tantôt on y observe encore un autre corps qui a reçu les noms d'*endosperme*, de *périsperme* et d'*albumen*. Il est toujours facile de distinguer ce corps de l'embryon : celui-ci, en effet, est un corps organisé, composé d'une racine, d'une tige, et de feuilles en miniature, tandis que l'endosperme est, au contraire, un corps de nature simplement cellulaire, où l'on ne trouve aucune trace de vaisseaux, qui, loin de se développer comme l'embryon, s'oblitère de plus en plus, parce qu'il fournit à la première alimentation de celui-ci. Nous ne reviendrons point sur ce qui a été dit aux articles COTYLÉDONS, EMBRYON et ENDOSPERME, de la composition, des fonctions et des usages de ces parties essentielles, et nous poursuivrons l'étude de la graine en elle-même et dans ses rapports avec le péricarpe.

On distingue dans une graine : 1°. *sa base*, constamment représentée par le hile ou point d'attache ; 2°. *son sommet*, qui est le point diamétralement opposé, 3°. et *ses faces*. On nomme *face proprement dite*, celle qui regarde l'axe du péricarpe, et l'on se sert du mot *dos de la graine*, pour désigner l'autre face, qui est tournée du côté des parois du péricarpe. Le bord de la graine est représenté par le point de réunion entre la face et le dos. Lorsque le hile est situé sur un des points du bord de la graine, elle est dite *comprimée;* on dit au contraire qu'elle est *déprimée*, quand le hile se trouve sur la face ou le dos.

La position et surtout la direction des graines sont importantes à considérer, lorsque le nombre de ces graines est déterminé ; elles fournissent alors d'excellens caractères pour la classification naturelle des végétaux. Ainsi, une graine fixée par sa base au fond du péricarpe ou d'une de ses loges, quand il est multiloculaire, est dite *dressée*. Elle est, au contraire, *renversée* ou *suspendue*, quand son point d'attache est au sommet de la loge péricarpique. Enfin, si elle est attachée un peu de côté et à la base, on la nomme *ascendante*.

Le caractère essentiel des graines étant de contenir un embryon, c'est-à-dire toutes les parties rudimentaires d'un petit végétal, on ne peut considérer comme telles, les bourgeons ou bulbilles de certains végétaux phanérogames, non plus que les *sporules* ou organes reproducteurs des cryptogames, qui ne renferment point de véritables embryons.

Les graines des plantes sont employées à mille usages, dans la Médecine aussi bien que dans l'Économie domestique et industrielle. Dans la plupart, c'est l'endosperme ou albumen qui forme la partie véritablement utile par sa nature tantôt huileuse, tantôt farineuse, tantôt cornée, recélant en outre divers principes actifs ; mais souvent ce sont les cotylédons eux-mêmes qui servent à la nourriture de l'homme ou des animaux, ou qui fournissent des substances éminemment utiles. Il nous suffit de citer les graines des céréales, celles du café, du ricin, du lin, du chanvre, des Légumineuses, des Crucifères, des Rosacées, etc., pour donner une idée de leur importance. A chacune des plantes pourvues de graines qui offrent de l'utilité, nous avons soin de faire connaître celles-ci avec tous les détails qu'elles méritent. (G...N.)

GRAINE D'AMBRETTE ou DE MUSC. On désigne sous ce nom, dans le commerce, la graine de l'*Hibiscus Abelmoschus*, L., plante originaire de l'Inde, nommée vulgairement *abelmosc*. *V*. ce mot. (A. R.)

GRAINE D'AVIGNON. Le fruit du nerprun des teinturiers, *Rhamnus infectorius*, L., est ainsi désigné, dans les arts, parce qu'il simule une grosse graine, et que l'arbuste qui le produit est commun dans les environs d'Avignon. C'est par un semblable motif, purement géographique, qu'on lui donne encore les noms de *graine d'Espagne* et *graine de Perse*. Néanmoins, cette dernière sorte de graine tinctoriale n'est pas absolument identique avec la graine d'Avignon, et provient d'une ou de deux espèces voisines du *R. infectorius* qui croissent dans le Levant et dans l'Afrique septentrionale. La *graine jaune* du commerce, fort analogue à la graine de Perse, est fournie par le *R. amygdalinus*, de Desfontaines. Le *R. oleoides*, du même auteur, qui croît également dans les contrées orientales, donne aussi des fruits qui servent à la teinture en jaune. Il en est de même du *Rhamnus saxatilis*, arbuste indigène des localités pierreuses du midi de l'Europe, et dont le fruit ressemble assez à la graine d'Avignon pour qu'on puisse les confondre sans inconvénient.

La graine d'Avignon est une baie sèche, verdâtre, de la grosseur et de la forme d'un très petit pois, formée d'un brou mince, appliqué immédiatement sur deux, rarement trois ou quatre coques jaunes, monospermes, et réunies au centre. Le nombre de ces coques, qui varie par suite d'avortement des loges de l'ovaire, donne à cette baie diverses figures; elle est trigone, lorsqu'il y en a trois, tétragone lorsqu'il y en a quatre, etc. Elle a une saveur amère, désagréable, et une forte odeur nauséeuse; elle est purgative à l'instar des baies du nerprun cathartique. La graine de Perse et la graine jaune sont plus estimées pour la teinture que la graine d'Avignon; elles sont plus grosses, d'un vert jaunâtre plus clair, et renferment ordinairement un nombre plus considérable de coques. Ces divers fruits donnent une couleur d'un jaune assez vif, et qui, de même que les autres jaunes végétaux, n'est pas solide. Leur décoction, traitée par l'alun dont on précipite l'alumine au moyen d'un alcali, fournit une belle laque d'un jaune verdâtre dont les peintres font usage sous le nom de *stil de grain*. *V.* ce mot. (G...N.)

GRAINE DE CANARIE. *V.* ALPISTE.

GRAINE D'ÉCARLATE. On donne vulgairement ce nom à la petite galle produite par le *Quercus coccifera,* plus connu sous celui de *Kermès animal. V.* ce mot. (A. R.)

GRAINE D'ESPAGNE. *V.* GRAINE D'AVIGNON.

GRAINE JAUNE. *V.* GRAINE D'AVIGNON.

GRAINE DE LIN. *V.* LIN CULTIVÉ.

GRAINE DES MOLUQUES. *V.* GRAINS DE TILLY.

GRAINE DE MUSC. *V.* ABELMOSCH.

GRAINE DE PARADIS. *V.* MANIGUETTE.

GRAINE DE PERROQUET. Nom vulgaire du fruit du carthame. *V.* ce mot. (A. R.)

GRAINE DE PERSE. *V.* GRAINE D'AVIGNON.

GRAINES OU GRAINS DE TILLY. *Grana Tiglia,* offic. Ce sont les graines d'un arbrisseau qui croît dans les Indes orientales, et particulièrement aux Moluques; voilà pourquoi on les désigne aussi sous le nom de *graines des Moluques*, et encore sous celui de *petits pignons d'Inde,* à cause de leur vertu purgative, et de leur forme presque semblable à celles des grands pignons d'Inde. Cet arbrisseau est le *Croton tiglium*, L., qui appartient à la famille des Euphorbiacées, et se place dans la Monoecie Monadelphie, L. Toutes les parties de ce végétal sont douées d'un principe âcre et purgatif, mais ce sont surtout les graines qui le possèdent au plus haut degré. Sa racine est drastique à la dose de quelques grains et passe, à Amboine et à Batavia, pour un spécifique contre l'hydropisie. Son bois, léger, spongieux, couvert d'une écorce cendrée, connu sous les noms de *bois des Moluques*, *bois purgatif* et *bois de Pavane*, est diaphorétique à une petite dose; il devient purgatif et vomitif si on le fait prendre en plus grande quantité; et son action est d'autant plus violente, qu'il est plus récent. Ses feuilles, selon Murray, sont tellement âcres, qu'elles produisent une inflammation douloureuse dans la bouche, aux lèvres, et dans toute la longueur du canal intestinal. Le principe âcre du *Croton tiglium* paraît donc de nature analogue à celui des autres Euphorbiacées; seulement il semble beaucoup plus concentré dans cette plante. Nous reviendrons sur l'examen de ce principe après que nous aurons donné la description des graines, les seules parties de la plante dont on fasse usage en Médecine.

Les fruits du *Croton tiglium* sont gros comme une aveline, glabres, à trois coques renfermant chacune une semence. Celle-ci est ovale-oblongue, d'une apparence sensiblement quadrangulaire, à cause des angles arrondis qu'offrent les deux faces, dont l'externe est beaucoup plus bombée que l'interne. Le tégument extérieur de cette graine est jaunâtre; quand il est enlevé, ce qui arrive fréquemment, la surface de la graine est noire et lisse. Dans le premier cas, elle ressemble aux pignons du pin. M. Guibourt a indiqué un bon caractère pour distinguer les graines de Tilly des *pignons d'Inde* (graines du *Jatropha Curcas*, L.) et des graines de ricin; c'est qu'ils sont marqués, depuis le hile jusqu'au sommet, de plusieurs nervures saillantes, dont les deux latérales sont plus apparentes, et forment deux petites gibbosités avant qu'ils ne s'anastomosent à la partie inférieure de la graine. La longueur moyenne de cette graine est de 5 à 6 lignes, et son plus grand diamètre de 3 à 4 lignes. On trouve des grains de Tilly qui ressemblent à des grains de café, c'est-à-dire que sur leur face interne on voit un petit sillon longitudinal. Cette forme est due à ce que, par l'effet d'un avortement assez fréquent dans les ovaires multiloculaires, une des trois coques a disparu, et que les deux coques restantes se sont accolées par leurs faces internes, de manière à ce que l'axe central du fruit y a produit une dépression longitudinale. La forme de ces graines n'est plus alors sensiblement quadrangulaire, parce que leur face interne est plane, et non convexe ou offrant un angle arrondi, comme cette même face, dans les fruits où le nombre des coques est normal.

Depuis long-temps, l'usage de grains de Tilly est connu dans l'Inde, d'où il s'était répandu en Europe; mais l'emploi de ce médicament par quelques personnes imprudentes ayant occasioné des accidens graves, on l'avait complètement rayé du catalogue de la matière médicale, lorsque les médecins anglais ont essayé, il y a quelques années, de lui restituer son ancienne réputation. L'action de ces grains est telle, que 10 à 20 fruits concassés et mêlés avec du miel, ont déterminé, chez un cheval de moyenne grandeur, une violente diarrhée accompagnée de tiraillemens d'entrailles et de grincemens de dents, d'écume par la bouche, avec diminution du pouls artériel et de l'appétit. Ces symptômes se sont terminés par la mort (1). Les habitans de l'Inde qui se servent beaucoup de ce purgatif en tempèrent l'activité par une légère torréfaction qui permet d'enlever le tégument, et qui laisse seulement l'amande que l'on réduit en poudre.

On en extrait, par expression, une huile inodore, d'une saveur âcre, et dont la couleur jaune est plus ou moins foncée, selon que l'on a fait plus ou moins torréfier la graine. Mais comme cette huile est soluble dans l'éther ainsi que dans l'huile volatile de térébenthine, il est plus convenable, pour les usages

(1) Orfila, Toxicologie générale, 2e édition, t. II, p. 113.

médicinaux, de faire digérer dans ces menstrues les grains de Tilly, et de distiller jusqu'à ce qu'il ne reste que l'huile. Cette huile contient, sur 100 parties, 45 parties d'un principe âcre, cathartique, soluble dans l'éther et les huiles volatiles, et qui paraît de nature résineuse. Quelques auteurs ont considéré ce principe comme une substance immédiate particulière, pour laquelle ils ont proposé le nom de *tigline*. L'huile de grains de Tilly s'administre à la dose d'une goutte ou deux. On se sert aussi de la teinture alcoolique. C'est un purgatif assez commode, mais fort dangereux pour les tempéramens irritables; il est surtout convenable aux maniaques, et en général aux malades qui ne peuvent prendre de médicamens sous des volumes considérables; il agit avec tant d'énergie, qu'il suffit, pour opérer une purgation, d'en toucher la langue, ou d'en faire une embrocation sur l'ombilic. A l'article Épurge, nous avons parlé des expériences faites avec l'huile de cette espèce d'Euphorbe, dont le mode d'action est très analogue. (G...n.)

GRAISSES. On a donné ce nom à des produits qui existent dans les divers tissus des animaux, et qui varient de couleur, d'odeur, de consistance, suivant la nature et l'âge de l'animal qui les fournit.

Les graisses existent particulièrement sous la peau, près des reins; elles recouvrent aussi l'épiploon, la surface des intestins, etc.

Un grand nombre de graisses étaient autrefois employées dans l'art médical, et de ce nombre sont les graisses de blaireau, de cheval, d'oie, d'ours, etc., etc. Ces produits sont presque tous abandonnés maintenant, et l'on ne se sert plus guère que de la graisse de porc, à laquelle on fait subir quelques opérations, dans le but de la priver des membranes, du sang, et de quelques autres substances étrangères qui altèrent sa pureté. (*V.* Axonge.)

Les graisses, comme nous l'avons dit, sont différentes lorsqu'elles proviennent des divers animaux, et même lorsque ceux-ci sont plus ou moins âgés. On a remarqué, 1°. que la graisse des

Cétacés est généralement fluide; 2°. que celles des *Carnivores* est molle et d'une odeur forte; 3°. que la graisse des *Ruminans* est solide et inodore; 4°. que la graisse, ordinairement blanche et abondante chez les jeunes animaux, devient jaunâtre et moins abondante chez ceux qui sont plus âgés; 5°. que la consistance varie encore selon que la graisse est placée dans des lieux différens; ainsi elle est plus ferme sous la peau et aux environs des reins, qu'elle ne l'est dans le voisinage des viscères mobiles.

La graisse de quelques animaux étant considérée comme jouissant de propriétés particulières, le praticien, dans ses ordonnances, en fait la désignation: dans ce cas, le pharmacien doit remplir fidèlement l'ordonnance en se procurant cette substance; il ne doit pas examiner si ce produit agirait seulement comme le ferait l'axonge; il doit exécuter l'ordonnance telle qu'elle lui est présentée, et s'il n'a pas de ce produit, il doit demander le temps nécessaire pour se le procurer (1).

On purifie les graisses en les privant des membranes et des autres substances qui altèrent leur pureté. (*V.* t. Ier, p. 368.)

M. Chevreul a démontré que la plupart des graisses sont formées de stéarine et d'élaïne, dans différentes proportions (ce qui leur donne un degré différent de fusibilité), et d'un principe colorant, et d'un autre principe odorant.

Nous ne nous étendrons pas davantage sur ces corps; nous y reviendrons dans différens autres articles de ce Dictionnaire, où nous aurons sujet de traiter de quelques-uns de ces produits en particulier. (A. C.)

GRAISSE OXIGÉNÉE. Cette préparation s'obtient en faisant chauffer de la graisse purifiée avec le dixième de son poids d'acide nitrique. Ce produit n'est pas usité. (A. C.)

GRAMINÉES. *Gramineæ*. Cette grande et importante famille

(1) On peut facilement conserver les graisses purifiées en les privant de toute l'eau qu'elles pourraient contenir, et en les introduisant toutes fondues dans des flacons à goulots renversés, que l'on remplit entièrement et que l'on ferme avec un bouchon de liége recouvert de goudron.

de plantes monocotylédones est l'une des plus naturelles, c'est-à-dire qu'elle se compose de végétaux dont l'organisation a quelque chose de si particulier, qu'il est impossible de se méprendre sur leurs affinités. En effet, ce n'est pas seulement par la composition de la fleur, que les Graminées se distinguent des autres plantes, mais leurs tiges et leurs feuilles ont encore une structure propre sur laquelle il convient de donner quelques détails.

La tige des Graminées a reçu le nom de *chaume;* elle est cylindrique, rarement comprimée, quelquefois pleine, mais plus ordinairement fistuleuse, étranglée d'espace en espace par des nœuds solides. De chacun de ces nœuds partent des feuilles alternes et engaînantes à leur base. La gaîne, que l'on peut considérer comme un pétiole dilaté, est ordinairement fendue dans toute sa longueur; au point qui la sépare du limbe, elle offre une sorte de petit collier membraneux ou formé de poils, que l'on désigne sous le nom de *ligule.* Le limbe est rubanné ou linéaire, à nervures fines et parallèles. Les fleurs sont petites, nombreuses, hermaphrodites, ou quelquefois unisexuées, disposées en épis ou en panicules. Souvent elles sont groupées par petits amas qui se nomment *épillets*, et à la base desquels est la *lépicène*, organe formé, tantôt d'une seule, tantôt de deux écailles. On observe dans chaque fleur hermaphrodite : 1°. la *glume*, composée de deux valves ordinairement membraneuses ou scarieuses, dont l'extérieure est plus grande et plus herbacée que l'autre qu'elle embrasse; 2°. la *glumelle*, formée de deux petites paillettes de formes très variées, rapprochées l'une de l'autre, et placées à la base de l'ovaire; cet organe manque fréquemment, ou est réduit à un état rudimentaire à peine perceptible; 3°. les *étamines*, au nombre ordinairement de trois, quelquefois d'une, deux ou six, ayant des filets capillaires et saillans hors de la glume, et des anthères oscillantes bifurquées à leurs deux extrémités; 4°. l'ovaire, globuleux, sessile, surmonté de deux styles qui portent des stigmates en forme de plume ou de pinceau. A cet ovaire succède un fruit (*caryopse*), tantôt nu, tantôt enveloppé par les écailles florales, offrant quelquefois un sillon longitudinal. La masse de ce fruit se compose de la graine soudée intimement avec le péricarpe ; on y trouve un endosperme farineux très abondant, à la base duquel est appliqué un petit embryon. La consistance membraneuse ou à peine herbacée des enveloppes florales des Graminées, leurs formes insolites et leur mutuelle disposition, sont si différentes des enveloppes de la fleur des autres plantes, qu'en voulant les assimiler à celles-ci, les auteurs ne sont pas d'accord sur les noms qu'ils ont employés pour les désigner.

Pour éviter les discussions théoriques sur ce sujet litigieux, il était plus convenable de créer de nouveaux mots que de se servir des termes de calice, de corolle et de nectaire, qui n'éclaircissent pas les descriptions; aussi avons-nous admis les mots de lépicène, de glume et de glumelle, comme les plus généralement adoptés.

La famille des Graminées est sans contredit celle qui occupe le premier rang, quant à l'utilité de ses produits. C'est à elle que se rapportent ces Céréales qui sont la base de l'alimentation de grandes nations civilisées. Le blé ou froment, le seigle et l'orge, servent spécialement à la nourriture des Européens; le riz et le maïs sont beaucoup plus en usage chez les peuples de l'Inde, de la Chine et de l'Amérique. Cependant, les nations se sont transmis, depuis un temps immémorial, celles des Graminées qu'elles cultivent particulièrement, de sorte que ces présens de la nature sont maintenant répandus sur toute la surface du globe. La culture s'en est même exclusivement emparée, et au point que l'on ne trouve plus à l'état sauvage les types de nos Céréales.

Après la substance amylacée unie au gluten dont se compose la farine, le principe sucré est le produit le plus intéressant que fournissent certaines Graminées, et surtout la canne à sucre. Il existe en abondance dans les tiges fraîches de cette dernière plante dont on exprime le suc, et que l'on fait évaporer jusqu'à cristallisation de la matière sucrée; celles du maïs et du sorgho en contiennent aussi une assez grande quantité. Les chaumes et les feuilles des Graminées herbacées de nos climats constituent le meilleur des fourrages pour les chevaux, les bœufs et les moutons; enfin, la paille du seigle, du blé, du riz, de l'avoine, etc., sert à mille usages économiques que nous aurons soin d'indiquer en parlant de chacune de ces plantes.

Considérées sous le point de vue de leurs propriétés médicales, les Graminées offrent un intérêt très médiocre; elles ne renferment que des principes doux, essentiellement nutritifs, et par conséquent elles ne peuvent déterminer aucune modification du genre de celles produites par les substances médicamenteuses sur l'économie animale. L'ivraie (*Lolium temulentum*, L.) seule fait exception à cette innocuité des Graminées; il est maintenant certain que ses graines moulues avec celles du blé, ont occasioné des vertiges et d'autres accidens plus ou moins graves.

On prépare des tisanes adoucissantes avec les racines de chiendent, et avec les graines d'orge, d'avoine et de riz, mondées de leurs enveloppes. (G...N.)

GRAS DES CADAVRES. Ce produit, qui se forme par la décomposition des matières animales qui restent long-temps plongées dans l'eau ou enfouies dans une terre humide, a été regardé, par Fourcroy, comme un savon ammoniacal avec un excès de graisse. D'après ce même savant, il paraît être confondu avec le blanc de baleine et la cholestérine.

M. Chevreul considère le gras des cadavres comme formé d'ammoniaque (en petite quantité), de chaux et de potasse, combinés avec une grande quantité d'acide margarique et un peu d'acide oléique.

On s'occupe maintenant en France, et l'on s'est occupé en Angleterre, de préparer avec les cadavres des chevaux un produit analogue, destiné à la fabrication des bougies: pour cela, on laissait ces chevaux pendant un certain temps enfouis dans l'eau, et l'on renouvelait celle-ci par des moyens mécaniques. Une opération de ce genre que j'ai suivie, n'a pu fournir les résultats que l'on en attendait; les produits obtenus étaient beaux, mais en très petite quantité. (A. C.

GRATERON. *Galium Aparine*, L. (Famille des Rubiacées,

Juss. Pentandrie Monogynie, L.) Plante herbacée, excessivement commune dans les haies de toute l'Europe. Elle est remarquable parmi les autres espèces du genre *Galium*, par ses fleurs blanches, ses tiges et ses feuilles armées d'aspérités crochues. Employée autrefois contre les scrofules, le scorbut et quelques autres affections, elle est aujourd'hui totalement tombée en désuétude.

Ses graines torréfiées ont été mises au rang des succédanées du café; mais elles n'en ont que l'amertume, sans offrir l'arome suave qui est la principale qualité de cette dernière graine. (A. R.)

GRATIOLE ou HERBE A PAUVRE HOMME. *Gratiola officinalis*, L. — Rich. Bot. méd., t. I, p. 233. Orfila, Leçons de Méd. lég., tab. 1. (Famille des Scrophularinées. Diandrie Monogynie, L.) On trouve cette plante dans les lieux aquatiques, et principalement dans les prairies humides de l'Europe méridionale; elle n'est pas très commune aux environs de Paris. Sa racine est rampante, rameuse, émettant des radicelles capillaires de chacun de ses nœuds. La tige est herbacée, dressée, un peu rameuse, garnie de feuilles opposées, semi-amplexicaules, ovales-lancéolées, glabres, légèrement denticulées. Les fleurs sont solitaires, pédonculées, accompagnées de deux bractées lancéolées, plus grandes que le calice; celui-ci offre cinq sépales aigus, étroits, un peu inégaux. La corolle se compose d'un tube allongé, terminé par quatre segmens qui forment deux lèvres, la supérieure large, légèrement échancrée, barbue à sa face interne; l'inférieure à trois divisions égales arrondies. Il y a quatre étamines, dont deux seulement sont fertiles; les deux autres sont réduites à des filets capillaires un peu renflés au sommet. L'ovaire est simple, ovoïde, entouré à sa base d'un bourrelet ou disque jaune, surmonté d'un seul style et d'un stigmate excavé. Le fruit est capsulaire, glabre, et à deux loges polyspermes.

La gratiole est inodore; elle a une saveur amère, nauséabonde; elle est douée de propriétés purgatives très énergiques. On lui donne vulgairement le nom d'*herbe à pauvre homme*, parce que c'est en quelques lieux le purgatif des indigens. Ce sont les tiges encore chargées de feuilles et de fleurs qu'ils mettent en usage sous forme d'infusion. La racine passe pour émétique à la dose d'un demi-gros à un gros. L'emploi de cette plante n'est pas sans danger, car elle agit à la manière des poisons irritans âcres.

M. Vauquelin (1) ayant soumis à l'analyse le suc de gratiole, en a retiré, 1°. une matière gommeuse, colorée en brun; 2°. une matière résineuse très amère, très soluble dans l'alcool, soluble dans l'eau, surtout à la faveur des autres principes; 4°. du malate et du phosphate de chaux, un autre sel calcaire qui a pour radical un acide végétal non déterminé, de la silice et du ligneux. Ce suc n'a donné aucun principe volatil par la distillation. C'est dans la matière résinoïde que M. Vauquelin place le principe actif de la gratiole. Gleditsch a observé que les chevaux qui se nourrissent du foin où il y a beaucoup de gratiole maigrissent considérablement.

(A. R.)

GRÉMIL OU HERBE AUX PERLES ET MILIUM SOLIS. *Lithospermum officinale*, L. Cette petite plante de la famille des Borraginées et de la Pentandrie Monogynie, L., est très commune dans les lieux incultes de toute l'Europe. Elle a une tige herbacée droite, haute de 5 à 6 décimètres, le plus souvent rameuse, garnie de feuilles sessiles, lancéolées, et couvertes de poils courts et couchés. Ses fleurs sont blanchâtres, petites, portées sur des pédoncules courts et solitaires dans les aisselles des feuilles supérieures. Les petits fruits, improprement nommés graines par plusieurs botanistes, sont très durs, luisans et d'un gris de perle. Ils étaient autrefois employés en Médecine, et on leur supposait gratuitement des propriétés lithontriptiques très actives. Mais on ne croit plus à des propriétés aussi merveilleuses, dans une plante qui n'a aucune saveur ni autres qualités physiques. (A. R.)

(1) Ann. de Chimie, vol. LXXII, p. 191. M. Lassaigne s'est aussi occupé de l'analyse de cette plante.

GRÉMIL TINCTORIAL. *V.* ORCANETTE.

GRENADIER. *Punica Granatum*, L. — Rich. Bot. méd., t. II, p. 497. (Famille des Myrtacées. Icosandrie Monogynie, L.) Arbre originaire des contrées chaudes que baigne la Méditerranée. Le nom de *Malus punica*, que lui imposèrent les Romains, est une preuve qu'il était très commun sur la côte d'Afrique, dans les environs de l'ancienne Carthage. Aujourd'hui, on le trouve dans tout le midi de l'Europe, ainsi que dans l'Orient et les Indes. On le cultive surtout en Provence, à raison de ses fruits qui sont comestibles et dont nous parlerons plus bas. Dans nos climats tempérés, il ne porte pas de fruit, et on ne le cultive que comme arbrisseau d'ornement : ses fleurs sont alors ordinairement doubles ou monstrueuses et d'un rouge ponceau très éclatant. Le grenadier, dans son pays natal, est un arbre de moyenne grandeur, analogue à nos pommiers, dont le tronc est très inégal ; souvent couvertes de petites épines ou rameaux avortés, les branches sont garnies de feuilles opposées, elliptiques, luisantes, glabres, et ondulées. Ses fleurs sont presque solitaires et sessiles aux extrémités des rameaux ; elles ont un calice coloré en rouge vif, épais et charnu, adhérent par sa partie inférieure avec l'ovaire infère, puis dilaté et offrant cinq divisions pointues, qui, avant l'épanouissement, sont appliquées par leurs bords comme les valves d'un fruit. La corolle se compose de cinq pétales rouges, insérés sur le sommet du tube calicinal, arrondis et chiffonnés ; les étamines sont libres et très nombreuses. L'ovaire est multiloculaire, surmonté d'un style simple, dont la forme est à peu près celle d'une bouteille à long col. Le fruit, que l'on nomme *grenade*, est de la grosseur du poing, globuleux, ressemblant à une pomme, et couronné par les débris du limbe calicinal. Son péricarpe, d'un jaune rougeâtre, est dur, coriace, partagé intérieurement par des cloisons minces et membraneuses en un grand nombre de loges disposées sur deux rangées superposées. Les graines sont rougeâtres, triangulaires, allongées, couvertes d'un tégument charnu succulent, généralement d'une saveur aigrelette assez agréable. C'est cette pulpe que l'on mange dans les contrées méridionales, pour étancher la soif pendant les chaleurs de l'été. On en prépare des boissons rafraîchissantes, utiles dans les irritations légères des organes de la digestion, et en général dans tous les cas où l'usage des acidules est indiqué.

Toutes les parties du grenadier sont inodores, et ses feuilles n'offrent pas ces glandes vésiculeuses pleines d'huile volatile que l'on aperçoit sur les autres myrtacées; elles contiennent beaucoup de matière astringente. Les fleurs, employées en Pharmacie sous le nom de *balaustes*, ont une saveur fort acerbe, et une action tonique et astringente très énergique. On les emploie, soit à l'intérieur, en tisane édulcorée avec du sirop de coings, contre la diarrhée chronique, soit à l'extérieur, toujours en décoction, et l'on en prépare des lavemens, des lotions et des injections. L'écorce dure et coriace du fruit (*Malicorium* des officines) jouit à un plus haut degré des mêmes propriétés; on ne s'en sert comme médicament que pour l'usage externe, et dans les pays où les grenadiers sont communs, elle est employée dans la tannerie.

L'écorce de la racine de grenadier sauvage jouit de propriétés vermifuges indiquées anciennement par Pline et Dioscoride, constatées de nos jours par des praticiens éclairés. Cette écorce doit être privée de la partie ligneuse qui, de même que dans la plupart des autres racines, est dépourvue presque absolument de toutes qualités actives. Sa couleur est jaune intérieurement, et d'un gris cendré ou jaunâtre en dehors. Humectée avec un peu d'eau et passée sur du papier, elle y laisse des traces jaunes qui passent au bleu foncé lorsqu'on les touche avec du sulfate de fer. Ces traces prennent, par l'action d'un acide, une teinte rose qui disparaît à l'instant; elles deviennent d'une couleur brune-jaunâtre. Si l'on mâche cette écorce, elle colore la salive en jaune, et laisse dans la bouche une saveur astringente, sans amertume désagréable, ce qui la fait distinguer facilement de celle du buis. Cette écorce contient, selon M. Mitouart (*Journ. de Pharm.*, juillet 1824) du tannin et de l'acide gallique; une matière analogue à la cire; une substance sucrée dont une partie est soluble dans l'alcool et cristallisable, l'autre soluble dans l'eau et ayant les caractères de la mannite. M. Chevallier a publié, dans le Journal de Chimie médicale, t. I, p. 375, une note sur la manière d'employer la racine de grenadier contre le tænia. On prépare le malade par une potion purgative composée d'huile de ricin et de sirop de limons, de chaque, une once et demie, et on lui fait observer la diète jusqu'au lendemain, où on lui administre la décoction préparée de la manière suivante : écorce de grenadier sauvage concassée, 2 onces; eau commune, 2 livres. Après une macération de 24 heures, on fait bouillir jusqu'à ce que le liquide soit réduit à une livre; on fait prendre cette quantité de décoction en trois doses, de demi-heure en demi-heure. Ordinairement, la première et la deuxième doses excitent des vomissemens, mais ces symptômes cessent à la troisième, et le malade éprouve seulement trois ou quatre selles dans lesquelles le tænia est expulsé, rarement plus tard qu'une heure après la dernière dose. La racine de grenadier, employée d'après ce mode, a parfaitement réussi, ce qui n'avait pas toujours lieu auparavant. (*Voir* le *Bulletin des sciences médicales, de M. de Ferussac*, pour 1827.) (G...N.)

GRENOUILLE. *Rana esculenta*, L. Animal de l'ordre des Batraciens, et de la famille des Anoures, tellement commun et répandu dans les rivières tranquilles, les étangs et les eaux dormantes de toute l'Europe, que nous croyons superflu de le faire connaître par une description. Il existe plusieurs espèces de grenouilles très semblables les unes aux autres, et qui sont toutes également bonnes à manger; mais celle que l'on recherche le plus à cet effet est la grenouille verte tachetée de noir avec trois raies jaunes sur le dos, et le ventre jaunâtre. Quoique le crapaud (*Rana Bufo*, L.) ne soit pas par lui-même un animal vénéneux, il inspire néanmoins un tel dégoût, qu'il importe de le distinguer de la grenouille pour l'usage comestible. Celle-ci a un corps effilé, une peau lisse, les pattes de derrière très longues, très propres au saut et à la natation, tandis que le crapaud a le corps ramassé, la peau pustuleuse, gluante, les pattes courtes et comme engourdies; ces pattes sont terminées par des tubercules ou pelotes qui caractérisent si bien le crapaud, que les herpétologistes modernes en ont fait un genre distinct des grenouilles.

La grenouille, avant d'arriver à l'état adulte, éprouve des transformations remarquables. Les œufs sont d'abord pondus par la femelle que le mâle tient étroitement embrassée, sans accouplement réel; il répand sa liqueur spermatique sur les œufs à mesure qu'ils sortent en longs chapelets du corps de la femelle, et ces œufs, ainsi fécondés, tombent au fond de l'eau, y séjournent quelques jours, puis remontent à la surface. C'est ce que l'on nomme *frai de grenouille* ou *sperniole,* que l'on employait autrefois comme rafraîchissant.

Les points noirs que l'on distingue dans cette matière glaireuse, sont les fœtus de grenouilles, qui s'allongent, sortent de leur enveloppe, et deviennent des *têtards*, c'est-à-dire de petits animaux dont la partie antérieure est déjà celle des grenouilles, mais dont le train postérieur ressemble à la queue des poissons; ils se rapprochent de cette classe d'animaux en ce qu'ils respirent alors par des branchies. Mais au bout d'un à deux mois, celles-ci s'oblitèrent, les jambes de derrière se dégagent, et la queue finit aussi par disparaître. Le têtard est alors complètement transformé en animal qui respire à l'aide de poumons, et rentre en cet état dans la classe des reptiles.

La chair des grenouilles, et surtout celle de leurs cuisses, est un mets très recherché chez la plupart des peuples du continent de l'Europe, tandis que les Anglais n'en font aucun cas et se moquent des Français, qu'ils supposent grands amateurs de ces animaux. Les anciens paraissent n'en avoir pas fait usage sous le rapport comestible, et ce n'est que très tard que l'on trouve dans nos histoires modernes leur introduction sur nos tables. (*V.* ce qu'ont écrit à ce sujet Aldrovande et Mathiole.) En revanche, les médecins de l'antiquité avaient une grande confiance dans les merveilleuses propriétés qu'ils attribuaient aux grenouilles. Devons-nous parler dans cet ouvrage des préparations ridicules qu'on leur faisait subir, qui étaient fort recommandées par Dioscoride, et que les vieilles pharmacopées ont reproduites ? Quel cas peut-on faire de ces observations sur les bons effets du foie de grenouille calciné entre deux plats et sur une feuille de chou, contre l'épilepsie; de leur corps coupé en deux et appliqué sur les reins des hydropiques, pour attirer en dehors la sérosité épanchée dans l'abdomen ; de ces décoctions de grenouilles cuites avec du sel et de l'huile, contre le venin des serpens , etc. , etc. ? Aujourd'hui , que l'admiration pour les connaissances d'Histoire naturelle et de Médecine des bons anciens est beaucoup diminuée, nous avons entièrement oublié les propriétés médicinales des grenouilles; nous ne les considérons plus que comme un aliment sain , et comme propres à la préparation de certains bouillons médicinaux , dont les vertus ne l'emportent pas sur celles des bouillons d'escargots et de poissons. (G...N.)

GROSEILLER. *Ribes*. On distingue plusieurs espèces de groseillers, qui constituent la petite famille des Grossulariées ou Ribésiées, et qui appartiennent à la Pentandrie Digynie, L. Ce sont de petits arbrisseaux à feuilles alternes plus ou moins profondément lobées, pétiolées, souvent armées d'aiguillons simples ou divisés et que l'on peut considérer comme de véritables stipules endurcies. Leurs fleurs sont quelquefois solitaires, le plus souvent disposées en épis ou en grappes axillaires. On cultive abondamment dans les jardins d'Europe trois espèces de groseillers, que nous allons faire connaître avec quelques détails.

Le GROSEILLER ÉPINEUX OU GROSEILLER A MAQUEREAU. *Ribes Grossularia*, L. — Rich. Bot. méd., t. II, p. 488, est un petit arbuste très rameux qui ne s'élève guère au-delà d'un mètre. Sa tige ligneuse porte des feuilles disposées d'abord en faisceaux, à la base desquelles on trouve un aiguillon à trois branches divariquées ; ces feuilles deviennent ensuite alternes et pétiolées, presque cordiformes, à cinq lobes arrondis et profondément dentés. Les fleurs, qui naissent au printemps, sont vertes, axillaires et solitaires sur un pédoncule pubescent et penché. Le fruit est une baie globuleuse de la grosseur d'une petite cerise, ordinairement d'un rouge vineux, quelquefois jaunâtre, hérissée de poils rudes, et ombiliquée à son sommet. Cet arbuste croît dans les haies et les bois de l'Europe; on le cultive, ainsi que le *Ribes uva crispa*, L., regardé par Lamarck comme une simple variété de l'espèce précédente. C'est ce dernier arbuste, dont le fruit est vulgairement nommé *groseille à maquereau*, parce qu'on en assaisonne, lorsqu'il est encore vert, le poisson et particulièrement les maquereaux. Lorsque ces fruits sont mûrs, ils ont une saveur acidule et sucrée, mais dont nous faisons si peu de cas en France, qu'il n'y a guère que les enfans qui en mangent par friandise. En Angleterre, au contraire, on estime beaucoup ce fruit, et l'on en a obtenu, par la culture, plus de cent variétés très estimées. Il est souvent employé dans diverses préparations culinaires des Anglais, telles que les plum-puddings, et une sorte de tarte dont ils sont grands amateurs.

Le Groseiller rouge, *Ribes rubrum*, L. — Rich. loc. cit., p. 489, a des tiges dressées, cylindriques, dépourvues d'aiguillons, garnies de feuilles très grandes, pubescentes, à cinq lobes dentés. Ses fleurs sont très petites, disposées en un épi ou petite grappe simple et pendante. Le fruit est une petite baie globuleuse, ombiliquée, tantôt d'un rouge vif, tantôt blanche, transparente ou légèrement jaunâtre. Ce groseiller croît spontanément dans les haies et les bois de quelques contrées de l'Europe tempérée. Dans les pays chauds, il a besoin d'être abrité de la trop grande ardeur du soleil, et l'on a soin de retrancher les branches qui ont plus de trois ans, parce que l'on a remarqué que les jeunes rameaux donnent de plus beaux fruits que les vieux.

Les groseilles contiennent beaucoup d'acide malique et d'acide citrique, de l'albumine végétale, une matière colorante dans la variété à fruits rouges, et du sucre. L'acide citrique y existe en quantité assez considérable pour que l'on ait essayé de l'extraire avec succès et économie. MM. Tilloy et Chevallier (1) ont, en ces derniers temps, publié des procédés pour l'extrac-

(1) *V.* Journ. de Chimie médicale, juin 1827, p. 265 et 313.

tion de cet acide. Sur 10 livres de groseilles, le second de ces chimistes a retiré 4 gros à 4 gros et demi d'acide pur et blanc. Il est probable que l'opération étant faite plus en grand, on obtiendrait un résultat plus avantageux. M. Tilloy a eu l'heureuse idée de faire d'abord passer à la fermentation la matière sucrée, d'en obtenir de l'alcool par distillation, de traiter le résidu par les agens chimiques, pour extraire l'acide citrique qu'il a obtenu en plus grande quantité que M. Chevallier. Il a calculé que 200 kilogram. de groseilles peuvent fournir 10 à 12 litres d'eau-de-vie à 20°, et environ 1 kilogramme d'acide citrique pur. Ce pharmacien s'occupe maintenant de l'obtenir en grand.

Les acides qui dominent dans la groseille lui communiquent des propriétés très rafraîchissantes ; aussi emploie-t-on fréquemment ce fruit dans les inflammations aiguës, les fièvres inflammatoires, bilieuses, etc. On en exprime le suc que l'on étend d'eau et que l'on édulcore convenablement pour des boissons qui peuvent être prises par verrées. Le suc sert encore à préparer une gelée et un sirop fort agréable. *V.* Gelée et Sirop de groseilles.

Le Groseiller noir, *Ribes nigrum*, L. — Rich. loc. cit., p. 490, est connu vulgairement sous le nom de *cassis*. C'est un petit arbrisseau qui ressemble beaucoup au groseiller rouge. Ses feuilles ont la forme de celles de la vigne, mais elles sont trois fois plus petites, glabres en-dessus, pubescentes en-dessous, et portées par des pétioles très élargis à la base. Les fleurs forment des grappes simples, composées d'un petit nombre de fleurs pédonculées, écartées les unes des autres. Le fruit est une baie d'un noir foncé, ombiliquée à son sommet. Ses parois intérieures sont parsemées de vaisseaux ou réservoirs d'un principe particulier dont l'odeur fortement aromatique est en général peu agréable lorsque l'on mange le fruit, mais qui se change en un parfum estimé lorsque l'on fait infuser le cassis avec de l'eau-de-vie et des aromates pour en faire certaines liqueurs de table. Ce principe odorant communique au cassis des propriétés excitantes que n'offrent pas les autres espèces de groseilles. Le groseiller noir se trouve sauvage dans les bois un peu humides et ombragés de l'Europe tempérée. Cultivé dans les jardins, il exige à peu près les mêmes soins que le groseiller rouge. (G...N.)

GRUAU. On a donné ce nom à plusieurs substances alimentaires préparées avec les graines céréales et privées de leur écorce, quelquefois même concassées et arrondies. Nous ne nous occuperons ici que des opérations que l'on fait subir à la graine de l'*Avena sativa*. Pour la réduire à cet état, on prend un cuvier à double fond, le premier joignant exactement, le deuxième percé de trous destinés à laisser passer de l'eau en vapeur; on remplit au trois quarts le cuvier avec de l'avoine, et l'on ferme ce vase par un couvercle qui s'adapte à la partie supérieure. On fait passer entre les deux fonds, et à l'aide d'un tuyau, de la vapeur d'eau qui provient d'une chaudière *génératrice*, placée sur un fourneau près du cuvier; on continue l'opération jusqu'à ce que l'on s'aperçoive que la vapeur d'eau, après avoir traversé toute la masse, arrive abondamment à la partie supérieure du cuvier. On laisse tomber le feu, on enlève le grain, et on le porte dans une étuve chauffée par un courant d'air chaud, ou dans une étuve de brasseur (*touraille*); suivant que l'on veut obtenir du gruau plus ou moins sec, plus ou moins blanc, on élève plus ou moins la température. L'avoine ainsi traitée est portée dans un moulin à farine, dont les meules sont maintenues à un espace convenable pour que l'enveloppe corticale soit brisée sans que le grain soit écrasé; on fait ensuite passer le grain dans un ventilateur ou *tarare* qui sépare l'écorce du grain; on crible celui-ci, et l'on sépare les grains non privés de l'écorce, on les fait passer une seconde fois au moulin pour les priver de cette écorce, et l'on crible de nouveau. Le gruau d'avoine est quelquefois vendu concassé. *V*. AMIDON.

Le gruau est employé en Médecine comme délayant; on le conseille aussi en décoction dans les maladies de poitrine. On en prépare un sirop pour les enfans. (A. R.)

GUACO. C'est le nom vulgaire, dans l'Amérique méridionale, de deux plantes qui ont la réputation d'être efficaces contre la morsure des serpens venimeux. Les habitans des rives du fleuve de la Madeleine l'appliquent au *Mikania Guaco* de MM. de Humboldt et Bonpland (1), ceux des environs de Santa-Fé de Bogota, au *Spilanthes ciliata* de M. Kunth (2). Ces deux plantes font partie de la famille des Synanthérées; elles ont une saveur très amère, une odeur forte et désagréable. Le guaco jouit d'une grande célébrité chez les peuples à demi sauvages de l'Amérique; elle a reçu une sorte de sanction par les expériences de Mutis, qui fit piquer un peintre de sa société par un serpent regardé comme très venimeux, et qu'il guérit ensuite avec le guaco. M. Bertero, savant médecin et naturaliste distingué, qui a résidé plusieurs années sur les bords de la Madeleine, nous a confirmé la vérité des expériences de Mutis, et sans prétendre expliquer le mode d'action de cette plante, il pense que l'on peut y avoir une entière confiance. On exprime le suc de la plante que l'on avale, et l'on applique le marc sur la blessure, ou, si l'on n'a pas du guaco récent, on en prend une forte infusion. Les habitans de l'Amérique méridionale en portent toujours sur eux. Nous ne pensons pas néanmoins que ce remède puisse dispenser de la ligature, de la cautérisation et des autres moyens chirurgicaux. (G...N.)

GUARANA. Remède ayant l'apparence d'un extrait employé par les Indiens du Brésil, contre les dyssenteries et les rétentions d'urine. On le râpe, et l'on en prend deux petites cuillerées dans un verre d'eau sucrée. (*Journ. Ph.*, t. III, p. 259)

(A. R.)

GUÈDE. Nom vulgaire, dans le commerce, du pastel, substance colorante fournie par l'*Isatis tinctoria*. *V.* PASTEL.

(A. R.)

GUI. *Viscum album*, L. Plante de la famille des Loranthées de Richard et Jussieu, et de la Dioecie Tétrandrie, L. Elle est parasite sur les arbres fruitiers et principalement sur

(1) Plantes équinoxiales, t. II, p. 84, tab. 105.
(2) Nov. genera et spec. plant. amer., t. IV, p. 208.

les pommiers; elle se nourrit de leurs sucs, et leur est par conséquent très nuisible. On ne la trouve que bien rarement sur les chênes; et cependant c'était le gui de chêne qui était autrefois prescrit par les médecins. Le gui a une tige divisée, dès sa base, en rameaux dichotomes articulés, portant des feuilles lancéolées, très obtuses, épaisses et glabres. Ses fleurs dioïques sont ramassées par trois ou par six, dans les bifurcations supérieures des rameaux; elles paraissent à la fin de l'hiver, et il leur succède des petites baies qui ressemblent par la forme aux groseilles blanches, et qui sont remplies d'un suc très visqueux. Le gui passait autrefois pour antiépileptique et fébrifuge; mais on ne s'en sert plus aujourd'hui. Les fruits, analysés par M. Henry (*Journal de Pharmacie* 1823, et juillet 1824), ont donné les principes suivans : 1°. une grande quantité de cire, de glu et de gomme; 2°. une matière visqueuse insoluble; 3°. de la chlorophylle; 4°. des sels à base de potasse de chaux et de magnésie; 5°. de l'oxide de fer.

(A. R.)

GUIMAUVE. *Althæa officinalis*, L. — Rich. Bot. méd., t. II, p. 728. (Famille des Malvacées. Monadelphie Polyandrie, L.) Cette plante croît dans les localités humides de l'Europe; on la cultive en grand pour l'usage médicinal. Sa racine est fusiforme, pivotante, charnue, blanche intérieurement, recouverte d'un épiderme jaunâtre, de la grosseur du doigt, simple ou quelquefois rameuse. La tige est herbacée, dressée, cylindrique, cotonneuse, ainsi que toutes les autres parties de la plante. Ses feuilles sont alternes, pétiolées, molles, douces au toucher, cordiformes, à trois ou cinq lobes peu prononcés, aigus et crénelés, accompagnés à leur base de deux stipules membraneuses et caduques. Les fleurs sont blanchâtres ou légèrement teintes de rose, presque sessiles, axillaires, formant une sorte de panicule à l'extrémité de la tige. Elles ont un double calice : l'extérieur a neuf divisions étroites, plus courtes que celles du calice intérieur, lesquelles sont au nombre de cinq. La corolle est à cinq pétales presqu'en cœur, entiers, rétrécis inférieurement, et unis avec la substance des filets des étamines. Celles-ci sont très nombreuses, soudées par la base en un tube que traverse le style. Le fruit est orbiculaire, très déprimé, cotonneux, formé de plusieurs coques monospermes, et enveloppé par le calice persistant.

Toutes les parties de la guimauve sont au plus haut degré émollientes; elles doivent cette propriété à l'abondance du mucilage qu'elles contiennent. Quoique l'on fasse un usage fréquent des feuilles et des fleurs, en infusion ou en décoction, l'emploi de ces parties n'est pas comparable à celui de la racine. Celle-ci se vend ordinairement dans le commerce, en morceaux de 3 à 4 pouces de longueur, bien mondés de leur épiderme jaunâtre, d'une odeur faible et d'une saveur douce et très mucilagineuse; il faut en outre choisir ces morceaux bien nourris et peu fibreux. On en prépare une poudre qui sert d'excipient à divers électuaires ainsi qu'à des masses pilulaires, et dont on fait une grande consommation dans la Médecine vétérinaire. La racine de guimauve s'emploie encore en décoction, et elle a donné son nom à un sirop ainsi qu'à une pâte pectorale.

D'autres espèces de guimauves et de mauves sont douées de propriétés semblables à celles de la guimauve officinale. Telles sont entre autres les *Althæa rosea*, et *Malva alcæa*. Selon M. Adam de Metz (*Journ. de Pharm.*, décembre 1825), c'est cette dernière plante dont la racine, d'une grande blancheur et tirée de Nîmes se vend dans le commerce sous le nom de racine de guimauve.

Une substance d'une nature particulière, existant dans la guimauve, avait été annoncée par M. Bacon, qui l'avait nommée *althéine*. M. Plisson, sous-chef à la Pharmacie centrale des hôpitaux de Paris, s'est livré à de nouvelles recherches sur cette substance. Après avoir épuisé, par des macérations dans l'eau, une certaine quantité de racine de guimauve, il a fait évaporer les liquides réunis jusqu'à consistance d'extrait mou; la partie gommeuse de l'extrait a été séparée par l'action de l'alcool à 32°, et par la filtration. Le liquide alcoolique abandonné à lui-même a laissé déposer des cristaux d'un sel sali par des matières étrangères, mais qui devient blanc après qu'on l'a purifié par le charbon animal. Ce sel ayant été d'abord considéré comme un malate acide d'althéine, pour obtenir l'althéine, M. Plisson l'a fait bouillir avec de la magnésie, et après avoir filtré et fait évaporer, il a obtenu une substance blanche amorphe qui paraît être de nature alcaline, mais qui n'est pourtant pas une substance pure, puisque par la calcination elle laisse un résidu contenant de la magnésie. Les cristaux obtenus par le premier traitement ne laissent point de résidu. M. Plisson, dans un travail plus récent (1), a changé d'opinion sur leur nature ; il pense que ce n'est ni un sel ni un acide, mais une substance azotée particulière, dans laquelle l'azote n'est pas à l'état d'ammoniaque, et qui ne rougit le tournesol qu'à l'aide de la chaleur. Traitée à chaud par l'hydrate de plomb, elle se convertit en ammoniaque et en un acide nouveau que M. Plisson propose de nommer *asparagique ;* acide dont la formation a lieu seulement pendant l'opération, et que l'on avait d'abord cru être l'acide malique, parce qu'il se comporte de même avec les réactifs. Uni à la magnésie, il forme un sel alcalin, incristallisable, présentant un ensemble de propriétés qui avaient fait prendre le change sur sa nature en le faisant confondre avec les alcalis végétaux. On lui a donné le nom d'*asparagique,* parce que la substance nouvelle de la guimauve offre une identité absolue avec l'asparagine, tant sous le rapport chimique, que d'après l'examen attentif des formes cristallines que ces deux substances affectent. Ce sont des octaèdres rectangulaires et des prismes à six pans qui dérivent du prisme droit rhomboïdal, forme sous laquelle le sel de M. Bacon a été particulièrement obtenu. (G...N.)

GUTTE (GOMME-RÉSINE). Substance qui découle sous forme d'un liquide visqueux et d'une belle couleur safranée, de quelques arbres indigènes des Indes orientales, et particulièrement du *Stalagmitis cambogioïdes* de Murray. Ces arbres

(1) *V.* Journ. de Chimie médicale, juin 1827, p. 309.

font partie d'une famille naturelle de plantes qui, à raison de la nature de ce suc propre, a reçu le nom de Guttifères. Le *Cambogia Gutta* de Linné, placé maintenant dans le genre *Garcinia,* fournit aussi une grande quantité de gomme-gutte, mais d'une qualité inférieure à celle du *Stalagmitis*, qui a été nommé *Guttæfera vera* par Kœnig. On doit à ce dernier naturaliste les renseignemens les plus exacts sur l'origine et l'extraction de la gomme-gutte. Quelques espèces d'*Hypericum* ou millepertuis d'Amérique (*H. cayennense* et *H. bacciferum,* L.), fournissent aussi un suc jaune qui s'épaissit à l'air, et qui prend l'apparence de la gomme-gutte; mais cette gomme-résine est molle et tenace, tandis que la véritable gomme-gutte est toujours sèche et friable. Celle-ci découle sous forme de gouttes, soit par les fissures naturelles de l'écorce, soit par les ruptures que l'on fait aux feuilles et aux jeunes branches de l'arbre. Ce suc ne tarde pas à se concréter; on l'apporte des Indes orientales, en gros gâteaux ou en masses cylindriques, brunâtres à l'extérieur, et d'un jaune rougeâtre à l'intérieur. La meilleure sorte est d'une couleur orangée, opaque, franche de toute impureté, d'une cassure brillante, inodore, d'une saveur très faible, à moins qu'on ne la laisse quelque temps dans la bouche; alors elle est légèrement âcre. Sa poudre est d'un jaune pur trés vif. La gomme-gutte est composée, selon M. Braconnot (*Ann. de Chimie,* t. LXVIII, p. 33), de 80 parties de résine, et de 20 parties de gomme. C'est à la faveur de celle-ci que la résine extrêmement divisée reste suspendue dans l'eau, en formant une émulsion d'un beau jaune clair. Sa solution alcoolique est transparente et d'une couleur d'or foncée. Les alcalis dissolvent aussi la gomme-gutte, en augmentant l'intensité de sa couleur. Le chlore la décolore et se combine avec ses principes constituans, mais la présence du chlore ou de l'acide hydro-chlorique ne devient sensible dans ces nouveaux composés que par l'action du feu. Selon John, la gomme-gutte est composée de résine jaune, de 10,5 de gomme, et de 0,5 d'impuretés; la cendre contient du carbonate, du phosphate et de l'hydrochlorate de potasse, du carbonate et du phosphate de chaux.

La gomme-gutte est employée principalement en peinture, à cause de sa belle couleur jaune, qui a l'avantage de se diviser à l'infini et de se combiner avec d'autres corps pulvérulens pour former des laques fines. Elle a une action purgative, drastique et vomitive très violente ; aussi l'usage de ce médicament ne peut-il être avantageux que dans les cas où il convient d'exciter une dérivation puissante, comme dans certaines hydropisies, et dans quelques affections chroniques de la peau. On l'a aussi employée avec succès, de même que la plupart des autres drastiques, contre le tœnia. Des praticiens célèbres ont vanté ce purgatif, mais seulement lorsqu'il est administré avec prudence et associé à d'autres substances qui en tempèrent l'activité ou changent son mode d'action. C'est ainsi que l'on prétend que 4 à 8 grains en poudre délayée dans une suffisante quantité d'eau, ou en pilules unie au calomel, au jalap ou à la crème de tartre, produisent une purgation qui n'est suivie ni de coliques ni de vomissemens.

La gomme-gutte entre dans la composition de quelques médicamens officinaux, comme, par exemple, les pilules de Bontius. (G...N.)

GUTTIFÈRES. *Guttiferæ*. Famille de plantes hypopétalées ou dicotylédones polypétales à étamines insérées sous l'ovaire. Elle se compose de végétaux exotiques arborescens, remarquables par leur beauté et l'utilité de leurs produits. Les Guttifères ont de grands rapports avec les Hypéricinées, famille qui renferme des plantes européennes, en général d'une petite taille, et qui ont aussi un principe colorant jaune ou rougeâtre, soluble dans les huiles. Les Guttifères tirent leur nom de la substance gommo-résineuse (vulgairement *gomme-gutte*) qui découle des incisions pratiquées à plusieurs végétaux de cette famille, et particulièrement au *Stalagmitis cambogioides* de Murray, et au *Garcinia Cambogia*, Rich. Bot. méd. Il existe donc des rapports entre les Hypéricinées et les Guttifères par la nature de leur suc propre, analogie qui confirme celle des affinités botaniques. Les Guttifères se distinguent surtout par leurs anthères adnées et allongées, tandis que les Hypéricinées les ont oscillantes; elles en diffèrent en outre par le style qui est unique, au lieu d'être multiple comme dans ces dernières. C'est à la famille des Guttifères qu'appartiennent les meilleurs fruits des climats intra-tropicaux, savoir : le mangoustan (*Garcinia mangostana*), et l'abricot d'Amérique (*Mammea Americana*). Ces fruits sont doux, légèrement laxatifs après la maturité; ils sont acidules avant cette époque, et leur écorce est astringente. Les autres parties des arbres qui fournissent ces fruits sont remarquables par les sucs résineux, amers et purgatifs dont ils sont pénétrés. (A. R.)

GYMNOSPERMIE. Ce mot tiré du grec, et qui signifie *graines nues*, est le nom que Linné a imposé au premier ordre de la Didynamie, lequel se compose des plantes à quatre étamines disposées par paires d'inégales grandeurs. La famille des Labiées se rapporte presqu'en entier à cet ordre ; mais il convient de remarquer que le mot de graines nues entraîne une idée fausse, puisque les Labiées n'ont pas de graines véritablement nues, mais des fruits pseudospermes où le péricarpe est encore distinct de la graine proprement dite. *V.* Fruit et Labiées.

(A. R.)

GYNANDRIE. Nom donné par Linné à la vingtième classe de son système sexuel, laquelle se compose de végétaux dont les étamines et le pistil sont soudés ensemble et forment un seul corps. La famille naturelle des Orchidées appartient entièrement à cette classe. *V.* Orchidées. (A. R.)

GYPSE. *V.* Sulfate de chaux.

H

HÆMATOXYLON CAMPECHIANUM. *V.* Bois de Campêche.

HAMPE. *Scapus.* Ce terme botanique désigne le pédoncule floral qui, sans donner naissance aux feuilles, s'élève immédiatement de la racine. C'est, comme l'on voit, une simple modification de la tige, et qui mérite à peine d'en être distinguée ;

mais cette expression est fréquemment usitée dans les descriptions, pour éviter les périphrases. On l'observe particulièrement dans un grand nombre de plantes monocotylédones, comme la jacinthe, les aulx, etc. (A. R.)

HARENG. *Clupea Harengus*, L. Poisson de l'ordre des Malacoptérygiens abdominaux de M. Cuvier, et des Gymnopomes de M. Duméril, trop connu pour qu'il soit nécessaire d'en donner ici une description. L'immense consommation que les peuples de l'Europe en font, comme aliment, est une source de richesses pour les habitans des côtes de l'Océan, et surtout pour les Hollandais, les Anglais, les Danois, les Norwégiens, les Suédois et les Français des départemens de la côte nord-ouest. On cite des parages assez peu étendus dans le nord, où plus de vingt millions de harengs sont devenus chaque année la capture des pêcheurs. Bloch porte encore l'estimation plus haut; il assure qu'aux environs de Gothembourg, on en pêche annuellement plus de sept cent millions d'individus. Malgré cette énorme destruction, sans compter celle qu'en font les cétacés, les squales et les oiseaux ichtyophages, l'espèce ne semble pas avoir diminué. Les harengs naviguent par bancs épais et innombrables; à leur approche, la mer est couverte d'une matière épaisse et visqueuse, et que l'on assure être phosphorescente pendant la nuit. La grande pêche a lieu depuis la fin de juin jusqu'au commencement de janvier. On prépare les harengs de plusieurs manières pour la consérvation : on les sale en pleine mer, et lorsqu'on les pêche au commencement du printemps et de l'été, on les nomme *nouveaux* ou *verts*. Pris en hiver, ce sont les harengs *pecs* ou *pekels;* fumés, on les appelle *saurs* ou *saurets,* et confits dans la saumure, *aines*. C'est Guillaume Deukalzoon, pêcheur hollandais, qui eut le premier l'idée de saler le hareng, et qui, par ce moyen, contribua au bonheur et à la prospérité de son pays. Les habitans de Dieppe passent pour avoir inventé le procédé à l'aide duquel on fume les harengs, et ils ont de leur côté créé un art extrêmement utile à la partie la plus nombreuse et la moins fortunée de l'espèce humaine. La chair du hareng est imprégnée d'une sorte d'huile qui la rend très savoureuse. Les œufs sont aussi un bon aliment. (G...N.)

HARICOT COMMUN. *Phaseolus vulgaris*, L. — Rich. Bot. méd., t. II, p. 552. (Famille des Légumineuses, Juss. Diadelphie Décandrie, L.) Cette plante, originaire des climats chauds de l'Inde orientale, est depuis un temps immémorial cultivée en Europe. On en connaît un grand nombre de variétés qui se distinguent principalement par les formes, la grosseur et les diverses couleurs de leurs graines. La tige du haricot vulgaire est haute d'environ un mètre, grimpante, garnie de feuilles alternes et composées de folioles ovales et pubescentes. Les fleurs sont blanches ou un peu jaunâtres, et il leur succède des gousses vertes allongées, un peu comprimées, glabres, pendantes et acuminées. Les graines sont réniformes, ordinairement blanches, mais offrant, comme nous venons de le dire, un grand nombre de variétés de couleur: on en voit beaucoup de violettes, de rougeâtres et de marbrées. Dans plusieurs contrées de la France, on donne à ces graines les noms vulgaires de *phaséoles*, *favioles*, *féveroles*, qui dérivent du nom donné par les Latins.

Les haricots ayant pour patrie primitive les contrées chaudes du globe, redoutent les froids assez vifs qui règnent quelquefois dans nos régions tempérées. On ne les sème donc chez nous qu'après l'hiver, et ils réussissent d'autant mieux que le pays offre une exposition plus favorable. Il leur faut une terre légère, et pourtant substantielle, plutôt sèche qu'humide, car les endroits marécageux leur sont contraires. On sème les haricots de deux manières : 1°. en échiquier, 2°. par raies entre chacune desquelles on laisse un sillon vide pour pouvoir disposer les rames, lorsque l'espèce est grimpante.

Les graines des haricots sont farineuses, et conséquemment fort nutritives; mais cet aliment est d'une digestion difficile pour plusieurs personnes, et il occasione un dégagement abondant de gaz intestinaux, inconvénient que n'offrent pas les jeunes gousses vertes, qui forment un légume très agréable. De ce que le haricot est un aliment sain, on ne peut le placer

au nombre des médicamens comme le faisaient les anciens, qui lui attribuaient des propriétés emménagogues et diurétiques.
(A. R.)

HEDERA HELIX. *V.* Lierre grimpant.

HEDWIGIA BALSAMIFERA. *V.* Baume a cochon et Gomart.

HELENIUM. Ancien nom officinal de la racine d'aunée. (*Inula Helenium*, L.) *V.* Aunée. (A. R.)

HELIANTHUS TUBEROSUS. *V.* Topinambour.

HÉLICE VIGNERONNE. *V.* Escargot.

HELLÉBORE et HELLEBORUS, pour Ellébore. *V.* ce mot.

HELMINTHOCORTON. Nom pharmaceutique du varec vermifuge (*Fucus Helminthocorton*, L.), une des plantes marines qui dominent dans la mousse de Corse. *V.* ce mot. (A. R.)

HELVELLE COMESTIBLE. *Helvella esculenta*, Persoon, Champignons comestibles, tab. 4, fig. 1-5. Ce champignon est porté sur un pédicule plein, haut d'un à deux pouces, d'un brun rougeâtre. Son chapeau, d'une forme irrégulière, est rouge, inégal, mamelonné et comme cérébriforme. Cette helvelle croît dans les bois montueux. Elle peut servir d'aliment, sa nature étant analogue à celle des morilles.
(A. R.)

HÉMATINE, *Matière colorante du bois de Campêche*. L'hématine, découverte par M. Chevreul, est un principe colorant cristallisable, d'un blanc rosé, astringent, âcre et amer, qui existe dans le bois de Campêche, *Hæmatoxylon campechianum*, qui nous arrive des colonies d'Amérique et qui est très employé dans la teinture. On obtient l'hématine en agissant de la manière suivante : on réduit le campêche en poudre, on le laisse digérer, pendant cinq heures, avec de l'eau à la température de 50 à 55°; on filtre la liqueur, on la fait évaporer jusqu'à siccité; on verse sur le résidu de l'alcool à 36°, que l'on y laisse séjourner pendant 24 heures; on filtre cette seconde solution, on la concentre jusqu'à ce qu'elle devienne sensiblement épaisse, on la redissout ensuite dans une petite quantité d'eau; on fait évaporer à une douce chaleur, et l'on concentre jusqu'à ce que le liquide devienne sensiblement consistant. On redissout ensuite à l'aide d'une petite quantité d'eau distillée, et l'on abandonne la liqueur à elle-même: bientôt il s'y forme des cristaux d'hématine; on les lave à l'alcool, on les fait sécher, puis on les conserve dans un flacon bien fermé.

L'hématine dissoute dans l'eau est employée comme réactif. L'acide sulfurique la fait passer au jaune; un grand excès de cet acide la fait virer au rouge. L'acide hydro-chlorique se conduit de la même manière; cependant au bout de quelques jours, la couleur tire un peu plus sur le jaune. L'acide nitrique à 32° agit comme les précédens, mais la couleur jaune développée par cet acide passe au rouge. Les acides phosphoreux et phosphorique font passer l'hématine au jaune; l'acide borique rougit l'hématine, mais si l'on ajoute un peu d'acide sulfurique, la couleur passe au jaune (1). L'acide sulfureux la fait virer au jaune; il en est de même des acides carbonique et hydro-sulfurique. Les acides acétique et tartrique jaunissent d'abord la solution de cette matière colorante; un excès de ces acides lui donne une légère teinte rose; mais cette teinte est bien plus faible que celle qui est développée à l'aide des acides minéraux. La soude, la potasse, la font passer au rouge pourpre; par l'addition d'une plus grande quantité de ces alcalis, elle devient d'un bleu violet, ensuite d'un rouge obscur et d'un jaune brun. La baryte, la chaux, donnent lieu à de semblables phénomènes. Le résultat diffère cependant en ce que les solutions de ces derniers oxides précipitent l'hématine au bout de quelque temps.

L'hématine n'est pas employée en Médecine. (A. C.)

HÉMATITE. On a donné ce nom à du tritoxide de fer qui se rencontre dans la nature en stalactites ou en masses mamelonnées. Nous y avons reconnu la présence de l'ammoniaque. (A. C.)

HÉMIPTÈRES. Nom donné par Linné à un ordre de la

(1) Ce serait un moyen de reconnaître si l'acide borique, destiné à l'usage pharmaceutique, contient de cet acide.

classe des Insectes qui a été adopté par les entomologistes nos contemporains, et particulièrement par MM. Latreille et Cuvier. Les Hémiptères ont six pieds, quatre ailes, dont les deux supérieures en forme d'étuis crustacés avec l'extrémité membraneuse, ou semblables aux inférieures, mais plus grandes et plus fortes ; les mandibules et les mâchoires, remplacées par des soies, forment un suçoir renfermé dans une gaîne articulée en forme de bec. C'est à cet ordre, qui a été subdivisé en deux sous-ordres, les Hétéroptères et les Homoptères, qu'appartiennent les cochenilles, les cigales, les pucerons et les punaises. De tous les insectes de l'ordre des Hémiptères, la cochenille seule offre de l'utilité. *V.* COCHENILLE. (A. R.)

HENNÉ ORIENTAL. *Lawsonia inermis*, L. ; *Elhanne* ou plutôt *Alhenna* des Arabes. (Famille des Salicariées, Juss. Octandrie Monogynie, L.) C'est un arbrisseau cité par presque tous les voyageurs qui ont parcouru l'Afrique septentrionale, l'Arabie, la Perse et les Indes orientales. Il a 2 à 3 mètres de hauteur, et ressemble au troëne. Le bois en est dur, recouvert d'une écorce ridée et grisâtre. Les branches opposées et étalées portent des feuilles opposées, pétiolées, aiguës à leurs deux extrémités, glabres et très entières. Les fleurs petites, blanches, nombreuses, forment une ample panicule terminale dont les ramifications sont grêles, opposées, quadrangulaires. Chez les Grecs de l'antiquité et chez les Hébreux, le henné était déjà célèbre par ses propriétés tinctoriales. Ils s'en servaient pour teindre en jaune-brun, comme les Maures et les Arabes le font encore aujourd'hui. Chez ces peuples, les femmes consomment une grande quantité de feuilles de henné séchées, pulvérisées et réduites en pâte, pour colorer en brun fauve leurs cheveux et leurs ongles ; c'est une sorte de parure dont elles ne se privent qu'à la mort de leurs plus proches parens. Les Arabes teignent avec le henné, le dos, la crinière, le sabot, et même une partie des jambes de leurs chevaux. Selon M. Desfontaines (1), il suffit d'écraser les feuilles du henné, et

(1) Flora atlantica, t. I, p. 125.

de les appliquer en forme de cataplasme sur les parties que l'on veut jaunir. Il résulte des expériences chimiques faites en Égypte, par Berthollet et Descotils, que les feuilles du henné contiennent en abondance une matière colorante, susceptible d'être appliquée avantageusement à la teinture des étoffes de laine, et dont on pourrait nuancer diversement les teintes par l'alun et le sulfate de fer.

Les fleurs du henné répandent une odeur spermatique qui a de l'analogie avec celle des châtaigniers. On sait que les goûts des Orientaux diffèrent beaucoup des nôtres : ainsi ces peuples trouvent l'odeur de ces fleurs fort agréable; les femmes en conservent toujours dans leurs appartemens, en répandent dans les habits des nouveaux mariés, et se parfument avec l'eau distillée de ces fleurs. (A. R.)

HÉPAR, *Foie de soufre*. *V*. SULFURE DE POTASSE, etc.

HÉPAR ANTIMONIÉ. Nom donné aux préparations faites avec le sulfure d'antimoine et les alcalis.

HÉPAR MARTIAL. On a donné ce nom à une combinaison de sulfure de potasse et d'oxide de fer. Cette préparation a été préconisée par Navier, comme un contre-poison de l'arsenic. (A. C.)

HÉPATIQUES. Famille de plantes cryptogames qui se présentent sous la forme d'expansions foliacées, ou de tiges assez semblables à celles des mousses. Comme celles-ci, elles croissent dans les lieux sombres et humides; quelquefois elles se fixent, à l'instar des lichens, sur les pierres humides. Leur fructification les distingue facilement de ces deux ordres de Cryptogames. Cette fructification n'est pas réduite à une simple scutelle comme dans les lichens; elle est au contraire pédicellée, terminée par une sorte de capsule sans coiffe, qui s'ouvre en plusieurs valves supportant les seminules. Le nom d'Hépatiques a été donné à cette famille, parce qu'elle renferme certaines plantes (*Marchantia polymorpha*) qui étaient désignées sous ce nom par les anciens, et que l'on croyait utiles dans les maladies du foie. Ces plantes ne sont plus employées.

On donnait également le nom d'*Hépatiques* à des plantes

phanérogames que l'on supposait douées de propriétés contre les affections du foie. Ainsi on nommait :

HÉPATIQUE BLANCHE OU NOBLE, le *Parnassia palustris*, L., jolie plante commune dans les localités humides.

HÉPATIQUE DES BOIS, l'Aspérule odorante. *V.* ce mot.

HÉPATIQUE TRILOBÉE, la Trinitaire (*Anemone hepatica*, L.), plante de la famille des Renonculacées, qui est cultivée pour l'ornement des parterres. (A. R.)

HERACLEUM GUMMIFERUM. Willdenow a décrit sous ce nom une ombellifère d'où proviennent des graines qui se trouvent mêlées avec la gomme ammoniaque. Tout porte à croire que c'est la plante qui fournit cette substance. *V.* AMMONIAQUE (GOMME), t. I, p. 298. (A. R.)

HERBES OU PLANTES HERBACÉES. *Herbæ, Plantæ herbaceæ.* On nomme ainsi les plantes annuelles qui perdent ordinairement leur tige ou leur feuillage en hiver, et n'acquièrent jamais une consistance ligneuse. Le mot *herbe* est pris souvent dans un sens plus restreint ; le vulgaire l'applique particulièrement aux Graminées et aux autres végétaux de peu d'apparence, en joignant à ce mot quelque épithète tirée des propriétés réelles ou imaginaires et des usages des plantes. On ne donnait autrefois pas d'autres dénominations à celles-ci, et la plupart des vieux dispensaires ont en quelque sorte consacré cette ridicule nomenclature. Nous ne mentionnerons, parmi ces dénominations, que celles qui sont le plus universellement répandues.

HERBE DES AULX. L'*Erysimum Alliaria*, L. *V.* ALLIAIRE.

HERBE A CAILLER. Le *Galium verum*, L. *V.* GALIET.

HERBE AU CANCER. Le *Plumbago europæa*, L. *V.* DENTELAIRE.

HERBE AUX CHANTRES. L'*Erysimum officinale*, L. *V.* VÉLAR.

HERBE AU CHARPENTIER OU AUX COUPURES. L'*Achillæa Millefolium*, L. *V.* MILLEFEUILLE. On donne aussi ce nom, selon les pays, à divers autres végétaux réputés vulnéraires ou propres à guérir les blessures faites par des instrumens tranchans.

HERBE AUX CHATS. Le *Nepeta cataria*, L. *V.* CATAIRE. Les diverses espèces de valérianes dont les racines ont une odeur très agréable aux chats, sont connues aussi sous ce nom vulgaire.

Herbe aux chèvres. Le *Galega officinalis*, L. *V*. Galega commun.

Herbe aux coupures. *V*. Herbe au charpentier.

Herbe aux cors. Le *Saupervivum tectorum*, L. *V*. Joubarbe.

Herbe aux cuillers. Le *Cochlearia officinalis*, L. *V*. Cochléaria.

Herbe aux écrouelles. Le *Scrophularia nodosa*, L. *V*. Scrophulaire.

Herbe a écurer. Diverses espèces de prêles et de *chara*.

Herbe a l'esquinancie. L'*Asperula cynanchica*, L. Petite plante à fleurs blanches de la famille des Rubiacées, commune sur les pelouses sèches. On donne aussi ce nom vulgaire au *Geranium Robertianum*. *V*. Geranium a Robert.

Herbe a éternuer. L'*Achillœa ptarmica*, L *V*. Millefeuille.

Herbe a la fièvre. La petite centaurée, le millepertuis, le trèfle d'eau, ainsi que plusieurs autres végétaux amers et fébrifuges.

Herbe de la goutte. Les *Drosera rotundifolia* et *longifolia*, L. *V*. Rossolis.

Herbe aux gueux. Le *Clematis vitalba*, L. *V*. Clématite.

Herbe de Guinée. Plusieurs Graminées sont confondues sous ce nom, appliqué plus particulièrement au *Panicum altissimum*. *V*. Panic.

Herbe aux hémorrhoïdes. Le *Ranunculus Ficaria*, L. *V*. Ficaire.

Herbe jaune ou a jaunir. Le *Reseda luteola*, L. *V*. Gaude.

Herbe aux ladres. Le *Veronica officinalis*, L. *V*. Véronique.

Herbe aux mites. Diverses espèces de Molènes (*Verbascum*) auxquels on supposait la propriété de faire périr les mites qui rongent les habits.

Herbe des murailles. Le *Parietaria officinalis*, L. *V*. Pariétaire.

Herbe de Notre-Dame. La cynoglosse, la digitale et la pariétaire. *V*. ces mots.

Herbe du Paraguay. Espèce du genre Houx (*Ilex Mate*, d'Auguste Saint-Hilaire.) *V*. Thé du Paraguay.

Herbe a pauvre homme. La gratiole officinale. *V.* ce mot.

Herbe aux perles. Le *Lithospermum arvense*, L. *V.* Grémil.

Herbe aux poumons. Le *Sticta pulmonaria*, lichen connu dans les pharmacies sous le nom de pulmonaire de chêne. *V.* ce mot.

Herbe aux poux. Le *Delphinium Staphysagria*, L. *V.* Staphysaigre.

Herbe a Robert. Le *Geranium Robertianum*, L. *V.* Geranium a Robert.

Herbe de la Saint-Jean. L'*Artemisia officinalis*, L. *V.* Armoise.

Obs. Une foule d'autres plantes ont reçu le nom d'*herbes de la Saint-Jean*, probablement parce qu'elles fleurissent à l'époque de la fête de ce saint, c'est-à-dire aux environs du solstice d'été. La plupart des saints et saintes du Paradis ont eu aussi leurs herbes. Les chrétiens ont sans doute emprunté cet usage des païens, qui donnaient aux plantes les noms de leurs saints, magiciens ou demi-dieux (Hercule, Ajax, Circé, Esculape, etc.; d'où *Heracleum*, *Delphinium Ajacis*, *Circœa*, *Asclepias*, etc.).

Herbe au scorbut. Le cochléaria officinal. *V.* ce mot.

Herbe aux tanneurs. Le *Coriaria myrtifolia*, L. *V.* Sumac.

Herbe aux teigneux. La bardane, et une espèce de tussilage (*T. Petasites*, L.) sont connues sous ce nom vulgaire. *V.* ces mots.

Herbe aux teinturiers. Le *Genista tinctoria*, L. *V.* Genet.

Herbe de la Trinité. L'*Anemone hepatica*, L., à cause de ses feuilles trilobées, et la pensée des jardins (*Viola tricolor*), à raison de ses trois couleurs. *V.* Pensée.

Herbe aux verrues. L'*Heliotropium europœum*, L.

Herbes vulnéraires. *V.* Espèces vulnéraires. (G...n.)

HERBIER. *Herbarium*, *Hortus siccus*. On donne ce nom aux collections de plantes desséchées et conservées dans des feuilles de papier pour l'étude de la Botanique. Il semblerait, d'après cette définition, que les herbiers ne sont utiles qu'aux botanistes; cependant, nous croyons qu'ils sont encore indispensables aux médecins et aux pharmaciens qui, sans se livrer exclusivement à la connaissance des plantes, veulent être certains de celles qui sont usitées comme médicamens ou comme alimens. Trop souvent, en effet, des méprises funestes ont lieu par suite de la ressemblance des espèces inutiles ou dangereuses avec les espèces utiles et fréquemment employées. Or, quelque parfaites que soient les descriptions des végétaux et les figures qui les représentent, elles ne peuvent jamais en donner une idée aussi exacte que les objets eux-mêmes.

La dessication des plantes est une chose extrêmement facile; il faut seulement y apporter quelques précautions trop souvent négligées par la plupart des collecteurs. 1°. On doit, autant que possible, choisir des échantillons complets, c'est-à-dire munis de feuilles, de fleurs et de fruits, quand il s'agit de plantes ligneuses qui ne peuvent être desséchées en entier. Pour cela, il sera quelquefois nécessaire de récolter à diverses époques des échantillons différens de la même plante. Mais si la plante est une herbe annuelle ou vivace et de courtes dimensions, on la dessèche tout entière, même avec ses racines et ses feuilles radicales, qui offrent souvent de bonnes notes caractéristiques. 2°. On ne doit point comprimer avec force les échantillons, parce que l'excessive compression dénature les formes des organes ou les agglutine à un tel point qu'il n'est plus possible de les étudier. Il est vrai que les plantes fortement comprimées se dessèchent plus promptement, et qu'elles conservent mieux leur couleur, mais c'est un bien faible avantage, puisque les couleurs des végétaux ne fournissent que des caractères de peu d'importance. 3°. Il est essentiel d'inscrire avec soin sur une étiquette attachée à chaque plante, le nom de l'espèce, la patrie, la localité et la date de l'échantillon; il ne sera pas superflu d'y noter toutes les différences qui peuvent s'évanouir par la dessication, telles que la couleur, l'odeur et les autres qualités physiques.

La classification d'un herbier, ou l'ordre à suivre dans la disposition des espèces végétales, doit varier suivant le but que l'on se propose. Si l'on a les matériaux qui composent la flore complète, soit d'une région botanique, soit d'une vaste contrée soumise à divers climats, il faut adopter l'ordre reçu dans les ouvrages qui exposent la flore de cette région ou de cette contrée. Ainsi, par exemple, il faut se conformer à la série exposée dans la Flore française, si l'on fait un herbier de la France. Lorsque le plan est plus vaste, c'est-à-dire lorsque l'on veut arranger une grande quantité de plantes d'origines différentes, il est très convenable de les disposer par familles naturelles, de manière à ce que l'on puisse saisir d'un seul coup d'œil leurs affinités. Quand on se borne à former un herbier médical, nous pensons que l'on doit encore accorder la préférence à la méthode naturelle, qui a l'avantage d'établir une concordance très remarquable, quant aux propriétés médicales, entre les plantes de même famille, tandis qu'en suivant un système artificiel, comme, par exemple, celui de Linné, il est rare que les plantes analogues par leurs propriétés et leurs caractères soient placées dans le même ordre, excepté pour les Crucifères, les Labiées, les Synanthérées, les Orchidées, et un petit nombre d'autres familles. Autant vaudrait adopter l'ordre alphabétique, par lequel on trouve immédiatement la plante que l'on veut étudier. Si les propriétés médicales des plantes étaient mieux connues, il serait peut-être plus avantageux de classer, d'après elles, un herbier médical; on diviserait les plantes comme autrefois, et comme on le fait encore dans quelques traités de Matière médicale, en astringentes, toniques, narcotiques, stimulantes, fébrifuges, antispasmodiques, etc., etc.; mais le vague de ces expressions, et les dissidences des auteurs quant à leur application aux diverses plantes, doivent rendre une telle classification extrêmement difficile. Il n'en serait pas de même si l'on s'en tenait aux simples qualités physiques de la plante, c'est-à-dire aux impressions vives qu'elles font sur nos organes, surtout à leur saveur et leur odeur, qualités qui déterminent en général les propriétés médicales. Les plantes amères, âcres, odorantes, fétides, mucilagineuses, etc., ne peuvent offrir d'ambiguités; on pourrait donc ainsi obtenir un arrangement méthodique qui ne présenterait aucun des inconvéniens que l'on reproche avec raison aux systèmes de Botanique et de Matière médicale adoptés jusqu'à ce jour, ou du moins qui offrirait plus d'utilité dans ses applications.

Les herbiers sont sujets à être attaqués et souvent détruits complètement par les larves de quelques insectes, et particulièrement par celles d'un petit coléoptère d'une couleur rouge fauve; ce sont les familles des Carduacées, des Ombellifères, des Euphorbiacées, des Gentianées, des Renonculacées, et en général toutes les plantes à tiges épaisses celluleuses et à fleurs disposées sur des réceptacles charnus, qui souffrent le plus de ces dégâts. On peut y remédier en imbibant les plantes de ces familles aussitôt après leur complète dessication, d'une solution alcoolique de sublimé corrosif (une demi-once de sel par litre d'alcool). Nous avons vu des herbiers précieux conservés sans altération quelconque par ce procédé facile, mais dangereux pour la santé dans son exécution. Il faut user de quelques précautions, surtout éviter de se mouiller les mains avec la solution de sublimé corrosif, et pour cela employer un pinceau, ou se servir de pinces lorsque l'on immerge la plante dans la liqueur.

Quelques organes des végétaux, comme les fruits charnus, et des végétaux eux-mêmes, comme la plupart des champignons, ne sont pas susceptibles d'être aplatis pour être conservés sous forme d'herbier. On est forcé, dans ce cas, de les mettre dans un liquide alcoolique, acétique ou salé, et de les garder dans des bocaux. (G...N.)

HERMODACTES ou HERMODATTES. *Hermodactyli.* Plusieurs racines tubéreuses provenant de plantes fort différentes, telles que le cyclamen, la dent de chien, une espèce de colchique, etc., étaient ainsi nommées par les anciens. Les médecins arabes furent les premiers qui introduisirent dans la Thérapeutique les vraies hermodactes, sur l'origine desquelles on a long-temps été incertain. Tournefort constitua ún genre nommé *Hermodactylus*, sur la plante qui le fournit, mais il fut réuni par Thunberg et Linné au genre *Iris*, sous le nom d'*I. tuberosa*. Dans ces derniers temps, on est revenu à l'opinion de quelques auteurs anciens qui croyaient que la plante en question était un colchique, et l'on a même désigné le *Colchicum illyricum* comme produisant les hermodactes. Mais le *Colchicum illyricum* est une espèce si peu connue, que nous pensons qu'on s'est au moins trompé de genre en la nommant ainsi; et comme d'un autre côté la racine d'hermodacte ne contient point les principes qui se trouvent généralement dans les Colchicacées, il nous semble que l'opinion la plus probable est celle qui attribue cette racine à l'*Iris tuberosa*. Quoi qu'il en soit de leur origine, les hermodactes des pharmacies sont des tubercules amylacés, irrégulièrement arrondis, ou ayant la forme d'un cœur, marqué à la partie inférieure du côté convexe des vestiges d'un plateau de bulbe, creusé de l'autre côté d'une sorte de gouttière profonde, et ayant au bas du sillon une cicatrice qui indique le point d'insertion de la tige principale; enfin, on voit au sommet de la racine une dernière cicatrice, qui est probablement la trace de l'insertion des feuilles. Cette organisation est presque conforme à celle des bulbes de colchique. Les hermodactes en diffèrent en ce qu'elles sont plus blanches, non striées ou ridées extérieurement, d'une saveur douceâtre, mucilagineuse et un peu âcre. Analysées par M. Lecanu (*Journal de Pharmacie*, 1825, p. 350), elles ont offert les résultats suivans: une grande quantité d'amidon, une matière grasse en petite quantité, une substance colorante jaune, de la gomme et des sels. L'absence de la vératrine est un motif qui nous porte à croire que la racine d'hermodacte n'appartient point à une espèce de colchique.

On apportait autrefois les hermodactes des contrées orientales. Leur saveur âcre, lorsqu'elles sont récentes, s'évanouit par la torréfaction. Prosper Alpin assure qu'en Égypte les femmes en mangent après les avoir fait rôtir comme des châtaignes, et elles s'imaginent qu'elles leur donnent de l'embonpoint et de la fraîcheur. Telles qu'on les trouve dans le commerce, elles sont légèrement purgatives; mais on en a abandonné presque entièrement l'usage. Elles étaient un des nombreux ingrédiens des électuaires caryocostin, diaphœnix, et des tablettes diacarthami. (G...N.)

HÊTRE DES FORÊTS. *Fagus sylvatica,* L. — Rich. Bot. méd., t. I, p. 132. (Famille des Amentacées, Juss. Cupulifÿérées, Rich. Monoecie Polyandrie, L.) Vulgairement nommé *fayard, foyard, fau,* etc. Arbre dont la tige s'élève à plus de 20 mètres, se ramifie supérieurement, et forme une cime touffue, garnie de feuilles ovales, aiguës, un peu plissées, vertes et luisantes en dessus, un peu pubescentes en dessous, portées sur de courts pétioles, et accompagnées de deux petites stipules caduques. Les fleurs mâles forment des chatons ovoïdes longuement pédonculés et pendans; elles sont placées au-dessous des fleurs femelles, situées dans les aisselles des feuilles supérieures. On trouve les fleurs femelles réunies dans un involucre ou capsule épineuse, fendue en quatre au sommet, et s'ouvrant à la maturité en quatre tégumens, comme les valves d'un péricarpe. Le fruit se compose de deux noix triangulaires de la grosseur d'une petite aveline, et désignées sous le nom de *faînes*.

Le hêtre est un des plus beaux arbres dont la nature s'est plue à orner nos paysages. Il prospère dans les terrains secs, pierreux, et sur le penchant des collines. On le multiplie facilement par le moyen des graines, et les jeunes plants peuvent, à la fin de la première année, être placés en pépinières ou en rigoles à environ 3 décimètres de distance les uns des autres. Quand ils ont à peu près 2 mètres de hauteur, on les plante à demeure. La culture du *hêtre pourpre* commence à se répandre en Europe; c'est une variété dont les feuilles sont d'un rouge clair dans la jeunesse, puis d'une couleur lie de vin, qui se fonce de plus en plus. Cette couleur bizarre contraste avec le vert diversement nuancé des autres arbres, et fait un charmant effet dans les jardins paysagers.

Le bois du hêtre joint la solidité à la légèreté; aussi est-il fréquemment employé pour la fabrication des sabots, des instrumens et des meubles rustiques. On a trouvé le moyen de le soustraire à l'inconvénient qu'on lui reprochait, celui d'être sujet à se fendre et à être promptement attaqué par les vers. Ce moyen consiste à le couper quand il est en pleine végétation, à le laisser reposer pendant une année, et à le débiter en planches ou en solives, auxquelles on fait subir une immersion de plusieurs mois dans l'eau. Le hêtre est en outre un excellent bois à brûler; il répand une chaleur vive, et fournit un charbon fort compacte.

Les faînes contiennent une amande dont la saveur est agréable, quoique légèrement astringente, et qui, par la torréfaction, développe un parfum analogue à celui du café. Les animaux frugivores en sont très friands; on en donne aux cochons ainsi qu'aux volailles, pour les engraisser. L'huile fixe que les faînes contiennent en grande quantité est d'une excellente qualité et ne se rancit que difficilement. On en fait ordinairement l'extraction en soumettant les faînes entières à l'action de forts pilons qui les réduisent en pâte; on enferme celle-ci dans des sacs de toile très forte, que l'on soumet à la presse; il en découle une huile chargée d'impuretés que l'on sépare par le repos et la décantation. Au lieu d'écraser les faînes avec leur écorce, il serait plus avantageux de les monder préalablement de cette écorce, en commençant par les faire passer entre les meules d'un moulin à blé convenablement écartées. On obtiendrait ainsi une plus grande quantité d'huile de meilleure qualité, et les tourteaux pourraient servir à la nourriture des bestiaux; car dans le procédé ordinaire, l'écorce retient toujours une certaine quantité d'huile, et les tourteaux ne sont bons qu'à brûler.

Suivant plusieurs auteurs, les amandes de faînes contiennent une substance vénéneuse. Parmi ceux qui en ont parlé, on compte Jean Bauhin, Lœsel, Selig, Kortum, Braun. Selon ce dernier, des chevaux sont morts empoisonnés en très peu de temps après avoir fait usage de ces amandes. Le même fait est établi par M. Bleicher, à Boundorff (duché de Bade). M. Tscheulin, médecin-vétérinaire à Carlsruhe, a fait des expériences sur des chevaux, avec des tourteaux de faîne; il a vu que 2 livres de tourteaux données à jeun à un cheval, suffisaient pour le tuer. D'après d'autres expériences, le même vétérinaire a vu que d'autres animaux pouvaient se nourrir de ce produit sans en être incommodés. M. Braun, à Sulda, contredit les expériences de M. Tscheulin, et il n'a vu survenir aucun accident chez les chevaux sur lesquels il a expérimenté. Il serait utile de décider une question qui nous paraît des plus intéressantes par les graves résultats qu'elle peut avoir. (A. C.)

HEVEA GUYANENSIS. C'est le nom sous lequel Aublet a décrit l'arbre de la Guyane, d'où découle le caoutchouc. *V.* ce mot. (A. R.)

HEXANDRIE. Nom de la sixième classe du système sexuel de Linné, renfermant tous les végétaux à fleurs hermaphrodites munies de six étamines. C'est à cette classe qu'appartiennent presque toutes les Asparaginées, Joncées, Liliacées, et Colchicacées. *V.* ces mots. (A. R.)

HIBISCUS ABELMOSCUS. *V.* Abelmosch.

HIBISCUS ESCULENTUS. *V.* Gombeau.

HIÈBLE ou YÈBLE. *Sambucus Ebulus*, L. (Famille des Caprifoliacées, Juss. Pentandrie Trigynie, L.) Petit arbrisseau dont la souche est ligneuse, et dont les tiges herbacées ne s'élèvent qu'à environ un mètre. Il est très commun dans les champs et les lieux cultivés de l'Europe tempérée et méridionale, où il est l'indice d'un bon terrain. Ses tiges sont marquées de sillons, anguleuses, divisées supérieurement en rameaux opposés et dressés. Les feuilles sont opposées, pinnées, composées de quatre paires de folioles avec une impaire terminale; celles-ci sont pétiolées, plus ou moins étroites, lancéolées, aiguës, dentées en scie. Les fleurs sont blanches, et disposées en corymbes; il leur succède des baies sphériques marquées au sommet d'un petit ombilic à cinq divisions, glabres, noircissantes par la maturité, de la grosseur d'un petit pois, remplies d'un parenchyme succulent, rouge, et dans lequel nagent trois graines ovoïdes. L'hièble a les plus grands rapports botaniques avec le sureau commun, puisque ces plantes font partie du même genre; ils se rapprochent aussi beaucoup par leurs propriétés. On faisait usage autrefois de sa racine comme diurétique, contre l'hydropisie. La décoction de son écorce est amère, et détermine un fort vomissement avec des selles opiniâtres. Ses feuilles récentes, ainsi que les fleurs, ont une odeur fétide et une saveur très amère.

Les baies n'ont point d'odeur, mais elles ont une saveur acidule amère très prononcée; on en prépare un extrait ou rob qui jouit à peu près des mêmes propriétés que celui de sureau.

(G...N.)

HIERA PICRA. *V.* Électuaire d'aloès composé, t. II, p. 357.

HIPOCRAS. *Hypocras* (1). On a donné le nom d'hipocras à une liqueur dont le vin est la base principale. Il s'obtient de la manière suivante : on prend, vin, 4 litres; sucre blanc, 2 livres; cannelle de Ceylan, 2 onces; graine de paradis et de cardamome, de chaque, 1 once; ambre gris, 2 grains. On broie l'ambre gris avec un peu de sucre candi, on fait du tout, selon les règles de l'art, un sirop bien clair, puis on mêle ce sirop avec 4 litres d'excellent vin; on a de l'hipocras. Cette boisson est employée par les gens du peuple, comme remède dans les rhumes et les affections catarrhales. Les médecins en regardent l'usage comme dangereux. (A. C.)

HIPPOCASTANE COMMUN. Le nom de l'*Hippocastanum* de Tournefort (*Æsculus hippocastanum*, L.) a été francisé de cette manière par plusieurs auteurs; mais cet arbre est généralement connu sous celui de marronnier d'Inde. *V.* ce mot.

(A. R.)

HIPPOCOLLA. Nom officinal d'une colle gélatineuse, que l'on nomme aussi *Hockiak* et *Colle de peau d'âne*, et qui était apportée de la Chine, sous forme de tablettes très épaisses ou en parallélépipèdes d'un gris terne et presque opaques. Une autre sorte ne diffère pas sensiblement de la *colle à bouche* des dessinateurs. (G...N.)

---

(1) Quelques personnes prétendent que cette préparation a été indiquée par Hippocrate; mais il n'en est pas fait mention dans les ouvrages de ce célèbre médecin qui sont parvenus jusqu'à nous.

HIPPOPOTAME ou CHEVAL DE RIVIÈRE. *Hippopotamus*. Animal de la classe des Mammifères, et de l'ordre des Pachydermes (Cuvier, Règne animal, t. 1, p. 234), qui habite les bords des grands fleuves de l'Afrique, tels que le Nil dans sa partie supérieure, le Niger, etc. On n'en connaissait qu'une seule espèce; mais il résulte des observations ostéologiques du docteur Desmoulins, qu'il y en a deux espèces bien distinctes, que ce savant nomme hippopotame du Cap, et hippopotame du Sénégal. Ces animaux paissent sur les bords des fleuves où ils plongent et nagent avec une extraordinaire facilité. Ils se nourrissent de cannes à sucre, de joncs, de riz, de millet, et causent d'énormes dommages aux champs qui sont à leur portée. Les nègres leur font la chasse, soit pour les manger, soit pour obtenir leurs belles dents incisives, qui sont très grandes, arquées, tronquées obliquement, d'une blancheur qui ne le cède point à l'ivoire. Elles forment un article important de commerce, à cause de l'emploi fréquent que les tabletiers en font pour certains ouvrages de tour; elles sont aussi très propres à la fabrication des dents artificielles. (G...N.)

HIRCINE. L'hircine, découverte par M. Chevreul, est une matière grasse qui existe dans les graisses du mouton et du bouc (*hircus*); c'est de ce dernier que lui vient son nom. Elle forme avec l'oléine, la partie liquide du suif. Comme elle est plus soluble dans l'alcool que ne l'est cette substance, on peut l'obtenir par un procédé analogue à celui mis en usage pour obtenir la butyrine. Par la saponification, l'hircine se convertit en un acide particulier auquel on a donné le nom d'acide *hircique*. (*V.* l'ouvrage de M. Chevreul, sur les corps gras, p. 151.)

L'hircine n'est pas employée dans l'art médical. (A. C.)

HIRONDELLE. *Hirundo rustica*, L. — Buffon, Planch. enlum. 542 et 543. Tout le monde connaît cet oiseau qui, au retour de chaque printemps, vient établir son nid sur les fenêtres et dans les cheminées des villes, et qui, pour cette raison, est aujourd'hui distingué en deux espèces, que l'on nomme *hirondelle de fenêtre*, et *hirondelle de cheminée*. Nous n'en faisons mention dans cet ouvrage qu'à cause de ses nids, qui étaient employés autrefois comme topiques pour calmer certaines inflammations. Ces nids sont faits de brins de paille et de foin que les hirondelles gâchent avec de la boue, et dont elles garnissent l'intérieur de plumes et de duvet. On partageait ces nids en deux, et l'on appliquait le côté du duvet sur la partie enflammée. Ce remède est aujourd'hui complètement abandonné. Nous en dirons autant des pierres d'hirondelle, qui sont des concrétions lenticulaires que l'on trouve quelquefois dans l'estomac des jeunes hirondelles.

Une espèce d'hirondelle (*Hirundo esculenta*, Latham.) commune dans les îles de la Sonde, et connue vulgairement sous le nom de *salangane*, est remarquable par les nids qu'elle construit. Ces nids, qui ressemblent à de petits bénitiers très adhérens aux rochers, sont composés d'une substance comestible. Selon quelques voyageurs, c'est avec le mucilage qui enveloppe le frai de poisson, que la salangane construit son nid ; d'autres assurent qu'elle se nourrit de certaines plantes marines gélatineuses qui appartiennent au genre *Gelidium* de Lamouroux, et particulièrement du *Gelid. versicolor* ou *Fucus cartilagineus*, Gmel. ; qu'après avoir fait subir une sorte de rumination à cet aliment, elle le vomit et en applique des couches successives qui, par leur superposition, forment la substance de leurs nids. On voit sur la surface de ceux-ci des rides concentriques, semblables à celles que l'on observe sur les coquilles d'huître. M. Isid. Geoffroy Saint-Hilaire nous a montré un de ces nids, rapporté par le docteur Busseuil, chirurgien de l'expédition de la Thétis. La cassure de ce nid est vitreuse comme celle de la colle forte, sa couleur brune-jaunâtre, sa consistance ferme et tenace. Les habitans des îles de l'Archipel indien et les Chinois préparent des potages avec ces nids, qui sont tellement recherchés, que l'usage en est exclusivement réservé aux individus les plus riches. (G...N.)

HIRUDO OFFICINALIS. *V*. SANGSUE.

HISPIDULA. Un des vieux noms officinaux du *Gnaphalium*

dioicum, L., plus connu sous celui de pied-de-chat. *V.* ce mot. (A. R.)

HOMARD. *Astacus Gammarus*, Latreille. Écrevisse de mer dont la chair est un mets très estimé. On en fait des bouillons médicinaux, qui ont les mêmes propriétés que celles de l'écrevisse de rivière. *V.* ce mot et BOUILLONS MÉDICINAUX. (G...N.)

HOMME. *Homo sapiens*, L. Il serait aussi déplacé qu'inutile d'exposer de longs détails sur l'histoire naturelle de notre espèce, dans un ouvrage dont le but essentiel est de faire connaître les substances qui sont nécessaires, soit à la prolongation de notre existence, soit à la foule des besoins que la civilisation a fait naître. Nous ne devons donc considérer l'homme que comme un animal utile par ses produits. Sous ce rapport, il n'occupe pas le premier rang, et si ce n'était pour dire un mot de cette confiance ridicule et qui fait honte à la raison humaine, que des hommes ont eue dans les propriétés de certains organes de l'homme ou de leurs sécrétions, nous aurions regret de consacrer le moindre article à cet animal.

Parmi les Mammifères, l'homme est le type de l'ordre des Bimanes, établi par M. Duméril et adopté par M. Cuvier. Il constitue, d'après l'opinion de la plupart des naturalistes nos contemporains, plusieurs espèces, ou, si l'on veut, plusieurs races distinctes réparties sur les différens points du globe. De fort graves différences dans l'organisation extérieure, et surtout dans les formes de la tête, l'écartement plus ou moins grand de l'angle facial, la couleur de la peau, séparent ces espèces qui tendent à se fondre en une seule par la facilité des croisemens. Loin donc de s'éloigner de l'unité que l'on suppose communément originelle, le genre humain nous semble avoir été divisé, au contraire, par la nature en un grand nombre de types primordiaux qui se résoudraient, par la suite des siècles et par l'alliance des peuples, en un seul groupe, si mille causes plus puissantes que les rapprochemens amenés par les relations commerciales, ne s'opposaient à la fraternité et à l'union de ces espèces.

L'Anatomie et la Physiologie de l'homme sont les bases

des études du zoologiste, qui part de cet être privilégié, comme du point le plus élevé et le plus parfait de l'organisation animale, pour étudier successivement tous les animaux et en observer la dégradation. C'est sur la connaissance profonde de ces sciences que le médecin fonde tout ce que son art a de certain; elles sont de première nécessité pour quiconque veut se former quelques idées positives sur l'action immédiate des médicamens: nous devons donc supposer que nos lecteurs possèdent les élémens de ces sciences, et ce serait un hors-d'œuvre que d'en traiter ici.

Le crâne, la graisse, le cérumen des oreilles, l'urine, et jusqu'aux excrémens de l'homme, ont eu autrefois une grande vogue pour la guérison des maladies les plus graves; mais les saines doctrines ont débarrassé la Thérapeutique de ces moyens aussi dégoûtans qu'inefficaces, inventés par le charlatanisme et préconisés par l'ignorance. L'urine seule, à raison de l'alcali volatil qui résulte de sa décomposition, est encore mise à profit dans les manufactures et les arts. *V.* Urine. Le lait de la femme est très nutritif, et il a été recommandé dans la phthisie et dans les autres maladies de consomption. *V.* Lait.

(G...n.)

HORDÉINE. Substance découverte dans l'orge par Proust, et signalée par ce chimiste dans plusieurs autres semences. L'hordéine fait plus de la moitié du poids de la farine d'orge. On l'obtient de la manière suivante : on fait une pâte avec la farine d'orge, on la malaxe entre les mains; en faisant tomber sur cette pâte un filet d'eau (comme on le fait pour obtenir le gluten), l'amidon et l'hordéine se séparent de la pâte et se réunissent au bout de quelque temps au fond du vase. Pour séparer l'amidon de l'hordéine, on traite le dépôt par l'eau à l'aide de la chaleur: l'amidon se dissout, l'hordéine reste indissoute; on la jette sur un filtre, et, à l'aide de quelques lavages, on l'amène à l'état de pureté.

L'hordéine est jaune, grenue; soumise à l'action du feu, elle se décompose et donne naissance à des gaz, à de l'acide acétique et à de l'huile empyreumatique, enfin, à du charbon.

On n'a point constaté la présence de l'ammoniaque dans ces produits. Traitée par l'acide nitrique, on obtient de l'acide oxalique, de l'acide acétique et une trace de principe amer.

M. Raspail, qui a publié un mémoire spécial sur l'hordéine, prétend que cette substance n'est autre chose que le son très divisé, ou les débris de l'épicarpe de l'orge. *V. Annales de Chimie et de Physique*, 1826, *et Bulletin des Sciences*, Ire section, janvier 1827, n° 24. (A. C.)

HORDEUM VULGARE. *V.* ORGE.

HOUBLON. *Humulus Lupulus*, L.—Rich. Bot. méd., t. I, p. 201. Bulliard, Herb. de la France, tab. 234. (Famille des Urticées; Dioecie Pentandrie, L.) Cette plante croît spontanément dans les haies et sur les bords des bois de l'Europe tempérée et septentrionale. Sa tige est herbacée, légèrement anguleuse et rude, volubile de gauche à droite autour des arbres ou des supports voisins, et pouvant s'élever ainsi à une hauteur de 4 à 5 mètres. Ses feuilles sont opposées, pétiolées, palmées à trois ou cinq lobes dentés, d'une forme à peu près semblable à celles de la vigne, rudes au toucher; elles sont accompagnées de larges stipules membraneuses, dressées, striées, quelquefois bifides au sommet. Les fleurs sont dioïques; les mâles constituent à l'aisselle des feuilles supérieures des grappes irrégulièrement rameuses. Les fleurs femelles forment une espèce de capitule au sommet des pédoncules axillaires. Ce capitule se compose d'un grand nombre d'écailles foliacées, légèrement velues, à l'aisselle de chacune desquelles se trouvent deux fleurs sessiles qui présentent un ovaire uniloculaire, surmonté de deux longs stigmates filiformes. Il leur succède des fruits ou cônes membraneux, ovoïdes allongés, dont les écailles minces et persistantes contiennent chacune à leur base deux petites akènes, environnés d'une poussière granuleuse, jaune, et de nature résineuse. Cette matière jaune, qui est la partie active du houblon, a reçu le nom de *lupuline;* elle avait été indiquée depuis long-temps par M. Planche, et sa nature chimique a été étudiée avec beaucoup de soin, il y a quelques années, par MM. Ives de New-Yorck, Payen et Chevallier. D'après ces derniers chimistes (1), 200 gram. de matière jaune granulée ont donné les résultats suivans : de l'eau ; de l'huile volatile ; de l'acide carbonique ; du sous-acétate d'ammoniaque ; des traces d'osmazome et de matière grasse ; de la gomme ; de l'acide malique ; du malate de chaux ; une matière amère, 25 grammes ; une résine bien caractérisée, 105 grammes ; de la silice, 8 grammes ; des traces de carbonate, d'hydro-chlorate et de sulfate de potasse, de carbonate et de phosphate de chaux, d'oxide de fer et de soufre. MM. Lebaillif et Raspail, qui ont examiné la lupuline au microscope, l'ont trouvée formée de globules remplis d'une matière jaune, et sous ce rapport, ils ont signalé son analogie avec les grains du pollen des végétaux.

En faisant infuser ou bouillir directement dans l'eau les cônes du houblon, on obtient une liqueur plus amère, mais moins désagréable que si l'on fait agir la même quantité d'eau sur la substance jaune que l'on aurait recueillie à part ; les écailles et les fruits fournissent à l'eau un principe astringent que ne présente point la matière résineuse jaune. Mais comme il n'est pas facile d'obtenir celle-ci par des moyens mécaniques, il faut traiter directement les cônes par l'alcool ; on obtient plus de lupuline et de résine, mais l'huile volatile se perd en partie par l'évaporation.

On sait que les cônes du houblon sont abondamment employés pour donner à la bière une saveur et un arome amère fort estimés par les consommateurs. On les emploie aussi comme médicament tonique et diaphorétique dans les maladies scrofuleuses, ainsi que dans les affections chroniques de la peau. Ils sont administrés, sous forme d'infusion ou de décoction, à la dose d'une once pour une livre d'eau.

Les jeunes pousses ou turions contiennent une matière sucrée, et se mangent après les avoir fait cuire comme des asperges. On les prescrit également dans les mêmes circonstances que les cônes, mais ils sont loin d'en posséder les propriétés

(1) Journ. de Pharm., mai 1822.

énergiques, puisqu'ils ne renferment point de cette matière jaune résineuse dans laquelle résident les vertus du houblon. La racine de cette plante a été aussi usitée comme sudorifique dans les maladies vénériennes.

Les fruits du houblon, par leur immense emploi dans la fabrication de la bière, forment maintenant un article de commerce fort considérable; les peuples du Nord se sont particulièrement exercés à perfectionner sa culture. C'est en Angleterre, en Allemagne, en Belgique, et dans quelques départemens du nord et de l'est de la France que l'on voit les plus belles houblonnières.

On distingue quatre variétés de houblon, savoir : le houblon sauvage, le houblon rouge, le houblon blanc et long, et le houblon blanc et court. La seconde est celle qui réussit le mieux dans un terrain médiocre. Il convient de faire choix, autant que possible, d'une terre légère et en même temps assez substantielle, et d'une exposition humide et abritée des vents. Après avoir préparé le terrain par un labour profond, on prend sur les plus vigoureuses souches d'une ancienne houblonnière, les plus gros plants, et on les dispose en quinconces à une distance de 2 mètres environ les uns des autres, et on les butte ensuite. L'automne est la saison qu'il faut choisir pour la plantation, lorsque le terrain est médiocre et peu humide; quand, au contraire, on plante dans un bon terrain, il faut planter au printemps et arroser immédiatement après. On donne plusieurs binages pendant la première année, et au mois de mars de la seconde année, on coupe les rejetons près du collet que l'on recouvre de terre bien meuble. On plante ensuite des perches ou échalas d'une longueur de 6 à 8 mètres, auxquels on assujettit les tiges du houblon, qui s'entortillent à l'entour. Enfin, on butte de nouveau les pieds, et l'on multiplie les arrosemens si la saison n'est pas pluvieuse.

L'époque de la récolte des fruits est celle de leur maturité, que l'on reconnaît lorsque les écailles ont passé de la couleur verte à une nuance brune. Les tiges doivent alors être coupées à environ un mètre du sol, et l'on recueille les cônes à mesure que l'on coupe les tiges. Le houblon de bonne qualité se reconnaît à son amertume, et surtout à l'odeur aromatique qu'il exhale. La dessication doit en être faite le plus complètement et le plus promptement possible. Pour cela, on est dans l'usage, en Flandre, de l'étendre dans des fours de brique, modérément chauffés, et de l'exposer ensuite dans une chambre aérée, pour que les cônes reprennent de l'élasticité et ne se réduisent point en poussière quand on les entasse dans des sacs.

Les houblonnières durent dix ou douze ans; on sème ensuite dans le même terrain des haricots ou des pommes de terre, qui, par les sarclages qu'elles exigent, détruisent les jeunes pousses de houblon restées enfouies dans la terre. Les houblonnières sont souvent attaquées d'une maladie qui paraît due à un petit champignon parasite, de la tribu des Urédinées; fléau contre lequel on n'a d'autres ressources que d'arracher les feuilles qui en sont atteintes.

On suit maintenant, en quelques cantons d'Angleterre, un procédé de culture qui offre beaucoup d'avantages sur celui que nous venons de décrire. Il consiste à disposer sur une même ligne des perches de 4 mètres de hauteur, à les lier ensemble par trois rangs de perches horizontales, et à former ainsi des palissades exposées au midi et contre lesquelles les rameaux du houblon se déploient avec facilité et présentent leurs fruits à l'influence directe des rayons du soleil. La récolte des cônes se fait au moyen d'une double échelle au fur et à mesure qu'ils mûrissent. (A. R.)

HOUILLE, *Charbon de terre, Charbon de pierre, Charbon minéral.* Substance combustible analogue, sous plusieurs rapports, au charbon végétal, qui se trouve disposée en lits ou bancs continus alternant avec d'autres bancs de substances minérales, tels que des grès mélangés ou psammites, des schistes argileux, et certains calcaires compactes coquilliers. L'association constante de ces diverses substances minérales avec la houille, a fait désigner les terrains qui les renferment sous le nom de *terrains houillers* ou de *formations houillères,* et elle est un indice précieux pour le mineur dans ses recherches. Plusieurs matières combustibles que l'on trouve enfouies dans la terre, telles que l'anthracite, les lignites et la tourbe, pourraient être confondues avec la houille ; souvent même telles de ces substances en offrent la plupart des caractères ; mais quoiqu'il n'y ait point entre elles de limites absolument tranchées, on peut néanmoins les distinguer par des différences générales qu'il n'est pas hors de propos de signaler dans cet article.

L'anthracite est d'un noir brillant métallique, souvent d'une grande dureté ; sa texture feuilletée, compacte ou grenue, rappelle celle des pierres ; il brûle difficilement, sans flamme, sans odeur, et presque sans fumée, ce qui lui a valu la dénomination de *charbon de terre incombustible*. Il est essentiellement composé de carbone mêlé avec un peu de silice, d'alumine, et de fer, de sorte que par la combustion il ne dégage que de l'acide carbonique. L'anthracite appartient presque exclusivement aux terrains de transition les plus anciens, où il se rencontre en filons ou en couches au milieu de micaschistes, de gneiss, de roches granitiformes, et de schistes-phyllades que recouvrent des empreintes de fougères.

Le lignite est aussi d'un noir quelquefois très foncé, mais le plus souvent terne et passant au brun plus ou moins clair ; sa texture fibreuse offre souvent les vestiges ou empreintes de son origine ligneuse, toujours évidemment végétale. Il brûle avec flamme, sans répandre beaucoup de fumée, mais exhalant une odeur âcre et piquante. On le rencontre généralement disséminé dans les derniers terrains secondaires, ou en couches dans les terrains tertiaires, accompagné de végétaux dicotylédons, de coquilles d'eau douce, et même d'ossemens d'animaux vertébrés. Le jayet dont on se sert dans la bijouterie, et en Pharmacie pour préparer une huile empyreumatique, est une espèce de lignite.

La tourbe a une couleur noire terne, une texture spongieuse, laissant apercevoir les débris des végétaux aquatiques qui, par leur accumulation successive, ont contribué à la former. On en trouve des assises puissantes séparées quelquefois en bancs qui alternent avec des dépôts terreux et limoneux. La tourbe brûle facilement, presque sans flamme et sans incandescence apparente, en répandant une odeur désagréable. Elle a rempli, à des époques fort récentes comparativement aux dépôts des autres substances combustibles fossiles, d'immenses dépressions qui existaient à la surface du sol, soit dans le fond des vallées, soit sur des plateaux élevés, soit même sur la pente des montagnes.

La houille est intermédiaire pour les caractères entre l'anthracite et le lignite. Elle est parfaitement opaque, d'un noir brillant, quelquefois irisé; sans se laisser rayer par l'ongle, elle est assez tendre et friable, à moins qu'elle ne soit mélangée avec des matières étrangères qui la font paraître dure; sa pesanteur spécifique moyenne est de 1,3. Elle se divise en feuillets, en écailles ou en parallélépipèdes; quelquefois aussi sa cassure est conchoïde. La houille brûle facilement, avec une flamme blanche ou bleuâtre, une fumée noire et une odeur bitumineuse qui n'est pas fort désagréable. Après sa combustion, elle laisse toujours un résidu terreux qui est au moins de 3 pour 100. Ses principes constituans essentiels sont le carbone et le bitume, dont les quantités respectives varient selon les diverses sortes de houilles. Dans quelques-unes, le bitume y est si dominant, qu'elles présentent tous les caractères de l'asphalte. Le sulfure de fer et peut-être le soufre lui-même, y sont accidentels. Par la distillation, on en retire une huile bitumineuse empyreumatique, beaucoup de gaz hydrogène carboné, du gaz oxide de carbone, quelquefois de l'ammoniaque, de l'hydrogène sulfuré, de l'acide sulfureux sans ammoniaque, et de l'acide acétique. Le résidu de la distillation est un charbon qui brûle sans flamme et sans odeur, auquel on donne vulgairement le nom de *coke* ou *coak*. *V.* ce mot.

On peut réduire à trois variétés principales les différentes sortes de houille :

1°. La Houille compacte, d'un noir un peu terne, en masses

solides, non fendillée, à cassure droite ou conchoïde, plus légère que les autres variétés, brûlant facilement avec une flamme blanche brillante, sans répandre beaucoup de fumée, et en dégageant une odeur balsamique assez agréable, ce qui la distingue du jayet, auquel elle ressemble par la propriété de pouvoir être taillée et polie. On la trouve principalement en Angleterre et en Irlande ; c'est le *cannel-coal* des Anglais, et le *kennelkohle* des Allemands.

2°. La Houille grasse, plus pesante que la précédente, d'une couleur noire brillante, friable et très facilement combustible, se boursoufflant au feu, et par l'agglutination de ses parties formant autour du foyer incandescent une sorte de voûte, circonstance qui la rend très convenable pour le traitement du fer ; aussi lui donne-t-on le nom de *charbon des maréchaux*. Elle donne, en brûlant, une flamme blanche, avec dégagement de beaucoup de chaleur, d'une fumée noire épaisse et très odorante. Elle contient une grande proportion de matière bitumineuse. C'est cette variété qui constitue les principaux terrains houillers exploités en France, en Angleterre, et en Allemagne.

3°. La Houille sèche, d'une pesanteur spécifique plus considérable que les deux autres variétés, et plus dure à raison des substances étrangères avec lesquelles elle est mélangée ; d'une couleur peu éclatante, passant quelquefois au gris, brûlant avec difficulté et ne donnant qu'une flamme bleuâtre, exhalant une odeur sulfureuse qui provient des pyrites ou sulfures de fer qu'elle renferme ordinairement en assez grande quantité. Ces sulfures, par leur décomposition, donnent même lieu à l'inflammation spontanée de la houille, lorsqu'elle est exposée à l'air et à l'humidité. Comme elle n'est pas susceptible de s'agglutiner, et qu'elle ne donne pas une chaleur considérable, cette houille n'est pas employée par les forgerons. Elle existe en couches ou amas, comme la houille grasse, mais presque exclusivement dans les terrains calcaires.

Ce n'est pas ici le lieu d'entrer dans les détails nombreux de l'exploitation des mines de charbon de terre. Cette exploitation est de la plus grande importance, surtout en Angleterre, en Belgique, et dans plusieurs départemens de la France, dont les houillères sont remarquables par des travaux gigantesques que l'invention des machines à vapeur a portés au plus haut point de perfection. L'Angleterre doit, sans contredit, sa supériorité industrielle à l'abondance du charbon de terre, et aux utiles applications de ce précieux combustible. On évalue à 75 millions de quintaux métriques la quantité de houille extraite annuellement dans les îles britanniques. Celles des environs de Newcastle en produisent plus de 36 millions, et emploient, dit-on, plus de 60 mille individus. Dans beaucoup de ces mines, on extrait à la fois le minerai de fer et le charbon qui sert à l'affiner, de sorte que les objets fabriqués avec ce métal peuvent être livrés à un prix très bas dans le commerce. Les houillères de la Belgique sont au nombre de plus de 200, qui occupent 20 mille ouvriers, et produisent par an 12 millions de quintaux métriques de houille grasse; les principales sont situées dans les environs de Mons et de Liége. En France, les mines d'Anzin et de Raisnes, près de Valenciennes, donnent 3 millions de quintaux métriques, et emploient 4 à 5 mille ouvriers. Celles des environs de Saint-Étienne, et de Rive de Gier, dans le département de la Loire, en fournissent à peu près autant. En somme, dans 42 départemens de la France actuelle, il existe plus de 230 mines de houille en exploitation, qui occupent plus de 10 mille ouvriers, et qui fournissent par an 9 à 10 millions de quintaux métriques de houille, ayant pour les consommateurs une valeur de plus de 40 millions de francs.

Les usages de la houille comme combustible et comme substance propre à l'éclairage par le gaz hydrogène carboné qu'elle produit, sont maintenant très nombreux, et se multiplient chaque jour davantage, à mesure que la diminution des forêts fait élever le prix du bois. On la fait servir aux usages domestiques, soit telle qu'elle sort de la mine, soit après avoir été épuisée des parties gazeuses et réduite en *coke*. On est parvenu depuis peu d'années à l'employer dans l'affinage du fer; cette méthode, importée d'Angleterre, est de la plus haute importance, et promet d'immenses bénéfices aux propriétaires d'usines à fer qui sont à proximité des houillères. (G...N.)

HOUX ÉPINEUX. *Ilex Aquifolium*, L.—Rich. Bot. méd., t. II, p. 610. (Famille des Rhamnées, Juss. Célastrinées, D.C. Tétrandrie Tétragynie, L.) Petit arbre toujours vert qui croît dans les bois et dans les haies de toute l'Europe. Son tronc est droit, divisé en rameaux nombreux, la plupart verticillés, souples, recouverts d'une écorce lisse verte, et garnis de feuilles ovales, coriaces, luisantes, d'un beau vert, dentées et fortement épineuses sur leurs bords. Les fleurs sont petites, nombreuses, blanches, et disposées en bouquets dans les aisselles des feuilles. On trouve sur le même individu des fleurs unisexuées, mâles ou femelles, et des fleurs hermaphrodites. Il leur succède des baies globuleuses d'un beau rouge vif, contenant quatre petits noyaux, et dont la pulpe n'a pas une saveur agréable.

On cultive le houx dans les jardins paysagers pour en décorer les bosquets d'hiver, et l'on en fait des haies vives qui, indépendamment de leur aspect fort agréable, ont l'avantage d'être impénétrables quand on a le soin de les tailler un peu basses, et de les garnir dans le pied de groseillers épineux.

Le bois de houx est très dur; il a un grain tellement serré, que sa densité est plus considérable que celle de l'eau. On en fait quelques ouvrages de tour et de marqueterie; mais comme l'arbre n'acquiert jamais de grandes dimensions, on ne peut pas en tirer une grande utilité sous ce rapport. Il sert donc principalement à confectionner des manches d'outils, de fouets, des bâtons et des baguettes de fusils. L'écorce intérieure du houx sert à préparer la glu. *V.* ce mot.

Les feuilles ont une saveur amère et assez désagréable. On les a recommandées en décoction ou en extrait, autrefois, contre la goutte, le rhumatisme et les fièvres intermittentes. Ce remède n'est plus en usage. Les fruits purgent comme ceux du nerprun, à la dose de 10 à 12.

C'est au même genre (*Ilex*) qu'appartiennent deux plantes

usuelles de l'Amérique, connues vulgairement sous les noms d'*apalachine* et d'*herbe* ou *thé du Paraguay*. *V.* ces mots.

(A. R.)

HUILE. *Oleum.* Ce produit immédiat d'un grand nombre de végétaux et de quelques animaux, se distingue essentiellement des autres corps gras par sa grande fusibilité ; il demeure liquide à la température ordinaire de nos climats. Cette propriété physique des huiles est en rapport avec la quantité proportionnelle de leurs principes immédiats ; car, en général, plus les huiles contiennent d'un principe solide (stéarine), plus elles se figent facilement à une basse température. Il n'y a donc, pour ainsi dire, aucunes limites tranchées entre les huiles grasses et les graisses où le principe solide est si prédominant, qu'elles conservent leur consistance à la température ordinaire. Les huiles sont plus ou moins colorées, mais la couleur ne leur est point inhérente, puisque, par des opérations chimiques, on peut, sans altérer leur nature, les faire devenir parfaitement incolores et diaphanes. Elles sont plus ou moins odorantes, ce qui dépend des principes volatils particuliers aux êtres naturels qui les produisent et qu'elles dissolvent facilement. Il en est de même de plusieurs autres qualités physiques qui caractérisent certaines huiles, telles que leur saveur âcre, amère ou aromatique. Il est souvent très difficile de leur enlever ces qualités nuisibles ou désagréables, puisque celles-ci dépendent de substances résineuses ou volatiles, avec lesquelles les huiles contractent d'intimes combinaisons. Les huiles se font encore remarquer par une grande viscosité, une consistance particulière qui les empêche de couler avec facilité. Elles sont toutes spécifiquement plus légères que l'eau, avec laquelle elles ne s'unissent point. Les molécules huileuses en contact avec ce liquide éprouvent, au contraire, une sorte de répulsion qui ne peut être vaincue que par l'intermède des substances gommeuses ; elles se divisent alors excessivement et produisent des liqueurs laiteuses, connues en Pharmacie sous le nom d'*émulsions*. *V.* ce mot.

La plupart des huiles se dissolvent dans l'éther et l'alcool, mais suivant des proportions très différentes. M. Théodore de Saussure (1) a remarqué que leur solubilité dans l'alcool croissait avec la quantité d'oxigène qu'elles contenaient naturellement ou qu'elles avaient absorbé. Ainsi l'huile de ricin, qui est la plus oxigénée des huiles, est aussi celle qui se dissout avec le plus de facilité, et même en toutes proportions dans l'esprit-de-vin.

Les huiles dissolvent une foule de corps; aussi sont-elles usitées comme menstrues dans la préparation de plusieurs médicamens tant officinaux que magistraux. Parmi ces dissolutions qu'opèrent les huiles, nous mentionnerons celles de soufre, de phosphore, des diverses résines, du camphre, de la cire et des huiles volatiles.

Exposées à l'action de l'air, les huiles s'épaississent peu à peu, et quelquefois se durcissent. M. Th. De Saussure, dans le mémoire cité plus haut, a fait voir que ce changement d'état est dû à une absorption considérable d'oxigène, qui ne donne point naissance à de l'eau, mais à une quantité d'acide carbonique dont l'oxigène est beaucoup moindre que celui qui a été absorbé. Comme certaines huiles ont la propriété de se dessécher promptement, et au point de ne plus tacher le papier, tandis que d'autres conservent long-temps leur fluidité, on divise, sous ce rapport, les huiles en *siccatives* et en *non siccatives* ou *huiles grasses* proprement dites. Celles-ci se saponifient avec la plus grande facilité, et sont surtout employées pour des usages culinaires ou pour brûler. Les premières sont destinées principalement à la peinture; celles dont on fait la plus grande consommation sont les huiles de lin, de chénevis, de pavot ou d'œillette, et de noix. En les faisant bouillir avec de la litharge, on augmente encore leurs propriétés siccatives. Les plus remarquables d'entre les huiles grasses non siccatives, sont celles d'olive, d'amande, de colza ou de navette, de faîne, et de ben. Dans le présent article, nous ne faisons qu'indiquer ces huiles, parce que nous

(1) Ann. de Chimie et de Phys., t. XIII, p. 360.

devons nous borner à l'exposition de leurs propriétés générales, et nous renvoyons, soit aux articles des végétaux qui les fournissent, soit à l'énumération que nous donnerons plus bas, pour les détails plus ou moins nombreux que chacune d'elles exige en raison de son utilité et de ses usages.

Lorsque l'on traite les huiles par des acides puissans, on obtient des composés pâteux et onctueux, qui paraissent être de véritables combinaisons des huiles avec ces acides. Cependant, lorsque l'on emploie les acides en petite quantité, l'huile n'est point attaquée par ces réactifs énergiques; leur action ne porte que sur les matières étrangères à la nature de l'huile, comme par exemple, la substance colorante. C'est ainsi que l'acide sulfurique agit dans l'épuration de l'huile de navette destinée à l'éclairage. A une haute température, les acides sont décomposés; il se forme de l'eau et de l'acide carbonique, comme cela arrive ordinairement lorsque l'on traite les substances végétales fortement hydrogénées et carbonées par des corps avides d'eau, ou qui contiennent une forte dose d'oxigène. Les acides nitrique et nitreux concentrés éprouvent, à la température ordinaire, une forte décomposition lorsqu'ils sont en contact avec les huiles : beaucoup de gaz acide carbonique, d'azote, d'oxide d'azote, etc., se dégage. Selon M. Tromsdorff, les huiles, dans ce cas, passent d'abord à l'état de cire, ensuite à celui de résine.

Les oxides alcalins et les autres oxides métalliques qui ont beaucoup d'affinité avec les acides, exercent une très forte action sur les huiles. Celles-ci sont décomposées; il y a production de corps nouveaux, qui, faisant fonctions d'acides vis-à-vis les oxides, donnent naissance à de véritables sels, lesquels constituent les diverses sortes de savons; ces corps nouveaux sont les *acides margarique et oléique*, plus, le principe doux ou *glycérine*. *V.* ces mots et l'article SAVON, où l'on exposera la théorie et les faits intéressans de cette importante application de la Chimie aux besoins de la société.

Lorsque l'on soumet une huile quelconque à une haute température, dans un vase clos, elle entre en ébullition, se décompose, laisse dégager des gaz hydrogène carboné, oxide de carbone et acide carbonique, en même temps qu'il se forme une quantité plus ou moins considérable d'acides margarique et oléique. La présence de ces acides caractérise essentiellement cette première époque de la distillation, pendant laquelle on obtient en outre un peu d'acide acétique. Plus tard, il passe dans le récipient une huile empyreumatique d'une odeur plus ou moins forte et désagréable, et qui, sur la fin de l'expérience, ne contient plus d'acides margarique et oléique; enfin, il se sublime, en dernier lieu, une matière jaune-rougeâtre. Le résidu fixe n'est que du charbon en petite quantité. Selon l'espèce d'huile que l'on emploie, la proportion des divers corps dont nous venons d'indiquer la formation varie singulièrement; mais les plus abondans sont l'acide margarique et l'acide oléique pendant la première période de l'opération, et l'huile empyreumatique pendant la seconde. MM. Bussy et Lecanu d'une part (1), et M. Dupuy (2) de l'autre, ont signalé presqu'en même temps la formation de ces produits importans. Il y a lieu d'espérer que cette découverte produira d'immenses bénéfices, quand on saura convenablement employer les acides gras pour la fabrication des bougies propres à l'éclairage.

Par la distillation de l'huile de ricin, MM. Bussy et Lecanu ont obtenu un corps gras qui se sublime au col de la cornue, sous l'apparence d'une substance nacrée extrêmement légère, et qui, après avoir été fondu, acquiert la consistance et l'aspect de la cire. Cette substance a été considérée par ses inventeurs comme un acide particulier, distinct de l'acide margarique; ils lui ont donné le nom de *ricinique*.

D'après les beaux travaux de MM. Chevreul et Braconnot, sur les corps gras, les huiles renferment deux matières, l'une solide, l'autre liquide à la température ordinaire, et qui va-

(1) Journ. de Pharm., v. XI, p. 353.
(2) Ann. de Chimie et de Phys., v. XXIX, p. 319.

rient en proportions dans les diverses sortes d'huiles. On peut séparer mécaniquement ces deux matières, en pressant les huiles dans du papier absorbant, et à une température assez basse pour leur donner le plus de consistance possible; on renouvelle le papier jusqu'à ce qu'il cesse d'être taché. Par ce procédé, M. Braconnot (1) a trouvé que les huiles d'olive, d'amande douce et de colza étaient composées, sur 100 parties, ainsi qu'il suit :

	Matière liquide analogue à l'oléine.	Matière solide analogue à la stéarine.
Huile d'olive..........	72	28
— d'amande douce.....	76	24
— de colza..........	54	46

Tels sont les principes immédiats des huiles pures; quant aux élémens qui les constituent, le tableau suivant offre les résultats de l'analyse de cinq des huiles les plus employées (2).

	Carbone.	Hydrog.	Oxig.	Azote.
Huile d'olive..	77,21	13,36	9,43	0,0
— de noix.....	79,774	10,570	9,122	0,534
— d'amande...	77,403	11,481	10,828	0,288
— de lin.......	76,014	11,351	12,635	0,0
— de ricin.....	74,178	11,034	14,788	0,0

Les huiles existent toutes formées dans les divers organes d'une multitude de végétaux. On les extrait principalement des graines de Crucifères, de Rosacées, de Cucurbitacées, d'Amentacées, et de plusieurs autres plantes dont les semences sont pourvues d'un albumen considérable, ou de cotylédons épais qui contiennent l'huile au milieu d'un parenchyme mucilagineux. Il suffit de pulvériser ou réduire en pâte ces graines dans un

(1) Ann. de Chimie, t. XCIII, p. 225.

(2) L'analyse de l'huile d'olive est due à MM. Gay-Lussac et Thénard (*Rech. physico-chimiques*), celles des quatre autres à M. Th. De Saussure. (*Bibl. universelle.*)

mortier ou au moyen d'une meule tournant verticalement dans une sorte d'auge circulaire, et de les soumettre à une forte pression que l'on aide quelquefois de la chaleur; l'huile qui s'écoule est reçue dans des vases où on la laisse se purifier, par le repos, des matières étrangères. L'huile d'olive se retire en beaucoup plus grande abondance du péricarpe même du fruit, que des graines.

Les procédés d'extraction étant modifiés pour les diverses sortes d'huiles, d'après la structure des organes qui les contiennent, nous aurons soin d'en faire mention aux articles particuliers des plantes oléagineuses, ainsi que dans l'énumération des huiles que nous placerons à la suite de cet article. *V.* surtout les chapitres des huiles d'amandes, d'olives, de ricin, de noix, de lin, de colza, etc., où nous exposerons avec les détails suffisans, les meilleurs procédés d'extraction et de purification de ces huiles. Quant aux huiles qui proviennent des animaux, elles y sont combinées avec les parties grasses solides, et on les en sépare par une excessive pression. C'est ainsi que l'on extrait l'huile de blanc de baleine, qui est très employée dans les arts. L'huile fluide des grands cétacés, à la pêche desquels les peuples du nord de l'Europe et de l'Amérique envoient chaque année de nombreuses expéditions maritimes, s'obtient immédiatement en mer après que l'on a fait la capture de ces animaux. *V.* les mots BALEINE, CACHALOT, DAUPHIN, HUILE DE BALEINE et PHOQUE.

Les huiles bien préparées et non altérées par la rancidité, jouissent de propriétés émollientes, et sont fréquemment employées, soit en linimens à l'extérieur, soit en potions à l'intérieur. L'huile de ricin, celle de *Croton tiglium* et de plusieurs autres Euphorbiacées, sont douées de propriétés purgatives très énergiques qu'elles doivent au principe âcre qu'elles ont dissous. Les huiles d'amandes et d'olives sont employées dans le traitement des phlegmasies du canal intestinal, dans les coliques, les diarrhées, les dyssenteries, et surtout dans le traitement des phlegmasies de poitrine. On les fait entrer, à la dose d'une demi-once à une once et demie, dans les potions dites huileuses. Elles forment, par l'intermède de la gomme ou d'un mucilage épais, une émulsion opaque qui n'a rien de désagréable; l'usage de l'huile en nature serait insupportable pour beaucoup de malades. Les huiles administrées de cette dernière manière, et à la dose d'une à deux onces, sont des laxatifs doux et anodins, dont on fait usage dans les cas de constipation opiniâtre, et pour débarrasser les gros intestins des matières qui s'y sont endurcies et accumulées. A une plus forte dose, elles provoquent le vomissement, non-seulement par l'impression que leur masse produit sur l'estomac, mais encore par le dégoût qu'elles font éprouver. On les a souvent employées dans plusieurs cas d'empoisonnement par des substances âcres et corrosives, et surtout par les cantharides; mais il ne convient de les administrer qu'après l'évacuation de la substance vénéneuse au moyen d'un vomitif plus assuré. M. Chéreau, pharmacien, a proposé l'huile dans le cas d'empoisonnement par les alcalis concentrés : non-seulement elle peut alors déterminer le vomissement du poison, mais le neutraliser en formant avec lui une sorte de savon. On administre fréquemment les huiles en lavemens à la dose de 2 à 4 onces. Dans le traitement de la colique de plomb, par la méthode suivie à l'hôpital de la Charité, c'est l'huile de noix que l'on emploie de cette manière.

Enfin, les huiles sont des excipiens qui servent fréquemment en Pharmacie, pour préparer des linimens, des cérats, des pommades, des onguens, des baumes huileux, des embrocations, etc. On doit pourvoir à leur conservation en les tenant à l'abri du contact de l'air. Sénebier a proposé de les renfermer dans des flacons bouchés et renversés, en faisant plonger le col du flacon dans du mercure.

Il n'a pas été question, dans cet article, des huiles essentielles ou volatiles qui, par leurs propriétés, soit physiques, soit chimiques, sont des produits fort différens des huiles fixes. Elles ont moins de rapports avec celles-ci qu'avec les résines, et elles constituent un ordre particulier parmi les principes immédiats des corps organiques. *V.* Huile volatile. (G...n.)

Observ. *Le nom d'*Huile *ayant été donné improprement à plusieurs substances liquides de nature hétérogène, nous ne devons point présenter un mélange confus de tous les articles qui les concernent. Sans déroger à l'ordre alphabétique suivant lequel tout Dictionnaire est régi, nous essaierons d'y introduire une sorte de méthode. Ainsi, nous exposerons successivement : 1°. les huiles fixes animales ou végétales ; 2°. les huiles ou infusions huileuses médicinales; 3°. les huiles pyrogénées ; 4°. les huiles volatiles.*

Afin de faciliter la recherche des renvois, nous ferons précéder cette exposition de la liste des substances qui ne sont point de véritables huiles, ou du moins qui ne se rapportent pas à la section des huiles fixes, mais que l'on désigne ordinairement par ce nom générique.

HUILE D'AMBRE. *V.* la section des huiles pyrogénées.

HUILE ANIMALE DE DIPPEL. *V. idem.*

HUILE D'ANIS SOUFRÉE ou SULFURÉE. *V.* la section des huiles médicinales.

HUILE D'ASPIC. *V.* la section des huiles volatiles.

HUILE DE CADE. *V.* la section des huiles pyrogénées.

HUILE DE CAJÉPUT. *V.* la section des huiles volatiles.

HUILE DE CAMOMILLE. *V.* la section des huiles médicinales.

HUILE DE CAMPHRE. On a donné ce nom à une matière d'apparence oléagineuse que l'on obtient en traitant le camphre par l'acide nitrique.

HUILE CAMPHRÉE. *V.* la section des huiles médicinales.

HUILE DE CANTHARIDES. *V. idem.*

HUILE DE CHAUX. Nom donné à l'hydro-chlorate de chaux, préparé en laissant exposé à l'air le chlorure de calcium. (A. C.)

HUILE DE GABIAN. On a donné ce nom à l'huile de pétrole rouge, parce qu'on en exploite aux environs du village de Gabian, en Languedoc. *V.* Huile de pétrole.

HUILE DE JUSQUIAME. *V.* la section des huiles médicinales.

HUILE NATIVE DE LAURIER. *V.* la section des huiles volatiles.

HUILE DE LAURIER. *V.* POMMADE OU ONGUENT DE LAURIER.

HUILE DE MILLEPERTUIS. *V.* la section des huiles médicinales.

HUILE MINÉRALE. *V.* HUILE DE PÉTROLE.

HUILE MINÉRALE D'ÉCOSSE. Synonyme d'huile de pétrole. *V.* HUILE DE PÉTROLE.

HUILE DE MUCILAGE. *V.* la section des huiles médicinales.

HUILE DE NARCOTIQUES. *V. idem.*

HUILE D'OLIVES SULFURÉE. *V. idem.*

HUILE DE PÉTROLE, *Bitume liquide, Naphte, Pétrole.* On donne ces noms à des produits naturels qui dérivent les uns des autres. Le naphte est un liquide pur, d'un jaune clair: lorsqu'il tient de l'asphalte en dissolution, il est brun et visqueux; il porte alors le nom de pétrole.

Le naphte existe dans la nature en divers lieux; on en trouve en Italie, en Sicile et dans l'état de Parme: dans ce dernier lieu, on en a trouvé, en 1802, une source considérable à Amiano. Il est à l'état de pureté, et peut servir à remplacer l'huile dans l'éclairage. M. Mojon, chimiste génois, s'étant livré à l'examen de ce liquide, publia les résultats de son travail; ses expériences déterminèrent le gouvernement ligurien à employer ce produit pour éclairer la ville de Gênes. La réussite fut complète, et la dépense fut moindre des trois quarts, le pétrole ne revenant qu'à 8 centimes la livre. Le naphte est fluide et d'une grande limpidité; son odeur est agréable, selon quelques personnes, désagréable pour la plupart. Son poids spécifique est de 0,80; il est très volatil; comme l'éther, il se répand dans l'air et s'enflamme par le contact d'un corps en ignition; en brûlant il donne naissance à une fumée très épaisse, ne laisse aucun résidu (1). Exposé au contact de l'air pendant

(1) Le pétrole d'Amiano jouit, selon M. Mojon, de la même propriété.

un certain temps, il s'épaissit, se colore et devient analogue au pétrole (1).

Le naphte rectifié est employé pour conserver le potassium et le sodium. D'après M. Fabroni (Turin, 1791), ce produit pur est un dissolvant économique de la gomme élastique ; il la dissout à froid et ne la dénature pas. Le naphte était autrefois usité en Thérapeutique comme vermifuge, anti-hystérique, anti-paralytique ; on s'en servait dans le pansement des ulcères qui surviennent aux chevaux.

Le pétrole est liquide, onctueux ; son odeur est forte, sa pesanteur spécifique est évaluée à 0,85. Distillé dans une cornue, il donne du naphte et laisse de l'asphalte en résidu ; exposé à l'air, il s'épaissit et passe à l'état de *malthe* ou *poix minérale*. On trouve des sources de ce produit en assez grande quantité en France ; les plus considérables sont celles de Gabian (Hérault), et celle du Puit de la Pège, près de Clermont-Ferrand (2).

On emploie le pétrole impur à graisser les roues des charrettes et les engrenages des machines. Il entre dans la composition des cimens. On a trouvé aux environs de Besançon, une huile analogue au naphte d'Amiano ; on en apporta à Paris, en 1826, des échantillons, et l'on se proposait de le faire servir à l'éclairage. Il est probable qu'il y a en France plusieurs de ces produits qui pourraient être utilisés. (A. C)

HUILE DE PIERRE. *V.* HUILE DE PÉTROLE.

HUILE DE SUCCIN SULFURÉE. *V.* à la section des huiles médicinales.

HUILE DE TARTRE PAR DÉFAILLANCE. C'est le sous-

---

(1) M. Tuckert, en 1793, observa sur du tartrate de potasse antimonié liquide, préparé depuis trois ans, la formation d'une espèce de naphte aunâtre, d'une saveur douce et d'une odeur d'alcool pur très agréable. (*Ann. de Chim.*, t. III, p. 300.)

(2) Nous avons visité cette source, en 1827, avec MM. Aubergier et Lecoq, professeurs à Clermont-Ferrand. Nous n'y avons pas rencontré le pétrole, mais bien le produit noir connu sous les noms de *malthe*, de *poix minérale*; celui-ci découlant des roches, se répand sur les chemins et dans les ornières.

carbonate de potasse qui s'est liquéfié en absorbant l'eau contenue dans l'air atmosphérique (A. C.)

HUILE DE TÉRÉBENTHINE SULFURÉE. *V.* la section des huiles médicinales.

HUILE DE VÉNUS. Nom donné par Lémery au nitrate de cuivre tombé en déliquescence.

HUILE DE VERS SULFURÉE. *V.* la section des huiles médicinales.

HUILE DOUCE DE VIN. On a donné ce nom à un produit liquide jaunâtre, odorant, que l'on obtient sur la fin de la distillation d'un mélange d'alcool et d'acide sulfurique, lors de la préparation de l'éther sulfurique. On peut l'obtenir en fractionnant les produits au moment où l'on aperçoit des vapeurs blanches dans l'appareil, continuant ensuite la distillation, et recueillant ce produit. L'huile douce de vin entre dans la composition de la *liqueur minérale anodine d'Hoffmann.* (A. C.)

HUILE GLACIALE DE VITRIOL. *V.* ACIDE SULFURIQUE ANHYDRE.

HUILE DE VITRIOL. *V.* ACIDE SULFURIQUE.

PREMIÈRE SECTION.

Huiles fixes végétales ou animales.

HUILE D'ACAJOU. On nomme ainsi le suc huileux brun-noirâtre, âcre et caustique, contenu dans le péricarpe de la noix d'acajou (*Cassuvium occidentale*, Lamk.). *V.* ACAJOU (NOIX D').

HUILE D'AMANDES. Cette huile, dont l'emploi est très fréquent en Pharmacie pour la préparation des potions huileuses, du savon médicinal, etc., s'obtient des graines de l'amandier (*Amygdalus communis*, L.). On lui donne ordinairement le nom d'*huile d'amandes douces ;* mais elle peut s'obtenir également des amandes amères, et elle ne contracte l'odeur d'acide hydro-cyanique qui caractérise cette dernière sorte, qu'autant que les amandes ont été plongées dans l'eau bouillante, pour pouvoir être mondées de leurs enveloppes, et qu'elles ont été séchées dans une étuve avant d'être soumises à la presse.

L'observation de ce phénomène singulier est due à M. Planche. Pour extraire cette huile, on commence par frotter les amandes les unes contre les autres dans un linge rude, afin d'enlever la poussière rougeâtre qui les recouvre; on les réduit en pâte dans un mortier, ou, ce qui vaut mieux, en poudre grossière, à l'aide d'un moulin (Pharmacopée batave), et on les soumet à la presse dans des sacs de coutil que l'on place entre des plaques de fer légèrement chauffées. On clarifie cette huile par le repos et la filtration à travers un papier gris. M. Boullay a retiré de 100 gram. d'amandes douces, 54 gram. d'huile. Elle est douce, claire, d'une couleur blanche un peu verdâtre, et se rancit promptement. (G...N.)

HUILE D'ANIS. La semence de l'anis contient deux espèces d'huile, l'une fixe, l'autre volatile: la première est contenue dans l'amande, la seconde dans l'écorce. On obtient l'huile fixe en réduisant les semences en poudre, exposant à la vapeur et soumettant à la presse, tirant à clair ou filtrant. Cette huile est aromatique; cette odeur lui vient d'une partie de l'huile volatile avec laquelle elle est mélangée. (A. C.)

HUILE D'AVELINES ou DE NOISETTES. Elle s'obtient des noisettes les plus grosses et les plus saines, par le même procédé que pour l'huile d'amandes. Elle est blanche, d'une saveur douce et agréable de noisette. Du reste, ses propriétés sont les mêmes que celles de l'huile d'amandes. (G...N.)

HUILE DE BALEINE ou DE POISSON. Cette huile s'obtient des grands cétacés, que les pêcheurs et le vulgaire confondent avec les poissons. Les baleines, les cachalots, les dauphins et les phoques sont, parmi ces animaux, ceux qui en fournissent en plus grande quantité. Elle est unie à une sorte de graisse dont ils sont abondamment pourvus; on sépare l'huile fluide de la partie concrète ou de la substance nommée blanc de baleine, en faisant fondre la graisse, et la coulant à travers des toiles dans de grandes barriques. Par le refroidissement, le blanc de baleine se rassemble en masses au fond des vases, et l'on transvase dans d'autres barriques l'huile fluide qui le surnage. Le blanc de baleine du commerce retient encore une grande quantité d'huile liquide que les fabricans de bougies diaphanes séparent à l'aide de la presse hydraulique. Il y a deux sortes d'huile de poisson, l'une blanche et l'autre colorée; la première est plus estimée. L'une et l'autre sont principalement employées pour l'éclairage et la préparation des cuirs. (G...N.)

HUILE DE BEN. Elle s'obtient des graines du *Moringa aptera* de Gærtner, espèce qui a beaucoup d'affinité avec le *Moringa oleifera* de Lamarck, ou *Guilandina moringa*, L. *V.* l'article BEN (SEMENCES DE), où l'on a traité des qualités physiques et des usages de cette huile. (G...N.)

HUILE DE CACAO. *V.* BEURRE DE CACAO.

HUILE DE CAMELINE. Cette huile fixe est obtenue par expression de la pâte proposée avec les semences du *Myagrum sativum*. On l'emploie dans l'éclairage comme les huiles de navettes et de colza. Elle est d'un prix inférieur à celui de ces dernières. La plante qui la fournit croît dans des terrains médiocres, et l'on peut en faire deux récoltes par an. Ces considérations devraient attirer l'attention sur cette huile. (A. C.)

HUILE DE CARAPA. Cette huile s'obtient des graines du *Carapa guianensis* d'Aublet, grand arbre qui croît dans les forêts de la Guiane, et qui appartient à la famille des Méliacées. Elle est jaunâtre, tantôt liquide, tantôt solide, suivant les quantités variables de stéarine et d'oléine qu'elle renferme; son odeur est faible, non désagréable, et sa saveur fortement amère. Selon M. Boullay, l'amertume de cette huile est due à la présence d'un principe alcaloïde analogue à ceux des quinquinas, principe que MM. Pétroz et Robinet ont encore découvert dans l'écorce du carapa. L'huile de carapa est employée, à la Guiane, pour l'éclairage. (G...N.)

HUILE DE CHANVRE ou DE CHÉNEVIS. Jaunâtre, siccative, ne se congelant qu'à plusieurs degrés au-dessous de zéro, s'obtient des graines du *Cannabis sativa*, en les broyant dans un moulin, les torréfiant légèrement dans de grandes bassines de cuivre, ajoutant une petite quantité d'eau, et soumettant la masse pâteuse à une forte pression. Les tourteaux ou résidus de cette pression servent de nourriture aux animaux domestiques ; ils sont aussi un fort bon appât pour attirer le poisson. Cette huile est employée dans la peinture, l'éclairage et la fabrication des savons mous. (G...N.)

HUILE DE COCO. On l'obtient, par expression, de l'amande du cocotier (*Cocos nucifera*, L.). Cette huile, qui est douce, inodore, analogue par ses qualités et ses propriétés avec l'huile d'amandes la plus pure, ou, à raison de sa consistance plus ou moins solide, au beurre de cacao, est fort employée dans les contrées équinoxiales, surtout dans les Indes orientales, à la côte de Coromandel, non-seulement pour la lampe et la cuisine, mais encore pour les besoins des Arts et de la Médecine. D'autres palmiers (*Cocos butyracea*, L. *Areca oleracea*, etc.) fournissent des huiles concrètes, analogues à celles du cocotier ordinaire. (G...N.)

HUILE DE COLZA ET DE NAVETTE. La plupart des graines de Crucifères contiennent en abondance de l'huile fixe dont l'extraction offre d'immenses bénéfices. Les diverses espèces de choux (*Brassica*), de moutarde (*Sinapis*), fournissent la plus grande quantité de celle que l'on trouve dans le commerce ; mais c'est principalement le colza (*Brassica campestris*) et la navette (*B. napus*), qui sont cultivés à cet effet et en grand dans plusieurs provinces de la France et de la Belgique. Cette huile a l'odeur qui caractérise les plantes crucifères, une couleur jaune, et une assez grande viscosité. On l'extrait en réduisant en poudre grossière les graines, à l'aide d'une meule qui tourne verticalement autour d'un pivot et dans une auge circulaire. On fait légèrement torréfier cette poudre, on la mêle avec une petite quantité d'eau, et l'on presse fortement. L'huile des graines de Crucifères est employée pour l'éclairage ; mais elle retient toujours beaucoup de mucilage et de substances étrangères qui la colorent, et rendent sa combustion moins facile ; aussi donne-t-elle beaucoup de fumée et de charbon lorsqu'on la brûle, même dans les meilleures lampes. Le procédé le plus simple et le plus généralement en usage pour son épuration, est le suivant : on l'agite avec deux centièmes de son poids d'acide sulfurique; on la bat ensuite avec le double de son volume d'eau, et l'on garde le mélange en repos pendant huit à dix jours à une température de 25 à 30°. L'huile se rassemble à la surface; on la décante et on la filtre en la versant dans des cuviers dont les fonds sont percés de trous par où passent des mèches de coton, longues d'environ 1 décimètre. Dans cette opération, l'acide sulfurique se porte sur la matière colorante et la précipite sous forme de flocons verdâtres, l'eau isole ces flocons et s'empare en même temps de l'acide sulfurique. Quelques fabricans ajoutent de la chaux ou du carbonate de chaux et de l'argile, pour neutraliser plus complètement l'acide sulfurique, dont ils mettent un excès. M. Bizio (1) a proposé d'épurer les huiles de colza et de navette, en les faisant simplement bouillir pendant deux ou trois heures avec une égale quantité d'eau pure ou d'eau salée. L'eau devient trouble, jaunâtre, en se chargeant du mucilage et du principe colorant; l'huile prend une teinte verdâtre comme celle d'olives, et perd sa mauvaise odeur. Néanmoins, on a observé que ce procédé dispose l'huile à une prompte rancidité, de sorte que le mode d'épuration par les acides est encore préférable.

(G...N.)

HUILE DE CORNOUILLER SANGUIN. On a donné ce nom à l'huile que l'on retire du fruit du *Cornus sanguinea*. Cette huile existe dans le drupe, et l'on peut l'obtenir de la même manière que l'huile d'olives. L'extraction de cette huile pourrait être d'un bon rapport pour quelques départemens de la France, où cet arbre croît en abondance; obtenue avec soin, elle pourrait sans doute servir comme aliment. On s'est assuré qu'elle brûlait parfaitement *V*. CORNOUILLER et le *Journal de Chimie médicale*, t. II, 1826. (A. C.)

HUILE DE COTON, *Huile de graine de cotonnier*. Le procédé usité pour obtenir cette huile est le même que celui employé pour obtenir les huiles de navette et de colza. MM. Vallard et

(1) *V*. Giorn. di Phisica, v. VII, p. 301, Pavie 1824.

Bailly, filateurs de coton, ont obtenu de cette huile, dans la proportion de 6 litres pour 30 livres de graine. Elle est employée, au Brésil, pour assaisonner les alimens; dans les îles de l'Amérique et à Caïenne, elle sert à l'éclairage; en Espagne, elle sert aux usages économiques, et le tourteau est employé comme engrais. (A. C.)

HUILE DE CRABES ou HUILE DE TOURLOUROUX. M. Virey a fait connaître à la section de Pharmacie de l'Académie royale de Médecine, un médicament huileux employé par les nègres pour frictionner les parties affectées de rhumatisme. Cette huile s'obtient en exposant les viscères, le foie, les intestins du crabe, à l'action de la chaleur, exprimant ensuite, et tirant à clair. (A. C.)

HUILE DE CRESSON ALÉNOIS. Cette huile fixe s'extrait des graines du *Lepidium sativum*. *V*. CRESSON ALÉNOIS. Elle est douce, peu connue et peu usitée; il serait convenable d'examiner si elle pourrait être obtenue à un prix peu élevé. (A. C.)

HUILE DE CROTON TIGLIUM. Cette huile, qui est un violent purgatif, s'obtient de plusieurs manières: 1°. en mondant les amandes de leur coque, les broyant ensuite pour soumettre la pâte à l'action de l'eau bouillante; celle-ci en sépare l'huile qui vient à la surface de l'eau; on la recueille, et on la sépare par filtration des substances impures qu'elle contient (1); 2°. en faisant digérer dans l'alcool à 38°, pendant 24 heures, les amandes réduites en pâte, épuisant cette pâte par une nouvelle quantité d'alcool, réunissant les solutions alcooliques, les soumettant à la distillation pour séparer l'alcool qui sert pour de nouvelles opérations, filtrant l'huile qui reste, et la conservant dans un flacon bien fermé (procédé de M. Caventou); 3°. en se servant de l'éther pour séparer l'huile de la pâte, et laissant évaporer la solution éthérée au contact de l'air, introduisant l'huile dans un flacon L'huile de croton

(1) On doit se garantir des vapeurs aqueuses, qui contiennent un principe irritant.

tiglium est d'un jaune orangé, son odeur est prononcée et *sui generis;* sa saveur est très âcre et piquante. Mise sur la langue en très petite quantité, elle laisse dans l'arrière-bouche une sensation des plus désagréables et qui persiste très long-temps; elle peut cependant être anihilée à l'aide d'un peu de suc de citrons étendu d'eau et pris en gargarisme. Prise à la dose d'une ou deux gouttes mêlées à une once de sirop, elle purge doucement et abondamment. MM. Magendie, Récamier, Kappeler et Bally ont fait de nombreuses expériences sur cette huile. Ces trois derniers ont vu qu'il suffisait d'une à deux gouttes de cette huile pour produire de douze à vingt selles.

L'huile de croton tiglium a été employée à l'extérieur contre les affections rhumatismales, par le docteur Anislie de Madras. Le docteur Kinglake a employé cette huile avec succès pour combattre plusieurs cas de constipation opiniâtre; il administrait cette huile à la dose d'une goutte dans une pillule; il a guéri par ce médicament un individu ayant la colique des peintres. M. Conwel indique l'emploi de la solution alcoolique de cette huile, et il l'ordonne à l'extérieur, comme purgatif; 4 gouttes en frictions autour de l'ombilic, déterminent un effet bien marqué. M. Caventou a préparé avec l'huile un savon purgatif qui a été administré avec succès par M. Bailly. On prépare ce savon en triturant 2 parties d'huile avec une partie de lessive des savonniers; on coule dans des moules de carton, et au bout de quelques jours, on l'enlève et on le conserve dans un flacon bien bouché, et à large ouverture. Ce savon s'administre à la dose de 2 à 3 grains; on le divise dans un peu d'eau, ou on le donne dans du sucre. L'effet purgatif est le même que celui de l'huile de croton. Selon M. Nimmo, l'huile de croton doit son effet à un principe purgatif particulier; il dit que ce principe, dans l'huile, y est pour 45 pour 100. MM. Vauquelin et Pelletier n'ont pu jusqu'à présent isoler ce principe. (A. C.)

HUILE D'EUPHORBE. Cette huile s'obtient de la graine de l'*Euphorbia lathyris*, par plusieurs procédés. Le premier consiste à monder les semences mûres, à les réduire en pâte, à exprimer fortement, puis à filtrer le suc huileux pour le conserver. Le second consiste à traiter les graines réduites en pâte par de l'éther sulfurique, à filtrer la solution, puis à abandonner cette solution filtrée au contact de l'air ou dans une étuve. L'éther s'évapore, l'huile reste ; on la conserve dans un flacon fermé, à l'abri du contact de l'air. On peut encore obtenir ce produit en se servant de l'intermède de l'alcool, et distillant ensuite les solutions alcooliques. On obtient l'huile pour résidu de la distillation. L'huile contenue dans la graine d'euphorbe forme la moitié du poids de la graine.

Cette huile est administrée dans des potions purgatives. A la dose de 6 à 8 gouttes, elle purge sans donner de colliques.

Les autres graines d'euphorbe donnent aussi une huile purgative analogue; mais nous n'avons pu terminer, faute de matériaux, un travail que nous avons entrepris sur l'huile contenue dans les graines des Euphorbiacées qui croissent en France. (*V.* le *Journ. de Chim. méd.*, t. II, p. 78.) (A. C.)

HUILE DE FAINE ou DE HÊTRE. Elle est à peine colorée en jaune paille, inodore, d'une saveur douce, et conséquemment employée comme aliment ou médicament, en place d'huile d'olives et d'amandes. On la retire par expression des graines de hêtre (*Fagus sylvatica*, L.), vulgairement nommées *faînes*. *V.* HÊTRE. (G...N.)

HUILE DE FOIE DE MORUE. Cette huile, qui s'emploie dans l'art du corroyeur, est depuis peu demandée dans nos pharmacies. On l'emploie en friction dans les affections rhumatismales. On l'obtient en prenant les foies de morues, les plaçant dans des tonneaux, et les laissant exposés à l'air; il s'opère un commencement de décomposition qui détermine la séparation de l'huile, que l'on recueille. On obtient aussi une huile plus fraîche en traitant cet organe par l'alcool bouillant, filtrant les solutions alcooliques, et soumettant à la distillation, au bain-marie, pour retirer l'alcool : l'huile reste dans le bain-marie ; on la filtre, et on la conserve dans des flacons bien bouchés. (A. C.)

HUILE DE JAUNES D'OEUFS, *Huile d'œufs*. On obtient cette huile de la manière suivante : on fait durcir des œufs, on en sépare le jaune, on les met dans une bassine d'argent, on chauffe au bain-marie jusqu'à ce que ces œufs soient réduits à moitié environ, et qu'en les pressant entre les doigts, on en fasse aisément sortir l'huile ; on les place alors dans un sac de treillis fort et serré, ou dans un sac de crin, et l'on soumet à la presse entre deux plaques de fer poli chauffées dans l'eau bouillante ; l'huile s'écoule, on la recueille, et on la fait passer à travers un papier en se servant de la chaleur du bain-marie, ou encore de celle d'une étuve. (2 liv.) 1000 gram. de jaunes d'œufs (provenant de 60 œufs environ), donnent ainsi (4 onces) 125 gramm. d'huile. M. le docteur Chaussier a proposé d'employer l'alcool pour l'obtenir. On traite les jaunes d'œufs par ce véhicule, et l'on fait ensuite évaporer le *solutum* alcoolique après l'avoir filtré. Ce procédé a l'inconvénient de fournir une huile qui rancit plus facilement et qui conserve une odeur particulière ; on peut aussi l'obtenir par l'éther. L'huile d'œufs étant susceptible de s'altérer facilement, on ne doit la préparer que lorsqu'elle est prescrite ; elle est mise en usage comme adoucissant ; elle sert à toucher les boutons de la petite-vérole. On prétend que, par ce moyen, ces boutons ne laissent pas de traces. Elle est très bonne pour les crevasses des seins. On en prépare une pommade en la mêlant avec le mucilage de pepins de coings.

M. Planche en a extrait neuf centièmes de stéarine. M. Recluz a obtenu d'une livre de jaunes d'œufs trois onces d'huile par trois expressions, en usant à chaque fois de plaques de fer chauffées à l'eau bouillante. A la première expression, il a obtenu 1 once 5 gros d'huile très fluide ; à la seconde, 1 once également liquide ; à la troisième, 3 gros d'huile concrète de consistance de suif, se réduisant à 2 gros, étant traitée par l'alcool bouillant d'où elle s'est déposée par le refroidissement. Cette expérience tendrait à prouver que les jaunes d'œufs contiennent trois seizièmes d'huile, dont un douzième de stéarine. (A. C.)

HUILE DE LIN. On extrait cette huile des graines de lin

(*Linum usitatissimum*), en les torréfiant pour détruire le mucilage qu'elles contiennent en abondance à leur superficie, les broyant, chauffant avec un peu d'eau, et soumettant à la presse. Elle est siccative, d'un blanc verdâtre, et d'une odeur particulière. Sa qualité siccative s'augmente de beaucoup en la faisant bouillir avec 7 à 8 parties de son poids de litharge, jusqu'à ce qu'elle ait acquis une couleur rougeâtre; on la laisse ensuite se clarifier par le repos. En cet état, elle est d'un grand usage dans la peinture des appartemens, et pour composer les vernis gras. L'huile de lin sert encore spécialement à préparer l'encre d'imprimerie. A cet effet, il faut la faire bouillir dans un pot de terre, l'enflammer, la laisser brûler pendant environ une demi-heure, l'éteindre et la laisser bouillir doucement jusqu'à ce qu'elle ait acquis une consistance convenable. On la nomme alors *vernis*, et elle sert d'excipient aux substances noires que l'on y incorpore.

(G...N.)

HUILE DE MOUTARDE. Cette huile fixe s'obtient en réduisant en poudre la graine, enfermant la poudre dans de forts coutils, et soumettant à la presse. Ce traitement fournit 20 pour 100 d'huile douce qui peut être employée pour l'éclairage. Le tourteau réduit en poudre fournit un produit destiné à être employé en Pharmacie pour la préparation de sinapismes qui sont plus actifs que ceux préparés avec la graine dont on n'a pas extrait l'huile en partie. MM. Robinet et Dévosne préparent une farine de moutarde pour topique, par ce procédé. (*Journal de Chimie médicale*, t. II, p. 347.)

(A. C.)

HUILE OU BEURRE DE MUSCADE. C'est une huile concrète, composée d'huile fixe et d'huile volatile. Elle a une belle couleur citrine ou rougeâtre, une odeur très agréable de muscade. On peut en séparer l'huile volatile par la distillation. Elle se prépare avec la muscade râpée et exprimée entre deux plaques chaudes. On obtient une huile encore plus aromatique, par l'expression du *macis* ou de l'arille de la noix muscade. Cette huile était usitée autrefois comme nervale, et servait à préparer le baume nerval et des linimens stimulans. (G...N.)

HUILE DE NAVETTE. *V.* Huile de colza.

HUILE DE NOISETTES. *V.* Huile d'avelines.

HUILE DE NOIX. Siccative, inodore, d'une saveur douce, agréable, et d'une couleur blanche tirant sur le vert. Elle s'obtient par expression des fruits du noyer (*Juglans regia*, L.). Celle que l'on nomme *huile de noix vierge* est le produit de l'expression des noix à froid. A cet effet, on monde celles-ci de leurs coques ligneuses, et même quelquefois de leurs pellicules membraneuses; on les écrase sous la meule, et on les presse dans des sacs de toile forte. Cette huile, dépurée par le repos, se consomme pour l'usage de la table et de la Pharmacie. Celle qui est destinée à la peinture, à l'éclairage, et à la confection des savons mous, s'obtient avec moins de précautions. Après avoir écrasé les noix privées de leurs coques ligneuses, on expose la masse pulvérulente à une légère chaleur dans de grandes bassines, en ayant soin de remuer souvent cette masse pour renouveler les surfaces; on y ajoute de temps en temps un peu d'eau, et quand la matière a acquis un état pâteux, on la soumet à la presse. L'huile qui en découle est ambrée et se clarifie par le repos et le soutirage. Les tourteaux servent d'alimens aux animaux de basse-cour. (G...N.)

HUILE D'ŒILLETTE ou DE PAVOT NOIR. On désigne sous ce nom, l'huile extraite par expression des graines du pavot noir (*Papaver somniferum*). Elle est d'un blanc jaunâtre, peu visqueuse, inodore, douce, agréable, liquide à zéro, et siccative. On l'emploie dans la peinture après l'avoir rendue plus siccative en la cuisant avec de la litharge. Comme elle ne participe aucunement aux propriétés actives des autres produits du pavot, elle est usitée comme aliment. Son prix étant inférieur à celui de l'huile d'olives, il arrive quelquefois qu'on la mêle avec celle-ci, fraude innocente quant à son influence sur la santé, mais qui nuit à certaines opérations de Pharmacie, dans lesquelles l'huile d'olives est prescrite : elle empêche, par exemple, les emplâtres ou savons d'oxides métalliques d'acquérir une bonne consistance. Cette sophistication peut être reconnue à l'aide du nitrate acide de mercure. *V.* HUILE D'OLIVES. (G...N.)

HUILE D'OLIVES. Les diverses parties qui composent le fruit de l'olivier (*Olea europæa*) contiennent cette huile; mais ce n'est point l'amande qui en donne le plus; le sarcocarpe est parsemé de vésicules qui, par la pression, laissent échapper l'huile en grande quantité. Suivant les soins que l'on apporte dans sa préparation, et la bonté des olives, on en obtient de diverses qualités. L'*huile vierge* est celle que l'on retire des olives un peu avant leur complète maturité et exprimées immédiatement après qu'elles ont été cueillies; elle a une couleur un peu verdâtre, une saveur douce et une légère odeur d'olives. Elle se fige à une température de quelques degrés au-dessus de zéro, et contient une proportion considérable de stéarine.

L'*huile ordinaire* ou *moyenne* s'obtient des olives bien mûres, qui alors contiennent beaucoup d'huile, mais d'une qualité inférieure à l'huile vierge. Elle est plus blanche et moins odorante; c'est l'huile d'olives la plus répandue dans le commerce, et celle que l'on emploie communément pour l'usage culinaire, ainsi que dans la préparation des savons de première qualité. On l'obtient aussi en délayant dans l'eau bouillante la pulpe des olives qui a servi à préparer l'huile vierge; elle se rassemble à la surface, et on la soutire.

L'*huile des olives fermentées* se prépare par l'expression des olives que l'on a rassemblées en tas, et qu'on a laissées fermenter pendant quelques jours. Elle est souillée d'impuretés, particulièrement de mucilage et de débris du parenchyme, qui en troublent la transparence. Cette huile est employée dans les arts, et surtout dans la fabrication des savons ordinaires, des emplâtres, des onguens, etc.

Quelques marchands falsifient l'huile d'olives en l'allongeant avec de l'huile de pavot. Cette fraude se reconnaît facilement par un moyen chimique indiqué par M. Poutet (1).

(1) *V.* Ann. de Chimie et de Phys., t. XII, p. 58.

Ce moyen repose sur la propriété qu'a le nitrate acide de mercure, de solidifier l'huile d'olives et de laisser presque entièrement liquides les huiles de graines. On fait dissoudre à froid 6 parties de mercure dans 7 parties et demie d'acide nitrique à 38° de l'aréomètre de Baumé ; on mêle de cette dissolution avec l'huile du commerce dans la proportion d'un gramme pour 12, en agitant le mélange de temps en temps. Si l'huile d'olives est pure, elle se prend, au bout de quelques heures, en une masse jaunâtre couverte d'une croûte blanche et qui ne tarde pas à devenir solide. Si au contraire, elle contient une quantité minime, $\frac{1}{20}$ par exemple, d'huile de pavot, le mélange se prend encore en masse, mais acquiert une consistance beaucoup moindre. Enfin, s'il y a $\frac{1}{10}$ d'huile de pavot, le mélange ne prend plus que la consistance des huiles qui se figent par le froid.

M. Rousseau a observé, il a quelques années, que l'huile d'olives la plus pure possède, à un degré très marqué, la faculté de conduire l'électricité, tandis que les autres huiles liquides ne la conduisent qu'imparfaitement. Voulant utiliser cette observation, il a imaginé un instrument électrique qu'il a nommé diagomètre, à l'aide duquel on peut reconnaître la pureté de l'huile d'olives. Nous ne croyons pas que ce moyen, qui d'ailleurs n'est pas à la portée de beaucoup de monde, soit aussi certain que celui dont M. Poutet a donné l'indication.

La pureté de l'huile d'olives se reconnaît encore par des moyens extrêmement simples, mais qui n'offrent pas une certitude complète. Le premier consiste à agiter l'huile suspectée dans une fiole qui en est remplie à moitié. Si l'huile est pure, la surface sera très unie; si, au contraire, elle est mélangée d'huile de pavot, il restera autour une file de bulles d'air; ce que l'on exprime en disant qu'*elle forme le chapelet*. Le second moyen consiste à refroidir l'huile dans de la glace : si l'huile d'olives est pure, elle se figera complètement; dans le cas contraire, elle restera liquide en totalité ou en partie, selon la quantité d'huile de graines qu'elle contiendra.

(G...N.)

HUILE D'OURS. On a souvent désigné sous ce nom la graisse d'ours, à cause de sa demi-fluidité. *V*. OURS.

HUILE DE PALMA-CHRISTI. *V*. HUILE DE RICIN.

HUILE DE PALME. Elle a la consistance du beurre, et en conséquence on l'a désignée dans plusieurs ouvrages sous le nom de *beurre de Galam*. M Guibourt a publié une note sur la substance qui doit retenir ce dernier nom (1) : d'après ce savant, il paraîtrait que le beurre de Galam est une matière grasse différente de l'huile de palme, puisque la première est produite par un arbre que l'on croit appartenir à la famille des Sapotées, tandis que la seconde se retire du fruit de l'*Elæis guineensis*, Linné. C'est un des plus beaux palmiers qui croissent spontanément sur le sol brûlant de l'Afrique intertropicale; il a été transporté à la Guiane, où on lui donne vulgairement le nom d'*avoira* ou *aouara*. Selon quelques voyageurs, c'est le brou du fruit de ce palmier qui fournit l'huile de palme; selon d'autres, c'est l'amande : il est certain que les diverses parties de ce fruit sont huileuses, mais l'amande, comme celles des diverses espèces de cocos, est la partie qui en est le plus imprégnée. Nous avons déjà parlé de la consistance de l'huile en question; sa couleur est jaune-orangée, et elle ne la perd point par la saponification; sa saveur est très douce, avec un léger goût et une odeur que l'on a comparée à celle de la racine d'iris. La chaleur de la main, c'est-à-dire une température d'environ 30°, suffit pour la liquéfier. Elle est soluble dans l'alcool à 40°, et dans l'éther sulfurique.

Cette huile était anciennement prescrite dans la composition de plusieurs médicamens officinaux, et particulièrement du baume nerval. Aujourd'hui, son usage est extrêmement rare, parce que, d'un côté, ses propriétés ne sont pas supérieures à celles des autres corps gras que l'on emploie comme adoucissans, comme par exemple, le baume de cacao, et d'un autre côté, parce que cette huile est fort sujette à être falsifiée. Souvent

(1) Journ. de Chim. méd., t. I. p. 175.

ce n'est qu'un mélange de graisse de porc et de suif de mouton, coloré avec du curcuma, et aromatisé avec une petite quantité de poudre d'iris. On reconnaît une fraude aussi grossière en faisant fondre cette huile dans l'eau qu'elle colore en jaune, et en ajoutant de la potasse qui augmente l'intensité de sa couleur. L'huile de palme est un produit précieux pour les habitans des contrées où croît l'*Elæis guineensis;* ils la font servir à une foule d'usages économiques. (G...N.)

HUILE DE PAVOT NOIR. *V.* HUILE D'OEILLETTE.

HUILE DE PEPINS DE RAISIN. Cette huile, qui n'est pas assez connue, devrait être un sujet d'exploitation dans tous les pays vignobles. En 1800, on en préparait à Alby; en Italie, on l'extrait depuis long-temps; enfin, en France, MM. Batilliat de Mâcon, M. Rougier de la Bergerie, se sont occupés de relatifs à son extraction. Le premier (M. Batilliat) a obtenu de deux tonneaux de pepins de raisin provenant de huit tonneaux de marcs, 32 livres d'huile. Le procédé d'extraction indiqué par M. Julia de Fontenelle est le suivant : on broie les pepins de raisin, on jette un peu d'eau sur la poudre pour que la meule ne s'empâte pas; on porte la poudre fine dans une chaudière en cuivre; on ajoute le tiers de son poids d'eau à 50°; on l'incorpore de manière à faire une pâte exempte de grumeaux; on chauffe doucement, en agitant continuellement. Lorsqu'en pressant cette pâte entre les mains, on voit qu'il en suinte de l'huile, on la met dans des toiles en crin ou coutil, et l'on porte à la presse; l'huile coule; on porte le marc sous la meule, on répète la même opération. En agissant suivant ce mode, on obtient de 100 livres de pepins, depuis 12 jusqu'à 20 livres d'huile qui peut être employée à l'éclairage, ainsi qu'on le fait en Italie. (A. C.)

HUILE DE PIEDS DE BOEUFS. Cette huile est employée à l'éclairage, et aussi pour graisser les roues des machines; elle les préserve du frottement, et elle n'oxide pas les métaux. On l'obtient de la manière suivante : on fait cuire long-temps les abatis de bœufs, vaches et moutons avec une suffisante quantité d'eau. On enlève l'huile et la graisse qui surnage; on jette le tout dans une seconde chaudière contenant de l'eau presque bouillante; on laisse déposer; on soutire ensuite l'huile claire et jaune à l'aide d'un robinet placé convenablement sur les parois de la chaudière; on la place dans une troisième chaudière contenant de l'eau assez chaude pour que la graisse qui est mêlée à cette huile puisse se séparer; on tient l'eau chaude pendant 24 heures : au bout de cet espace de temps, on laisse refroidir; la graisse se fige, on la sépare de l'huile, et l'on filtre celle-ci à travers des couches de charbon grossièrement concassé et ne contenant pas de poussier. On enferme ensuite cette huile dans des vases convenables. (A. C.)

HUILE DE PISTACHES. Cette huile s'obtient en exprimant les pistaches divisées. Elle n'est pas usitée.

HUILE DE POISSON. *V.* HUILE DE BALEINE.

HUILE DE RICIN. On l'extrait des graines du ricin ou palma-christi (*Ricinus communis*, L.). Elle est très épaisse, transparente, jaune-verdâtre, quelquefois rougeâtre, ce qui tient à une préparation défectueuse. Son odeur est nulle, sa saveur douce fade, suivie d'un arrière-goût légèrement âcre. Elle s'épaissit à l'air sans perdre sa transparence, et ne se congèle pas même à plusieurs degrés au-dessous de zéro. De toutes les huiles, celle de ricin est la plus oxigénée; c'est aussi celle qui se dissout avec plus de facilité dans l'alcool, tellement qu'on reconnaît, par cette extrême solubilité, la falsification de l'huile de ricin. L'alcool à 36° en dissout à peu près les trois cinquièmes, et l'alcool absolu s'en charge en toutes proportions. Il suffit donc de la traiter par deux ou trois fois son poids d'alcool à 36°; elle s'y dissoudra entièrement si elle est pure, ou laissera un résidu d'huile insoluble si elle est mélangée. Ce moyen a été indiqué d'abord en Prusse par Rose, puis en France par M. Planche (1).

On prépare l'huile de ricin, soit par expression, soit par ébullition dans l'eau. Ces deux procédés donnent des produits de

---

(1) Bulletin de Pharmacie, t. I, p. 341.

différentes qualités, selon les soins que l'on y apporte. Le meilleur procédé consiste à monder les graines de ricin de leur enveloppe testacée, à les réduire en pâte, soit par le pilon ou en les broyant sur une pierre à chocolat, et à soumettre cette pâte à la presse, mais sans chauffer. On filtre à travers le papier gris et dans une étuve, l'huile, qui est alors de la meilleure qualité pour l'usage médical ; mais comme ce procédé est long et dispendieux, on se contente ordinairement de réduire en pâte les semences sans les monder de leurs tégumens, et de les presser fortement entre des plaques chaudes. L'huile se clarifie ensuite par le repos et la filtration à chaud.

Lorsque l'on veut obtenir l'huile de ricin par le procédé de l'ébullition, on fait bouillir la pâte dans quatre ou cinq fois son poids d'eau, et l'on enlève l'huile qui se rassemble à sa surface. On la fait chauffer de nouveau dans une autre bassine, pour dissiper l'humidité qu'elle contient, et on la passe au travers d'un blanchet.

Nous avons dit que l'huile de ricin est quelquefois rougeâtre ; celle que l'on apportait, il y a quelques années, d'Amérique présentait ordinairement cette couleur qui ne dépendait point de la nature des graines employées, mais de ce qu'on les torréfiait avant de les presser ou de les faire bouillir. Cette huile passait pour être plus active que notre huile de ricin blanche ou légèrement verdâtre ; mais on l'a proscrite avec juste raison de l'usage pharmaceutique, parce que sa prétendue activité était due à une altération déterminée par la chaleur trop forte à laquelle on avait soumis la pâte. Il est probable que l'excès de chaleur avait fait développer une âcreté analogue à celle qui résulte ordinairement de la rancidité. Cependant le principe purgatif de l'huile de ricin paraît être de nature volatile; car en soumettant l'huile de ricin à une ébullition prolongée, mais en ayant soin de la garantir du contact immédiat du feu au moyen de l'eau, on peut la priver de ses propriétés actives et la rendre comestible. Le principe purgatif existe dans les diverses parties qui constituent l'amande de la graine, mais principalement dans le périsperme. M. De

Jussieu (1), reproduisant les idées de Serapion, de J. Bauhin, et de Geoffroy, pensait que l'embryon du ricin était la seule partie qui recèle le principe actif. MM. Boutron et Henry fils, dans leur mémoire présenté à l'Académie de Médecine, ont au contraire voulu prouver que le périsperme contient seul le principe, et que l'embryon ne renferme qu'une huile douce et agréable. Ces assertions contradictoires, de même que toutes les opinions exclusives, doivent être modifiées; et M. Guibourt (2) nous semble avoir décidé cette question avec beaucoup de jugement et une parfaite connaissance de cause. Voici ses conclusions : 1°. l'enveloppe des ricins ne contient aucun principe âcre; il peut colorer l'huile, sans lui communiquer de mauvaises qualités; 2°. le germe ou l'embryon n'a qu'une saveur un peu plus âcre que celle du périsperme, et n'est pas le siége unique du principe âcre; 3°. le périsperme contient simultanément le principe âcre et le principe huileux; 4°. ce principe âcre est volatil, et peut se dissiper par l'ébullition de l'huile dans l'eau; 5°. dans le cas d'une chaleur trop forte ou trop long-temps continuée, l'huile s'altère, se colore et acquiert de l'âcreté; 6°. la facilité avec laquelle on peut dépasser le point convenable, doit déterminer à n'employer que le procédé de l'extraction à froid pour l'huile de ricin destinée à l'usage médical. Nous ajouterons aux observations de ce savant pharmacien, que, tout en admettant la nature volatile du principe âcre des graines de ricin, nous pensons qu'il en existe encore un autre également très âcre qui semble de nature résineuse non volatile, et qui fait partie du parenchyme de l'amande. L'huile, surtout celle que l'on obtient à froid, n'en dissout qu'une bien faible quantité : voilà pourquoi l'action de l'huile de ricin n'est pas comparable à celle des graines en nature. Sept ou huit de celles-ci ont occasioné de violentes superpurgations à un homme très robuste et en bonne santé. Au reste, ce principe résineux si irritant existe dans la plupart

(1) *Genera plantarum*, p. 393.
(2) Journ. de Chim. méd., t. I, p. 108.

des Euphorbiacées; c'est à lui qu'il faut attribuer les énergiques propriétés des huiles de *Croton tiglium*, d'*Euphorbia Lathyris*, que l'on obtient par l'intermède de l'alcool. Ce véhicule doit contribuer sans aucun doute à l'extraction du principe résinoïde que nous signalons ici. Il serait même possible que la torréfaction des graines facilitât la dissolution de ce principe dans l'huile, ce qui expliquerait naturellement la plus grande activité des huiles rouges.

L'huile de ricin pure et de bonne qualité est un purgatif doux que l'on administre à la dose d'une once et demie à deux onces pour les adultes. On la fait prendre ordinairement dans du bouillon dégraissé; quelques praticiens la prescrivent en émulsion. Associée à d'autres purgatifs et à de la racine de fougère, c'est un remède fort employé contre le ver solitaire. Cette huile n'a pas encore reçu d'emploi dans les arts; cependant MM. Bussy et Lecannu ont annoncé que l'on pouvait en retirer, par la distillation, une substance acide concrète, analogue aux acides stéarique et margarique, et qui pourrait servir à faire de la bougie. Le haut prix de l'huile de ricin ne permet pas encore d'utiliser cette spéculation. On a proposé l'emploi de l'alcool pour obtenir l'huile de ricin; mais celle obtenue par ce procédé s'altère plus promptement.

(G... N.)

TABLEAU *comparatif et approximatif de la quantité d'huile liquide ou solide, que l'on peut obtenir des semences, des racines et des fruits oléagineux, employée en Médecine et dans les Arts*, par C. Recluz, *pharmacien de Paris.*

NOM FRANÇAIS et latin.	PARTIES employées.	Quantité d'huile obtenue d'une livre de matière.	PROCÉDÉ d'extraction.	AUTEURS.	CONSIST.	COULEUR.	OBSERVATIONS.
Amandier . . . . . (*Amygdal. comm.*)	Semences ou Amandes douces.	℥ vij ʒ jss à ℥ vij ʒ vij gr. 49.	Par exp. sion à f	C. Recluz.	Très fluide.	Incolore ou légèr. jaune verdâtre. [1]	1 Elle est trouble à l'état récent, inodore, et se fige à 10° sous zéro.
Idem	*Id.* amères.	℥ vj à ℥ vijss.	*Idem*	*Idem.*	*Idem.*	*Idem.*. [2]	2 Exprimée à chaud, elle possède une odeur de noyaux.
Ben . . . . (*Moringa aptera.*)	Semences.	℥ v ʒ vj gr. 29.	*Idem*	Baumé.	Concrète au-dessous de 12 à 15° R.	Blanche étant concr. et incolore étant fluid. [3]	3 En hiver, on l'obtient plus facilement à l'aide de plaques de fer chauffées à l'eau bouillante. Elle est très douce; n'est fluide qu'à 12 ou 15° Réaumur, et se fige plus difficilement à mesure qu'elle vieillit. (Baumé.)
Cacaotier . . . . . (*Theobroma Cacao*)	Semences dites Cacao caraque torréfiées et privées de leur tégument.	℥ v ʒ v.	Procédé Josse.	Henry et Guibourt. (Journ. de *Chim. méd.*)	Concrète.	Blanche jaunâtre. [4]	4 Les semences du cacaotier sont recouvertes d'une enveloppe qui en fait le huitième en poids. Le sarcoderme de celle-ci se compose de plusieurs cellules contenant une gomme analogue à la bassorine, insoluble dans l'eau froide, s'y gonflant prodigieusement, et soluble dans l'eau chaude à l'aide de l'ébullition. Baumé a fait connaître le premier que les semences de cacao caraque donnent moins d'huile que celles des îles, ce que j'ai confirmé dans une note lue à la Société de Pharmacie, l'an dernier. (C. Recl.)
Idem	Sem. dites des îles, torréfiées et mond.	℥ vj ʒ vij.	*Idem*	C. Recluz.	*Idem.*	*Idem.*	
Idem	*Idem.*	℥ vij ʒ ijss.	Par déc	*Idem.*	*Idem.*	*Idem.*	
Idem	*Idem.*	℥ vij ʒ iij gr. 5.	*Idem*	mberg. (*Mém. de* des Sc., ann. 1695.)	*Idem.*	*Idem.*	
Idem	Germes du Cacao des îles torréfiés.	℥ vij ʒ iv gr. 45.	*Idem*	C. Recluz.	*Idem.*	*Idem.*	
Chanvre . . . . . . (*Cannabis sativa.*)	Sem. ou Chènevis.	℥ iij ʒ iv.	Par exp. sion à f	émann, (*Pharm.*	Liquide.	Jaune. [5]	5 Siccative, et forme des savons mous.
Idem	*Idem.*	℥ iij (Baumé).	*Idem*	(*El. de Pharm.*)	*Idem.*	*Idem.*	
Cocotier. . . . . . (*Cocos nucifera.*) .	Amandes.	℥ iv.	*Idem*	Guibourt. (*Journ.* m. *méd.*)	Très molle.	T. blanche. [6]	6 Se liquéfie entre les doigts.
Cornouiller mâle. . (*Cornus mascula.*).	Fruits ou Cornouilles.	℥ iv.	*Idem*	Granier, maire de (*Journ. de Chim.* 1826.)	Liquide.	Verte. [7]	7 Elle brûle avec une flamme très claire.
Cornouiller sanguin (*Cornus sanguinea*)	*Idem.*	℥ v ʒ iijss.	*Idem*	Cadet de Gassic. (n. *de Pharm.*)	*Idem.*	*Idem.*	
Courge potiron. . . (*Cucurbita Pepo.*)	Semences.	℥ v ʒ ij.	*Idem*	C. Recluz.	*Idem.*	Pâle jaunâtre. [8]	8 De saveur douce, non siccative; se concrète à 2° + R., et laisse déposer une petite quantité de stéarine. C. R.

SUITE DU TABLEAU.

NOM FRANÇAIS et latin.	PARTIES employées.	Quantité d'huile obtenue d'une livre de matière.	PROCÉDÉ d'extraction.	AUTEURS.	CONSIST.	COULEUR.	OBSERVATIONS.
Epurge ou Catapuce (*Euphorbia Lath.*)	Fruits.	℥ viij ʒ ij gr. 40.	Par [illegible]	M. Chevallier.	Liquide.	Incolore [1]	1 Douce, saponifiable.
Idem	*Idem.*	℥ vij gr. 23.	Par [illegible] sion [illegible]	*Idem.*	*Idem.*	*Idem.*	
Hêtre commun . . (*Fagus sylvatica.*)	Semences ou Faînes.	℥ vj à ℥ vij.	*Id*[illegible]	C. Recluz.	*Idem.*	Jaunâtre. [2]	2 Très claire, inodore, douce, congelable; devient meilleure en vieillissant, et forme un savon mou. Poids spécifique, 0,9?3. Une tonne de fruits rend 32 onc. (Bergius). Un boisseau de ces fruits donne 75 onces de cette huile. (C. R.)
Jusquiame. . . . . (*Hyoscyamus nig.*)	Semences.	℥ iv.	Par [illegible]	M. Brandes.	*Idem.*	Incolore. [3]	3 Inodore, de saveur douce; poids spécifique, 0,913; très soluble dans l'éther et dans 60 parties d'alcool. (Brandes.)
Lampourde . . . . (*Xanthium strum.*)	Semences exemptes de tégument.	℥ iv ʒ iij.	Par [illegible] sion [illegible]	C. Recluz.	*Idem.*	Jaunâtre. [4]	4 Douce et brûle avec une flamme très claire.
Laurier commun. . (*Laurus nobilis.*) .	Fruits entiers.	℥ iv ʒ ij gr. 47 ss.	Par [illegible] cédé [illegible]	*Idem.*	Presq. concrète.	Verte.	
Idem	Péricarpes sans les amandes.	℥ vij ʒ j gr. 24.	*Id*[illegible]	*Idem.*	Liquide.	Tr. verte. [5]	5 Elle est composée de 7 onces d'huile verte, très fluide, peu odorante, et de 1 gros 24 grains d'huile concrète, citrine, cristallisable et très aromatique. C. Recl.
Idem	Amandes.	℥ j ʒ iij gr. 71.	*Id*[illegible]	*Idem.*	Concrète.	Jaune verdâtre. [6]	6 Cette huile très aromatique était composée de 76 gr., d'huile verte ci-dessus, et de 1 once 3 gros 55 gr. d'huile concrète, citrine, aromatique, dont nous venons de parler. C. Recluz.
Lin . . . . (*Linum usitatiss.*) .	Semences.	℥ iij ʒ j gr. $43\frac{1}{3}$.	Par [illegible] à froid	[illegible] Ebermeyer. (*Man. phar. et du drog.*)	Liquide.	Jaune brunâtre. [7]	7 D'une odeur nauséabonde; très siccative et soluble dans 16 parties d'éther et dans 32 d'alcool. Poids spécif. 0,8815. (Gmelin.) Traitée par ébullition avec la litharge, elle se transforme en une substance molle, citrine, transparente, plus consistante que la térébenthine, et susceptible de se dessécher à l'air sans perdre de sa transparence. C. Recl.
Idem	*Idem.*	℥ ij ʒ v gr. 24.	*Id*[illegible]	[illegible]uncan, (*Nov. Disp. [illegible]dimburg.*)	*Idem.*	*Idem.*	
Moutarde . . . . . (*Sinap. nigra et Sin. alba.*)	*Idem.*	℥ iij ʒ j gr. $43\frac{1}{3}$.	*Id*[illegible]	[illegible] Robinet. (*Journ. de [illegible]himie médicale.*)	*Idem.*	Jaune. [8]	8 Douce, odorante, saponifiable, soluble dans 1200 part. d'alcool à 36° Baumé, et dans 4 p. d'éther. (Gmelin.)
Idem	*Idem.*	*Idem.*	*Id*[illegible]	[illegible]es fabric. du dép. du [illegible]oubs en obtiennent [illegible]tte quantité. C. R.			
Muscadier. . . . . (*Myristica mosch.*)	Arille ou Macis.	℥ iij ʒ j gr. $43\frac{1}{3}$.	Par [illegible] sion [illegible]	[illegible]elmann. (Niémann, [illegible] citato.)	Concrète.	Jaune rougeâtre.	
				C. Recluz.	*Idem.*	*Idem.*	
Idem	Amand. ou Muscad.	℥ v ʒ ij gr. 48. ℥ vj ʒ vj gr. 56	Pr. de [illegible] *Id*[illegible]	*Idem.*	*Idem.*	*Idem.* [9]	9 Ces deux huiles sont composées 1°. d'huile volatile jaune doré, très aromatique et camphrée; 2°. d'huile grasse, molle, rougeâtre, soluble dans l'éther et l'alcool; 3°. d'une autre huile blanche, dure, insipide, inodore, soluble dans l'alcool et l'éther à chaud, et se déposant par refr. (Gmel.)

SUITE [illegible]BLEAU.

NOM FRANÇAIS. et latin.	PARTIES employées.	Quantité d'huile obtenue d'une livre de matière.	PROCÉD[illegible] d'extract[illegible]	AUTEURS.	CONSIST.	COULEUR.	OBSERVATIONS.
Noisettier . . . . . (*Corylus Avellan.*)	Amand. ou Avelines	℥ vij ʒ iijss.	Par exp[illegible] à froid.	C. Recluz.	Liquide.	Légèrement citrine. [1]	1 Plus légère que l'huile d'amandes douces, douce, concrescible au froid, et n'a pas déposé de stéarine à o R. C. Recluz.
Noyer . . . . (*Juglans regia.*). .	Amandes ou Noix sans coques.	℥ viij.	*Idem*	*Idem.*	*Idem.*	*Idem.* [2]	2 Siccative, douce, moins fluide que celle d'olives, donne un savon mou, blanchit à l'air, et n'entre en ébullition, suivant Gmelin, qu'au-dessus de 300° F.
Idem	*Idem* desséchées au four.	℥ xij.	*Idem*	*Idem.*	*Idem.*	Jaune.	
Olivier. . . . . . . (*Olea europea.*). .	Fruits frais non fermentés.	℥ iij ʒ ij.	Pr. de Je[illegible]	*Idem.*	*Idem.*	Jaune verdâtre. [3]	3 Très douce, forme des savons blancs, solides, et de très bons emplâtres; poids specifique, 0,915. (Gmelin). La première se fige depuis o jusqu'à 10° R; la seconde se fige plus difficilement et dépose un huitième de sa stéarine à 8°+ R. C. Recluz.
Idem	*Id.* frais et ferment.	℥ iv gr. 35.	Par ébu[illegible]	*Idem.*	Un peu plus consistante.	Verdâtre.	
Pavot . . . . (*Papaver somnif.*).	Semences.	℥ iv.	Par exp[illegible] à froid.	*Idem.*	Liquide.	Jaune pâle. [4]	4 Elle forme des emplâtres et des savons mous, retient du mucilage, se congèle à 18°, pèse 0,922, se dissout dans 25 p. d'alcool à froid, et dans 6 à chaud; se mêle avec l'éther en toutes proportions (Gmelin.)
Poule (œufs de). . (*Phasianus gallus*)	Jaunes d'œufs n° 32, pesant une livre.	℥ ijss à ℥ iij.	Par une [illegible] tor. et [illegible] à chaud.	*Idem.*	*Idem.*	Jaune dor.	
Pichurim (Fève). . (*Laurus Pichurim*)	Amandes.	℥ j.	o	M. Niemann. (*Loco cit.*)	Concrète.	Blanche.	
Pin à pignons . . . (*Pinus Pinea.*) . .	Amand. ou Pignons sans coques.	℥ v ʒ iij.	Par exp[illegible] à froid.	C. Recluz.	Liquide.	Légèrement citrine. [5]	5 Douce, agréable à manger et saponifiable. C. Recluz.
Pin Cembro. . . . (*Pinus Cembra*). .	Amand. ou Pignons sans coques.	℥ v.	Par expression à fr[illegible]	M. Virey. (*Hist. Méd.*, 1820.)	Liquide.	Lég. cit.	
Pistaches de terre. . (*Arachis hypogœa*)	Semences.	℥ viij.	*Idem*	M. Biroli.	*Idem.*	*Idem.* [6]	6 D'une saveur de fruit peu agréable, toujours fluide, rancit peu, forme de très bons savons avec les alcalis, et se mange en Italie.
Prunier . . . . . . (*Prunus domestica*)	Sem. vieilles sans noyaux.	℥ iij gr. 24.	*Idem*	C. Recluz.	*Idem.*	Jaune. [7]	7 Cette huile était d'une odeur rance après l'expression à cause de la vétusté des semences employées. C. R.

SUITE DU TABLEAU.

NOM FRANÇAIS et latin.	PARTIES employées.	Quantité d'huile obtenue d'une livre de matière.	PROCÉDÉ d'extraction	AUTEURS.	CONSIST.	COULEUR.	OBSERVATIONS.
Raisins. . . . . . . (*Vitis vinifera.*). .	Sem. ou pepins.	℥j ʒij gr. 18.	Par mixt. à l'eau bo. une lég. ébul. et à chaud.	Baumé. (*Elém. Pharm.*)	*Idem.*	Peu colorée.	
Idem	*Idem.*	℥j ʒiv gr. 57ss à ℥ij ʒv gr. 24.	*Idem.*	M. Julia Fontenelle. (*J. de Ch. méd.*, ann. 1826.)	*Idem.*	*Idem.* [1]	1 Elle est excellente à manger, peut être comparée à l'huile d'olives, et brûle avec une flamme très claire. (Journal du cultivateur, décembre 1791.)
Ricins . . . . (*Ricinus commun.*)	Semences entières.	℥v à ℥vj.	Par exp. à froid.	C. Recluz.	Épaisse mais fluide.	Lég. citrine.	
Idem	*Idem.*	℥vij.	Par une l. torr. et à chaud.	*Idem.*	*Idem.*	*Idem.*	
Idem	*Idem.*	℥vij.	A l'aide de l'alcool.	M. Faguer.	*Idem.*	*Idem.*	
Idem	Semences exemptes de leur tégument.	℥xij.	*Idem.*	*Idem.*	*Idem.*	*Idem.*	
		℥vijss à ℥viij ʒj	Par trois pres. à ch.	C. Recluz.	*Idem.*	Incolore. [2]	2 Celle d'Amérique est totalement soluble dans l'alcool, selon les exp. de MM. Rose et Planche; mais celle de France n'est qu'en partie soluble dans ce dissolvant à froid. Tel est le résultat que j'ai obtenu. M. Planche et M. Lecanu, suivant ce dernier chimiste à qui j'en ai fait part, ont aussi observé ce fait. M. Boutron Charlard en a extrait de la stéarine. C. R.
Sassafras (Noix de). (*Laurus Sassafras*)	Semences.	℥ij ʒiij gr. 14.	Par l'éth.	M. A. Chevallier (*Journ. de Chim. méd.*, 1826.)	Concrète.	Blanche. [3]	3 Cristallisable. (M. Chevallier.)
Sesame. . . . . . . (*Sesamum orient.*) .	*Idem.*	℥iij ʒij gr. 32 $\frac{2}{3}$.	Par exp. à froid.	M. Virey. (*Dans sa Pharmacopée.*)	Liquide.	Limpide. [4]	4 Aliment des Orientaux; est douce, nutritive, non concrescible, mais rancit beaucoup. (M. Virey.)
Souchet comest . . (*Cyperus esculent.*)	Racines.	℥ij ʒv gr. 24.	*Idem*	M. Biroli.	*Idem.*	*Idem.*	
Staphysaigre. . . . (*Delphin. Staph.*) .	Semences.	℥iij ʒj gr. 43 $\frac{1}{5}$.	Par l'al.	M. Brandes.	*Idem.*	Jaunâtre.	
Idem	*Idem.*	℥ij ʒv.	Par exp. à froid.	C. Recluz.	*Idem.*	*Idem.* [5]	5 Celle que j'ai obtenue était d'une odeur et saveur rance quoique les semences employées fussent de belle apparence et récoltées depuis un an. C. Recluz.
Stramoine . . . . . (*Datura Stramon.*)	*Idem.*	℥ij ʒiij gr. 15.	Par l'al.	M. Brandes.	o	o	
Tilly ou Tiglium. . (*Croton Tiglium.*)	*Idem.*	℥viij ʒvj gr. 29.	*Idem*	M. Nimmo.	*Idem.*	Verdâtre.	
Tournesol . . . . . (*Helianthus ann*) .	*Idem.*	℥vjss.	Par exp. à froid.	Hygie. (août 1827.)	*Idem.*	Incolore. [6]	6 Elle a la saveur de l'huile de semences froides.

DEUXIÈME SECTION.

Huiles, Infusions ou Solutions huileuses médicinales.

HUILES MÉDICINALES. On a donné cette mauvaise dénomination à des solutions médicamenteuses préparées avec les huiles fixes, et quelquefois avec les huiles volatiles. Ces huiles dissolvent une partie des principes avec lesquels on les met en contact, et forment des médicamens plus ou moins énergiques, selon la nature des substances sur lesquelles les huiles ont séjourné.

Les huiles médicinales sont sujettes à s'altérer au bout d'un certain espace de temps. Pour les conserver, on les introduit dans des vases de grès, ou mieux de verre, et l'on place ceux-ci dans un endroit frais à l'abri de la lumière ; lorsque ces préparations sont altérées et qu'elles ont pris le goût de ranci, on doit les jeter et ne pas les employer ; elles pourraient donner lieu à des effets contraires à ceux que doivent en attendre les praticiens.

Quelques règles doivent être suivies lors de la préparation de ces huiles. 1°. L'huile employée doit être parfaitement pure. 2°. Si les substances sont fraîches et inodores, on doit les monder, les broyer, puis les faire bouillir avec l'huile jusqu'à ce que toute l'eau de végétation soit évaporée. Lorsque l'on est parvenu à cette époque de l'opération, les plantes sont devenues friables, l'huile s'est colorée en vert, et il ne se dégage plus de vapeurs. En conduisant bien l'opération, on ne doit pas craindre de brûler l'huile ; car la température élevée à 100° centigrades suffit pour faire bouillir l'eau de végétation des plantes, sans donner lieu à la décomposition de l'huile. 3°. On doit faire évaporer toute l'humidité contenue dans les plantes : si l'huile en retenait, elle serait susceptible de s'altérer. L'huile ne dissout bien la matière colorante verte que lorsque toute l'eau est dissipée (aussi s'aperçoit-on qu'elle ne se colore que sur la fin de l'opération). 4°. Si les substances sont odorantes, on doit se contenter d'employer la macération. 5°. Lorsque la préparation de l'huile est achevée, on la sépare par forte expression, si elle a été faite par décoction, et par une douce expression seulement, si elle provient d'une macération et d'une infusion : on a pour but de ne pas introduire de mucilage dans ces préparations. 6°. On doit laisser les huiles dans un repos parfait, afin de faciliter leur dépuration. 7°. Il faut les décanter lorsque le dépôt s'est formé. 8°. On les conserve dans des lieux frais, dans des vases bien clos et placés à l'abri de la lumière. Nous ne donnerons pas, dans cet ouvrage, les formules d'une foule de préparations usitées anciennement et qui ne sont plus employées ; nous renverrons au besoin, pour leurs préparations, aux règles générales à suivre pour la préparation de ces produits. (A. C.)

HUILE D'ANIS SOUFRÉE ou SULFURÉE, *Baume de soufre anisé*. On la prépare en prenant, soufre sublimé et lavé, (1 once) 32 grammes ; huile essentielle d'anis, (4 onces) 125 grammes. On fait digérer au bain de sable jusqu'à ce que le soufre soit dissous (l'huile, pendant cette opération, acquiert une couleur rouge) ; on laisse refroidir, et l'on conserve dans un flacon fermé. (A. C.)

HUILE DE CAMOMILLE. On prend, fleurs sèches de camomille, (1 livre) 500 grammes ; huile d'olives de bonne qualité, (4 livres) 2000 grammes. On contuse les fleurs dans un mortier de marbre avec un pilon de bois ; on met l'huile sur les fleurs, on porte dans une étuve chauffée de 30 à 35 degrés ; on laisse en contact pendant trois jours ; on sépare avec expression le liquide des fleurs ; on introduit dans ce liquide une nouvelle quantité de fleurs de camomille (1 livre), en agissant comme précédemment. On laisse macérer de nouveau, on passe avec une légère expression ; on recommence une troisième fois l'opération, et on laisse les fleurs en contact avec l'huile pendant trois mois ; on exprime ensuite, on décante, on filtre, et l'on conserve dans une bouteille bien bouchée. La quantité de fleurs employées est à celle de l'huile, comme 1500 est à 2000. M. Ossian Henry pense que la quantité de fleurs de camomille est trop considérable; il dit qu'on peut la réduire d'un tiers, c'est-à-dire à 1000 grammes (2 livres), et n'employer que deux macérations au lieu de trois.

On prépare de la même manière les huiles de Lys blanc, avec les fleurs fraîches ; de Mélilot, avec les fleurs sèches ; de Roses rouges, avec les fleurs fraîches ou sèches. (A. C.)

HUILE CAMPHRÉE. Employée contre les douleurs locales et les tumeurs glanduleuses. On la prépare de la manière suivante : on prend, camphre, (4 gros) 16 gram. ; huile d'olives fraîche, (2 onces) 64 gram. ; on divise le camphre à l'aide de quelques gouttes d'alcool, on ajoute l'huile, on mêle, et l'on conserve. Quelquefois on prépare ce produit en se servant de l'huile de camomille au lieu d'huile d'olives ; elle porte alors le nom d'*huile de camomille camphrée*. (A. C.)

HUILE DE CANTHARIDES. Cette huile se prépare de la manière suivante : on prend, cantharides en poudre grossière, (4 onces) 125 gram. ; huile d'olives pure, (4 liv.) 2000 gram. On fait digérer pendant six heures, au bain-marie, dans un vase de verre ou de faïence ; on passe avec expression à travers un linge ; on filtre, et l'on conserve. Cette huile enlève en partie aux cantharides le principe vésicant ; on l'emploie sur la peau comme rubéfiant, pour combattre le rhumatisme, la paralysie, etc. (A. C.)

HUILE DE JUSQUIAME. On prend, feuilles de jusquiame pilées, (1 livre) 500 grammes ; huile d'olives de bonne qualité, (2 livres) 1000 grammes. On met les feuilles en contact avec l'huile ; on fait digérer sur les cendres chaudes pendant 24 heures ; on passe, on exprime légèrement ; on met l'huile avec une nouvelle quantité de feuilles de jusquiame ; on fait bouillir pendant quelques minutes ; on passe avec expression ; on filtre, on laisse en repos. Si l'huile contient de l'eau, on la sépare et l'on conserve. La quantité de feuilles employées est égale à celle de l'huile mise en usage.

On prépare de la même manière les huiles de Cigue, de Morelle noire, de Nicotiane, de Pomme épineuse, de Rue, etc.

Si la saison n'était pas celle où l'on peut se procurer les

plantes vertes, on prend le tiers du poids des plantes sèches, on les expose à la vapeur de l'eau, et lorsqu'elles sont ramollies, on les contuse, puis on agit comme nous l'avons dit. (A. C.)

HUILE DE MILLEPERTUIS. On prend, fleurs de millepertuis fraîches, (1 livre) 500 gramm. ; on les pile dans un mortier, on les met ensuite en contact avec l'huile d'olives récente, (4 livres) 2000 grammes ; on laisse dans une étuve chauffée à 30° pendant 8 jours; au bout de ce temps, on fait bouillir légèrement, et l'on passe. On répète une seconde fois le même travail ; enfin, la troisième fois on prend 1 livre de fleurs séchées, et on laisse à l'étuve et en macération dans un vase couvert, pendant un mois ; on passe, on exprime, on décante, on dépure, et l'on conserve pour l'usage.

La somme de fleurs fraîches employées est à celle de l'huile comme 10 est à 20, et celle de fleurs sèches, comme 5 seulement. (A. C.)

HUILE DE MUCILAGE. On l'obtient de la manière suivante : prenez semences de fenu-grec contusées, semences de lin, racine de guimauve, de chaque, (1 livre) 500 gramm. ; eau chaude, (10 livres) 5000 grammes ; on met en digestion pendant 24 heures, on remue de temps en temps. On passe la liqueur avec expression, et l'on ajoute, huile d'olives fraîche, (2 livres) 1000 grammes ; on fait bouillir jusqu'à ce que l'humidité soit entièrement dissipée ; on passe sans exprimer, et l'on conserve. Quelques auteurs n'indiquent pas l'entière dissipation de l'humidité ; mais en opérant comme nous venons de le dire, l'huile se conserve mieux. Cette huile est usitée comme adoucissante, émolliente, résolutive ; on l'emploie en frictions. (A. C.)

HUILE DE NARCOTIQUES, *Baume tranquille*. On prépare cette huile de la manière suivante : on prend, feuilles fraîches de pommes épineuses, de morelle noire, de belladonne, de nicotiane, de jusquiame, de pavot blanc, de chaque, (4 onc.) 125 grammes ; on les incise, on les met dans de l'huile d'olives récente, (6 livres) 3000 gramm. ; on fait bouillir à une douce chaleur jusqu'à ce qu'il ne reste plus d'humidité; on passe ensuite, et dans la colature on ajoute, fleurs ou sommités sèches de romarin, de sauge, de rue, de grande et de petite absinthe, d'hyssope, de lavande, de thym, de marjolaine, de coq des jardins, de menthe aquatique, de sureau, de millepertuis, de chaque, (1 once) 32 grammes. On fait macérer au soleil, ou mieux dans une étuve chauffée de 25 à 30°, pendant deux à trois mois; on passe, on décante, et l'on conserve pour l'usage.

La somme des substances narcotiques est à celle de l'huile comme 750 est à 300, et celle des aromatiques comme 384 est à la même somme (300). Si l'on prépare le baume tranquille avec les plantes sèches, on n'emploie que le tiers en poids de celles-ci, et l'on expose auparavant à la vapeur d'eau, afin de les ramollir. L'huile de narcotiques est employée comme calmant; on s'en sert contre les douleurs rhumatismales et les douleurs nerveuses; on la fait entrer dans des lavemens calmans, à la dose de (4 gros) 16 grammes à (2 onces) 64 grammes.

Le baume tranquille que l'on trouve dans le commerce de la droguerie est quelquefois falsifié. Des gens exploitant l'art des sophistications donnent souvent à bas prix, au lieu d'huile de narcotiques, un mélange d'huiles de qualités inférieures qui sont colorées par de l'indigo et du curcuma, et souvent aussi par du cuivre. On conçoit les dangers qui peuvent résulter de l'emploi à l'intérieur d'un semblable produit. On reconnaît cette dernière falsification en imbibant un papier de cette préparation, et en le faisant brûler avec flamme: celle-ci est d'un vert bien prononcé lorsque l'huile contient du cuivre. On peut, par d'autres expériences, déterminer quelle est la quantité de ce métal dans cette solution. (A. C.)

HUILE D'OLIVES SULFURÉE, *Baume de soufre*. Il se prépare de la même manière que le baume de soufre anisé; on emploie, au lieu d'huile d'anis, l'huile d'olives. On obtient aussi une préparation analogue avec l'HUILE DE NOIX. (A. C.)

HUILE DE SUCCIN SULFURÉE, *Baume de soufre succiné.*

Se prépare de la même manière que l'huile d'anis ; on emploie l'huile de succin rectifiée. (A. C.)

HUILE DE TÉRÉBENTHINE SULFURÉE, *Baume de soufre térébenthiné*. L'opération est la même que pour les précédentes; on emploie pour cela l'huile de térébenthine (A. C.)

HUILE DE VERS DE TERRE, *Huile de lombrics*. On prend lombrics vivans, huile d'olives fraîche, vin blanc de bonne qualité, de chaque, (4 livres) 2000 grammes; on lave exactement les lombrics, on les met dans une bassine, on ajoute le vin, l'huile ; on fait cuire à un feu doux jusqu'à évaporation complète de toute l'humidité; on passe avec expression ; on laisse reposer, on décante, et l'on conserve pour l'usage. Cette huile est employée comme discussif, contre les douleurs des articulations, les tumeurs, etc. (A. C.)

TROISIÈME SECTION.

Huiles pyrogénées ou empyreumatiques.

HUILE D'AMBRE. Produit de la distillation des morceaux de succin commun qui, n'étant pas d'une belle qualité, ne sont pas de défaite dans le commerce. Cette huile est légère, accompagnée de principes volatils et empyreumatiques; elle était usitée dans la Médecine vétérinaire. *V.* HUILE DE SUCCIN.

HUILE DE CADE. On a donné ce nom à une huile empyreumatique que l'on obtient par la combustion étouffée du genévrier, connu sous le nom de *Juniperus oxycedrus*, qui croît dans les contrées méridionales de la France, et en Espagne. Cette huile est noire, épaisse, d'une odeur analogue à celle du goudron. Elle est employée dans la Médecine vétérinaire; on s'en sert pour guérir la gale des chevaux; on ne l'emploie plus pour traiter les moutons, à cause de l'inconvénient qu'elle a de salir la laine.

On obtient du même genévrier, mais en le distillant avec l'intermède de l'eau, une huile volatile légère, très fluide ; mais elle est peu usitée. (A. C.)

HUILE DE CORNE DE CERF. C'est l'huile animale de

Dippel, obtenue de la distillation de la corne de cerf. Les procédés à suivre pour obtenir l'huile colorée et l'huile rectifiée sont les mêmes que ceux mis en usage pour obtenir l'huile de Dippel, c'est-à dire la distillation de la corne de cerf, la séparation du produit huileux qui passe dans le récipient, et la distillation de ce produit, pour obtenir le tiers d'huile rectifiée et blanche. (A. C.)

HUILE ANIMALE DE DIPPEL. Cette huile s'obtient par la distillation des os, des cornes et des autres matières animales. Elle passe dans le récipient et surnage les produits aqueux qui se sont développés lors de la décomposition; elle est alors noire et onctueuse; elle est employée à cet état dans la pratique de l'art vétérinaire. (*V.* t. II, p. 437.) (A. C.)

HUILE DE POIX. *Pisselæon.* On donne le nom d'huile de poix à un produit liquide que l'on obtient lorsque l'on fait brûler les filtres de paille qui ont servi à la purification du galipot et de la térébenthine, et des éclats de bois de pin et de sapin. Ce produit, qui arrive en même temps qu'une partie de résine plus solide dans la cuve qui sert de récipient, n'est pas employé. (A. C.)

HUILE ANIMALE RECTIFIÉE, *Huile pyro-zoonique rectifiée.* Elle est liquide, blanche, très légère, très volatile, d'une odeur repoussante, et qui s'attache aux habits; sa saveur est des plus désagréables. Exposée au contact de la lumière, elle jaunit d'abord, brunit ensuite, et prend plus de consistance. Obtenue d'abord par Dippel, ce chimiste se servait exclusivement de la corne de cerf; depuis cette époque, on l'obtient indifféremment de toutes les substances animales soumises à la distillation. Administrée à la dose de quelques gouttes divisées dans l'eau, elle agit comme antispasmodique, antihystérique et comme stimulant. Appliquée à l'extérieur, on en a obtenu de grands succès contre les rhumatismes. Quelque rectifié que soit ce produit, on doit le considérer comme un savon à base d'ammoniaque. Elle est soluble dans l'eau; 1 once d'eau en dissout 10 à 12 gouttes: cette eau saturée remplace l'huile de Dippel, et elle est plus facile à administrer.

On rectifie l'huile de Dippel en suivant deux procédés. Le premier consiste à la distiller avec un peu d'eau qui sert de bain-marie ; quelquefois, lors de cette distillation, il y a des soubresauts qui nuisent au succès de l'opération. Le deuxième est le suivant : on introduit l'huile de Dippel impure dans une cornue, en ayant la précaution de ne pas salir les parois (on emploie une cornue tubulée, ou bien on se sert d'un entonnoir à longue tige.) On adapte à la cornue une allonge et un ballon ; on place l'appareil sur un bain de sable, et l'on distille à une douce chaleur ; on cesse la distillation lorsque l'on a obtenu à peu près le tiers de la quantité d'huile introduite dans la cornue. Si l'on cherchait à obtenir davantage de ce produit, on pourrait l'obtenir coloré, et il faudrait alors recourir à une nouvelle rectification. Autrefois, on procédait de la manière suivante pour obtenir l'huile de Dippel : on faisait avec l'huile impure et les os une pâte que l'on réduisait en boules ; celles-ci étaient introduites avec de l'eau dans une cornue, et l'on soumettait plusieurs fois à la distillation.

L'odeur forte et la saveur désagréable de cette huile empêchent les praticiens de l'employer. Ces inconvéniens privent la Thérapeutique d'un agent précieux. (A. C.)

HUILE DE SUCCIN. On a donné ce nom à un produit huileux que l'on obtient lors de la distillation des petits morceaux et des débris de succin qui proviennent de la taille des objets de bijouterie. L'huile de succin passe dans le récipient et surnage les produits aqueux résultant de la décomposition du succin. On sépare l'huile colorée du liquide à l'aide d'un entonnoir, et on la soumet à la rectification en agissant de la manière suivante : on introduit dans une cornue, à l'aide d'un entonnoir à longue tige ; on retire l'entonnoir, on adapte à la cornue un ballon tubulé à long col ; on place la cornue sur un bain de sable, et l'on porte à la distillation, en ayant soin de fractionner les produits, pour séparer les produits non colorés, qui passent les premiers, des seconds qui sont jaunâtres. En distillant une seconde fois ces derniers, on les obtient incolores. La Pharmacopée de Dublin et celle d'Édimbourg prescrivent de mêler l'huile colorée à de l'eau et de soumettre à la distillation. L'huile de succin a une odeur particulière qui est analogue à la matière que l'on obtient lors de la distillation de la matière résineuse du bouleau; sa saveur est âcre et piquante. Administrée à la dose de 8 à 12 gouttes, elle est échauffante, stimulante, provoque les urines; on l'emploie à l'extérieur contre la faiblesse des membres, la paralysie, les rhumatismes; alors on la fait entrer dans des linimens. (A. C.)

QUATRIÈME SECTION.

Huiles volatiles.

HUILES VOLATILES ou ESSENTIELLES. *Olea volatilia*, *O. essentialia.* Dans un grand nombre de végétaux, divers organes sécrètent des liqueurs fortement odorantes, âcres, susceptibles de se volatiliser, très inflammables, ordinairement plus légères que l'eau, dans laquelle elles ne sont point solubles, si ce n'est en très petite quantité. On donnait anciennement à ces produits les noms d'*essences* et d'*huiles essentielles*, auxquels on a substitué celui d'*huiles volatiles.* Cependant le nom générique que l'on a conservé ne doit point faire prendre le change sur leur nature; car il y a beaucoup moins de rapports entre les huiles proprement dites et les huiles volatiles, qu'entre celles-ci et d'autres produits des végétaux, tels que les résines. De même que ces dernières, elles résident ordinairement dans les parties externes des plantes, tandis que les huiles fixes abondent dans les parties les plus internes. Ainsi, les péricarpes des fruits, les enveloppes florales, les feuilles et les écorces, soit des tiges, soit des racines, sont traversés par des vaisseaux propres ou parsemées de glandes qui contiennent à la fois beaucoup de substance résineuse et d'huile volatile. Ces parties recèlent rarement de l'huile grasse; il n'y a que les drupes de quelques fruits, comme ceux de l'olivier et du cornouiller sanguin, qui sont véritablement huileux.

La consistance des huiles volatiles est extrêmement variable; il y en a de concrètes, quelques-unes qui sont butyracées, d'autres, et c'est le plus grand nombre, qui conservent leur fluidité naturelle à toutes les températures. Les huiles volatiles fluides ne sont pas visqueuses comme les huiles grasses ; elles acquièrent seulement, par leur exposition à l'air, un certain épaississement, parce qu'elles y éprouvent une transformation qui les fait rapprocher de la nature des résines. Parmi les huiles volatiles concrètes, nous plaçons au premier rang le camphre, qui se présente sous la forme cristalline, mais qui, par ses propriétés physiques et chimiques, ne diffère en rien des huiles volatiles. Celles de roses, d'anis, de persil et de plusieurs Ombellifères sont plus ou moins concrètes à la température ordinaire, mais elles se liquéfient à la chaleur de la main. Cependant elles offrent entre elles beaucoup de diversité sous ce rapport ; il en est qui se prennent tout entières en masse cristalline, d'autres où la substance solide forme des espèces d'arborisations sur les parois des vases, ou de petits glaçons qui nagent dans la masse liquide. Les huiles volatiles seraient-elles composées d'une manière analogue aux huiles fixes, de deux principes immédiats, l'un solide et l'autre liquide ? C'est ce que l'observation n'a pas encore démontré d'une manière péremptoire. Les deux substances que M. Bizio a obtenues en soumettant les huiles volatiles à une température excessivement basse, et qu'il a nommées *igrusine* et *sereusine* (1), ne sont pas encore assez connues dans toutes leurs propriétés pour qu'on puisse les regarder comme les analogues de l'oléine et de la stéarine des huiles fixes. La première paraît être l'huile volatile dans sa plus grande pureté ; la seconde, une des substances cristallines qui se rencontrent parfois dans certaines huiles et qui les font différer spécifiquement entre elles. Il est extrêmement probable que les huiles volatiles, à moins d'être cristallisées comme le camphre, ou liquides, incolores et volatiles sans résidu, comme celles de citron, de térébenthine, etc. ; il est probable, disons-nous, qu'elles ne sont point des

(1) *V.* la note de M. Julia Fontenelle, dans le Journal de Chimie méd., août 1827, p. 383.

produits immédiats dans toute la rigueur du mot. Celles qui sont colorées, troubles, ou qui offrent une certaine consistance visqueuse, se composent d'un mélange de substances dont la nature chimique est sans doute hétérogène. Dans les huiles volatiles de lavande, de sauge, de marjolaine, de romarin et de plusieurs autres Labiées, on voit souvent se former différentes cristallisations que Proust a reconnues comme chimiquement identiques avec le camphre. Ce savant en a retiré par l'évaporation lente et spontanée : de 4 parties d'huile de lavande, 1 $\frac{32}{128}$; de 7 $\frac{1}{2}$ p. d'huile de sauge, 1 $\frac{17}{128}$; de 9 $\frac{5}{6}$ p. d'huile de marjolaine, 1 $\frac{13}{128}$; et de 16 p. d'huile de romarin, 1 $\frac{8}{128}$ (1). Les huiles volatiles de menthe poivrée, de fleurs d'oranger, de bergamotte, de citron, de cannelle, ayant été soumises par M. Margueron (2) à une très basse température, ont donné des matières concrètes d'une nature particulière, différente selon les espèces d'huiles, et dans lesquelles paraissaient résider l'odeur et les principales propriétés de ces huiles. MM. Fourcroy et Deyeux ont reconnu pour de l'acide benzoïque, les concrétions cristallines qui se forment dans l'huile volatile de cannelle.

Quelques huiles volatiles sont colorées en bleu (huile volatile de camomille), en vert (huile volatile d'absinthe, de valériane, de cajeput), ou en jaune d'ambre (huile volatile de citron, de bergamotte, etc.); on croit, avec assez de vraisemblance, qu'elles doivent ces couleurs à des matières étrangères qu'elles ont dissoutes, et qui, dans cet état de combinaison, s'élèvent avec elles pendant la distillation.

La pesanteur spécifique de la plupart des huiles volatiles est moindre que celle de l'eau; aussi viennent-elles flotter à la surface de celle-ci lorsque l'on distille les plantes aromatiques. Les huiles de girofles, de sassafras et de plusieurs bois exotiques font exception à cette loi générale; elles sont plus pesantes que l'eau.

L'odeur pénétrante d'une foule de plantes est due à la pré-

(1) Ann. de Chimie, v. IV, p. 179.
(2) Ann. de Chimie, t. XXI, p. 74.

sence de l'huile volatile qu'elles renferment. Comme celle-ci est très diffusible, il en faut une quantité extrêmement faible pour se faire sentir dans un liquide quelconque. Ainsi, les eaux distillées usitées en Pharmacie retiennent en dissolution des traces d'huile volatile qui suffisent pour déterminer leurs propriétés médicales. Boërrhaave et les chimistes de l'ancienne école, donnaient le nom d'*esprit recteur* au principe odorant des plantes que l'eau avait dissous ; ils n'admettaient pas que l'huile volatile pût être légèrement soluble dans l'eau.

L'alcool, l'éther et les huiles fixes se combinent avec les huiles volatiles. Celles-ci dissolvent encore facilement les résines, et même le caoutchouc, propriétés dont les arts tirent un grand parti pour la composition des vernis. Les dissolutions alcooliques d'huiles volatiles portent, en Pharmacie, le nom d'*esprits* ou d'*extraits spiritueux*. Elles s'obtiennent ordinairement par la distillation immédiate de l'alcool sur les plantes aromatiques. Toutes sont décomposées par l'eau, qui s'empare de l'alcool et sépare l'huile volatile dont l'extrême division donne une apparence laiteuse à la liqueur. Les alcalis n'ont qu'une action très faible sur les huiles volatiles ; il en résulte des composés connus sous le nom de *savonules*, et dont la nature n'est pas encore bien déterminée, malgré les expériences nombreuses que des chimistes du siècle dernier ont faites à ce sujet. En lisant les détails des laborieuses tentatives de Baumé et des chimistes de son temps, pour perfectionner le *savon de Starckey*, combinaison de l'huile de térébenthine avec la soude, on regrette que tant de temps et de peines aient été vainement consumés par des hommes qui s'éclairaient d'une fausse théorie basée sur une fausse dénomination. Il est certain qu'ils n'auraient pas été aussi tenaces dans leurs recherches, s'ils n'avaient pas cru fermement que les huiles volatiles étaient chimiquement analogues avec les huiles fixes.

Les huiles volatiles éprouvent une action très vive de la part des acides puissans et concentrés. Elles sont décomposées avec violence quand on y verse de l'acide nitrique ou nitreux ; il en résulte un grand boursoufflement avec dégagement de gaz carbonique, d'azote, d'oxide d'azote et de vapeur d'eau, et une élévation de température tellement forte, qu'il y a souvent inflammation. Ce phénomène a toujours lieu, et subitement, lorsque les acides nitrique et nitreux contiennent environ le tiers de leur poids d'acide sulfurique. Ce dernier acide agit alors en absorbant l'eau de l'acide nitreux, et le mettant dans le cas de se décomposer très facilement. Les huiles volatiles de térébenthine et de citron absorbent une grande quantité de gaz acide hydro-chlorique, et se convertissent en une masse cristalline qui a des propriétés analogues à celles du camphre. *V.* CAMPHRE ARTIFICIEL.

Les huiles volatiles soumises directement à l'action de l'oxigène, s'emparent peu à peu d'une grande quantité de ce gaz, et s'épaississent à un tel point, que quelques-unes finissent par se solidifier et se transformer en des substances analogues aux résines. L'air atmosphérique produit plus lentement les mêmes effets. M. Th. de Saussure a évalué à 156 fois son volume la quantité d'oxigène qu'absorbe, en deux ans, l'huile volatile concrète d'anis, et à 52 fois l'huile volatile de lavande. Dans ces circonstances, il y a émission de gaz acide carbonique, mais pas de formation d'eau.

Nous avons dit plus haut que les huiles volatiles étaient renfermées dans les vaisseaux propres des plantes aromatiques. Ces vaisseaux ou réservoirs de liqueurs sont quelquefois des utricules très visibles à l'œil nu, et disséminés sans mélange d'autres liquides à la surface des organes des végétaux, de telle façon, qu'il suffit de presser ceux-ci pour en extraire l'huile volatile. Les écorces ou zestes des citrons et des oranges sont dans ce cas. Mais le plus souvent les parties aromatiques des plantes sont criblées de glandes extrêmement fines, presque imperceptibles, quelquefois entremêlées de vaisseaux renfermant divers liquides, et qui, par expression, donneraient des produits impurs. On obtient alors les huiles volatiles en distillant les parties des plantes par l'intermède de l'eau. L'huile volatile passe en même temps que celle-ci dans un vase d'une forme particulière, auquel on a donné le nom de *réci-*

pient florentin. V. ce mot. L'eau ne peut y dépasser un certain niveau, et s'écoule par une anse latérale, tandis que l'huile plus légère se rassemble à la surface.

Dans la préparation des huiles volatiles, on doit apporter quelques précautions qui ne sont pas sans iufluence sur leurs bonnes qualités. D'abord, il faut porter son attention sur l'appareil distillatoire, et le choisir approprié à la nature de l'huile que l'on se propose d'extraire. Il en est qui passent librement dans le col de cygne du chapiteau de l'alambic, d'autres qui sont moins volatiles et ne peuvent facilement être entraînées dans le récipient. Dans ce dernier cas, il convient de se servir d'un alambic à grand chapiteau et très bas, muni tout à l'entour d'un canal. L'huile volatile s'élève par la force du feu, et s'arrête dans ce canal, d'où elle passe tout d'un coup dans le récipient. La quantité d'eau dans laquelle on distille les substances, doit être proportionnée à leur nature plus ou moins sèche, et à la chaleur que l'huile volatile exige pour se vaporiser. Ainsi, lorsqu'on distille sur des plantes récentes et abondamment remplies d'eau de végétation, il faut beaucoup moins d'eau que lorsqu'on se sert de plantes sèches. Certaines huiles volatiles, celles qui ont une pesanteur spécifique plus grande que l'eau, exigent une chaleur supérieure à celle de l'eau bouillante; on est même obligé d'y ajouter du sel marin. D'autres huiles, au contraire, sont si volatiles qu'elles n'ont pas besoin de la chaleur de l'eau bouillante; c'est le cas de la plupart des huiles dont l'odeur est très suave, comme celles de fleurs d'orangers, de lavande, etc. Pour celles-ci, il serait plus avantageux, au lieu de les immerger dans l'eau, de les exposer seulement à sa vapeur. A cet effet, on dispose les plantes odoriférantes dans un panier placé au-dessus du niveau de l'eau dans l'alambic, et l'on fait bouillir l'eau; sa vapeur s'infiltre à travers les plantes, et entraîne l'huile volatile, qui conserve parfaitement l'odeur fraîche et non viciée de la substance aromatique.

Les chimistes qui se sont livrés à la recherche des principes élémentaires des huiles volatiles, ont obtenu généralement une grande proportion de carbone, une quantité beaucoup moindre d'hydrogène et d'oxigène, et des traces d'azote. M. Houton-Labillardière (1) n'a rencontré que deux élémens dans l'huile de térébenthine rectifiée, savoir : 87,6 de carbone, et 12,3 d'hydrogène ; composition bien remarquable dans la nature organique, où l'oxigène et l'azote sont presque toujours unis à ces deux principes. L'huile volatile de citrons a offert les mêmes élémens et dans des proportions à peu près semblables.

La solubilité des huiles volatiles en toutes proportions dans l'alcool, fournit souvent aux falsificateurs un moyen d'augmenter le volume de celles qui sont fluides à la température ordinaire, sans en altérer les qualités apparentes. Aussi, beaucoup d'huiles volatiles du commerce sont-elles fréquemment allongées par l'alcool. M. Béral, pharmacien de Paris, vient de proposer (2) un moyen simple et peu dispendieux, à l'aide duquel on peut, non-seulement reconnaître la présence de ce menstrue dans les huiles volatiles, mais encore déterminer approximativement sa quantité relative. On savait que le potassium n'exerce à froid aucune action ou une action à peine sensible, sur la plupart des huiles volatiles pures. M. Béral a observé que lorsqu'elles contiennent une quantité plus ou moins considérable d'alcool, le métal alcaligène qu'on y plonge produit alors des phénomènes dignes d'attention. Un fragment de potassium prend aussitôt la forme ronde, s'agite, pétille, s'oxide, et disparaît promptement, quand l'huile volatile contient à peu près le quart de son poids d'alcool. Les mêmes phénomènes ont lieu, mais avec quelques modifications, lorsque l'on agit sur des huiles allongées d'un sixième, d'un huitième, d'un douzième, et même d'un vingt-cinquième d'alcool. M. Béral a obtenu des résultats si semblables et si conformes au degré de pureté des huiles volatiles qu'il a essayées, que l'on doit présumer que l'emploi de ce moyen conviendra pour l'essai de la plupart des autres. Cependant quelques huiles volatiles,

(1) *V.* Journ. de Pharmacie, t. IV.
(2) Journ. de Chim. méd., août 1827, p. 381.

quoique pures, mais qui ont absorbé de l'oxigène par la vétusté, comme, par exemple, l'huile de girofle anciennement préparée, ont une action sur le potassium, très légère et semblable à celle des huiles volatiles allongées d'un douzième d'alcool. L'huile volatile de térébenthine se comporte avec le potassium de même que les huiles volatiles qui contiennent une petite quantité d'alcool, et permet d'en constater la présence lorsqu'elles en contiennent un quart ou un tiers. Cette particularité semblerait indiquer, contre les expériences de M. Houton-Labillardière que nous avons citées plus haut, que l'oxigène est un des principes constituans de cette huile volatile.

Voici, d'après M. Béral, les signes généraux auxquels on peut reconnaître la pureté des huiles volatiles ou la quantité approximative d'alcool qu'elles contiennent. Toute huile volatile, dans 12 gouttes de laquelle un fragment de potassium de la grosseur d'une semence de psyllium peut rester 10 ou 12 minutes sans s'oxider et disparaître entièrement, est exempte d'alcool ou n'en contient pas un vingt-cinquième. Toute huile volatile dans laquelle le potassium disparaît complètement en moins de 5 minutes, doit contenir plus d'un vingt-cinquième d'alcool. Le même métal doit disparaître en moins d'une minute dans toute huile volatile contenant un quart d'alcool.

Lorsque les huiles volatiles sont sophistiquées au moyen d'une quantité assez considérable d'alcool, on peut facilement reconnaître la présence de celui-ci par l'effusion de l'eau qui devient aussitôt laiteuse. Si, pour augmenter leur volume et leur poids, elles ont été mêlées avec une huile fixe quelconque ou avec de l'huile de térébenthine, on peut reconnaître cette fraude, dans l'un de ces cas, par les taches que l'huile laisse sur le papier, et dans l'autre, par l'odeur de térébenthine qui persiste après l'évaporation.

Les huiles volatiles sont plutôt employées comme aromates que comme médicamens. Cependant ce sont des stimulans diffusibles très énergiques, et, comme nous l'avons déjà dit, c'est à leur présence que les eaux distillées des plantes odorantes, que les *esprits* ou *alcoolats*, doivent leurs propriétés. Quelques-unes ont une telle âcreté, qu'on les emploie pour cautériser dans la carie dentaire (huiles volatiles de girofle, de cannelle, etc.); il en est même qui, appliquées sur les tégumens organiques, y produisent une sorte de vésication. Aussi n'administre-t-on que bien rarement en nature les huiles volatiles; on les associe à des substances qui modèrent leurs propriétés irritantes. On en fait une grande consommation dans la Pharmacie et dans l'art de confiseur, pour aromatiser les pâtes, pastilles et liqueurs médicinales ou d'agrément. (G...N.)

HUILE VOLATILE D'AMANDES AMÈRES. Cette huile volatile est contenue, non-seulement dans les amandes amères (*Amygd. communis, L. var.*), mais encore dans la plupart des graines émulsives de la section des Drupacées, dans la famille des Rosacées. Elle est caractérisée par une odeur particulière très pénétrante, qu'elle doit peut-être à la présence de l'acide hydro-cyanique, avec lequel elle existe simultanément. Elle est plus pesante que l'eau; sa saveur est très âcre, très amère; en un mot, c'est un poison très actif lorsqu'elle est concentrée. Par le repos, elle laisse déposer des cristaux rhomboïdaux aplatis, transparens, un peu âcres, fusibles et volatils à une haute température, insolubles dans l'eau, solubles dans l'alcool, l'éther, et dans les dissolutions de potasse et de soude, non décomposables par l'acide nitrique, même à chaud (1). Selon M. Robiquet, l'acide hydro-cyanique n'existe pas tout formé dans l'huile d'amandes amères; celle-ci contient un produit azoté essentiellement volatil, ou une combinaison particulière d'ammoniaque, qui paraît être le principe actif (2). La portion cristalline est indépendante et tout-à-fait distincte de la substance azotée. (G...N.)

HUILE VOLATILE D'ANIS. On l'obtient par la distillation des fruits de l'anis (*Pimpinella Anisum*, L.). Elle est blanche

---

(1) *Journ. of Sciences*, juillet 1823, p. 376.

(2) Journ. de Pharm., t. VIII, p. 293, et Annales de Chim. et de Phys., t. XXI, p. 250.

ou légèrement citrine, concrète et cristalline à la température ordinaire, se liquéfiant au-dessus de 17 degrés du thermomètre de Réaumur. Lorsqu'on la soumet à la presse par un froid très vif, entre des feuilles de papier absorbant, elle laisse écouler un quart environ d'une huile liquide, et donne pour résidu l'huile volatile concrète, dure, grenue, pulvérulente et plus dense que l'eau.

L'huile volatile d'anis est très excitante, capable même d'occasioner le délire, et ne peut être donnée qu'à la dose de quelques gouttes. On s'en sert pour aromatiser les pâtes de réglisse et autres compositions agréables. On prétend qu'elle est un poison pour les pigeons, si on leur en ingère quelques gouttes par le bec, ou si on leur en frotte la tête. (G...N.)

HUILE VOLATILE D'ASPIC ou DE SPIC. On nomme ainsi l'huile volatile de lavande (*Lavandula spica,* L.). La grande consommation que l'on en fait dans la Médecine vétérinaire, et le bas prix auquel les marchands ainsi que les habitans des campagnes veulent l'acheter, font que cette huile est bien rarement pure dans le commerce de la droguerie. Ce que l'on vend partout sous le nom d'*huile d'aspic,* est simplement de l'huile volatile de térébenthine dans laquelle on a mélangé une très faible proportion d'huile volatile de lavande. (G...N.)

HUILE VOLATILE DE BERGAMOTE. Contenue dans l'épicarpe ou le tégument externe de la bergamote (fruit du *Citrus aurantium,* L. *var. C. Bergamia vulgaris,* Risso et Poiteau, Hist. des orangers, tab. 53). On l'en extrait par expression ou par distillation. Dans le premier cas, on fait choix de bergamotes bien mûres, on râpe l'écorce, et on la soumet à la presse dans une étamine très fine, faite en forme de sac. On laisse pendant quelque temps l'huile volatile se dépurer par le repos; on la décante et on la conserve dans des vases fermés. Celle que l'on obtient par la distillation est plus limpide, mais d'une odeur moins suave. L'huile volatile de bergamote a une couleur jaune très pâle, et une odeur particulière fort agréable. C'est une des substances aromatiques dont les confiseurs et les parfumeurs font le plus grand usage. Elle se prépare dans les contrées voisines de la Méditerranée, où croît le bergamotier. (G...n.)

HUILE DE CAJÉPUT ou DE CAIOUPOUTI. Ce produit n'est point une huile grasse, mais une huile volatile, qui s'extrait par la distillation avec l'intermède de l'eau, des feuilles du *Melaleuca Leucadendron*. Cet arbre de la famille des Myrtacées et de la Polyadelphie Monogynie, L., est très commun dans plusieurs des Moluques, mais nulle part en plus grande abondance qu'à Amboine et à Bourou. C'est dans cette dernière île que M. Lesson (1) l'a vu préparer en grand, et par privilége exclusif, dans deux appareils qui appartenaient, l'un au résident hollandais, l'autre au radjah malais.

L'huile de cajeput, immédiatement après sa préparation, est caractérisée par une odeur vive et particulière; sa couleur est d'abord verte, mais elle devient incolore par la rectification. Les Malais et les peuples des îles de l'Archipel indien la regardent comme une panacée universelle, et c'est à peu près le seul agent thérapeutique qu'ils emploient contre les maladies qui les affligent. Quoique cette confiance soit le plus souvent illusoire et dangereuse, les Européens établis dans les Indes orientales ont adopté, sans autre examen, les propriétés que les Indiens supposent à l'huile de cajeput. Ils l'emploient avec plus de raison dans les rhumatismes chroniques, et ils l'administrent, comme stimulant diffusible, à la dose de quelques gouttes ajoutées à des infusions de plantes aromatiques. On voit donc que cette substance n'a pas d'autres propriétés que celles de la plupart des autres huiles volatiles. On fait une si grande consommation de l'huile de cajéput, dans les diverses contrées de l'Inde orientale et de la Chine, que le prix en est assez élevé dans le commerce. A Java, le prix de la bouteille est de plus de 6 francs. (G...n.)

HUILE VOLATILE DE CANNELLE. Les Hollandais avaient autrefois le monopole de la fabrication et du commerce de cette huile volatile. Ils l'obtenaient en grande quantité par la

(1) *V.* Journ. de Chimie méd., mai 1827, p. 236.

distillation de l'écorce du cannellier (*Laurus Cinnamom.*, L.), qui croît abondamment dans leurs colonies des Indes orientales, et surtout à Ceylan. Aujourd'hui, que cette dernière île est passée sous la domination britannique, les Anglais se sont approprié cette branche de commerce ; ils consomment eux-mêmes une grande quantité d'huile volatile de cannelle, principalement pour aromatiser les savons dont on se sert pour la toilette. Cette huile volatile est plus pesante que l'eau, jaune ou rougeâtre, d'une odeur très forte de cannelle, et d'une saveur qui va jusqu'à la causticité. De même que l'on distingue pour la qualité, les cannelles en diverses sortes, on fait aussi une grande différence de l'huile de cannelle de Ceylan et de l'huile de cannelle de Chine : la première a une valeur au moins quadruple de la seconde. (G...N.)

HUILE VOLATILE DE CÉDRAT. Obtenue par distillation ou par expression des zestes du cédrat (*Citrus medica vulgaris*, Risso et Poiteau, Hist. des orangers, tab. 96). Cette huile, douée d'une odeur agréable, très analogue à celles de bergamote et de citron, en a les propriétés et sert aux mêmes usages. (G...N.)

HUILE VOLATILE DE CITRON. On la prépare, comme celle de bergamote, par expression ou par distillation des zestes de citrons (*Citrus medica*, L.). Elle est ordinairement jaune, mais on peut la rendre blanche en la distillant et recueillant seulement les trois cinquièmes du produit. En cet état, elle est susceptible, selon M. Th. De Saussure (1), d'absorber 286 fois son volume, ou presque la moitié de son poids d'acide hydrochlorique, et elle se transforme en une pâte formée de cristaux lamelleux blancs, et d'une huile liquide, jaune et fumant à l'air. Ces cristaux, lorsque, par la pression, on les a débarrassés de l'huile liquide, possèdent une odeur faible de thym, sont plus denses que l'eau, solubles dans l'alcool, et susceptibles de se sublimer quand on les chauffe dans une cornue. Ils se décomposent à la température de 60° long-temps prolongée, et don-

(1) Ann. de Chim. et de Phys., v. XIII, p. 269.

nent de l'huile chargée d'acide. Enfin, ils sont composés d'acide hydro-chlorique combiné d'une manière particulière à l'huile dans la proportion de 20,76 à 79,24, ou à peu près comme 1 est à 3. Ces cristaux sont analogues au camphre artificiel produit par l'action de l'acide hydro-chlorique sur l'essence de térébenthine. L'huile volatile de citron est employée comme parfum dans plusieurs préparations. Comme elle est ordinairement assez pure, d'une bonne odeur et d'un prix peu élevé, on s'en sert pour enlever les taches grasses de dessus les étoffes. (G...N.)

HUILE VOLATILE DE GENIÈVRE. On l'extrait par distillation des fruits du genévrier (*Juniperus communis*, L.). C'est surtout dans les Pays-Bas qu'on se livre à cette fabrication. Elle est jaune, plus légère que l'eau, d'une odeur térébenthinacée, d'une saveur vive et chaude. Conservée longtemps dans une bouteille, elle y laisse déposer des flocons d'une substance résineuse, analogue à la térébenthine. (G...N.)

HUILE VOLATILE DE GIROFLES. Les boutons de fleurs du giroflier, connus vulgairement sous le nom de *clous de girofles*, les pédoncules de ces boutons ou les *griffes de girofles*, et même les feuilles de l'arbre, contiennent en abondance une huile volatile d'un jaune orangé plus pesante que l'eau, et que l'on retire par leur distillation dans l'eau chargée de sel marin. Cette huile, dont nous avons signalé quelques-unes des plus saillantes propriétés (*V.* l'art. GIROFLIER, p. 8), nous arrive, par la voie du commerce, des îles de l'Archipel indien, où l'on cultive en grand le giroflier. Comme elle est sujette à être allongée avec de l'alcool, il serait convenable que les pharmaciens d'Europe en fissent eux-mêmes l'extraction, les clous de girofles du commerce n'ayant pas subi de distillation préalable, et pouvant en fournir une assez grande proportion. (G...N.)

HUILE VOLAT. NATIVE DE LAURIER. Le doct. Hancock, de Démérary, a donné ce nom (1) au produit d'un grand arbre

(1) *V.* Quaterly Journ. of sciences, 1824, n° 75, p. 47, et Bull. des Sciences mathématiques et chimiques de M. De Férussac, février 1825, p. 125.

de la Guiane, produit dont la nature n'est pas grasse, mais qui paraît être composé entièrement d'huile volatile. Le nom d'huile native de laurier est d'autant plus impropre, que rien ne prouve que l'arbre qui produit ce suc propre soit un laurier ou même appartienne à la famille des Laurinées. On l'obtient par incision de l'écorce, sous laquelle se trouvent les réservoirs ou canaux du suc, qui découle alors dans une calebasse placée pour le recevoir. Ce liquide ressemble aux huiles volatiles par sa légèreté, sa volatilité, son odeur pénétrante aromatique, et sa saveur chaude et piquante. Cette liqueur est regardée par les habitans de la Guiane comme un spécifique universel. Appliquée extérieurement, elle offre tous les caractères d'un puissant résolutif; administrée intérieurement, elle paraît diaphorétique et diurétique. On la fait prendre à la dose de 20 à 40 gouttes sur un morceau de sucre, deux fois par jour; on en frictionne souvent et long-temps la partie affectée; on tient le malade à une chaleur modérée, et on lui prescrit un usage fréquent de boissons émollientes. Nous ne nous permettrons qu'une seule réflexion, c'est que la guérison nous paraît due autant à ces soins qu'à la puissance virtuelle du médicament.

(G...N.)

HUILE VOLATILE DE LAVANDE. Les sommités fleuries de la lavande (*Lavandula spica,* L., *Lavandula vera,* DC.), sont imprégnées de cette huile volatile qui s'obtient par distillation. Elle est jaune, plus légère que l'eau, et d'une odeur fort agréable. Selon M. Vauquelin, elle peut dissoudre une grande quantité d'acide acétique concentré, qui se sépare de l'huile lorsque l'on ajoute de l'eau à la dissolution. L'huile volatile de lavande est usitée comme parfum; elle entre dans la composition de quelques médicamens destinés à l'usage externe. Cette huile volatile est un stimulant très énergique, lorsque l'on en fait prendre quelques gouttes à l'intérieur sur du sucre avec lequel elle forme ce que l'on appelle en Pharmacie *Oleosaccharum.* Toutes les huiles volatiles des autres plantes de la famille des Labiées à laquelle appartient la lavande, possèdent des propriétés semblables ; en conséquence, nous ne les répéterons pas aux articles particuliers des huiles volatiles de marjolaine, de menthe, de sauge, de romarin, de thym, etc.

L'huile d'aspic employée dans la Médecine vétérinaire, est ordinairement un mélange d'huile volatile de lavande avec de l'essence de térébenthine. (G...N.)

HUILE VOLATILE DE MARJOLAINE. On la prépare par la distillation des feuilles et des fleurs de la marjolaine (*Origanum Majorana*, L.), qui en donnent une quantité assez considérable. Elle a une couleur jaune-rougeâtre, une saveur chaude, âcre, amère, et l'odeur agréable qui caractérise la plante. C'est dans cette huile volatile que l'on a fréquemment observé la formation de cristaux blancs, diaphanes, analogues au camphre. (G...N.)

HUILE VOLATILE DE MENTHE POIVRÉE. Contenue en abondance dans l'herbe et surtout dans les sommités fleuries de la menthe poivrée (*Mentha piperita*, L.). On l'en extrait par distillation. Elle est jaune, plus légère que l'eau ; son odeur est très pénétrante, et elle laisse dans la bouche un sentiment de fraîcheur fort agréable. On estimait beaucoup autrefois celle qui venait d'Angleterre, non pas parce que la plante cultivée dans ce pays fournissait une huile volatile de meilleure qualité, mais probablement parce que l'on y apportait plus de soins dans sa préparation. Celle que l'on tire maintenant d'Italie et des autres contrées méridionales de l'Europe ne le cède pas en qualité à l'huile de menthe poivrée d'Angleterre. On en fait une grande consommation pour préparer les pastilles de menthe poivrée. Les pharmaciens de certaines contrées d'Allemagne et de Suisse composent leur eau de menthe en formant d'abord un *Oleo-saccharum* qu'ils dissolvent ensuite dans une quantité d'eau déterminée.

Les huiles volatiles que l'on retire des autres espèces de menthes, telles que les *Mentha crispa*, *gentilis*, etc., ne se distinguent de l'huile volatile de menthe poivrée, que par de légères différences dans l'odeur et la saveur. (G...N.)

HUILE VOLATILE D'ORANGE. On l'extrait par expression

ou par distillation des zestes de l'orange (*Citrus aurantium*, L.). Elle a les mêmes qualités et propriétés que l'huile volatile de citron, dont elle ne diffère que par son odeur particulière.

(G.. N.)

HUILE VOLATILE DE FLEURS D'ORANGER ou NÉROLI. Tous les organes qui constituent la fleur de l'oranger, et principalement les pétales, sont parsemés de glandes ou vésicules très apparentes qui contiennent une huile volatile d'une odeur forte et agréable. C'est elle qui, par la distillation, communique à l'eau de fleurs d'oranger ce parfum qui fait employer celle-ci dans un si grand nombre de préparations. Cependant le néroli obtenu par la distillation, et tel qu'on le trouve ordinairement dans le commerce, n'a pas une odeur aussi suave que l'eau de fleurs d'oranger, ce qui en restreint considérablement l'emploi dans la Pharmacie et dans l'art du confiseur. Il y a lieu de croire que cette huile volatile qui offre une couleur jaune orangée, a subi une altération par l'action du feu.

(G...N.)

HUILE VOLATILE DE ROMARIN. On l'obtient par la distillation des feuilles et des fleurs de romarin (*Rosmarinus officinalis*, L.). Elle est limpide, blanche ou jaunâtre, d'une odeur forte semblable à celle de la plante. Comme cette odeur a quelque chose de térébenthinacé, la falsification de cette huile volatile par une certaine quantité d'essence de térébenthine n'est pas facile à distinguer. L'huile volatile de romarin entre dans la composition de quelques alcoolats aromatiques.

(G...N.)

HUILE VOLATILE DE ROSES. On retire cette huile volatile par la distillation des fleurs de plusieurs rosiers, et particulièrement du *Rosa sempervirens*, L., et du *R. moschata* de Miller. Ces deux dernières espèces de rosiers croissent spontanément et sont cultivées en grand dans les contrées que baigne la Méditerranée, surtout aux environs de Tunis en Afrique. C'est de cette ville que vient la majeure partie de l'essence de rose répandue dans le commerce. En Perse, on distille les fleurs entières d'un rosier qui s'élève à une très grande hauteur et qui est par conséquent un arbre robuste. On ne le considère néanmoins que comme une variété des *Rosa moschata*.

L'huile volatile de roses est incolore, plus légère que l'eau, concrète au-dessous de 29 à 30°, composée évidemment de deux substances différentes, l'une solide, l'autre liquide à la température moyenne. On peut les séparer, soit en pressant l'essence entre des feuilles de papier, soit en la lavant avec de l'alcool qui ne dissout presque pas d'huile concrète à la température de la glace fondante. L'huile concrète n'entre en fusion qu'à près de 34°, et cristallise par refroidissement en lames brillantes, blanches, transparentes, qui ont la consistance de la cire. (G...N.)

HUILE VOLATILE DE RUE. Toutes les parties de la rue officinale (*Ruta officinalis*, L.), mais surtout les fruits, contiennent de l'huile volatile que l'on peut obtenir par distillation. Elle est rouge, d'une odeur faible, mais d'une saveur forte et chaude. Par le temps et le repos, elle laisse déposer un sédiment résineux. Elle possède au plus haut degré les propriétés de la rue. (G...N.)

HUILE VOLATILE DE SASSAFRAS. C'est elle qui donne au bois de sassafras (*Laurus sassafras*, L.) l'odeur agréable qui le caractérise. Elle est plus pesante que l'eau, d'une odeur très forte, d'une saveur vive très chaude, même brûlante lorsqu'elle est appliquée sur les lèvres, d'une couleur jaune limpide qui se rougit par la vétusté. Ses propriétés et ses usages sont analogues à ceux des huiles volatiles de cannelle et de girofles. (G...N.)

HUILE VOLATILE DE SAUGE. On la retire des feuilles et des fleurs de la sauge (*Salvia officinalis*, L.). Elle est jaunâtre, d'une saveur amère et d'une odeur pénétrante de sauge. Elle jouit des propriétés communes aux huiles volatiles extraites des Labiées. (G...N.)

HUILE VOLATILE DE TÉRÉBENTHINE. En soumettant la térébenthine à la distillation, il passe dans le récipient une quantité considérable d'huile volatile; de 125 kilogrammes de térébenthine, on en retire environ 15 kilogrammes. Elle est sans couleur, d'une odeur forte et désagréable, et d'une pesanteur moindre que celle de l'eau. Elle rougit presque constamment la teinture de tournesol, propriété qu'elle doit à une petite quantité d'acide succinique. Elle ne se dissout pas dans l'alcool aussi facilement que les autres huiles volatiles; il faut au moins 8 parties d'alcool sur une d'essence. Lorsque l'on fait passer un courant de gaz acide hydro-chlorique à travers cette huile volatile purifiée entourée d'un mélange frigorifique, elle se prend en une masse cristalline dont les propriétés sont analogues à celles du camphre. V. CAMPHRE ARTIFICIEL. L'huile volatile de térébenthine, vu son abondance et son bas prix, est d'un emploi immense dans les arts, surtout pour la préparation des vernis. Comme médicament, elle est stimulante au plus haut degré. Administrée à l'intérieur et à très petite dose, elle agit comme diurétique et sudorifique. On la fait prendre à hautes doses, dans les diverses modifications du rhumatisme chronique, l'épilepsie, contre le ver solitaire; elle produit alors une sorte d'ivresse et une prompte purgation; quelquefois elle a occasioné des pissemens de sang. L'urine des individus qui font usage de l'essence de térébenthine, et même de ceux qui respirent seulement sa vapeur, contracte une forte odeur de violette. (G...N)

HUILE VOLATILE DE THYM. On l'obtient par la distillation des sommités fleuries du thym vulgaire (*Thymus vulgaris*, L.). Elle est d'un jaune clair, très odorante, chaude et âcre. Elle laisse déposer, par le repos, des cristaux cubiques, doués de l'odeur du thym, non solubles dans l'eau, solubles dans l'alcool, et qui ont été comparés, quant à leur nature chimique, au camphre; cependant ils en diffèrent à certains égards, et ils semblent tenir davantage de la nature des résines. L'huile volatile de thym est employée comme parfum dans quelques liqueurs et préparations cosmétiques. (G...N.)

TABLEAU *comparatif et approximatif de la quantité d'*[illegible]*latile que l'on peut retirer ordinairement des végétaux ;*

par C. R[illegible]*armacien de Paris.*

NOM FRANÇAIS.	NOM LATIN BOTAN.	Parties employ[ées] sèches ou fraî[ches]	[Quan]tité d'huile volat. obtenue de 25 livres de substance.	COULEUR.
Absinthe (grande)....	*Artem. Absinthium* ..	Plante entière	ʒ iv à ℥ j ʒ ij.	Vert foncé ou jaune. [1]
Idem Idem......	*Idem*	*Idem* S.	ʒ ij à ʒ vij (Lewis.)	
Ache des marais......	*Apium graveolens* ...	Semences S.	℥ ijss à ℥ iij ʒ j.	Jaune. [2]
Ail................	*Allium sativum*	Bulbes frais	ʒ v gr. 18. ℥ ij ʒ j (Spielman.)	*Idem*. [3]
Agalloche...........	*Aquilaria Agallocha*. .	Bois sec rap[é]	℥ j ʒ ij.	Blanche. [4]
Ammi..............	*Sison Ammi*......	Semences S.	℥ iv gr. 19.	Jaune. [5]
Ambroisie...........	*Chenopod. ambrosioid.*	Plante entière	℥ j gr. 24.	Jaunâtre. [6]
Amandes amères......	*Amyg.comm.var.amar.*	Semences S.	ʒ vj gr. 18 (Chèreau) ʒ vj gr. 34 (Ittner).	Jaune doré. [7]
Angélique	*Angelica Archangelica*	Racines S.	ʒ iv gr. 10 à ʒ vss. ℥ iij ʒ j.	Incolore. [8]
Aneth..............	*Anethum graveolens* ..	Plante entière	ʒ v.	Citrine. [9]
Idem..............	*Idem*	Semences F.	℥ xij.	Blanche. [10]
Idem..............	*Idem*	*Idem* S.	℥ xijss.	*Idem*. [11]
Angusture vraie.......	*Bonpland. trifol.* Willd.	Écorce S.	℥ j ʒ ij (Fischer).	Jaunâtre. [12]
Anis vert...........	*Pimpinella Anisum* ..	*Idem* F.	℥ ij ʒ ij gr. 60 (Bran) ʒ viijss à ℥ ix ʒ vijss	*Idem*. [13]
Idem.............	*Idem*	*Idem* S.	℥ xijss.	*Idem*.
Arnique des montagnes.	*Arnica montana*....	Racines.	℥ vj gr. 44.	Citrine. [14]
Aunée cultivée........	*Inula Helenium*....	Racines S.	℥ v.	Blanche. [15]
Idem.............	*Idem*.........	Racines S.	℥ j ʒ vj gr. 35.	Blanche.
Aurone mâle.........	*Artem. Abrotanum* ..	Plante entière F.	ʒ iv gr. 50.	Citrine. [16]
Botrys	*Chenopod. Botrys* ...	Feuilles S.	℥ j gr. 24.	Jaunâtre. [17]

OBSERVATIONS et noms des auteurs.

1 Quelquefois brune. Elle est liquide et moins fluide que les autres huiles volatiles. (Baumé.)

2 (Newmann et Cartheuser.) D'une odeur pénétrante, d'une saveur sucrée ; très soluble dans l'alcool, l'éther et dans 1500 parties d'eau ; poids spécifique, 0,881. (Gmelin.)

3 Liquide, plus pesante que l'eau, âcre, caustique, pénétrante ; contient du soufre. (Cadet de Gassicourt.)

4 Un peu épaisse et cristalline. (Fred. Hoffmann.)

5 Liquide, légère et d'une odeur d'origan. (C. Reclus, 1821.)

6 Composée de deux huiles, l'une pesante et liquide, l'autre concrète, cristalline et légère. Réunies, elles ne tardaient pas à cristalliser. Leur saveur était âcre, amère et aromatique. (C. Reclus, 1821.)

7 Liquide, cristallisable, pesante, amère, brûlante ; contenant de l'acide prussique. (Vogel et Von Ittner.) En vieillissant elle devient brune ou violacée. (C. Recl., 1823.)

8 Devient jaunâtre. Elle est liquide, très odorante et de saveur piquante. (Cartheus.)

9 Très fluide. Mélange de deux huiles, l'une coulante soluble dans l'eau, volatile, l'autre moins volatile, cristallisée en lames blanches. (Baumé.)

10 Très fluide. (Baumé.) D'une odeur de cumin. (Niémann.)

11 Très fluide et plus odorante que celle obtenue des semences fraîches. (Baumé.)

12 Elle est âcre. (Fischer.)

13 Passe au jaune, liquide, et cristallisable à 10° + R. et à 12° + R. ; de saveur douce et aromatique ; composée de trois quarts d'huile liquide et d'un quart d'huile concrète. (Baumé et De Saussure.)

14 Fluide. (Pfaff.)

15 D'abord jaune et liquide, elle cristallise bientôt, alors elle est blanche, plus pesante que l'eau, soluble dans l'alcool ; n'est pas du camphre ; mais elle est vive et excitante. (Funke.)

16 Liquide, légère, très volatile, et d'une odeur de mélisse. (C. Reclus, 1821.)

17 Fluide et légère ; de saveur amère, aromatique, un peu âcre, et d'une odeur forte de la plante. (Cartheuser. C. Reclus, 1821.)

SUITE DU TABLEAU.

NOM FRANÇAIS.	NOM LATIN BOTAN.	Parties employées sèches ou fraîches.	Quantité d'huile volat. obtenue de 25 livres de substance.	COULEUR.	OBSERVATIONS et noms des auteurs.
Basilic	*Ocymum Basilicum*	Plante F.	℥ij gr. 10 à ℥ij ʒj.	Jaune doré. [1]	1 Liquide, légère, et d'une odeur suave. Elle rougit en vieillissant. (C. Recluz, 1821.)
Idem	*Idem*	*Idem* S.	ʒj.	*Idem.* [2]	2 *Idem.*
Benoite	*Geum urbanum*	Racine S.	13 gr. à ʒj gr. 3.	Verdâtre. [3]	3 Butyreuse à 15°; à peu près semblable à celle de roses; d'une odeur un peu moisie, ne partageant rien de celle de girofles; soluble dans l'éther et l'alcool. (Trommsdorff.)
Badiane	*Illicium anisatum*	Semence S.	ʒij.	Incolore. [4]	4 Elle devient jaunâtre, épaisse, d'une odeur et saveur d'anis; plus légère que l'eau. (Meissner.)
Bergamotte	*Citrus Bergamia*	Zestes frais, extraits de 702 fruits	℥v ℥iij.	Citrine. [5]	5 Très fluide; dépose de l'albumine en vieillissant, et devient jaune. Extraite par expression en 1821. (C. Recluz.)
Curcuma long	*Curcuma longa*	Racines S.	℥j gr. 24 à ℥j ʒivss.	Jaune d'or. [6]	6 Fluide, âcre et d'une forte saveur et odeur. (Cartheuser.)
Idem	*Idem*	*Idem Idem.*	℥iv.	*Idem.* [7]	7 (John.) Jaune et légère. (Vogel.)
Carline	*Carlina acaulis*	*Idem Idem.*	℥ij gr. 40 à ℥iij ʒj.	Jaune dor. [8]	8 Lorsqu'elle est nouvellement distillée, elle est plus pesante que l'eau et d'une consistance épaisse; elle se concrète bientôt; et si alors on la distille, on en obtient une petite quantité qui surnage l'eau et qui possède toutes les propriétés de l'huile récente. (Newm.)
Idem	*Idem*	*Idem* F.	℥j ʒss.	*Idem.* [9]	9 Fluide, partie plus pesante et partie plus légère que l'eau; elles se réunissent bientôt en masse épaisse et filante. (C. Recluz, 1821.)
Camomille commune	*Matricaria Chamom.*	Fleurs S.	℥j gr. 20.	Bleu foncé presque opaque. [10]	10 D'abord assez liquide, elle s'épaissit ensuite et passe au brun. Elle a une saveur aromatique légèrement amère. L'eau en sépare une résine jaune-brunâtre qui a l'odeur du musc artificiel. Mêlée avec l'acide sulfurique et l'eau, elle s'enflamme avec explosion. (Hasse, Fred. Hoffm.)
Idem	*Idem*	*Idem Idem.*	℥vij ʒvjss.	*Idem.*	
Idem	*Idem*	*Idem* F.	ʒj gr. 3.	*Idem.*	
Idem romaine	*Anthemis nobilis*	*Idem Idem.*	℥j ʒivss.	Saphir. [11]	11 Elle passe au jaunâtre en vieillissant. On en obtient souvent d'incolore, cela dépend sans doute du degré de chaleur qu'on a appliqué. (Cartheuser. Fred. Hoffm.)
Idem Idem	*Idem*	*Idem Idem.*	ʒiv à ʒv gr. 45.	Bleu.	
Cèdre	*Pinus Cedrus*	Bois S.	℥vj ʒij.	Citrine. [12]	12 Un peu épaisse et congelable. (S. A. Margrave.)
Cascarille	*Croton Cascarilla*	Ecorce S.	℥iij ʒj à ℥iv ʒiij. ℥iij ʒj (Sala). ℥iv ʒvss (Lemer.)	Légèrem. verdât. [13]	13 Quelquefois elle se présente jaune, rougeâtre ou bleue. Elle est très fluide, de saveur âcre, piquante; d'une odeur aromatique, musquée; elle pèse 0,938. (Trommsdorff.)
Cannelle Ceylan	*Laurus Cinnamomum*	*Idem Idem.*	℥vj ʒij à ℥vij ʒvij (Cartheuser). ℥vij ʒvjss (Newm.)	Jaune doré. [14]	14 Elle peut être obtenue incolore, et ne tarde pas à devenir jaune doré. Elle est plus pesante que l'eau. (Cartheuser.)
Idem	*Idem*	Fruits S.	℥ijss.	*Idem.* [15]	15 Semblable à celle de l'écorce. (Baumé.)
Idem dite de Chine	*Idem*	Ecorce S.	℥iv ʒj (C. Recluz) ℥v ʒv à ℥vij (Baumé).	*Idem.* [16]	16 On doit en obtenir davantage, si l'on fractionne l'écorce et recohobe l'eau distillée sur les autres parties. Cette huile contient de l'acide benzoïque en quantité notable. (Deyeux. C. Recluz, 1821.)
Idem blanche	*Canella alba*, Murray	*Idem Idem.*	℥j gr. 24.	*Idem.* [17]	17 Liquide, aromatique, âcre, d'abord surnage l'eau et s'en précipite au bout de quelque temps. Le docteur Harlebon. (Selon Cartheuser.)
Idem giroflée	*Myrtus caryophyllata*, Murray	*Idem Idem.*	℥iv gr. 12.	*Idem.* [18]	18 Fluide et plus légère que l'eau. (Cartheuser et Bucholz.)
Cassia lignea	*Laurus Cassia*	*Idem Idem.*	ʒv.	*Idem.* [19]	19 Elle possède les propriétés de l'huile volatile de cannelle. (Baumé.)

SUITE [illegible]ABLEAU.

NOM FRANÇAIS.	NOM LATIN BOTAN.	Parties employées sèches ou fraîches.	Quantité d'huile volat. obtenue de 25 livres de substance.	COULEUR.	OBSERVATIONS et noms des auteurs.
Culilawan	*Laurus Culilawan*	Ecorce S.	℥ iij. ʒ j.	Citrine. [1]	1 Très fluide et plus légère que l'eau. (Cartheuser.)
Carvi.	*Carum Carvi.*	Semences nouv	℔j ℥ ij ʒ vj.	Pâle jaunâtre. [2]	2 D'une saveur brûlante. Baumé. Poids spécifique, 0,94 (Gmelin.)
Idem.	*Idem.*	*Idem* S.	℥ xijss à ℔j ℥ iv ʒ vj	*Idem.* [3]	3 Baumé l'a obtenue rougeâtre. (Lewis.)
Citrons.	*Citrus medica.*	Zestes frais.	℥ ivss par distillat.	Citrine. [4]	4 Très fluide et légère. (Baumé.)
Idem.	*Idem.*	*Id. Id.* de 630 fr	℥ vi ʒ v.	Jaune verdâtre. [5]	5 Elle se compose de deux huiles dont une très fluide, et l'autre, en plus petite quantité, est épaisse et verdâtre. (C. Recl.)
Coriandre	*Coriandrum sativum.*	Fruits S.	ʒ v gr. 46.	Citrine. [6]	6 Très fluide et légère. (Baumé.)
Cubèbes	*Piper Cubeba.*	*Idem Idem.*	℥ iv ʒ ij (Baumé).	Incol. ou verdât. [7]	7 Un peu épaisse, et presque inodore, selon Baumé, et suave selon Cartheuser. Elle est plus légère que l'eau, d'une odeur forte et d'une saveur moins âcre que celle du poivre. (Gmelin.)
Ciguë.	*Cicuta major.*	La plante entiè	quelques grains.	Blanchâtre. [8]	8 Concrète. (Baumé.)
Cumin	*Cuminum Cyminum.*	Fruits nouveaux	℥ xv.	Citrine. [9]	9 Fluide et légère. Baumé. Devient acide et contient un acide analogue à l'ac. de succique. (A. Chevallier.)
Idem.	*Idem.*	*Idem* S.	℥ iij ʒ jss.	*Idem.* [10]	10 (Lewis.) D'une odeur désagréable et d'une saveur âcre; poids spécifique, 0,97. (Gmelin.)
Cardamome (grand).	*Amomum Cardamom.*	Fruits S.	℥ ij gr. 20.	*Idem.* [11]	11 Très fluide, surnage l'eau et possède une odeur aromatique de camphre. (Carth.)
Idem (moyen)	*Idem var. α.*	*Idem Idem.*	℥ ix ʒ iij.	Jaunâtre. [12]	12 Huile volatile camphrée, se rapprochant beaucoup de celle de cajeput, plus légère que l'eau, aromatique et âcre. (Cartheuser)
Idem (petit)	*Idem var. β.*	*Idem Idem.*	℥ xv ʒ v à ℔j.	*Idem.* [13]	13 *Idem.* (Newmann.)
Carotte jaune.	*Daucus Carotta.*	*Idem* F.	℥ j ʒ j.	Jaune doré. [14]	14 Liquide, plus legère que l'eau, d'une odeur de baume du Pérou, chaude et piquante. (C. Reclux, 1821.)
Idem.	*Idem.*	*Idem* S.	ʒ ivss.		
Cerfeuil	*Scandix Cerefolium*	La plante F.	ʒ j gr. 22ss.	Jaune verd. C. R. [15]	15 Liquide, légère, très aromatique, douce d'abord, puis piquante. (Newmann. C. Recl.)
Calament.	*Melissa Calamintha*	*Idem Idem.*	℥ vj.	Lég. jaune roug. [16]	16 Liquide, légère, âcre et aromatique. (1822, C. Reclux.)
Cataire.	*Nepeta Cataria.*	*Idem Idem.*	℥ iij à ʒ iv gr. 15.	Jaune. [17]	17 Liquide, légère, très expansible, semblable à celle de menthe crépue. (1822. C. R.)
Cochléaria	*Cochlearia officinalis.*	La plante entière et boutons.	ʒ iv à ʒ vij.	Citrine. [18]	18 Plus pesante que l'eau, pénétrante, très expansible, âcre, caustique; s'épaissit, se décompose en quelques mois et dépose du soufre très blanc (hydrate de soufre). (1822, C. Reclux.)
Dictame de Crète.	*Origanum Dictamnus.*	Epis secs.	℥ j. ʒ ij gr. 30.		19 Liquide, âcre, piquante et aromatique. (Lewis.)
Erysimum alliaire	*Erysimum Alliaria.*	Plante entière F.	ʒ j à ʒ ijss.	Limpide [20]	20 Fluide, un peu âcre, d'une odeur d'ail. C. Reclux, (1822.)
Estragon.	*Artemisia Dracunculus.*	*Idem Idem.*	℥ ij ʒ iv.	Légèrem. verd. [21]	21 Fluide, légère, âcre et piquante. (C. Reclux, 1821.)
Eupatoire d'Avicène	*Eupator. cannabinum.*	Racine.	une petite quantité.	Jaune doré. [22]	22 Liquide, légère. (Boudet.)
Fenouil commun cultivé	*Anethum Fœniculum*	Fruits S.	℥ viij ʒ ij gr. 48 à ℥ x	Citrine ou incol. [23]	23 Douce, aromatique, liquide et cristallise à 5° au-dessus de zéro. Baumé. Suivant Gmelin, elle se fige à 10 + degrés R.
Idem.	*Idem.*	*Idem Idem.*	℥ v ʒ ij gr. 48.	*Idem.*	
Idem doux, dit de Florence	*Idem var. dulce*	*Idem Idem.*	℥ ij ʒ vj gr. 18.	*Idem.*	

SUITE [illegible]ABLEAU.

NOM FRANÇAIS.	NOM LATIN BOTAN.	Parties employé[es] sèches ou fraîche[s]	Quantité d'huile volat. obtenue de 25 livres de substance.	COULEUR.	OBSERVATIONS et noms des auteurs.
Galles (noix de). . . .	*Quercus insect.* (Olivier)	Excroissances.	℥ iij ʒ ij.	Blanche. [1]	1 Concrète et semblable à l'adipocire. (Hagen.)
Girofles des Moluques. .	*Caryophyllus aromatic.*	Fruits S.	℔iij ℥ viij ʒ ij (Cartheuser). ℔iij ℥ xivss (Fred. Hoffmann). ℔iv ℥ viij (Troms.) ℔v ℥ vj (Osterm.). ℔iij ℥ vj ʒ ij (Vauq.)	Incolore. [2]	2 Plus pesante que l'eau. Devient jaune et même brune en vieillissant; d'une odeur forte d'œillets, de saveur âcre et brûlante; mais bien moins que le fruit. Elle cristallise en vieillissant en longues aiguilles ou en écailles nacrées et luisantes qui se volatilisent et cristallisent en aiguilles. (C. Recl., 1826.)
Girofles de l'île Bourb. .	*Idem*.	*Idem.*	℔iij ℥ viij ʒ ij.	*Idem.* [3]	3 M. Vauquelin l'a obtenue jaune. Celle-ci est plus fine, plus suave, plus claire, et un peu plus légère que celle des îles Moluques. (Vauquelin.) Se convertit en acide oxalique par l'acide nitrique. (Bonastre.)
Géranium à la rose. . .	*Pelargonium capitatum*	Feuilles et sommités fleuries.	℥ xj ʒ iijss.	Incol. ou citr. [4]	4 Cristalline; ne se liquéfie qu'à 18° + R; d'une odeur et saveur d'huile volatile de roses avec une arrière-odeur de géranium. (C. Recluz, 1819.)
Genévrier (*)	*Juniperus communis* . .	Fruits S. entie[rs]	℥ j ʒ ij à ℥ iv.	Légèrement ambrée ou citrine. [5]	5 Très fluide et légère. (Baumé.)
Idem.	*Idem*.	*Id. Id. Id.*	℥ ix ʒ iij.	*Idem.* [6]	6 (Cartheuser et Hoffmann.)
Idem	*Idem*.	*Id. Id.* conc[assés]	℥ v.	*Idem.* [7]	7 (Baumé.) Limpide, peu soluble dans l'alcool, et s'épaissit avec le temps; poids spécif. 0,911. (Gmelin.)
Gingembre.	*Amomum Zingiber*. .	Racine S.	℥ iij ʒ j.	Cit. ou bleue verd. [8]	8 Très fluide, âcre et piquante. (Cartheus.)
Galanga (petit)	*Alpinia Galanga*. . .	*Id. Id.*	℥ iij ʒ j.	Incol. ou citr. [9]	9 Jaune rougeâtre en vieillissant, très fluide, très aromatique et d'une saveur d'abord douce, puis amère. (Cartheuser.)
Hormin	*Salvia Horminum*. . .	La pl. ent. en fl.	ʒ iv gr. 19.	Citrine. [10]	10 Très fluide et aromatique. (Lewis.)
Idem.	*Idem*.	*Id.* S.	℥ j ʒ ivss.	*Idem.* [11]	11 *Idem.*
Houblon.	*Humulus Lupulus* . . .	Cônes frais.	℥ j ʒ iv.	Lég. jaune verd. [12]	12 Fluide, légèrement amère, très expressible, rougit en vieillissant. (Hygie, septembre 1827.)
Hyssope	*Hyssopus officinalis* . .	Feuilles fraîches.	ʒ vj à ʒ vijss.	Ambrée. [13]	13 Très fluide. (Lewis.)
Idem.	*Idem*.	*Id. Id.*	ʒ vj gr. 19 à ʒ vij gr. 38	*Idem.* [14]	14 *Idem.* (Baumé.)
Idem.	*Idem*.	*Id.* S.	ʒ vij gr. 57.	Plus colorée. [15]	15 *Idem.* Baumé. Les 25 livres d'hyssope sèche représentaient 39 livres 3 onces 1 gros 43,19 grains de plante sèche. (Baumé.)
Idem.	*Idem*	*Id. Id.*	℥ ij ʒ ij gr. 57 à ℥ vj ʒ ij.	*Idem.* [16]	16 Très âcre, aromatique, et un peu camphrée. (Cartheuser.)
Impératoire	*Imper. Ostruthium*. .	Racines *Id.*	℥ j ʒ ivss.	Citrine. [17]	17 Fluide. (Cartheuser.)
Lilas.	*Syringa vulgaris*. . .	Fleurs F.	℥ iij ʒ j.	Citrine. [18]	18 Presque semblable à celle de roses. (Niémann, Pharmacopœa Borrusso-Batava.)
Livèche	*Angelica Levisticum* . .	*Id. Id.*	℥ iij ʒ j.	*Idem.* [19]	19 Fluide et suave. (Cartheuser.)

(*) J'ai observé, 1°. que l'huile volatile du genévrier était contenue dans des [illegible]es aux fossettes qui se trouvent naturellement creusées sur les semences de ces fruits, de tous les côtés et principalement vers les bouts; 2°. que cette huile était liquide q[illegible] étaient verts; de consistance de térébenthine lorsqu'ils étaient mûrs, et transformée en résine, sèche, blanche et friable à l'époque où ils s'étaient séchés sur l'arbre. [illegible] résulter de ces observations que les fruits verts devraient fournir plus d'huile que les fruits mûrs, et l'on peut voir également pourquoi ceux qui sont mûrs donnent [illegible] à la distillation, quand on les a concassés. C. Recluz.

SUITE [illegible]BLEAU.

NOM FRANÇAIS.	NOM LATIN BOTAN.	Parties employées sèches ou fraîches.	[illegible]ntité d'huile volat. [illegible]tenue de 25 livres de substance.	COULEUR.	OBSERVATIONS et noms des auteurs.
Lavande des jardins. .	*Lavandula vera,* D. C. .	Epis secs.	[illegible]vgr. 45 à ℥ vj ʒ ij (Cartheuser). [illegible]vj ʒ ij à ℔j ℥ ij ʒ vj (Hoffmann). [illegible]v ʒ ij à ℥ ix ʒ j gr. 8 (Baumé). [illegible]ij ℥ iv (Lewis).	Citrine. [1]	1 Légère, très fluide, moins pesante que la suivante. D'une odeur agréable, de saveur âcre et amère ; poids spécifique, 0,938. (Gmelin.)
Lavande spic (à larges feuilles)	*Lavandula spica.* . . .	*Idem.*	[illegible]vj ʒ ij (Hoffm.). [illegible]j ℥ iv (Cartheus.).	Jaune [2]	2 Liquide, légère, plus chaude que la précédente, et d'un poids spécifique de 0,898. Gmelin. Proust en a retiré du camph.
Laurier cerise.	*Cerasus Lauro-cerasus.*	Feuilles F.	ʒ iv gr. 6.	Ambrée ou citr. [3]	3 D'abord légère et liquide, elle se précipite bientôt et cristallise. (C. Recluz, 1821 et 1822.)
Muscade.	*Myrist. aromatica* . . .	Semences S.	[illegible]ij ʒ iv à ℥ xv ʒ v (Cartheus.). [illegible]j ℥ ix (Hoffmann et Geoffroy).	Jaune doré. [4]	4 Un peu épaisse, composée de deux huiles, l'une légère et fluide, l'autre épaisse, blanche, butyreuse et plus pesante que l'eau (Carth.)
Macis.	*Idem*	Arille S.	[illegible]iv ʒ v à ℔j ℥ ij ʒ vj.	*Idem.*	5 Plus pesante que l'eau, d'une odeur de poivre et de thym. (Vauquelin.) 6 Liquide, légère et camphrée. Proust en a retiré du camphre. (Baumé.)
Malambo.	*De la fam. des magnoliacées, selon* M. Virey.	Ecorce S.	℔vj ℥ iv.	Citrine. [5]	7 Cartheuser, auteur de cette expérience, rapporte qu'il trouva dans l'officine de Daniel Cruegerus, de cette huile renfermée dans un vase bouché et luté. Il en contenait 6 onces qui y étaient depuis 27 ans, et qui s'étaient changées en une masse concrète, saline, blanche. Il l'envoya à Schreckius de Nuremberg, pour qu'il la soumît à quelques expériences. Celui-ci trouva qu'elle avait conservé l'odeur de la plante récente, se liquéfiait à la chaleur, et se prenait en masse par le refroidissement, etc. Ce n'était probablement que du camphre. (C. Recluz.)
Marjolaine	*Origan. Majorana.* . .	Plante F.	[illegible]vij gr. 18 à ℥ ij ʒ iv.	Citrine. [6]	
Idem.	*Idem.*	*Idem* S.	℥ vj ʒ ij.	*Idem.*	
Idem.	*Idem.*	Feuille S.	[illegible]vj ʒ ij (Hoffm. et Cartheuser).		
Idem.	*Idem.*	*Idem* F.	[illegible]vj gr. 35 à ℥ j ʒ j gr. 27 (Lewis).	Jaunâtre. [7]	8 Très fluide, d'une très légère odeur de citrons, plus légère que l'eau, passant au jaune en vieillissant. (C. Recluz, 1827.)
Mélisse.	*Melissa officinalis* . . .	Plante entière F.	ʒ ij à ʒ iij.	Incolore. [8]	9 En peu de temps elle devient rougeâtre, et enfin brune. Elle possède une odeur assez agréable. (Cartheuser.) D'une saveur très brûlante, congelable à une basse température ; poids spécifique, 0,975. (Gmelin.)
Menthe crépue.	*Mentha crispa*	Feuilles S.	℥ ix ʒ iij.	Jaune. [9]	
Idem.	*Idem.*	*Idem* F.	[illegible]j ʒ vij gr. 20 [illegible]delh. de Mosc.)		10 Liquide, très fluide et très expansible, contient du camphre ; jaunit et rougit en vieillissant ; cristallise à 27° en aiguilles. (C. Recluz, 1825.)
Idem des jardins. . .	*Mentha gentilis*. . . .	La plante F.	ʒ ij gr. 25.	Jaune rougeâtre	
Idem poivrée.	*Mentha piperita*. . . .	*Id.* *Id.*	℥ iij ʒ ij.	Incolore. [10]	11 Poids spécifique, 0,92. (Gmelin.) J'ai dans mes notes, l'observation d'un auteur anglais, dont je n'ai pas connaissance du nom, qui dit en avoir retiré 18 onc. sur 25 livres de plante (C. Recluz.)
Idem Idem.	*Idem.*	*Id.* *Id.*	[illegible]ʒ ij gr. 54 (Lew.)	*Idem.* [11]	
Idem Idem.	*Idem.*	*Id.* *Id.*	ʒ vj gr. 20.	*Idem.*	
Maniguette graine du Paradis.	*Amomum Grana parad.*	Semences S.	ʒ jss.		12 Fluide et légère. (C. Recluz, 1821.) 13 Fluide, Baumé. D'une odeur peu agréable, âcre, rougit en vieillissant, plus légère que l'eau et soluble dans l'esprit-de-vin. (C. Recluz.)
Matricaire	*Matricaria Parthen* . .	La pl. entière F.	ʒ iij gr. 55.	Citrine. [12]	
Myrte	*Myrtus communis* . . .	Feuilles F.	ʒ ijss.	Verte. [13]	

SUITE [illegible]BLEAU.

NOM FRANÇAIS.	NOM LATIN BOTAN.	Parties employées sèches ou fraîches	Quantité d'huile volat. obtenue de 25 livres de substance.	COULEUR.	OBSERVATIONS et noms des auteurs.
Millefeuille.	*Achillea Millefolium* .	Fleurs sèches	ʒ vij gr. 71.	Bleu clair ou jaune verdâtre. [1]	1 (Lewis.) Brunit et s'épaissit en vieillissant; elle est d'une odeur aromatique, camphrée, de saveur chaude, âcre et amère. (C. Recluz.)
Noyer.	*Juglans regia*	Chatons F.	ʒ j gr. 28.	Blanchâtre. [2]	2 Sans odeur, et d'une consistance de beurre. (Baumé.)
Oranger.	*Citrus Aurantium* . . .	Fleurs F.	ʒ iv gr. 62 à ʒ v gr. 57.	Incolore. [3]	3 Fluide, plus légère que l'eau, et d'une odeur très agréable. Elle jaunit, rougit et brunit en vieillissant. Baumé. (C. Recl.)
Idem.	*Id. var. fructu amaro* .	*Id. Id.*	ʒ ij.	*Idem.* [4]	4 Amère, très aromatique, et sans âcreté. Elle se conserve mieux que la précédente qui ne tarde pas à s'acidifier. (C. R., 1827.)
Origan	*Origanum vulgare var. flore rubro*	La pl. entière F.	gr. 63.	Rouge. [5]	5 Très fluide, aromatique, légère et d'une saveur âcre. Baumé. (C. Recluz.)
Idem.	*Idem Idem*.	*Idem* S.	ʒ vj gr. 48.	*Idem.* [6]	6 *Idem.* (Baumé.)
Idem.	*Id. var. flore albo*. .	*Idem* F.	ʒ vij gr. 17 à ℥ ijss	Ambrée ou citr.* [7]	7 *Idem.* (Baumé.)
Idem.	*Idem Idem*.	*Idem* S.	℥ vj ʒ ij gr. 50.	*Idem.* [8]	8 *Idem.* (Baumé.)
Panais.	*Pastinaca sativa*	Semences S.	ʒ vj gr. 18.	*Idem.* [9]	9 *Idem.* (Lewis.)
Persil.	*Apium Petroselinum*. .	Fleurs F.	ʒ j gr. 40ss.	*Idem.* [10]	10 *Idem.* (Lewis.)
Idem.	*Idem*.	La plante F.	ʒ j gr. 48.	Très verte. [11]	11 Butyreuse, mélange d'huile liquide légère et d'huile concrète, cristallisable et pesante. (Baumé. Gmelin.)
Idem.	*Idem*.	Semences S.	℥ j ʒ ivss.	*Idem.* [12]	12 *Idem.* (Lewis.)
Phellandre aquatique. .	*Phellandrium aquatic.*	Semences S.	℥ ij gr. 48.	Jaune pâle. [13]	13 D'une odeur pénétrante et d'une saveur aromatique. (Niémann.)
Piment.	*Myrtus Pimenta*. . .	Fruits S.	℥ j ʒ ivss.	Incolore. [14]	14 Elle est plus pesante que l'eau, et très ressemblante par l'odeur, la saveur et le poids spécifique à celle de girofles. (Carth.)
Poivre noir.	*Piper nigrum*	Fruits S.	℥ ij ʒ ivss (Geoffr.). ℥ iij ʒ j (Heyster). ℥ iv ʒ j gr. 20 (Cart.) ℥ vij ʒ ijss (Newm.) ℥ ix ʒ iij (Lewis).	Cit. ou jaune doré [15]	15 Surnage l'eau, et d'une odeur et saveur peu prononcées (Cartheuser.) Presque limpide, d'une odeur forte et d'une saveur moins âcre que celle du poivre. (Gmelin.)
Pouliot.	*Mentha Pulegium*. . .	Pl. ent. fleurie F.	℥ j ʒ iij gr. 39.	Citrine.	16 Légère, très fluide et très aromatique. (C. Recluz, 1821.)*
Idem.	*Idem*	*Id. Id.*	ʒ vj gr. 43.	*Idem.* [16]	
Pyrèthre.	*Anthemis Pyrethrum*. .	Racine S.	℥ iij gr. 9.	Blanchâtre. [17]	17 Butyreuse et brûlante (Niémann); inodore (Murray); âcre et insipide (John).
Racine de roses. . . .	*Rhodiola rosea*.	Racine S.	℥ iij ʒ j.	Citrine. [18]	18 D'une odeur et saveur de roses. (Niémann.)
Ravensara	*Agathophyll. Ravensara*	Ecorces S.	℥ iij ʒ ij gr. 48.	*Idem.* [19]	19 Composée d'une huile plus légère et d'une autre plus pesante que l'eau. Cristallise par un froid de 16 degrés sous zéro. (Baumé.)
Romarin	*Rosmarinus officinalis*.	Feuille fraîche.	℥ ij gr. 24 (Baumé).	Ambrée. [20]	20 Très fluide. (Baumé.)
Idem.	*Idem*	Pl. ent. en fleur S.	℥ ij ʒ vj gr. 20 (Lew.) ℥ ij.	*Idem.* [21]	21 *Idem.* (Lewis.)
Idem.	*Idem*.	Feuilles S.	℥ iij ʒ ij gr. 3 (Newmann). ℥ iij ʒ j à ℥ iv ʒ vss (Cartheuser). ℥ ij ʒ ij à ℥ ix ʒ iij (Sala).	Jaune verdâtre. [22]	22 Très fluide, surnage l'eau, aromatique, camphrée. (Cartheuser.) *N. B.* Proust en a extrait un dixième de camphre; Kunkel en avait également retiré de cette huile. Elle est très soluble dans l'alcool; poids spécifique de celle du commerce, 0,911. (C. Recluz.)

SUITE … BLEAU.

NOM FRANÇAIS.	NOM LATIN BOTAN.	Parties employ… sèches ou fraîch…	…ntité d'huile volat. …tenue de 25 livres de substance.	COULEUR.	OBSERVATIONS et noms des auteurs.
Rue.	*Ruta graveolens*	La plante en…	ʒj gr. 13.	Ambrée ou verte. [1]	1 Très fluide, légère, d'une odeur forte et désagréable, mais moins que celle de la plante; de saveur âcre. Baumé. (Lewis. C. Recluz.)
		prise de grain…	℥j gr. 24.	*Idem.* [2]	2 *Idem.* (Lewis.)
Idem.	*Idem.*	*Id.* en semence…	℥j ʒij.	*Idem.* [3]	3 *Idem.* (Cartheuser.)
Idem.	*Idem.*	*Idem* F.	ʒv à ℥j ʒij.	*Idem.* [4]	4 *Idem.* (Hoffmann.)
Idem.	*Idem.*	*Idem* S.	ʒvj gr. 18.	*Idem.* [5]	5 (Lewis.)
Idem.	*Idem.*	*Id.* en fleurs S.	à ℥j gr. 24. ℥v.		
Idem.	*Idem.*	Semences S.		*Idem.* [6]	6 *Idem.* (Baumé.)
Rhodes (bois de) ou roses	*Convolvul. scoparius*	Racine ou sou… souterraine S.	ʒij gr. 68.	Jaune. [7]	7 Lég. et d'une odeur admirable. (Baum.)
Idem.	*Idem.*	*Idem* plus dur… plus résineuse…	ʒv. …ix ʒiij (Newm.).	*Idem.* [8]	8 Elle devient rougeâtre avec le temps, d'une saveur amère, aromatique, ayant l'odeur de roses. (Gmelin.)
			…vj ʒij à ℥ix ʒiij (Sala).	Jaune d'or. [9]	9 Elle rougit en vieillissant, et la quantité dépend de la bonté du bois. (Carthеus.)
Idem.	*Idem.*	*Idem.*	…iij gr. 40 à ℥xij ʒiv (Cartheuser).		
			℥j, ʒivss.	Jaune clair. [10]	10 Densité analogue à celle du girofle, âcre, brûlante, caustique, très expansible et dépose du soufre en peu de temps. (C. Recl.)
Raifort sauvage.	*Cochlearia Armoracia.*	Racine F.	ʒiij gr. 14.	Citrine. [11]	11 Liquide, légère, aromatique. (Tromsd.)
Roseau aromatique	*Acorus Calamus*	*Id.* *Id.*	…iij ʒj à ℥v ʒj gr. 40.	*Idem.* [12]	12 *Idem.* (Cartheuser.)
Idem.	*Idem.*	*Idem* S.			
Roses.	*Rosa centifolia.*	Fleurs F.	…22ss (Baumé). …30 à ʒj gr. 24 (C. Recluz). …62ss (Hoffm.). …j (Tachenius). …ij (Humberg).	Citr. ou blanch. [13]	13 Cristallise au-dessous de 10+. Elle est composée de deux huiles, l'une liquide, l'autre concrète, qui sont plus légères que l'eau, de saveur douce et d'une odeur de roses. (C. Recluz.)
Safran.	*Crocus sativus*	Stygmates S.	…iv ʒvss (Newm.). …℥viij (Henry). ʒij gr. 20.	Jaune d'or. [14]	14 Beaucoup de camphre. (Niémann.) Elle est pesante, fluide, d'une saveur âcre, brûlante, peu amère; très soluble dans l'eau, se transforme avec le temps en une matière blanche qui surnage l'eau. (Bouillon-Lagr. et Vogel.)
Salsepareille	*Smilax Salsaparilla*	Racine S.	…iij ʒj (Hoffm.). …v (Newmann).		
Sassafras	*Laurus Sassafras.*	Racine S.	…viij ʒij gr. 40 (Cartheuser).	Limpide. [15]	15 Elle est plus pesante que l'eau, et surpasse en pesanteur la plupart des huiles volatiles connues. Elle est liquide et rougit en vieillissant. (Cartheuser.) Elle dépose aussi des petits cristaux rouges, brillans et aiguillés, après plusieurs années de conservation. (C. Reclus.)
Idem.	*Idem.*	*Id.* *Id.*	…iv ʒvj gr. 24 à ℥v ʒv gr. 30.	Ambrée. [16]	16 Elle était en partie légère, et en partie plus pesante que l'eau. (Baumé.)
Sauge.	*Salvia officinalis.*	La pl. en fleurs F.	…j ʒiv gr. 50.	Jaune.	

SUITE DU TABLEAU.

NOM FRANÇAIS.	NOM LATIN BOTAN.	Parties employées sèches ou fraîches.	Quantité d'huile volat. obtenue de 25 livres de substance.	COULEUR.	OBSERVATIONS et noms des auteurs.
Sauge.	*Salvia officinalis.* . . .	La pl. en fleurs	gr. 49 à ʒ v gr. 40.	Jaune-verdâtre.	
Idem.	*Idem.*	*Idem* S.	ʒ ij ʒss à ℥ j ʒ ivss	Légèrem. citr. [1]	
Idem.	*Id. var. grandifolia* . .	*Idem* S.	ʒ ij gr. 60.	*Idem.* [2]	
Idem.	*Id. officinalis*	Feuilles S.	ʒ ivss à ℥ ij gr. 40	Verdâtre ou jaunâtre. [3]	
Sabine.	*Juniperus Sabina.* . . .	*Id. Id.*	ʒ j gr. 20 (Car.) ℥ xj (Fred. Hofm. in Carth.)	Citrine. [4]	
Idem.	*Idem.*	*Idem* F.	ʒj gr. 48 à ℥ vj ʒ iij gr. 67.	Légèrem. ambrée ou limpide. [5]	
Santal citrin.	*Santalum album*	Bois S.	℥ vj ʒ ij.	Citrine. [6]	
Stœchas (stœchas arab.)	*Lavandula Stœchas* . . .	Epis frais.	℥ j gr. 50.	*Idem.* [7]	
Semen contra.	*Artemisia contra et judaica.*	Fleurons S.	℥ j ʒ iv.	Légèrement jaune verdâtre. [8]	
Séné.	*Cassia lanceolata*	Feuilles S.	ʒ vss.	o	
Serpentaire de Virginie.	*Aristolochia Serpentar.*	Racine S.	℥ ij gr. 70.	Verte. [9]	
Serpollet ordinaire. . .	*Thymus Serpyllum.* . .	La plante entière fleurs F.	℥ iv gr. 58 $\frac{-}{10}$	*Idem.* [10]	
Serpollet citroné. . . .	*Thymus citratus.* . . .	*Id. Id.* S.	gr. 30.	Rougeâtre. [11]	
Tanaisie.	*Tanacetum vulgare* . . .	*Id. Id. Id.*	gr. 12 à ℥ j ʒ ij gr. 43.	Légèrem. ambrée ou lég. citr. [12]	
Idem.	*Idem.*	*Id. Id. Id.*	(C. Recl. 1821).	Rougeâtre. [13]	
Thym.	*Thymus vulgaris*	La pl. ent. fleurie	ʒ vss.	Jaune-rougeâtre ou citrine. [14]	
Idem.	*Idem.*	*Id. Id.* S.	ʒ vj gr. 33.	*Idem.* [15]	
Idem.	*Idem.*	*Id. Id. Id.*	℥ iv ʒ vss.	Jaune doré. [16]	
Valériane.	*Valeriana officinalis.* . .	Racines S.	ʒ vij.	Pâle verdâtre. [17]	
Zédoaire	*Amomum Zedoaria.* . .	*Idem.*	℥ iij ʒ j.	Citrine. [18]	
Winter.	*Wintera aromatica* . .	Ecorce S.	℥ j gr. 20.	*Idem.* [19]	

1 Très fluide. (Baumé)
2 *Idem* (Baumé.)
3 Fluide, légère, très odorante, camphrée. (Carthеuser.)
Verdâtre lorsqu'elle provient de la jeune plante, jaune lorsqu'elle provient de la plante cueillie en automne; poids spécifiq., 0,864. (Gmelin.)
Proust en a retiré du camphre. (C. Recl.)
4 Légère, odeur forte, et saveur âcre et amère. (Cartheuser.)
5 *Idem.* (Baumé.)
6 D'une odeur d'ambre et de musc. Légère et fluide. (Cartheuser.)
7 Très fluide, très aromatique et camphrée. Lewis. (C. Reclus.)
8 Très fluide, âcre et brûlante, vermifuge. (Reymond, pharmacien de Paris.)
Plus légère que l'eau, pâle, jaunâtre, très volatile, d'une odeur pénétrante, d'une saveur âcre, peu amère, très soluble dans l'alcool et l'éther et dans 1000 parties d'eau. (Tromsdorff.)
Wedelius, selon Cartheuser, serait le premier qui en aurait obtenu. Une livre lui en rendit quelques gouttes. (C. Recluz.)
9 (Bucholz). Très aromatique, d'une odeur d'oranger; semblable à celle de cajaput, mais très fragrante. (Jusch.)
10 *Idem.* (Lewis.)
11 Liquide, légère, et très aromatique. (Baumé.)
12 Jaune-verdâtre, de l'odeur de la plante, d'une saveur âcre et amère; poids spécifiq., 0,948. (Gmelin.)
13 Fluide, légère, mêlée de camphre. (Cartheuser.)
14 Très fluide, aromatique, âcre. (Lewis.)
15 *Idem.* (Lewis.)
16 Par une chaleur forte, elle passe rougeâtre; très âcre. Newmann a obtenu une certaine quantité de camphre de cette huile volat. (Fréd. Cartheuser, Fund. Mat. med., t. III, p. 118. Proust en a retiré de cette huile.)
17 Jaunissant avec le temps, très fluide, pénétrante, de saveur aromatique, devient visqueuse à l'air; poids spécifique, 0,934. (Tromsdorff. Peut être convertie en acide oxalique.)
18 Fluide et camphrée. (Newmann.)
19 Liquide et plus légère que l'eau; mais conservée, elle se sépare en deux parties, l'une sébacée, blanche, devient plus pesante que l'eau; l'autre citrine, fluide, est plus légère que l'eau.

HUITRE. *Ostrea edulis*, L. Mollusque acéphale testacé, de la famille des Ostracées. Sa coquille, adhérente aux corps sous-marins, est composée de deux valves irrégulières plus ou moins arrondies, feuilletées, raboteuses et grisâtres extérieurement, lisses et nacrées en dedans. L'animal a le corps comprimé, orbiculaire, les bords du manteau épais non adhérens et rétractiles, pourvus d'une double rangée de filamens tentaculaires courts et nombreux. La chair des huîtres est un aliment de fantaisie très recherché des gourmets. On en fait des pêches immenses sur les côtes de l'Océan; les bancs d'huîtres qui s'y forment naturellement sont quelquefois si énormes, qu'ils semblent inépuisables: on en a vu qui avaient plusieurs lieues d'étendue. Les anciens qui, comme les modernes, étaient grands amateurs d'huîtres, connaissaient l'art de les *parquer,* c'est-à-dire de les emmagasiner dans des espèces de réservoirs sous-marins où on les laisse s'engraisser et grossir. Certaines huîtres sont remarquables par leur couleur verte, que l'on attribuait autrefois à la décomposition des ulves et des autres plantes marines qui croissent dans les parcs. M. B. Gaillon, de Dieppe a démontré, il y a quelques années, que cette viridité des huîtres était due à un petit être microscopique du genre que M. Bory de Saint-Vincent a nommé *navicule,* lequel pénètre de toutes parts l'huître et la colore.

Les huîtres ont été recommandées dans quelques maladies. On en prépare des bouillons analeptiques. Mangées fraîches, elles excitent l'appétit, facilitent la digestion, et passent même pour posséder des vertus aphrodisiaques. Elles contiennent beaucoup de principes salins, du phosphate de fer, une grande proportion d'osmazome, et d'autres matières animales. Les coquilles d'huître calcinées ont été préconisées comme médicament absorbant; mais aujourd'hui l'usage en est abandonné. *V.* COQUILLES D'HUITRES. (G...N.)

HYACINTHE, *Jargon de Ceylan, Zircon.* Pierre précieuse qui entrait autrefois dans la confection dite d'hyacinthe. On ne la fait plus entrer dans la préparation de ce composé à cause de son inertie. D'après l'analyse de M. Vauquelin, l'hyacinthe est une combinaison d'oxide de silicium et d'oxide de zirconium, dans les proportions de 31 d'oxide de silicium, et de 66 d'oxide de zirconium. (A. C.)

HYDRACIDES. *V.* ACIDES, premier vol., p. 35.

HYDRAGOGUES. On a désigné sous ce nom les substances médicamenteuses auxquelles on supposait la propriété de donner lieu à l'écoulement des sérosités épanchées dans les cavités ou infiltrées dans les tissus organiques. Ces substances sont particulièrement les purgatifs drastiques. (A. C.)

HYDRARGYRE. Nom donné au mercure, dérivé du mot latin *Hydrargyrum*.

HYDRATES. On a donné le nom d'hydrates aux oxides métalliques qui retiennent une certaine quantité d'eau pour ainsi dire solidifiée; ce liquide donne à ces produits des caractères particuliers. Proust a le premier observé ces composés, qui, en général, abandonnent facilement l'eau qui les constitue; il en est cependant quelques-uns (les oxides de potassium et de sodium sont dans ce cas) qui retiennent fortement ce liquide, que l'on ne peut en séparer à l'aide de la chaleur seulement. D'après l'opinion de M. Berzelius, les hydrates sont formés d'eau et d'oxides en proportions telles, que la quantité d'oxigène contenu dans l'oxide est égale à la quantité d'oxigène contenu dans l'eau; ce qu'il y a de certain, c'est que l'on a reconnu, dans l'examen des hydrates, que ceux qui contiennent le plus d'eau sont ceux dont les oxides contiennent le plus d'oxigène. (*Annales de Chimie*, t. LXXXII, p. 5.) (A. C.)

HYDRATE D'ALUMINE. *V.* ALUMINE, t. I, p. 275.

HYDRATE DE BARYTE. *V.* BARYTE, t. I, p. 390.

HYDRATE DE POTASSE, *Hydrate de protoxide de potassium. V.* PIERRE A CAUTÈRE, POTASSE A LA CHAUX, POTASSE A L'ALCOOL.

HYDRATE DE SOUDE. *V.* SOUDE A LA CHAUX, SOUDE A L'ALCOOL.

HYDRATE DE STRONTIANE. *V.* STRONTIANE.

HYDRIODATES. Les hydriodates sont des sels qui résultent

de la combinaison de l'acide hydriodique avec les bases salifiables. Les caractères particuliers de ces sels qui peuvent les faire reconnaître, sont les suivans : 1°. traités par les acides sulfurique et nitrique concentrés, et par la solution de chlore, ils sont décomposés, l'iode est mis en liberté; 2°. ils ne sont pas altérés, à la température ordinaire, par les acides sulfureux, hydro-chlorique et hydro-sulfurique; 3°. les hydriodates sont tous solubles dans l'eau; les solutions qui en résultent, versées dans des solutions des oxides métalliques des trois dernières sections, y déterminent des précipités diversement colorés : le précipité formé dans la solution d'argent est blanc, celui obtenu avec la solution de proto-nitrate de mercure est jaune-verdâtre, celui qui se forme dans la solution de per-chlorure de mercure est rouge, celui obtenu avec le nitrate de plomb liquide est jaune, ceux formés par les sels de cuivre sont gris-blanchâtres, ceux obtenus avec les sels de bismuth sont brun-marron; 4°. ils dissolvent de l'iode et se colorent en rouge-brun foncé. Quelques-uns de ces sels sont employés en Thérapeutique. Ces sels, unis à une certaine quantité d'iode, forment des sels connus sous le nom d'*hydriodates iodurés*. Nous nous bornerons, dans cet article, à faire connaître les hydriodates qui sont employés, et ceux qui, par la suite, nous paraîtraient susceptibles de l'être.

(A. C.)

HYDRIODATE D'AMMONIAQUE. Ce sel, composé de parties égales de gaz hydriodique et de gaz ammoniaque, s'obtient en combinant ensemble ces deux substances prises à l'état liquide; faisant ensuite évaporer et cristalliser, l'hydriodate d'ammoniaque cristallise en cubes; chauffé dans des vaisseaux fermés, il se volatilise en éprouvant un commencement de décomposition; calciné avec le contact de l'air, la décomposition de ce sel est plus marquée; il prend alors une couleur plus foncée, qu'il doit à un excès d'iode. Ce sel a été introduit dans la préparation d'une pommade destinée à frictionner les glandes. La dose de ce sel, pour 32 gram. (1 once) d'axonge, était de 2 grammes (36 grains). Selon les rapports d'un praticien anglais, on a obtenu de bons résultats de son emploi. (A. C.)

HYDRIODATE DE POTASSE, *Iodure de potassium*. Ce sel, connu depuis peu de temps, existe dans la nature dans les varecks. Il fait partie des soudes dites de Cherbourg, et il est employé avec succès contre les tumeurs indolentes. Plusieurs procédés pour l'obtenir ont été successivement employés. Ces procédés sont: 1°. la saturation de l'acide hydriodique par le sous-carbonate de potasse et l'évaporation de la solution saturée qui fournit le sel cristallisé, lequel est considéré par M. Gay-Lussac comme un iodure de potassium; 2°. la décomposition des iodures métalliques par l'eau et la saturation de l'acide hydriodique par les alcalis; 3°. la décomposition de l'hydriodate de fer par la potasse; 4°. le traitement de la solution alcoolique d'iode par l'hydro-sulfate de potasse, procédé de M. Taddei. Le procédé donné par MM. Baup et Caillot est celui qui est le plus usité; les produits que nous avons obtenus en le mettant en usage étaient plus blancs que ceux obtenus par d'autres procédés.

Procédé de MM. Baup et Caillot. On introduit dans un matras de verre 50 parties d'eau distillée et 10 parties d'iode; on ajoute ensuite à ces substances, et par petites portions, 5 parties de limaille de fer pure et non oxidée; chaque fois que l'on ajoute la limaille, on remue le matras pour que toutes les substances soient bien en contact; lorsque toute la limaille a été ajoutée, on place le matras sur un triangle de fer supporté par un fourneau; on chauffe doucement, en ayant soin de remuer de temps en temps: l'iode s'unit au fer, et il se forme d'abord un hydriodate de fer iodure; mais par l'action de la chaleur, ce composé passe à l'état d'hydriodate simple. On reconnaît que la conversion en hydriodate de fer est complète lorsque la liqueur est décolorée, et l'on peut encore mieux s'assurer de cette conversion entière, en trempant dans l'hydriodate une bande de papier blanc. Lorsque la décomposition est complète, la partie du papier trempée dans la liqueur ne prend pas de couleur rouge, ce qui arrive lorsque la décomposition n'est pas achevée. La décomposition terminée, on filtre la liqueur; on lave le filtre avec de l'eau distillée bouillante, jusqu'à ce que l'eau qui a passé sur ce résidu n'ait plus de saveur; on réunit dans une capsule la liqueur et les eaux de lavage, et l'on fait chauffer. Lorsque la température du liquide est parvenue au point voisin de celui de l'ébullition, on verse dans le liquide une solution de sous-carbonate de potasse jusqu'à saturation; on apporte la plus grande précaution lors de cette opération, pour ne pas ajouter un excès d'alcali à la liqueur. L'addition de la potasse détermine la précipitation de l'oxide de fer, qui se trouve séparé de l'acide hydriodique par la potasse qui s'unit à cet acide; on sépare par filtration; lorsque la liqueur est filtrée, on lave le filtre à plusieurs reprises, et l'on réunit toutes les liqueurs. On reconnaît, à l'aide du papier de tournesol rougi, s'il y a un excès de base; dans ce cas, on sature l'excès de base par de l'acide hydriodique: aussitôt que la saturation est terminée, on fait évaporer le liquide dans une capsule de porcelaine. Lorsque la concentration est assez avancée et que l'on aperçoit à la surface du liquide une pellicule cristalline, on cesse le feu, et on laisse en repos; peu à peu les cristaux se déposent sur les parois de la capsule. Lorsque la cristallisation est terminée, on enlève les cristaux, on les lave avec un peu d'eau, et on les met à égoutter; on les fait ensuite sécher sur du papier et à l'étuve. Quelquefois ces cristaux obtenus d'une première opération sont purs et blancs; il n'est pas besoin de les faire redissoudre, comme cela arrive le plus souvent. Si les cristaux sont colorés, ce qui peut arriver lorsqu'en saturant l'excès de potasse par l'acide hydriodique, on a ajouté un excès de cet acide, pour les obtenir blancs et incolores, il faut les exposer à une chaleur suffisante; cependant, lorsqu'on veut obtenir un produit plus pur, il vaut mieux agir de la manière suivante: on recueille les cristaux, on les fait dissoudre, on filtre, et l'on fait cristalliser de nouveau.

Procédé de M. Taddei. On dissout de l'iode dans de l'alcool à 20 ou 25°; lorsque la solution est complète, on l'additionne d'hydro-sulfate de potasse : le liquide se trouble, sa couleur passe du rouge foncé au rouge marron, ensuite au rose ou couleur de chair, enfin à une couleur blanche laiteuse. Lorsque le liquide a pris cette couleur, c'est une preuve que tout l'iode est converti en acide hydriodique qui s'est combiné à la potasse. On laisse éclaircir le liquide, et l'on verse encore quelques gouttes d'hydro-sulfate : si cette dernière addition ne trouble plus le liquide, c'est une preuve que l'opération est terminée; on filtre et l'on fait évaporer jusqu'à siccité; on obtient l'hydriodate de potasse par cristallisation. Ce moyen, que nous avons mis en usage, nous a fourni un sel moins blanc que celui obtenu par le procédé de MM. Baup et Caillot ; on peut cependant l'obtenir à l'état de pureté en le faisant dissoudre et cristalliser.

L'hydriodate de potasse est un solide blanc, cristallisant en cubes ; sa saveur est âcre, légèrement amère. Ce sel est déliquescent, soluble dans l'eau. (100 parties de ce liquide à 12° en dissolvent 136 parties, et 141 quand l'eau est à 16°.) Par la dessication, il se transforme en iodure de potassium et en eau. L'iodure de potassium est fusible; il se volatilise à la température rouge, sans éprouver d'altération bien marquée; cette propriété peut servir à faire reconnaître s'il a été falsifié par l'addition des sels étrangers. L'hydriodate de potasse est formé de 100 d'acide hydriodique et de 37,426 de potasse. Le prix élevé de l'iode et celui des hydriodates, a donné lieu à la falsification de ces sels par les hydro-chlorates. Ces altérations et les moyens de les reconnaître ont été indiqués par M. Robiquet, dans un mémoire sur la préparation de l'hydriodate de potasse. Ce savant a indiqué le procédé suivant pour apprécier la pureté de ces sels : on prend un poids déterminé d'hydriodate de potasse bien pur (supposons 10 grammes); on prend une égale quantité du sel que l'on suppose être altéré; on dissout séparément ces échantillons dans les mêmes quantités d'eau; on introduit les solutions dans de petites cornues tubulées; on adapte des récipiens à ces vases; on verse ensuite dans chacun de ces vases et par la tubulure, de l'acide nitrique en excès, de manière à déterminer la décomposition de l'hydriodate : l'acide nitrique se combine à la potasse, et l'iode est mis à nu ; par l'action de la chaleur, on le fait volatiliser ; on élève la température pour obtenir une décomposition complète et toute la séparation de l'iode ; on recueille ce produit, on le fait sécher, et l'on prend les poids qui, comparés entre eux, indiquent ou non la pureté du sel essayé. On examine ensuite les deux liqueurs distillées, et on les essaie par le nitrate d'argent. La liqueur qui provient de l'hydriodate pur ne doit pas donner de précipité, tandis que celle qui provient d'un hydriodate qui aurait été mélangé d'hydro-chlorate en contient. La quantité de chlorure d'argent obtenue est d'autant plus considérable que l'hydriodate est plus impur. M. Robiquet a émis l'idée que le mélange des hydriodates et des hydro-chlorates peut être un des résultats de l'opération par laquelle les sels ont été obtenus. Il est à notre connaissance que des hydriodates ont été mêlés à des hydro-chlorates et vendus à un prix moins élevé que le cours : on pouvait séparer mécaniquement de ces sels, de l'hydro-chlorate qui ne contenait pas d'hydriodate.

L'hydriodate de potasse est employé en Thérapeutique ; on le fait entrer dans des pommades employées à la résolution complète des tumeurs indolentes. La dose de sel, par rapport à celle de l'axonge, est de 1 gros de sel par once de corps gras. *V*. Pommades. (A. C.)

HYDRIODATE DE POTASSE IODURÉ. Hydriodate de potasse pur, 20 parties ; iode pur, 6 parties. On mêle ces deux substances dans un mortier de verre, et l'on triture longtemps, afin que le mélange soit homogène et ait acquis une couleur rouge foncée.

Cet hydriodate sert aux mêmes usages thérapeutiques que l'hydriodate de potasse simple ; on le fait entrer dans un sirop et dans une pommade. (A. C.)

HYDRIODATE DE SOUDE. Ce sel est composé de 100 parties d'acide hydriodique et de 24,728 de soude ; on l'obtient de la même manière que l'hydriodate de potasse ; il cristallise en prismes rhomboïdaux aplatis, volumineux, qui forment par leur réunion des cristaux plus épais, striés dans leur longueur, et terminés en échelons; ils contiennent beaucoup d'eau de cristallisation, et sont déliquescens; exposés à l'action de la chaleur, ils sont transformés en iodures. L'hydriodate de soude n'est pas employé; on peut cependant regarder ses propriétés comme analogues à celles de l'hydriodate de potasse. (A. C.)

HYDRO-CHLORATES, *Muriates.* Ce sont des sels qui résultent de la combinaison de l'acide hydro-chlorique avec les bases salifiables. Les caractères principaux qui servent à les faire reconnaître et à les distinguer sont les suivans : 1°. traités par l'eau distillée, ils donnent naissance à des solutions qui, par le nitrate d'argent, fournissent un précipité blanc caillebotté, insoluble dans l'eau et dans l'acide nitrique concentré, soluble, lorsqu'il est encore humide, dans l'ammoniaque; 2°. soumis à l'action de l'acide sulfurique, les hydrochlorates sont décomposés; il résulte de cette décomposition des sulfates; l'acide hydro-chlorique se dégage à l'état de gaz; 3°. traités par l'acide phosphorique à l'aide de la chaleur, il y a décomposition, formation de phosphates et dégagement de gaz acide hydro-chlorique; 4°. soumis à l'action de la chaleur, ces sels se conduisent de diverses manières: les uns se décomposent, laissent dégager du gaz acide hydro-chlorique, et sont convertis en oxides; d'autres passent à l'état de chlorures avec formation d'eau; d'autres sont entièrement décomposés; il y a dégagement d'eau, de chlore, et réduction du métal. (A. C.)

HYDRO-CHLORATE D'AMMONIAQUE, *Muriate d'ammoniaque, Sel ammoniac.* Ce sel a été long-temps préparé en Égypte, d'où il nous était envoyé. On le préparait en faisant dessécher la fiente des chameaux, que l'on brûlait ensuite dans des cheminées construites de manière à ce que l'on pût recueillir beaucoup de suie; on détachait ce produit, on l'introduisait dans de grands ballons de verre très mince (ces ballons avaient plus d'un pied de diamètre); on remplissait ces ballons jusqu'aux deux tiers de leur capacité; on exposait ensuite ces vases sur des fourneaux nommés *galères*, à l'action d'un feu très doux d'abord, puis on augmentait successivement la température. Au bout de trois jours d'un feu continu, l'opération était terminée; on cassait le ballon, et l'on obtenait le sel ammoniac sous forme de pains ronds, convexes d'un côté, concaves de l'autre. Les surfaces de ce sel étaient noircies. Le sel ammoniac fut un sujet de recherches pour les savans. Geoffroy, le médecin, fut le premier qui découvrit la composition de ce sel et les moyens employés à sa préparation; Duhamel s'occupa de son analyse; Black, Bergmann, Scheèle, Berthollet, Fourcroy, se sont occupés successivement de ce sel.

Le sel ammoniac se prépare maintenant en Europe, et la quantité de ce sel que la France peut fournir au commerce est considérable. Baumé est le premier qui essaya de fabriquer le sel ammoniac de toutes pièces; il distillait des matières animales, recueillait le produit de la distillation, et le décomposait par le muriate de magnésie contenu dans les eaux-mères provenant des salines. Il séparait le précipité magnésien formé par le carbonate d'ammoniaque, faisait évaporer la liqueur et soumettait le résidu à la sublimation: par cette opération, il obtenait le sel ammoniac. MM. Leblanc et Dizé, plus tard, portèrent leur attention sur la fabrication de ce sel. Pour l'obtenir, ils réunissaient, dans un vaste récipient en plomb, du gaz acide hydro-chlorique dégagé de sel marin par l'acide sulfurique, avec de l'ammoniaque résultant de la décomposition des matières animales. Ces deux procédés n'ayant pas fourni de résultats avantageux, on chercha d'autres moyens. C'est à MM. Payen père et Pluvinet qu'est dû le premier procédé qui ait parfaitement réussi. Le fils et le frère de ces habiles manufacturiers le mettent encore en usage dans deux superbes fabriques établies à Grenelle et à Clichy, et qui sont dans l'état le plus prospère. Ce procédé est le suivant: 1°. on charbonne dans des cylindres en fonte réunis dans de grands fourneaux, des substances de nature animale, des os, des chiffons de laine, des cornes ; on recueille et l'on condense les produits qui se dégagent pendant la décomposition (de l'eau, de l'huile animale, du sous-carbonate d'ammoniaque), et on les réunit dans de grands réservoirs ; 2°. on sépare des produits recueillis, l'huile qui surnage, et l'on fait passer trois ou quatre fois le sous-carbonate d'ammoniaque liquide à travers du sulfate de chaux pulvérisé, étendu sur des toiles tendues, faisant l'office de filtre ; en traversant ce sulfate, le carbonate se décompose, il y a formation de carbonate de chaux et de sulfate d'ammoniaque : le premier reste sur les toiles, le second traverse le filtre et se rend dans des réservoirs destinés à le recueillir ; 3°. on traite le sulfate d'ammoniaque par le muriate de soude à l'aide de l'ébullition : dans cette opération, il y a décomposition, formation de sulfate de soude et d'hydro-chlorate d'ammoniaque ; on sépare ces sels par évaporation et par cristallisation, la cristallisation de ces deux combinés ayant lieu à des époques différentes de l'opération ; 4°. on sublime dans des vases de terre le sel ammoniac après l'avoir desséché ; on a soin de percer le *pain* qui se forme par sublimation, à l'aide d'un *vilbrequin*, en prenant la précaution de tremper la *mèche* de cet *outil* dans l'huile ; en agissant de la sorte, on prévient la rupture des vases, rupture qui pourrait être causée par l'expansion que prennent l'air et les vapeurs de sel ammoniac. On peut encore obtenir directement le muriate d'ammoniaque en saturant l'acide hydro-chlorique par du sous-carbonate d'ammoniaque, filtrant et faisant évaporer et cristalliser. Le sel ammoniac se trouve dans le commerce en très grande quantité ; il est en pains qui sont *blancs* ou *gris*, selon son degré de pureté. Le blanc est employé dans les usages pharmaceutiques ; le gris est employé dans les arts, l'étamage des métaux, la teinture, etc. Dans le premier moment où ce sel fut fabriqué en France, il fallut noircir les surfaces de ce sel pour lui donner l'apparence de sel ammoniac exporté de l'étranger, et qui, sur ses faces présente une couche noire, due à de la suie ou à une matière empyreumatique qui s'est charbonnée pendant la sublimation.

L'hydro-chlorate d'ammoniaque est soluble dans moins de 3 parties d'eau à 15°; il est plus soluble dans l'eau bouillante, et cristallise par refroidissement. Ces cristaux sont, ou des pyramides à quatre faces, ou des pyramides allongées; dans ce dernier cas, il présente la configuration de barbes de plume. Exposé à l'action de l'air, il attire légèrement l'humidité; si on l'expose à l'action de la chaleur, il se sublime sans décomposition, sous forme de fumées blanches qui se condensent facilement sur les substances froides qu'on leur présente. Ce sel est formé de 68,52 d'acide, et de 31,48 d'ammoniaque. Comme nous l'avons dit, on emploie le sel ammoniac pur que l'on trouve dans le commerce; il serait mieux de faire redissoudre ce sel, et de le faire cristalliser. Il est employé comme tonique, stimulant, résolutif, fébrifuge, vermifuge; on l'applique à l'extérieur, et on le donne intérieurement : la dose ordinaire est de 5 à 12 décigrammes (10 à 24 grains).

Le muriate d'ammoniaque est employé en Chimie pour faire reconnaître la présence des sels de platine; il précipite ces sels en s'unissant avec eux et en donnant naissance à un sel triple. Ce précipité est jaune; desséché et soumis à l'action de la chaleur, il se décompose : le muriate d'ammoniaque est volatilisé; le platine à l'état métallique se présente sous la forme spongieuse; c'est le *platine en éponge* ou *en mousse*. Les caractères qui peuvent faire reconnaître l'hydro-chlorate d'ammoniaque, sont les suivans : 1°. le nitrate d'argent le précipite en blanc; le précipité est insoluble dans l'acide nitrique concentré; la liqueur évaporée fournit un sel (le nitrate d'ammoniaque) qui jouit de caractères particuliers; 2°. le muriate de platine le précipite; le précipité soumis à l'action de la chaleur, fournit des vapeurs blanches de sel ammoniac et un résidu spongieux métallique (*le platine en éponge*); 3°. traité par la soude, la potasse, la chaux, la baryte, ce sel est décomposé, il y a dégagement d'ammoniaque gazeux; 4°. chauffé assez fortement, il se volatilise sans décomposition. Le sel ammoniac du commerce contient quelquefois de l'oxide de fer ; ce principe nuit, lors de l'emploi de ce sel pour la teinture, la fabrication des couleurs ; ce sel impur est rougeâtre : il contient aussi quelquefois du cuivre ; il est alors bleuâtre. (A. C.)

HYDRO-CHLORATE D'AMMONIAQUE ET DE FER, *Muriate d'ammoniaque et de fer, Fleurs ammoniacales martiales.* On obtient ce sel de la manière suivante : on fait dissoudre dans l'eau distillée 36 parties d'hydro-chlorate d'ammoniaque pur et 12 parties d'hydro-chlorate de fer ; on filtre la solution et l'on fait évaporer à siccité. On pourrait conserver le sel ainsi préparé pour l'usage pharmaceutique, mais les formulaires prescrivent, en outre, de le sublimer de la manière suivante : on place le sel provenant de l'évaporation dans une capsule de porcelaine, on la recouvre d'une autre capsule renversée et percée d'un petit trou ; on lute les bords des deux capsules, on place sur un bain de sable, et l'on chauffe : le sel se sublime et se condense à la partie supérieure de l'appareil. Quand la sublimation est terminée, on arrête l'opération ; on laisse refroidir, on démonte l'appareil, on détache le sel que l'on conserve dans un bocal bien fermé. Cette opération peut être faite avec plus de facilité, en se servant de cornues, de matras, et même de fioles dites fioles à médecine. Le manipulateur, en employant ces derniers appareils, peut reconnaître la marche de l'opération et arrêter le feu à l'époque convenable. Nous avons voulu opérer avec des capsules de verre, mais ces vases, dont les parois sont inégales, se cassent facilement ; on ne doit pas les employer.

La solution de l'hydro-chlorate d'ammoniaque et de fer traitée par la soude ou par la potasse est décomposée ; il y a précipitation de l'oxide de fer et dégagement d'ammoniaque. Ces caractères peuvent servir à faire reconnaître ce produit. Ce sel est employé comme astringent, apéritif, désobstruant, contre les engorgemens de glandes mammaires, le rachitis ; la dose est de 15 centigrammes à 12 décigrammes (de 3 à 24 grains) ; on le donne en solution dans un liquide approprié, ou on le fait entrer dans des pilules. (A. C.)

HYDRO-CHLORATE DE BARYTE, *Chlorure de barium, Muriate de baryte, Sel marin à base de terre pesante, Baryte muriatée ou salée, Sel marin pesant* (1). Ce sel est le résultat de la combinaison de l'acide hydro-chlorique avec l'oxide de barium dans les proportions de 25,75 d'acide, et de 74,25 d'oxide. Scheèle est le premier qui examina les propriétés de ce sel. Bergmann, Crawford, Kirwan, Bucholz, Bouillon-Lagrange, Julia Fontenelle, s'occupèrent successivement de l'étude de ce sel et des moyens de l'obtenir. L'hydro-chlorate de baryte s'obtient de plusieurs manières : 1°. en traitant le carbonate de baryte pur par l'acide hydro-chlorique pur, saturant l'acide, filtrant, faisant évaporer et cristalliser, lavant les cristaux avec un peu d'eau distillée, reprenant les eaux-mères, les soumettant à l'évaporation pour obtenir de nouveau des cristaux.

2°. On obtient ce sel en réduisant en poudre le sulfate de baryte, le mêlant avec du charbon et le calcinant. On doit alors agir de la manière suivante : on prend 100 parties de sulfate de baryte en poudre très fine, 25 parties de charbon, on mêle ces deux produits, on les introduit dans un creuset de Hesse, et l'on place ce vase au milieu d'un fourneau de forge ou d'un autre fourneau ; on met à l'entour du creuset, du charbon allumé, et l'on chauffe fortement pendant deux heures et demie. Le sulfate de baryte en contact avec le charbon est décomposé, une partie du charbon se convertit en acide carbonique qui se dégage ; le sulfate est ramené à l'état de sulfure de barium qui reste dans le creuset. On laisse refroidir le creuset dans le fourneau, afin d'éviter sa rupture ; lorsqu'il est froid, on le sort du fourneau ; on en tire le sulfure, on le réduit en poudre fine, on le jette par petites portions dans de l'eau distillée bouillante. Le sulfure étant en contact avec l'eau, celle-ci se décompose en partie ; l'hydrogène de l'eau s'unit à une portion du soufre pour former de l'acide hydro-sulfurique ; l'oxigène se porte sur le métal et l'amène à l'état d'oxide ; l'acide hydro-sulfu-

(1) Quelques auteurs emploient l'*y* dans le mot *baryte*, d'autres emploient l'*i* seulement, *barite*.

rique formé s'unit avec l'oxide de barium et donne naissance à un sel soluble (l'hydro-sulfate) : on décompose ce sel en ajoutant dans la liqueur de l'acide hydro-chlorique en excès ; cet acide décompose l'hydro-sulfate de baryte ; l'acide hydro-chlorique (1) s'unit à l'oxide de barium pour former un hydro-chlorate. On filtre la liqueur, on la fait évaporer ; on obtient, par l'évaporation, des cristaux que l'on sépare, et l'on met à égoutter ; on rapproche les eaux-mères qui fournissent de nouveau des cristaux. On continue ces évaporations jusqu'à ce que la liqueur refuse de fournir des produits solides. On réunit alors tous les cristaux qui ne sont pas purs et qui sont un mélange d'hydro-chlorates de baryte et de fer ; on les réduit en poudre, et on les met dans une chaudière de fonte placée sur un fourneau ; on chauffe la chaudière, on remue la poudre, et l'on continue la calcination jusqu'à ce que la poudre ait pris une couleur rouge-brune : le sel de fer est alors décomposé ; l'acide se dégage, l'oxide reste mêlé à l'hydro-chlorate. On traite le résidu par l'eau distillée bouillante, et l'on filtre. La liqueur filtrée contient l'hydro-chlorate de baryte ; l'oxide de fer reste sur le filtre ; on lave avec soin, on réunit les lavages, on fait évaporer, et l'on obtient des cristaux qui, lavés et desséchés, sont ensuite conservés dans des flacons bouchés en liége.

M. Resat, pharmacien à Remiremont, a apporté une modification à ce procédé ; elle consiste à ajouter un mélange de charbon et de sulfate de baryte, du soufre, dans la proportion de 56 grammes (1 once 6 gros) sur 500 grammes (une livre) de sulfate de baryte, et 125 grammes (4 onces) de charbon. L'auteur de cette innovation pense que la présence du soufre détermine la décomposition du sulfate de baryte. Une autre modification consiste à mettre dans le mélange de sulfate et de charbon, une certaine quantité de graisse ou d'huile, et à le convertir en pâte solide que l'on calcine dans un creuset.

---

(1) On doit avoir soin de se garantir du contact des vapeurs d'acide hydro-sulfurique, qui sont très nuisibles, et peuvent causer l'asphyxie.

L'hydro-chlorate de baryte cristallise ordinairement en tables ; quelquefois il prend la forme de deux pyramides appliquées base à base. Il a une saveur désagréable qui lui est particulière ; il est soluble dans l'eau froide, beaucoup plus soluble dans l'eau bouillante ; la dissolution ainsi préparée cristallise par refroidissement.

Les propriétés médicales de ce sel sont contestées : quelques personnes regardent son administration comme convenable dans les cas de scrofules, contre les tumeurs, les obstructions, les affections vermineuses, les maladies cutanées, c'est un escharotique qui a été employé pour cautériser les ulcères fongueux, et pour toucher les taies de la cornée. Ce sel peut être donné à l'intérieur, mais on doit apporter les plus grandes précautions dans son emploi, à cause de son action très énergique. Les secours à porter dans un cas d'empoisonnement causé par ce sel, consistent à faire prendre des sulfates alcalins solubles, dissous dans l'eau. Les réactifs qui font reconnaître les solutions de baryte sont : 1°. tous les sulfates solubles, qui déterminent la décomposition de ce sel, et la formation d'un sulfate insoluble (sulfate de baryte, *voir* ce mot) ; 2°. l'acide sulfurique, qui donne lieu au même précipité.

Cet hydro-chlorate est employé comme réactif pour faire reconnaître les sulfates et l'acide sulfurique ; il donne lieu à des phénomènes analogues à ceux qui résultent de l'emploi de l'eau de baryte. (*V*. p. 393, Ier vol.) (A. C.)

HYDRO-CHLORATE DE BARYTE LIQUIDE, *Muriate de baryte en solution*. L'hydro-chlorate de baryte étant donné à l'intérieur contre les scrofules, on a cru, par mesure de précaution, devoir indiquer les doses de cette préparation. Voici la formule du Codex :

Hydro-chlorate de baryte...	10 parties,
Eau distillée.............	50 parties.

On dissout le sel dans l'eau ; on filtre cette solution, qui doit être conservée pour l'usage.

La Pharmacopée d'Édimbourg propose la formule suivante :

Hydro-chlorate............ 1 partie,
Eau distillée.............. 3 parties.

Cette solution, qui est moins chargée, se donne à la dose de 5 à 10 gouttes, deux fois le jour; on augmente graduellement la dose de quelques gouttes, en prenant la précaution d'observer si le malade peut supporter cette médication. Cette solution ne doit être délivrée que sur l'ordonnance d'un médecin. Il en est de même du sel, à moins toutefois qu'on ne le demande comme réactif; on le donne alors en suivant les précautions usitées. (A. C.)

HYDRO-CHLORATE DE CHAUX, *Muriate de chaux*. Ce sel, qui a été désigné par les anciens sous une foule d'autres dénominations (1), est le résultat de la combinaison de l'acide hydro-chlorique avec l'oxide de calcium, dans les proportions de 48,10 d'acide, et de 51,90 d'oxide. Connu depuis longtemps, sa présence a été signalée par Leroy, dans les eaux minérales purgatives. Ce sel se prépare en saturant l'acide hydrochlorique par de la craie (carbonate de chaux) en excès, faisant bouillir la liqueur, filtrant, faisant évaporer, et calcinant le résidu pour décomposer une petite quantité d'hydro-chlorate de fer qui se trouve dans ce sel et qui provient, ou de l'acide, ou de la craie, et quelquefois des deux. Par la calcination, l'hydro-chlorate est décomposé, l'oxide de fer est mis à nu; on fait redissoudre le produit de la calcination, on filtre; l'oxide de fer reste sur le papier; on fait ensuite évaporer la liqueur filtrée, et l'on obtient le sel cristallisé.

La saturation de l'acide, à l'aide de la craie, doit être faite avec précaution; on ajoute la craie peu à peu, afin de ne pas donner lieu à une trop vive effervescence : celle-ci pourrait, si elle était trop vive, faire passer une partie du produit sur les

---

(1) On l'a désigné sous les noms de *sel calcaire*, *sel marin à base de terre absorbante*, *sel marin à base terreuse*, *sel ammoniac fixe*, *huile de chaux*, *phosphore de Homberg*, *chaux salée*, *muyre*.

bords du vase où la saturation s'opère. On obtient aussi le muriate en dissolvant dans l'eau le résidu provenant de la décomposition de l'hydro-chlorate d'ammoniaque par la chaux, en filtrant la solution, faisant évaporer et cristalliser. Ce sel obtenu par ce procédé avait été appelé, à cause de son origine, *sel ammoniac fixe.*

Ce sel cristallise en prisme à six pans lisses et inégaux, terminés par des pyramides hexaèdres. Ces primes sont quelquefois si fins, et groupés en si grande quantité les uns sur les autres, qu'on ne peut les désigner que par le nom d'aiguilles. Sa saveur est âcre, piquante, amère et très désagréable. Ce sel existe dans les eaux de la mer, dans celles de quelques puits de Paris, dans le sel gemme, etc.

L'hydro-chlorate de chaux a été proposé, en 1782, par Fourcroy, comme un fondant très actif dans les engorgemens lymphatiques et dans les affections scrofuleuses; il a été vanté comme utile dans les cas de débilité générale, par MM. les docteurs Beddoes, Pearson et Wood. La dose est de 30 gouttes pour les enfans, et 4 grammes (1 gros) pour les adultes, deux fois par jour. A trop forte dose, il est dangereux, et 14 gram. ont suffi pour tuer un chien. La grande quantité de muriate de chaux qui résulte de la fabrication des soudes factices, fait vivement désirer que l'on trouve des moyens de l'employer en grande quantité. L'Académie de Marseille a proposé un prix à ce sujet. On connaît déjà quelques emplois de ce sel dans les arts: on l'utilise pour activer la végétation, pour servir à préparer un parou destiné à encoller les fils qui doivent faire la toile; il est employé dans la fabrication de quelques couleurs.

L'hydro-chlorate de chaux soumis à l'action de la chaleur long-temps continuée, change de nature; il est converti en chlorure de calcium, produit qui ne doit pas être confondu avec le *chlorure de chaux*. Le chlorure de calcium s'obtient de la manière suivante : on fait évaporer la solution d'hydrochlorate, on l'amène à l'état de dessication, et l'on fait ensuite subir une forte chaleur après l'avoir introduite dans un creuset.

Ce chlorure est un composé de chlore, 62,41 et de calcium, 37,59. Lorsqu'il est pur, il est blanc; exposé à l'action de l'air, il en attire l'humidité, se décompose, et passe de nouveau à l'état d'hydro-chlorate. La propriété que ce chlorure possède de luire dans l'obscurité, lui a fait donner le nom de *phosphore de Homberg*. Le chlorure de chaux est employé dans les arts pour amener l'alcool de 36 à 40° : pour cela, on met de l'alcool en contact avec ce produit, et l'on procède ensuite à la distillation, en ayant soin de fractionner les produits. Il est aussi employé dans les mélanges frigorifiques. Mis en contact avec de la neige, il donne lieu à un froid des plus vifs; on peut, en s'aidant de ce mélange, faire congeler le mercure et obtenir ce métal à l'état solide. (A. C.)

HYDRO-CHLORATE DE CINCHONINE, *Muriate de cinchonine*. Ce sel est formé d'acide hydro-chlorique, 8,90, et de 100 de cinchonine. On l'obtient en saturant la cinchonine par l'acide hydro-chlorique, faisant évaporer et cristalliser; ses cristaux sont des prismes déliés. Ce sel peut être employé comme le sulfate; mais on lui préfère ce dernier. (A. C.)

HYDRO-CHLORATE DE COBALT, *Muriate de cobalt, Encre de sympathie*. Ce sel est le résultat de la combinaison de l'acide hydro-chlorique avec l'oxide de cobalt; il s'obtient en traitant l'oxide de cobalt pur par l'acide hydro-chlorique pur à l'aide de la chaleur, faisant évaporer la solution jusqu'à siccité, dissolvant dans l'eau, filtrant, et faisant évaporer et cristalliser. Cet hydro-chlorate est très styptique, légèrement déliquescent, très soluble dans l'eau, ne cristallisant qu'avec difficulté; sa solution est rose lorsqu'elle est étendue, et bleue lorsqu'elle est concentrée. La solution faible étendue sur du papier au moyen d'une plume, disparaît en séchant; mais les caractères ainsi tracés paraissent et deviennent bleus lorsqu'on expose le papier au feu. Si on laisse refroidir le papier, ils disparaissent de nouveau. C'est ce caractère qui a fait donner à cet hydro-chlorate le nom d'encre de sympathie : mais la couleur des caractères n'est d'un beau bleu que lorsque le sel est pur; s'il est mêlé d'un sel de fer, la couleur est verte au lieu d'être bleue. Ce caractère peut servir à faire apprécier la pureté du muriate de cobalt.

Ce sel n'est pas employé dans l'art pharmaceutique.

(A. C.)

HYDRO-CHLORATE DE FER, *Muriate de fer*. Ce sel s'obtient en traitant la limaille de fer privée de cuivre par l'acide hydro-chlorique pur, filtrant la solution lorsqu'elle est saturée et la faisant évaporer jusqu'à siccité, et l'enfermant ensuite dans un vase que l'on ferme hermétiquement.

L'hydro-chlorate de fer a une couleur verte; sa saveur est styptique; il est très soluble dans l'eau froide, plus soluble encore dans l'eau bouillante; il cristallise alors par refroidissement. Soumis à l'action de la chaleur, il se décompose, et se convertit en chlorure avec formation d'eau. Le chlorure de fer est employé dans la teinture de *Bestuchef;* on le prépare de la manière suivante : on introduit dans un creuset du muriate de fer desséché, on recouvre le premier creuset avec un second creuset renversé, on lute la jointure des deux creusets; on place l'appareil dans un creuset, et l'on chauffe pendant une heure et demie; au bout de ce temps, on cesse le feu, on fait refroidir, on démonte l'appareil; on enlève ensuite la partie sublimée qui se trouve dans le creuset supérieur; on l'enferme dans un flacon que l'on ferme exactement. Cette dernière précaution est indispensable : ce chlorure exposé à l'air absorberait de l'humidité, se décomposerait et passerait à l'état d'hydro-chlorate de fer. (A. C.)

HYDRO-CHLORATE DE MAGNÉSIE, *Muriate de magnésie, Sel marin de magnésie*, *Magnésie salée*. L'hydro-chlorate de magnésie est un sel résultant de la combinaison de l'acide hydro-chlorique avec l'oxide de magnésie. Ce sel fut long-temps confondu avec l'hydro-chlorate de chaux; mais Black, le premier, fit voir que c'était un sel différent, dont il étudia les caractères. Bergmann ensuite l'examina; il fit connaître une partie de ses propriétés. L'étude de ce sel fut complétée par Fourcroy. On le prépare de la manière suivante : on sature de l'acide hydro-chlorique pur par de la magnésie carbonatée, on filtre la liqueur; on fait évaporer pour obtenir le sel en cristaux, ou encore on réduit à siccité, et l'on conserve le résidu dans un flacon bien fermé. L'hydro-chlorate de magnésie est un sel très déliquescent qui, exposé à l'air, s'humecte d'abord, puis se réduit en liquide; il est par conséquent très soluble dans l'eau froide, et plus soluble encore dans l'eau chaude. La solution concentrée par l'action de la chaleur cristallise difficilement. On obtient quelquefois un magma mêlé de petites aiguilles molles. Quelquefois on le convertit en une gelée demi-transparente qui attire l'humidité de l'air. Bergmann conseille, pour obtenir des cristaux, l'exposition de la solution à un froid très vif. Ce sel exposé à l'action de la chaleur, se décompose complètement lors de cette opération. L'acide hydro-chlorique se dégage à l'état de gaz; la magnésie s'obtient en résidu: ce caractère, qui est bien tranché, peut contribuer à faire reconnaître ce sel.

Le muriate de magnésie est purgatif; pris à la dose de 2 à 4 gros, il donne lieu à des évacuations abondantes. Ses propriétés médicales n'ont pas été étudiées, et il n'est pas employé.

(A. C.)

HYDRO-CHLORATE DE MERCURE. *V*. Chlorures.

HYDRO-CHLORATE DE MORPHINE. Ce sel peut s'obtenir en traitant la morphine par l'acide hydro-chlorique, filtrant la solution, faisant évaporer et cristalliser. Ce sel n'est pas employé en Médecine. Ses propriétés sont analogues à celles du sulfate.

(A. C.)

HYDRO-CHLORATE D'OR, *Muriate d'or, Chlorure d'or.* Ce produit est le résultat de l'union intime de l'acide hydro-chlorique pur avec l'oxide métallique. On l'obtient en agissant de la manière suivante: on introduit dans un matras de l'or pur divisé au moyen de *cisailles,* après avoir été aminci à l'aide du martelage ou mieux du laminoir. On verse sur le métal de l'acide hydro-chloro-nitrique; on place la fiole à médecine sur un bain de sable; on chauffe jusqu'à ce que la dissolution soit opérée, on ajoute de nouveau de l'acide en quantité convenable pour opérer l'entière solution; lorsque la dissolution est préparée, on la verse dans une capsule de verre, on rince la fiole avec un peu d'eau distillée, on réunit ce lavage, et l'on fait évaporer jusqu'à siccité en employant une douce chaleur. Quand la dissolution est évaporée et que le sel est entièrement sec, on l'introduit, aussitôt qu'il est refroidi, dans un flacon en verre que l'on ferme promptement et exactement. L'évaporation du résidu doit être faite avec les plus grandes précautions; car si l'on chauffait trop fortement, on pourrait déterminer la décomposition d'une partie du produit. Le sel est mis en usage pour combattre les affections vénériennes anciennes et rebelles, les exostoses, les engorgemens glanduleux vénériens, etc. La dose ordinaire est d'un huitième à un demi-grain, en frictions sur les gencives ou sur la langue. Ce produit est ordinairement mêlé à une petite quantité de poudre de réglisse, de lycopode, et même de charbon; on le réduit quelquefois en pilules en le mêlant à un extrait; sa dose est alors d'un seizième à un douzième de grain. Ce produit mêlé aux poudres végétales et aux extraits, subit une décomposition; l'or est ramené à l'état métallique: au lieu d'administrer un sel, on ne donne alors que du métal extrêmement divisé. Un travail que nous avons entrepris par les ordres de M. Cullerier oncle, que les sciences viennent de perdre tout récemment, nous a convaincu de cette réaction. Déjà quelques praticiens ont tenté des essais avec le métal divisé, mais les résultats ne sont pas assez évidens pour que l'on puisse rien en conclure.

(A. C.)

HYDRO-CHLORATE D'OR ET DE SOUDE, *Muriate d'or et de soude*. Ce sel, qui est employé pour le traitement de quelques maladies vénériennes chroniques, se prépare par plusieurs procédés. Le suivant est dû à Figuier de Montpellier, qui fut chargé par M. Chrétien de la préparation de ce sel. On prend 2 onces d'or divisé, on l'introduit dans un matras à long col; on verse sur ce métal 8 onces d'acide hydro-chloro-nitrique (*V.* ce mot); on place sur un bain de sable; on met ce vase sur un fourneau, et on laisse agir à froid jusqu'à ce que l'effervescence qui résulte de l'action de l'acide sur le métal soit terminée. On chauffe alors le bain de sable; on porte à l'ébullition, qui doit être continuée jusqu'à ce que la solution soit complète; on laisse cette solution en repos; on décante la liqueur claire dans une capsule de verre; on sépare les matières étrangères qui se trouvent presque toujours au fond du liquide; on fait évaporer à l'aide d'une douce chaleur. Lorsque la dissolution est arrivée à avoir une consistance sirupeuse, on retire la capsule du feu; on étend le liquide avec 12 parties d'eau distillée, et l'on filtre. On prépare ensuite une solution de muriate de soude pur, dans la proportion de 4 gros de ce sel décrépité pour 3 onces d'eau; lorsque la dissolution est filtrée, on la réunit dans une capsule avec la solution de muriate d'or; on fait évaporer jusqu'à consistance de sirop clair; on retire la capsule de dessus le bain de sable, et on la place dans un endroit frais. Le muriate d'or et de soude cristallise, on le sépare de l'eau-mère en inclinant la capsule; on ajoute aux eaux-mères de l'eau distillée (8 fois leur poids); on filtre, et l'on fait évaporer de nouveau pour obtenir une deuxième cristallisation; on ajoute un peu de muriate de soude à la liqueur, on fait évaporer et cristalliser de nouveau; on réunit le produit des trois cristallisations; on le fait dissoudre dans l'eau distillée; on fait évaporer pour obtenir les cristaux qui sont mis à égoutter, et à sécher entre des feuilles de papier joseph, puis enfermés dans des flacons.

Lorsque l'on a préparé ce sel, les eaux-mères qui fournissent les cristaux doivent être évaporées jusqu'à ce qu'elles ne fournissent plus de sel cristallisé. Si l'on n'agit pas de la sorte, il faut avoir soin de précipiter le métal qui reste dans la solution, par une lame de fer que l'on met en contact avec la solution. L'or métallique réduit se dépose; on le recueille sur un filtre, on le lave, on s'en sert de nouveau pour obtenir une solution d'or. On doit aussi avoir soin de recueillir les filtres et les papiers qui ont servi à filtrer les solutions d'or ou à dessécher les sels; ces papiers brûlés donnent des cendres aurifères dont on retire le métal en les traitant par l'acide hydro-chloronitrique, filtrant la solution, et précipitant par une lame de fer, comme nous venons de le dire. Le procédé du Codex donne les proportions suivantes pour obtenir le même sel : or fin, 8 grammes (2 gros); acide hydro-chlorique, 48 grammes (1 once et demie); hydro-chlorate de soude pur, 8 grammes (2 gros).

L'hydro-chlorate d'or et ce sel à base d'or et de soude doivent être administrés avec précaution, ces sels étant vénéneux et capables, en trop grande quantité, de causer des accidens. On les ordonne en frictions sur les gencives, à petites doses. *V*. MURIATE D'OR.

HYDRO-CHLORATE D'OR PRÉPARÉ, *Muriate d'or préparé par la méthode de M. Figuer.* On prend 45 centigramm. (9 grains) de poudre d'iris très fine, et qui a été épuisée par l'eau et l'alcool ; on mêle à cette poudre 15 centigrammes (3 grains) de muriate d'or et de soude; on triture ces deux substances dans un mortier, et on les conserve pour l'usage.

Les sels d'or dissous dans l'eau, et l'hydro-chlorate d'or et de soude, peuvent être reconnus, 1°. par une lame de fer, qui les décompose en ramenant l'or à l'état de métal ; 2°. à l'aide de l'étain métallique, qui donne lieu à la production de la belle couleur connue sous le nom de pourpre de Cassius ; 3°. par les acides sulfureux et gallique et par l'acétate de cuivre, qui donnent lieu aux mêmes phénomènes.

Les premiers secours à donner contre les accidens qui résultent de l'action des sels d'or sur l'économie animale, sont la limaille de fer porphyrisée, le sulfate de fer en petite quantité. (A. C.)

HYDRO-CHLORATE DE PLATINE, *Muriate de platine, Chlorure de platine.* Ce produit s'obtient de la manière suivante : on traite le platine métallique et divisé par l'acide hydro-chloro-nitrique ; on aide l'action de l'acide par la chaleur ; lorsque la dissolution est opérée, on tire la solution à clair, et on lave le résidu ; on fait évaporer à siccité dans une capsule de verre ou de porcelaine, et lorsque le sel est sec, on le fait redissoudre dans l'eau distillée ; on filtre, et l'on conserve dans un flacon fermant hermétiquement. La solution d'hydro-chlorate ou de chlorure de platine, à un état de concentration convenable, est employée par le pharmacien pour faire reconnaître la présence des sels à base de potasse ou d'ammoniaque. Avec le premier de ces sels, il donne un précipité qui, recueilli et calciné, fournit du platine métallique, mêlé à un produit salin; avec les sels à base d'ammoniaque, on obtient un sel qui, étant calciné, se décompose en donnant des vapeurs blanches ammoniacales, et en laissant pour résidu du platine en mousse. Il faut, comme nous l'avons dit, que la solution de muriate de platine soit concentrée et non étendue d'eau; si les sels étaient en solution dans beaucoup d'eau, on doit faire concentrer les solutions avant de les essayer.

Le muriate de platine a été employé en Médecine contre les maladies vénériennes. Les résultats que l'on a obtenus de quelques essais n'ont pas permis d'établir un jugement affirmatif ou négatif sur l'utilité de ce sel. L'hydro-chlorate de platine est d'un jaune rouge; sa saveur est très styptique et très désagréable; il rougit le tournesol, se dissout dans l'eau; exposé à l'action d'une forte chaleur, il se conduit comme l'hydro-chlorate d'or.

Le muriate de platine pris à l'intérieur serait un poison qui causerait des accidens graves et même la mort. Les premiers secours à donner sont l'administration de l'eau de Barèges pour bain, l'eau chargée de blanc d'œuf ou de gomme.

(A. C.)

HYDRO-CHLORATE DE PLOMB, *Muriate de plomb, Chlorure de plomb*. On obtient le chlorure de plomb de la manière suivante : on traite le protoxide de plomb réduit en poudre fine par l'acide hydro-chlorique pur étendu de sept fois son poids d'eau; on fait bouillir, on décante la liqueur, qui, par refroidissement, laisse déposer le chlorure. Il est blanc, sucré, inaltérable à l'air, soluble dans l'eau froide, plus soluble dans l'eau bouillante; il cristallise alors par refroidissement. Les cristaux de chlorure de plomb sont des prismes hexaèdres blancs et satinés; exposés à l'action de la chaleur, ils se fondent promptement, et il en résulte, par le refroidissement, une masse d'un blanc grisâtre que l'on avait appelée *plomb corné*. Chauffé au rouge dans un creuset découvert, il se vaporise sous forme de fumées très épaisses.

Le chlorure de plomb, en contact avec l'eau, se décompose; il fournit par cette décomposition l'hydro-chlorate de plomb. 1 partie de chlorure exige pour se dissoudre et passer à l'état d'hydro-chlorate, 25 parties d'eau froide. L'acide sulfurique et les sulfates solubles décomposent cette solution; ils en précipitent le plomb à l'état de sulfate. La solution d'hydro-chlorate de plomb introduite en grande quantité dans l'économie animale est vénéneuse. Les premiers secours à donner contre les accidens qu'elle pourrait causer sont les eaux hydro-sulfurées préparées pour boisson, les sulfates alcalins de soude, de potasse, de magnésie.

Le chlorure de plomb est employé dans la peinture: quelques personnes prétendent qu'il est plus convenable que la céruse pour préparer les couleurs blanches qui entrent dans les compositions des tableaux. Selon ces personnes, les couleurs ainsi préparées sont moins sujettes à s'altérer et à noircir. Ce produit n'est pas souvent employé en Thérapeutique, cependant on le fait entrer dans quelques onguens; mais en ce cas il agit comme le font les sels de plomb.

(A. C.)

HYDRO-CHLORATE DE POTASSE, *Muriate de potasse*, *Sel fébrifuge de Sylvius* (1). L'hydro-chlorate de potasse est le résultat de la combinaison de l'acide hydro-chlorique avec l'oxide de potassium. Ce sel fut long-temps confondu avec l'hydro-chlorate de soude, et ce n'est que vers la fin du siècle dernier que sa composition fut bien connue. L'hydro-chlorate de potasse existe dans la nature en quelques lieux; on l'a trouvé dans quelques fondrières près Beauvais, et dans quelques eaux minérales des départemens de la Seine-Infé-

(1) On lui a aussi donné les noms de *sel digestif*, *sel marin régénéré*, *alcali végétal salé*.

ricure et du Calvados. On prépare ce sel en saturant le sous-carbonate de potasse pur par l'acide hydro-chlorique, aussi à l'état de pureté, filtrant la solution, et la faisant évaporer jusqu'à 30°, portant ensuite ce liquide ainsi évaporé dans une étuve pour qu'il puisse cristalliser lentement. Quand la cristallisation est opérée, on décante les eaux-mères et l'on met les cristaux à égoutter ; on les détache ensuite de la terrine et on les lave avec une petite quantité d'eau distillée ; on les fait égoutter et sécher. On réunit les eaux-mères que l'on fait évaporer pour tirer de nouveau des cristaux, que l'on recueille et que l'on traite de la même manière. Quand on arrive à la fin de l'opération, les eaux, qui sont colorées, refusent de donner de nouveaux cristaux ; on les évapore alors à siccité ; on calcine légèrement, on redissout dans l'eau, et l'on fait cristalliser. On peut encore obtenir ce sel en traitant le sulfate de potasse ou le tartrate de potasse liquide, par le muriate de chaux liquide, filtrant la solution et la faisant évaporer et cristalliser ; dans ce cas, il y a formation d'un tartrate ou d'un sulfate de chaux insoluble et d'un hydro-chlorate soluble.

L'hydro-chlorate de potasse prend une forme cristalline qui est celle du cube ; sa saveur est salée, amère. Soumis à l'action de la chaleur, il perd sa forme cristalline, il décrépite, se brise et se réduit en petits fragmens ; il passe à l'état de chlorure avec dégagement d'eau : à une température plus élevée, il éprouve la fusion ignée ; il peut alors être coulé en plaques minces. L'hydro-chlorate de potasse est soluble dans 3 parties d'eau froide, un peu plus soluble dans l'eau chaude ; on ne peut l'obtenir cristallisé que par l'évaporation des solutions qui le contiennent.

Le muriate de potasse est peu employé en Médecine ; on le donne cependant encore quelquefois comme apéritif. Sylvius, professeur à Leyde, l'a vivement recommandé contre les fièvres : cette raison lui a fait donner le nom de *sel fébrifuge de Sylvius*. Les réactifs qui peuvent faire reconnaître la présence de ce sel sont : 1°. le nitrate d'argent, qui démontre la présence de l'acide hydro-chlorique qu'il précipite en formant du nitrate de potasse ; 2°. la solution de muriate de platine, qui le précipite en donnant naissance à un sel triple de platine et de potasse dont les caractères sont bien tranchés ; 3°. l'acide sulfurique, qui le décompose en le convertissant en sulfate de potasse et donnant lieu à un dégagement de gaz acide hydro-chlorique.

(A. C.)

HYDRO-CHLORATE DE SOUDE, *Muriate de soude, Sel marin, Sel de cuisine, Sel commun.* Ce sel est le résultat de la combinaison de la soude avec l'acide hydro-chlorique, dans les proportions de 45,74 d'acide, et de 54,26 de base. A l'état de chlorure, il est formé de 59,305 de chlore, et de 40,695 de sodium. (Berzélius.) Le sel marin existe en grande quantité dans le sein de la terre; on le trouve en grandes masses en Pologne, en Hongrie, en Allemagne, en Espagne, en Angleterre, en Russie, enfin en France, où l'on en a découvert depuis peu une mine considérable dans le département de la Meurthe. Il se trouve encore en solution dans un grand nombre d'eaux minérales; celles qui en contiennent le plus sont les eaux de la mer et celles qui proviennent des sources salines. Toutes ces eaux sont plus ou moins salées, suivant qu'elles contiennent plus ou moins de muriate de soude.

On extrait le sel gemme et des mines et des sources salines, on l'amène à l'état solide. Si le sel solide est assez pur, on le livre au commerce tel qu'on le retire du sein de la terre; s'il est impur, on le fait dissoudre et on l'amène à l'état cristallin en faisant évaporer la dissolution tirée à clair. On retire le muriate de soude des liquides salés qui le contiennent (les sources, l'eau de la mer, celle des salines) de diverses manières, selon que ce sel y existe en plus ou moins grande quantité; ainsi, 1°. on se sert de l'évaporation spontanée pour les liquides qui marquent 2°, 3°, 4°; par ce procédé, on obtient le sel qui se trouve en solution dans les eaux de la mer. A cet effet, on expose cette eau au contact de l'air dans des espèces de bassins construits exprès et qui contiennent une petite quantité d'eau par rapport à la grande surface que ce liquide présente. L'eau exposée de la sorte s'évapore, et elle laisse un résidu salin qui est mis en tas et exposé à l'action de l'air, éprouve un commencement de purification en perdant une partie des sels déliquescens qui se trouvaient mêlés au muriate de soude. 2°. On sature de l'eau de la mer en la mettant en contact avec des sables qui, après avoir été imprégnés de la même eau, sont restés exposés à l'air; ces sables qui se sont chargés de sel marin l'abandonnent à l'eau, et l'on obtient une solution très chargée qui, soumise à l'évaporation, fournit le sel qu'elle contenait. 3°. On profite d'une basse température pour obtenir le sel: à cet effet, on expose à un froid très vif l'eau de la mer pour la faire congeler, on enlève les glaçons qui sont à peine salés, et l'on recueille et l'on fait évaporer les eaux-mères qui contiennent une grande quantité de sel marin. 4°. On concentre l'eau salée qui contient peu de sel, en la faisant tomber d'une grande hauteur sur des tas de fagots ou branchages; ces branchages en divisant l'eau, lui font présenter une grande surface à l'air et déterminent en partie son évaporation. La partie de l'eau qui n'est pas évaporée pendant la chute se rassemble dans un bassin situé à la partie la plus basse de l'atelier, est reprise et portée de nouveau au sommet du bâtiment, d'où elle retombe de nouveau. On continue ce travail jusqu'à ce que l'eau qui est recueillie dans le bassin marque 25°; on la fait alors évaporer dans des chaudières de plomb à grande surface, et l'on recueille les cristaux qui se déposent pendant l'évaporation. 5°. Pour les eaux salées où le sel est en assez grande quantité et qui marquent à l'aréomètre de 18 à 25°, on les fait évaporer directement pour en obtenir le sel, qui de suite peut être versé dans le commerce. Nous bornerons là l'exposition concise de ces procédés qui ne sont pas pratiqués par le pharmacien, et nous renverrons nos lecteurs aux ouvrages de Chimie appliquée aux arts, pour ce qui concerne ces modes d'extraction, qui varient dans chaque pays. Le muriate de soude, tel qu'on le livre au commerce, n'étant pas assez pur pour être employé à diverses opérations pharmaceutiques et pour les usages économiques, on le débarrasse des matières étrangères qui l'accompagnent, en agissant de la manière suivante : on fait dissoudre dans une quantité d'eau convenable du muriate de soude du commerce ; lorsque la solution est opérée, on la filtre, et on la fait évaporer à une température de 80° ; pendant cette évaporation, le muriate de soude cristallise sous forme de petits cubes qui grossissent par l'agglomération d'autres cristaux de même forme; on enlève ces cristaux, on les place sur un entonnoir pour les faire égoutter, on les lave avec une petite quantité d'eau, on les fait sécher, et on les conserve pour l'usage.

L'hydro-chlorate de soude qui, lorsqu'il est sec, est regardé comme un chlorure, a une saveur franche assez agréable ; il est soluble dans l'eau froide, un peu plus soluble dans l'eau bouillante. Exposé à l'action de la chaleur, il décrépite, se brise en morceaux, dont les fragmens sont lancés à des distances assez grandes ; à une température plus élevée, il se fond et se réduit, lorsqu'il est porté au rouge, en une vapeur blanche que l'on peut condenser, et qui n'est autre chose que du chlorure de sodium qui n'a pas subi d'altération. Les cristaux de muriate de soude exposés à l'air ne s'altèrent pas. Si l'air est très humide, une portion d'eau se condense à leur surface ; si l'air est sec, cet effet n'a pas lieu.

Ce sel est employé pour préparer la soude artificielle, le chlore, le sel ammoniac : en Médecine, il a été employé comme purgatif et comme excitant ; on s'en sert encore dans la Médecine vétérinaire. La solution d'hydro-chlorate de soude est un excellent contre-poison à mettre en usage contre les accidens qui pourraient résulter de l'introduction d'un sel soluble d'argent dans l'économie animale. (A. C.)

HYDRO-CHLORATE DE STRONTIANE, *Muriate de strontiane.* Ce sel, qui est le résultat de l'union de l'acide hydrochlorique avec l'oxide de strontiane, a été long-temps confondu avec le muriate de baryte, et c'est Klaproth qui le premier le distingua de ce sel ; il fut ensuite examiné par MM. Hope, Pelletier et Vauquelin, qui donnèrent des détails exacts sur ses propriétés. Ce sel se prépare de la même manière que le muriate de baryte, c'est-à-dire en calcinant le sulfate de strontiane avec du charbon, et en traitant le sulfure obtenu par l'acide hydro-chlorique, etc.; ou bien en traitant par l'acide hydro-chlorique le carbonate de strontiane natif, filtrant, faisant évaporer, calcinant pour décomposer le fer, et traitant ensuite le produit par l'alcool bouillant, laissant refroidir lentement la solution, qui par refroidissement fournit de beaux cristaux de muriate. L'hydro-chlorate de strontiane est incolore, âcre, piquant, soluble dans une fois et demie son poids d'eau à 15°, et dans les quatre cinquièmes de son poids d'eau bouillante, fournissant par cristallisation des prismes hexaèdres ayant l'apparence de longues aiguilles. Ce sel mis en contact avec l'alcool ou l'éther communique à la flamme de ces liquides une belle couleur pourpre. Soumis à la calcination, il se transforme en eau et en chlorure de strontiane qui se fond facilement. D'après les expériences de M. Vauquelin, le muriate de strontiane est formé de 36,4 de strontiane, de 23,6 d'acide, et de 40 d'eau. Ce sel n'est pas employé en Médecine, mais on s'en sert comme réactif pour reconnaître la présence de l'acide sulfurique; mais on lui préfère avec raison l'hydro-chlorate de baryte, qui est d'une plus grande sensibilité. (A. C.)

HYDRO-CYANATES. Les hydro-cyanates sont des sels qui résultent de l'union de l'acide hydro-cyanique avec les bases salifiables. Les principaux caractères qui appartiennent à ces sels et qui peuvent les faire distinguer sont : 1°. leur solubilité dans l'eau; 2°. leur action sur le papier de mauve et sur le sirop de violettes, qu'ils verdissent; 3°. leur décomposition par la plupart des acides, décomposition qui se fait avec dégagement d'acide hydro-cyanique : 4°. leur action sur les solutions métalliques, dans lesquelles ils déterminent des précipités de diverses couleurs; précipités qui peuvent être assez distincts pour que l'on puisse déterminer le métal qui était contenu dans la solution précipitée. Ces sels sont peu employés en Thérapeutique; mais quelques-uns sont mis en usage pour préparer l'hydro-cyanate de fer, le cyanure de potassium.

(A. C.)

HYDRO-CYANATE DE FER, *Bleu de Prusse, Prussiate de fer.* Ce sel est le résultat de l'union de l'acide hydro-cyanique avec l'oxide de fer. On le prépare, soit pour les arts (1), soit pour l'usage médical. Le procédé suivi pour l'obtenir dans ce dernier cas est le suivant : on verse dans une solution acide de sulfate ou d'hydro-chlorate de tritoxide de fer, de l'hydro-cyanate de potasse ferruré, et l'on cesse d'en ajouter lorsqu'il ne se forme plus de précipité ; il y a formation d'hydro-cyanate de fer sous forme de flocons d'une belle couleur bleue ; on laisse déposer le précipité ; on décante le liquide, on jette sur un filtre ; on le lave à l'eau bouillante ; lorsqu'il est en pâte demi-solide, on le réduit en trochisques, ou mieux on le fait sécher, et on le réduit en poudre que l'on conserve pour l'usage.

Le bleu de Prusse ainsi préparé est d'une belle couleur bleue; il est insipide, inodore, beaucoup plus pesant que l'eau ; il retient avec beaucoup de force l'eau hygrométrique. (Berzélius.) Soumis à l'action de la chaleur jusqu'à 150°, il ne se décompose pas ; mais à un degré supérieur, il donne d'abord de l'eau pure, puis une petite quantité d'hydro-cyanate d'ammoniaque, du carbonate d'ammoniaque, et un résidu qui, calciné à l'air libre, est de l'oxide de fer. 100 parties de bleu de Prusse desséché laissent, après la combustion, 60,14 d'oxide rouge de fer non alcalin. Exposé à l'action de l'air, l'hydro-cyanate de fer, de bleu qu'il était, passe peu à peu au vert ; mis en contact avec le chlore, il éprouve le même changement ; mais il repasse au bleu lorsqu'on le met en contact avec des corps désoxigénans. Ces caractères et sa couleur suffisent pour le faire reconnaître.

Le bleu de Prusse est employé en Médecine ; mais son action sur l'économie animale n'est pas encore bien déterminée.

(A. C.)

HYDRO-CYANATE DE POTASSE ET DE FER, *Prussiate de*

(1) Le procédé des arts est décrit dans les ouvrages de Chimie appliquée. Nous n'avons pas cru devoir le rapporter ici.

potasse, Hydro-ferro-cyanate de potasse, Alcali phlogistiqué, Alcali prussien. Cet hydro-cyanate est employé dans l'usage pharmaceutique, comme réactif, ou pour préparer le bleu de Prusse et le cyanure de potassium, mais il est mis en usage dans les arts pour la fabrication des papiers peints, et dans l'art du teinturier. On le prépare de plusieurs manières, 1°. on fait fondre 100 parties de potasse du commerce dans une chaudière de fer; on ajoute dans ce produit fondu, 25 parties de charbon animal obtenu de la calcination du sang, de la corne, des poils; on brasse avec soin ce mélange, on le remet sur le feu l'espace d'une demi-heure; au bout de ce temps, on y mêle de nouveau 25 autres parties de charbon animal; on remue de nouveau, et lorsque le mélange est fait, on l'expose à l'action du feu que l'on soutient pendant quelques heures, en ayant soin d'agiter constamment pendant tout le temps de la combustion. On arrête la calcination, lorsque la flamme, qui est d'un blanc rougeâtre et qui est à la surface, s'affaiblit, disparaît pour ne plus laisser apercevoir qu'une flamme bleue. On retire la matière rouge de la chaudière, et on la projette dans un bassin rempli d'eau bouillante; on agite fortement, puis on laisse reposer. Au bout de 24 heures, on décante la liqueur claire, on prend le résidu, on le fait bouillir avec de l'eau, et de cette manière on l'épuise complètement. On réunit les liqueurs, que l'on fait évaporer et qui fournissent l'hydro-cyanate de potasse que l'on sépare des eaux-mères; on sépare ce sel, on le fait redissoudre et cristalliser. 2°. On obtient encore ce sel en calcinant dans un four des matières animales (de la corne, des râpures de baleine, des vieux cuirs, etc.) mêlées à de la potasse, et projetant dans l'eau le produit de la combustion, lorsqu'il est réduit en une pâte homogène, puis agitant comme nous l'avons dit précédemment. 3°. On traite le bleu de Prusse pur par la solution bouillante de potasse pure, ajoutant de ce bleu jusqu'à ce qu'il ne soit plus décoloré; on filtre la liqueur, on la fait évaporer, et l'on recueille les cristaux que l'on fait redissoudre et cristalliser.

Le pharmacien ne prépare pas ordinairement le prussiate de potasse; il purifie celui qui se trouve dans le commerce et qui provient de manufactures où cette fabrication est montée sur une grande échelle. Cette purification consiste à le faire dissoudre dans de l'eau pure, à filtrer la solution, puis à la faire évaporer pour obtenir des cristaux qui peuvent être redissous une seconde fois, recueillis, séchés et conservés dans des flacons bien fermés. L'hydro-cyanate de potasse soumis à l'action de la chaleur, peut être converti en cyanure de potassium. (*V.* ce mot.) Ce sel est transparent, de couleur jaune citrine, sapide, inodore, d'une densité de 1,833 (Thompson); exposé à une température de 60°, il perd les douze centièmes de son poids, devient blanc, et passe à l'état de cyanure de fer et de potassium. Si dans cet état on le chauffe davantage, il y a décomposition de cyanure de fer, et formation d'un quadri-carbure de fer qui reste mêlé au cyanure de potassium. On sépare ces deux produits par l'eau, qui dissout le cyanure et laisse le quadri-carbure insoluble. On filtre, on fait évaporer et cristalliser.

L'hydro-cyanate de potasse est soluble dans l'eau; 100 parties de ce liquide à 12° en dissolvent 27 parties, et 90 parties si l'eau est à 93°. Ce sel est employé comme réactif pour faire reconnaître la plus grande partie des solutions des oxides métalliques, avec lesquels il donne des précipités qui peuvent le faire reconnaître; de ce nombre sont: 1°. les solutions de fer, qui fournissent un précipité qui varie selon le degré d'oxidation du métal en dissolution, mais qui finit toujours par passer au bleu (le bleu de Prusse); 2°. les solutions d'urane, qui donnent un précipité couleur de sang; 3°. celles de cobalt, qui donnent un précipité vert d'herbe; 4°. celles de titane, dans lesquelles elles déterminent un précipité rouge de sang; etc. *V.* le Traité des Réactifs, dans lequel on trouve un tableau des précipités fournis par ce sel. (A. C.)

HYDRO-CYANATE DE SOUDE. Ce sel, qui n'est pas employé dans l'art pharmaceutique, peut s'obtenir par les mêmes procédés que ceux mis en usage pour obtenir l'hydro-cyanate de potasse ; dans ce cas, au lieu de potasse, on emploie la soude. Ce sel peut être employé dans les arts, pour la teinture, la fabrication du bleu de Prusse. (A. C.)

HYDROGÈNE, *Air inflammable*, *Air phlogistiqué*. L'hydrogène est un corps combustible gazeux, incolore, insipide, inodore lorsqu'il est pur (1). Sa pesanteur spécifique est égale à 0,0688. C'est sur cette légèreté qu'est fondée la théorie des ballons. Cette même propriété permet de le transvaser d'une éprouvette dans une autre, comme on le ferait d'un liquide. Ce gaz se prépare de la manière suivante. On introduit dans un ballon ou dans une cornue une certaine quantité de fer ou de zinc en limaille ; on adapte à ce vase un bouchon supportant deux tubes, l'un en S destiné à l'introduction de l'acide, l'autre courbé de manière à pouvoir recueillir les gaz, est destiné à donner passage à l'hydrogène : lorsque l'appareil est monté, on introduit dans la cornue ou dans le ballon de l'acide sulfurique affaibli, et l'on recueille, dans une cloche, le gaz après avoir laissé dégager les premières parties, qui pourraient être mêlées d'air atmosphérique. On peut encore se procurer le même gaz en faisant passer de l'eau en vapeur sur du fer rougi. La vapeur d'eau est décomposée ; l'oxigène se porte sur le fer ; l'hydrogène mis à nu se dégage. L'appareil consiste en un tube, à l'une des extrémités duquel est une petite cornue contenant de l'eau ; l'intérieur de ce tube, qui doit être placé au milieu d'un fourneau contenant du charbon allumé, doit être rempli de fil de fer : à l'extrémité opposée à celle où est adaptée la cornue, on place un tube destiné à conduire le gaz hydrogène sous une cloche remplie d'eau.

La découverte du gaz hydrogène avait attiré l'attention de

(1) M. Berzélius a reconnu que lorsque l'on faisait passer dans l'alcool du gaz hydrogène odorant, obtenu lors de la dissolution du fer par l'acide sulfurique, il perdait son odeur. L'eau ajoutée à l'alcool rend ce liquide opaque, et au bout de quelques jours il s'en sépare une huile volatile qui est la cause de l'odeur bien connue du gaz. (*Annales de Chimie et de Physique*, novembre 1824, p. 221.)

Mayow, de Boyle et de Hales; mais sa combustibilité ne fut reconnue qu'au 18e siècle. Cavendisch est le premier qui s'occupa le plus de ses propriétés, et qui démontra combien il différait de l'air atmosphérique; depuis cette époque, Priestley, Scheèle, Sennebier, Volta, Biot, Arago, Lavoisier, Thénard, Gay-Lussac, et un grand nombre d'autres observateurs, nous firent connaître successivement les diverses propriétés de ce corps simple.

L'hydrogène est incapable d'entretenir la combustion; aussi, lorsqu'on y plonge un corps incandescent voit-on ce corps s'éteindre. Il est aussi incapable d'entretenir la vie; il asphyxie les animaux qui y sont plongés. Ce gaz n'est pas sensiblement soluble dans l'eau; si on l'expose à l'action d'une bougie, et avec le contact de l'air, il brûle jusqu'à ce qu'il soit consumé : si ce gaz est pur, la flamme est blanche; mais s'il tient quelques substances en solution, la couleur de cette flamme varie. Le résultat de la combustion de l'hydrogène avec le contact de l'air est la formation de l'eau, *oxide d'hydrogène*. Mêlé avec du gaz oxigène dans des proportions convenables (2 parties d'hydrogène et 1 partie d'oxigène), puis exposé à la flamme d'une bougie ou au contact avec une étincelle électrique, la combinaison de ces deux gaz s'opère avec une grande rapidité; il y a explosion et production d'eau. L'hydrogène se combine avec un grand nombre de corps : avec le chlore, il forme l'*acide hydro-chlorique;* avec l'iode, il forme l'*acide hydriodique;* avec le fluor, il forme l'*acide fluorique;* avec l'azote, il forme l'*ammoniaque;* avec le carbone, il forme l'*hydrogène carboné;* avec le phosphore, l'*hydrogène phosphoré* (1); avec le soufre, l'*acide hydro-sulfurique*, etc., etc.

L'hydrogène n'est pas employé dans l'usage médical.

(A. C.)

HYDROGÈNE AZOTÉ. *V.* AMMONIAQUE.

HYDROGÈNE CHLORÉ. *V.* ACIDE HYDRO-CHLORIQUE.

---

(1) Nous nous proposons d'essayer si, comme l'hydrogène sulfuré, ce gaz ne pourrait pas saturer les bases salifiables et former des sels.

HYDROGÈNE IODURÉ. *V.* ACIDE HYDRIODIQUE.

HYDROGÈNE SULFURÉ. *V.* ACIDE HYDRO-SULFURIQUE.

HYDROMEL. On a donné le nom d'*hydromel* à des médicamens qui se préparent avec l'eau et le miel. Le premier, connu sous le nom d'*hydromel simple,* s'obtient de la manière suivante : on prend, miel blanc et bien pur, 128 grammes (4 onces); eau de rivière tiède, 2 kilogrammes (4 livres). On fait dissoudre le miel dans l'eau, et si l'on veut avoir un médicament plus agréable à l'œil, on le filtre. L'hydromel simple est donné comme délayant et adoucissant. On administre ce médicament dans les cas de constipation, et contre la toux. Le second, l'hydromel vineux, se prépare en prenant 2500 grammes (5 livres) de miel blanc et pur, 12,500 gram. (25 livres) d'eau tiède, 64 grammes (2 onces) de levûre de bière; dissolvant le miel dans l'eau, délayant la levûre, introduisant la liqueur dans un tonneau, plaçant ce vase dans une atmosphère de 18 à 20° centigrades, laissant ce liquide dans ces circonstances jusqu'à ce que la liqueur ait acquis une odeur vineuse; décantant la liqueur, et la conservant dans un vase plein et bien bouché. L'hydromel vineux est un stimulant; on peut l'employer comme boisson alimentaire, et le substituer à la bière ou au vin. (A. C.)

HYDRO-PHTORATES. On a donné ce nom aux fluates.

HYDRO-SULFATES, *Hydro-sulfures.* On appelle hydro-sulfates les combinaisons qui résultent de l'union de l'acide hydro-sulfurique avec les bases salifiables. Quelques-unes de ces combinaisons sont employées dans la Thérapeutique. La découverte de ces sels suivit celle de la propriété acide de l'hydrogène sulfuré, qui fut aperçue par Kirwan, et complètement démontrée par Berthollet. Les principaux caractères des hydro-sulfates sont les suivans : 1°. ils sont tous solubles dans l'eau, et les solutions que l'on en obtient sont incolores; elles ont une odeur d'œufs gâtés, une saveur âcre, amère, très désagréable; 2°. les hydro-sulfates liquides exposés à l'action de l'air, prennent une couleur ou verte ou jaune-verdâtre; 3°. exposés à l'action de la chaleur, ils sont tous décomposés, les uns avec dégagement d'hydrogène sulfuré et formation d'un sulfure, les autres en laissant dégager de l'acide sulfureux, d'autres enfin en perdant leur acide et en passant à l'état d'oxide; 4°. traités par les acides forts, il y a décomposition, formation de nouveaux sels et dégagement d'hydrogène sulfuré (acide hydro-sulfurique); 5°. les dissolutions des hydro-sulfates mises en contact avec les solutions métalliques de fer, de plomb, donnent lieu à un précipité noir; avec celle d'antimoine, à un précipité jaune-orangé; avec celles d'arsenic, à un précipité jaune; avec celle de titane et de chrôme, à un précipité vert; avec celles d'étain, des précipités jaunes ou chocolat, selon l'état d'oxidation du métal en dissolution.

Préparation des hydro-sulfates. On prépare ces sels en faisant passer dans quatre flacons (formant un appareil de Voulf), contenant des solutions pures de potasse, de soude, et de l'ammoniaque, un courant d'hydrogène sulfuré, continuant de faire passer de ce gaz jusqu'à ce que les solutions alcalines soient saturées. A cet effet, on introduit dans un grand matras du sulfure d'antimoine; on ferme ce matras à l'aide d'un bouchon qui fixe deux tubes, l'un en S, destiné à l'introduction d'un acide; le second tube de sûreté, courbé à angle droit, est destiné à conduire le gaz dans le premier flacon contenant de l'eau destinée au lavage de ce gaz : de ce premier flacon part un tube de sûreté qui va conduire le gaz dans le flacon suivant, et ainsi de suite. On place dans le second flacon une solution de potasse, dans le troisième une solution de soude, et enfin dans le dernier flacon de l'ammoniaque. Cette disposition est nécessaire, par la raison que si l'on plaçait l'ammoniaque dans le premier ou le deuxième flacon, ce produit, qui est volatil, passerait dans les flacons qui suivent. Lorsque l'appareil est monté, on introduit l'acide par le tube en S, et l'on chauffe jusqu'à ce qu'il ne se dégage plus d'hydrogène sulfuré. La quantité d'acide hydro-chlorique à ajouter est le double du poids de celle du sulfure employé : ainsi, si l'on a pris 500 grammes de sulfure, on emploie 1000 gramm. d'acide. Lorsque la quantité d'acide hydro-sulfurique est plus que suffisante pour saturer les bases avec lesquelles il est mis en contact, on démonte l'appareil, on enferme ensuite les produits dans des flacons à l'émeril que l'on emplit entièrement et que l'on place à l'abri de la lumière. On peut encore préparer ces hydro-sulfates isolément, en faisant passer du gaz hydrogène sulfuré lavé, dans une solution de soude, de potasse ou d'ammoniaque. Les hydro-sulfates sont peu employés dans l'usage thérapeutique; cependant, d'après quelques expériences qui ne sont pas encore publiées, ces produits paraissent devoir être mis en usage à petites doses, comme contre-poisons des sels de plomb, et peut-être de quelques autres oxides métalliques. Ces sels sont plus usités comme réactifs; on les emploie pour reconnaître les solutions métalliques, avec lesquelles ils fournissent des précipités qui jouissent de caractères particuliers et qui peuvent être facilement reconnus. (A. C.)

HYDRO-SULFATE D'AMMONIAQUE, *Hydro-sulfure d'ammoniaque*. Ce sel est formé de 50 d'acide hydro-sulfurique et de 50 d'ammoniaque. On peut l'obtenir sous forme de cristaux blancs aiguillés, en faisant rencontrer dans un flacon placé au milieu d'un mélange réfrigérant du gaz acide hydro-sulfurique et du gaz ammoniac. Cet hydro-sulfate est très volatil; exposé à l'action de l'air, il jaunit promptement.

(A. C.)

HYDRO-SULFATE DE POTASSE, *Hydro-sulfure de potasse*. Ce sel se prépare comme nous l'avons dit; mais, d'après M. Vauquelin, il peut être obtenu cristallisé lors de la dissolution du sulfure de potasse dans l'eau. Ses cristaux sont blancs, transparens; ils affectent la forme de larges prismes tétraèdres, terminés par des pyramides à quatre faces. Quelquefois ces prismes ont six pans, et les pyramides qui les terminent ont six faces. Sa saveur, comme celle des autres hydro-sulfates, est amère, alcaline; exposé à l'air, il se résout très promptement en liquide. Ces cristaux se conduisent avec les acides comme le fait l'hydro-sulfate liquide. (A. C.)

HYDRO-SULFATE DE SOUDE, *Hydro-sulfure de soude*. Il se prépare de la même manière que les précédens. M. Vauquelin l'a obtenu cristallisé. Ces cristaux sont blancs, en prismes tétraèdres, terminés par des pyramides à quatre faces; quelquefois on obtient des cristaux octaédriques. L'hydro-sulfate de soude ressemble par ses propriétés aux autres hydro-sulfates. On peut employer le moyen suivant pour reconnaître quelle est la base d'un hydro-sulfate On décompose ce sel par l'acide sulfurique en excès, on filtre et l'on fait évaporer. Si l'hydro-sulfate est à base de potasse, on obtient un sulfate de potasse; si ce sel est à base de soude ou à base d'ammoniaque, on obtient un sulfate de soude ou d'ammoniaque. Ces sels sont faciles à reconnaître à leurs caractères particuliers. *V.* Sulfates. Les hydro-sulfates pris à l'intérieur et à de fortes doses, sont des poisons; ils peuvent occasioner des accidens graves, et même la mort. Les premiers secours à donner dans les cas d'empoisonnemens par ces sels sont des solutions faibles de chlore, des boissons légèrement acidulées.

Les hydro-sulfates peuvent s'unir à une nouvelle quantité de soufre, et passer à l'état d'hydro-sulfates sulfurés. Ces sels ne sont pas employés dans l'art médical. (A. C.)

HYMENÆA COURBARIL. Nom scientifique de l'arbre d'où découle la résine animée. *V.* ce mot.

HYMÉNOPTÈRES. Ordre très naturel de la classe des Insectes, établi par Linné, et essentiellement caractérisé par ses quatre ailes membraneuses, les inférieures toujours plus petites; la bouche munie d'un suçoir, d'une sorte de trompe propre à conduire des substances liquides ou peu concrètes; une tarrière ou aiguillon dans les femelles. M. Latreille a divisé cet ordre en deux sections principales (les *Térébrans* et les *Porte-aiguillons*), qui se subdivisent elles-mêmes en plusieurs familles, parmi lesquelles est celle des *Mellifères*, dont les espèces se nourrissent du miel des fleurs. Il suffit de nommer l'abeille, qui nous fournit le miel et la cire dont les usages sont si nombreux, pour faire sentir l'intérêt que l'ordre des Hyménoptères doit inspirer, sans parler des sujets d'admiration qu'ils présentent sous le point de vue de leurs habitudes et de leur mœurs. (G...n.)

HYOSCIAMUS ALBUS ET NIGER. *V.* Jusquiame.

HYOSCIANINE. *Hyosciama, Hyoscianin.* On a donné ce nom à un principe particulier découvert, par M. Brandes, dans la jusquiame noire, principe que ce savant regarde comme un alcali. D'après l'auteur, on l'obtient en précipitant les solutions de jusquiame par un alcali, recueillant le précipité, le lavant, et le traitant par l'alcool. L'hyoscianine (selon M. Brandes) est un solide qui cristallise en longs prismes; sa vapeur est très énergique, elle affecte beaucoup l'organe de la vue. Unie aux acides nitrique et sulfurique, elle fournit des sels cristallisables. Des expériences que j'ai faites en 1825, 1826 et 1827, pour obtenir ce principe et l'étudier, ne m'ont pas réussi, et je n'ai pu obtenir un atome de ce nouvel alcali végétal. (A. C.)

HYPÉRICINÉES. *Hypericineæ.* Famille naturelle de plantes dicotylédones polypétales hypogynes, qui a pour type le genre *Hypericum* ou *Millepertuis.* Elle se compose de plantes, herbacées dans nos climats, arborescentes dans les contrées chaudes. Leurs feuilles sont généralement opposées, entières, parsemées d'une infinité de petites glandes pellucides qui ressemblent à de petits trous; d'où le nom de *millepertuis*, imposé par les anciens à la plante la plus commune de la famille. Les fleurs sont ordinairement nombreuses, jaunes, ayant un calice et une corolle à cinq divisions, des étamines nombreuses, souvent réunies par la base en plusieurs faisceaux, et munies d'anthères oscillantes. Le fruit est une capsule à plusieurs loges qui s'ouvrent par autant de valves repliées à l'intérieur pour former les cloisons, et renfermant des graines petites et très nombreuses. Les Hypéricinées contiennent un suc résineux rougeâtre, soluble dans l'alcool et les huiles. Le genre Millepertuis est le seul qui offre des espèces employées en Médecine. *V.* ce mot. (A. R.)

HYPERICUM. *V.* Millepertuis.

HYPOCISTE (SUC D'). *Succus Hypocistidis*, officin. C'est un extrait sec obtenu du *Cytinus Hypocistis*, petite plante parasite sur les racines des diverses espèces de cistes, et que l'on trouve abondamment dans les contrées riveraines de la Méditerranée. Suivant les uns, on prépare cet extrait en exprimant le suc des baies ou de la plante entière, et en le faisant épaissir au soleil; selon d'autres, on l'obtient par la macération et la décoction de cette plante, et par l'évaporation sur le feu. Cet extrait se vend, dans le commerce, en masses de 2 à 3 kilogrammes, enveloppées dans des vessies. Il est noir, inodore, tantôt un peu mou, tantôt entièrement sec, ce qui dépend de ses propriétés hygrométriques; sa saveur est un peu astringente et aigrelette. Il se dissout dans l'eau et l'alcool. Le suc d'hypociste n'est plus employé en Pharmacie, si ce n'est pour la thériaque, dont il est un des nombreux ingrédiens.

(G...N.)

HYPOXYLÉES. *Hypoxyleæ*. C'est le nom d'une petite famille de plantes cryptogames, qui tient le milieu entre les lichens et les champignons parasites. Aucune espèce n'est utile par elle-même; mais il en est plusieurs qui intéressent le pharmacologiste, en ce qu'elles naissent sur les écorces officinales, et qu'elles peuvent servir à les distinguer. Dans son bel ouvrage sur les Cryptogames des écorces officinales, M. Fée a décrit quelques Hypoxylées qui envahissent les diverses sortes de quinquinas et le *Quassia amara*. *V.* ces mots. (G...N.)

HYSSOPE OFFICINAL. *Hyssopus officinalis*, L. — Rich. Bot. méd., v. I, p. 253; Bulliard, Herb. de la France, pl. 322. (Famille des Labiées. Didynamie Gymnospermie, L.) C'est un petit arbuste qui croît spontanément sur les collines sèches des contrées méridionales de l'Europe. On le cultive, soit pour l'usage médical, soit pour en former des bordures dans les jardins d'agrément. Sa tige se divise en rameaux dressés, effilés, comme pulvérulens, garnis de feuilles opposées, sessiles, lancéolées, étroites, aiguës, entières, couvertes de petites glandes, surtout à leur face inférieure. Les fleurs sont bleues, roses ou blanches, réunies plusieurs ensemble à l'aisselle des feuilles supérieures, et tournées du même côté.

Les sommités fleuries de l'hyssope sont fortement aromatiques, et ont une saveur amère, un peu âcre. Elles possèdent à un haut degré les propriétés générales de la famille des Labiées, c'est-à-dire qu'elles sont très excitantes. On en prépare une eau distillée et un sirop; on les prescrit souvent en infusion dans les catarrhes pulmonaires chroniques, particulièrement chez les vieillards et chez les individus faibles. Elles facilitent l'expectoration des mucosités qui s'amassent dans les bronches. L'eau distillée d'hyssope a été recommandée dans certaines ophthalmies chroniques. (A. R.)

I

ICHTHYOCOLLE ou COLLE DE POISSON. *Ichthyocolla.* Substance sèche, coriace, formée de membranes repliées sur elles-mêmes, blanche ou légèrement jaunâtre, demi-transparente, et composée presque entièrement de gélatine à l'état de pureté. La majeure partie de la colle de poisson du commerce est importée des diverses provinces de l'empire russe, où on la prépare avec la vessie aérienne des esturgeons, et surtout de l'espèce qui a été nommée par métonymie Ichthyocolle; c'est l'*Acipenser Huso,* L. Ce poisson, dont les dimensions sont quelquefois très considérables (il en est qui pèsent jusqu'à 1200 livres), abonde dans le Volga et les autres fleuves qui se jettent dans la mer Caspienne. La préparation de l'ichthyocolle consiste à laver les vésicules aériennes et même les autres membranes, afin d'en séparer le sang, la graisse et les autres matières animales dont ces organes sont salis, à les couper en long, à les ramollir entre les mains, et à les mouler en petits cylindres tortillés que l'on fait sécher à une chaleur modérée, et que l'on blanchit par l'action du gaz acide sulfureux.

Les diverses formes que l'on donne à la colle de poisson l'ont fait distinguer sous des noms différens dans la Droguerie. Tantôt on contourne les cylindres de manière à leur donner la forme d'une lyre ou plutôt celle d'une anse de panier, terminée par deux crochets; c'est la *colle en lyre* du commerce: tantôt on fait dessécher les membranes en les appliquant, non roulées, les unes sur les autres, et les ployant en carré, à peu près comme nous faisons d'une serviette, ou en les rapprochant à la manière des feuillets d'un livre; ces deux formes sont connues sous les noms de *colle en cœur* et de *colle en livre*. La colle en lyre est la plus chère et la plus estimée; elle est aussi nommée *petit cordon*, à cause de sa petitesse comparativement à celle de la colle en cœur, que l'on nomme communément *gros cordon*. La colle en livre est la moins estimée. Néanmoins, comme ces trois sortes ne laissent point ou presque point de résidu (1), qu'elles se dissolvent presque aussi facilement les unes que les autres, elles peuvent être employées aux mêmes usages, et l'on a tort d'établir une grande différence dans leur valeur. Celles qui sont connues sous les noms de *colle en table* et de *colle de morue* sont réellement d'une qualité inférieure, qui dépend, non-seulement des parties que l'on emploie, mais encore du peu de soin que l'on apporte dans leur préparation. Pallas nous apprend que les peuplades à demi sauvages de la Russie asiatique, et particulièrement les Ostiaques, coupent par petits morceaux la vessie aérienne, l'estomac, les intestins, la peau et toutes les parties cartilagineuses des esturgeons et de plusieurs autres poissons, qu'ils commencent par en enlever la graisse, et qu'ils lui font subir un commencement de dessication, et la font bouillir ensuite dans de l'eau, puis lui donnent la forme de gâteaux ou de tables minces, d'une couleur ordinairement brune.

Les usages de l'ichthyocolle sont fort nombreux. Matière alimentaire, elle forme la base des gelées que préparent les pharmaciens, les confiseurs et les cuisiniers. Souvent une gelée végétale n'aurait aucune consistance et semblerait avoir été préparée sans art; l'addition d'une petite quantité d'ichthyocolle suffit pour lui donner cet aspect tremblottant qui en est la qualité physique essentielle. On se sert en Chimie d'une dissolution de colle de poisson (120 grains pour 20 onces d'eau, suivant Davy)

(1) 100 grains de bonne ichthyocolle ont donné à M. Hatchett un peu plus de 98 grains de matière soluble dans l'eau.

pour précipiter le tannin. Elle est d'un emploi considérable pour la clarification des vins, des autres liqueurs fermentées, et même du café. Précipitée par l'action des principes que contiennent ces liquides, elle y forme une sorte de réseau qui enveloppe les impuretés et les entraîne avec elle. Cette substance en se séchant a l'avantage de rester transparente; on l'emploie pour coller les fragmens de verre et de porcelaine. Enfin, l'ichthyocolle est consommée dans tous les arts où il est nécessaire de donner un certain aspect lustré aux étoffes, aux gazes et aux rubans ; sous ce rapport, elle offre plus d'avantages que la gomme adraganthe.

La colle à bouche, avec laquelle les dessinateurs fixent leurs papiers est une préparation d'ichthyocolle sucrée et rapprochée en consistance de pâte que l'on fait dessécher sous forme de tablettes. C'est une solution d'ichthyocolle aromatisée par le baume du Pérou, que l'on étend sur du taffetas pour former le sparadrap adhésif, vulgairement nommé *taffetas d'Angleterre.* (G...N.)

ICICA. Nom scientifique de plusieurs arbres de la famille des Térébinthacées, qui croissent dans les contrées les plus chaudes du globe, et qui fournissent des substances résineuses aromatiques usitées en Médecine. Ainsi l'*Icica carana*, publié par M. Kunth, et cité par M. de Humboldt dans sa relation historique sous le nom générique d'*Amyris*, paraît être l'arbre qui fournit la *résine caragne*. *V.* ce mot. L'*Icica Icicariba* (De Candolle) ou *Amyris ambrosiaca* (Linné fils) donne une résine tellement analogue à l'*élémi*, que la plus grande partie de la résine élémi du commerce est cette substance importée du Brésil. *V.* Résine élémi. (G...N.)

ICOSANDRIE. Nom donné par Linné à la douzième classe de son système sexuel. Elle comprend toutes les fleurs hermaphrodites qui ont au moins 20 étamines insérées sur le calice et non sur le réceptacle. C'est à cette classe que se rapportent les Rosacées et les Myrtacées, qui fournissent une si grande variété de fruits comestibles et de produits utiles. (A. R.)

IÈBLE pour HIÈBLE. *V.* ce mot.

IF COMMUN. *Taxus baccata*, L. — Rich. Bot. méd., t. I, p. 146, et Mém. sur les Conifères, tab. 2. C'est un arbre de la famille des Conifères, qui croît dans les pays montueux et dans les localités froides de l'Europe méridionale. Il est d'une taille moyenne, très rameux, couvert d'une écorce brune et qui s'enlève facilement par plaques; son bois est rougeâtre. Ses feuilles sont éparses, presque sessiles, linéaires, planes et aiguës, dirigées des deux côtés du rameau, et étalées sur le même plan. Les fleurs sont dioïques, solitaires dans les aisselles des feuilles. Aux fleurs femelles succèdent des fruits de la grosseur d'une petite cerise, dont la partie charnue (calice adhérent ou *cupule* des botanistes), ouverte circulairement à son sommet, est d'un beau rouge écarlate, d'une saveur douce et agréable, extrêmement visqueuse, tandis que le véritable fruit, renfermé dans cette cupule charnue, est d'une saveur amère et térébinthacée.

C'était un préjugé très accrédité chez les anciens, que l'if commun était si vénéneux, qu'il suffisait de se reposer sous son ombrage pour en éprouver des effets funestes. On croyait aussi que ses baies étaient un puissant narcotique. Il y a certainement beaucoup d'exagération dans ces propriétés. Les émanations de l'if ne sont pas plus délétères que celles de la plupart des autres Conifères odorantes; elles ne peuvent tout au plus déterminer que de légers maux de tête. Quant à ses fruits, la partie extérieure charnue n'en est point malfaisante; les enfans en mangent beaucoup sans en être incommodés.

L'analyse de ces baies a été faite par MM. Chevallier et Lassaigne; ils y ont trouvé: 1°. une matière sucrée fermentescible; 2°. de la gomme; 3°. des acides malique et phosphorique; 4°. une matière grasse d'une couleur rouge de carmin.

L'if était autrefois fréquemment cultivé dans les jardins, comme arbre d'ornement susceptible d'être taillé de manière à présenter mille formes d'un aspect singulier et bizarre. Nous avons vu, dans un parc, des ifs qui représentaient toutes les pièces d'un jeu d'échecs. Cette culture n'est plus de mode aujourd'hui, et de même que le cyprès, le thuya, etc., l'if est relégué dans les cimetières. Le bois de l'if est rougeâtre, serré, très dur, estimé pour les ouvrages de tour et de charronage.

(A. R.)

IGNAME. On donne ce nom, dans les colonies, à des plantes remarquables par leurs racines tubéreuses et charnues, leurs tiges volubiles de gauche à droite, leurs fleurs disposées en épis ou en grappes axillaires. Elles forment un genre assez nombreux en espèces, auquel Linné a donné le nom de *Dioscorea,* qui se place dans l'Hexandrie Trigynie, et qui fait le type d'une petite famille voisine des Asparaginées. Plusieurs espèces sont cultivées avec soin, parce que leur racine sert d'aliment à des peuplades entières. Nous ne décrirons que la plus répandue.

L'Igname ailée, *Dioscorea alata,* L., est primitivement originaire de l'Inde, mais elle a été, en quelque sorte, naturalisée par la culture en Amérique et en Afrique. Elle se trouve aussi dans les archipels de l'Océanie. Sa racine, dont la forme varie, pèse quelquefois 30 à 40 livres; elle est ou simple ou diversement contournée et divisée en lobes irréguliers et comme digités. Sa couleur est noirâtre à l'extérieur, blanche intérieurement. De cette racine, qui est vivace, s'élèvent plusieurs tiges grêles, sarmenteuses, carrées, membraneuses ou ailées sur leurs angles, portant des feuilles opposées, cordiformes, glabres et lisses, marquées de sept nervures longitudinales. Ses fleurs sont petites, de couleur jaune, naissant vers les extrémités des rameaux. Il leur succède des capsules à trois ailes contenant des graines membraneuses.

La racine d'igname, à l'état frais, est âcre et désagréable; mais, par la cuisson, elle devient douce et fort nourrissante. On l'apprête de diverses manières: tantôt on la fait bouillir dans l'eau, tantôt on la fait cuire sous des cendres chaudes. En général, elle remplace le pain chez les nations à demi civilisées des contrées équatoriales. Sa culture est absolument la même que celle de la pomme de terre. On plante de distance en distance, dans un terrain profondément ameubli, des fragmens de cette racine, en ayant soin que chacun soit pourvu d'un œil ou bourgeon. Cette opération doit se faire avant la saison des pluies. Quelques mois après, les racines d'igname sont parvenues à leur maturité.

Le nom d'*igname* a été étendu à des plantes pourvues de racines tubéreuses et alimentaires, mais qui n'appartiennent point au genre *Dioscorea*. En Égypte, on appelle vulgairement igname l'*Arum colocasia*. (G...N.)

IGNATIA AMARA. *V*. Fève de Saint-Ignace.

IGUANE. *Iguana tuberculata*, Laurenti; *Lacerta Iguana*, L.; Encyclop. Rept., pl. 3, f. 4. Reptile de la famille des Sauriens, vulgairement connu sous les noms de *Léguan, Sénembi, Bœwa*, etc. Il se trouve en grande quantité à la Guiane et dans les principales îles des Antilles. Cet animal est ordinairement long de 3 pieds, y compris la queue qui fait au moins la moitié de la longueur totale; quelques individus atteignent jusqu'à 5 pieds. Le corps et la queue sont couverts de petites écailles imbriquées; tout le long du dos règne une rangée d'épines ou plutôt d'écailles redressées. Les cuisses portent une rangée de tubercules pareils à ceux des lézards, avec lesquels Linné confondait l'iguane. Chaque mâchoire est entourée d'une rangée de dents comprimées, triangulaires, à tranchans dentelés; deux petites rangées au bord postérieur du palais. De même que les anolis et les caméléons, l'iguane a la faculté de changer de couleur lorsqu'on l'irrite, et suivant l'état de l'atmosphère. Ses couleurs varient du gris au bleu, mais la plupart des individus sont brillamment diaprés de vert, de bleu, de jaune et de brun. Leur chair est fort estimée dans les Antilles où on les chasse; mais ils sont très difficiles à tuer, parce qu'ils ont la vie fort dure, et que le plomb du fusil glisse sur leur peau flexible, dure et couverte d'écailles serrées. C'est au lacet qu'on les attrape; on leur lie alors la gueule et les pattes pour qu'ils ne puissent mordre ni égratigner, et on les porte au marché. Pour les faire mourir, on leur enfonce une épine ou quelque instrument piquant dans les narines.

Les iguanes sont susceptibles d'être apprivoisés; on dit même que les colons en nourrissent dans leurs jardins, pour la consommation de la table. Leur peau fournit un excellent cuir propre à faire des souliers. M. le docteur Bertero, qui a résidé plusieurs années à Sainte-Marthe et dans les autres îles des Antilles, a fait tanner, à son retour en Europe, plusieurs de ces peaux qui étaient assez larges pour former chacune l'empeigne d'un soulier. Cette chaussure, dont il nous a laissé une paire, est fort élégante et solide ; il serait à désirer que l'on en fît un article de commerce.

La Médecine employait autrefois une sorte de bézoard ou de calcul qui se trouvait, selon les uns, dans la tête, et selon d'autres, dans l'estomac de l'iguane ordinaire. On a justement renoncé à un tel remède. Les œufs d'iguane sont de la grosseur de ceux de pigeons, et d'un goût très délicat. (G...N.)

ILEX AQUIFOLIUM. *V.* HOUX ÉPINEUX.

ILLICIUM ANISATUM. *V.* BADIANE.

IMMORTELLE. On décore de ce nom fastueux les capitules de certaines fleurs ornées d'écailles sèches, brillantes, vivement colorées, et qui ne sont pas susceptibles de se flétrir ; telles sont les fleurs de la plupart des espèces qui composent les genres *Xeranthemum, Elychrysum* et *Gnaphalium*. Mais on applique plus particulièrement le nom d'immortelle à une espèce fort voisine, si elle n'est pas une simple variété de l'*Elychrysum stœchas* (*Gnaphalium stœchas*, L.), qui est fort abondant dans le midi de l'Europe. On cultive cette plante pour en faire des bouquets que l'on teint de diverses couleurs, mais ordinairement d'orangé, et qui se vendent chez les bouquetières dans toutes les rues de Paris. On prétend que c'est un article d'industrie assez considérable.

Le *Gomphrena globosa,* jolie plante de la famille des Amaranthacées, originaire du Mexique et cultivée abondamment dans nos jardins, a aussi été saluée du nom d'*immortelle*, à raison de ses capitules écailleux, luisans et persistans.

(G...N.)

IMPÉRATOIRE. *Imperatoria Ostruthium*, L. (Famille des Ombellifères, Pentandrie Digynie, L.) Cette plante croît dans les hautes montagnes de l'Europe, et principalement dans les

Alpes. Sa racine récente est charnue, marquée de rides saillantes et de sillons annulaires profonds, divisée en branches cylindriques et coudées en plusieurs endroits d'où sortent des fibrilles radicales. Cette racine est formée au centre d'un parenchyme charnu et épais, vers les bords d'un rang circulaire de vaisseaux propres remplis d'une sorte de gomme-résine liquide très odorante, et recouverte d'une écorce cendrée. La saveur âcre et aromatique de la racine d'impératoire, analogue à celle de l'angélique, mais plus forte, est due au suc gommo-résineux de sa partie sous-corticale; elle persiste quelque temps après la dessication, mais elle finit par s'évanouir presque entièrement. On nous l'apporte sèche de la Suisse : en cet état, elle est grosse comme le doigt, brune et très rugueuse à l'extérieur, d'une texture fibreuse et d'une couleur jaune-verdâtre à l'intérieur. La racine d'impératoire récente fournit beaucoup d'huile volatile par la distillation. Elle entrait dans la composition de l'eau thériacale, de l'esprit carminatif de Sylvius, etc. Ses propriétés sont semblables à celles de la racine d'angélique et des autres Ombellifères d'une odeur agréable. (G...N.)

INAURATION. Ce mot était usité pour indiquer l'opération mise en pratique pour recouvrir de feuilles d'or des pilules ou des bols. On n'emploie plus maintenant ce mot. (A. C.)

INCINÉRATION. On a donné le nom d'incinération à la combustion des matières organiques, dans le but d'obtenir, par cette opération, le résidu fixe, les *cendres*. (A. C.)

INCISION. On a donné ce nom à l'opération qui consiste à diviser différentes parties des végétaux ou des animaux à l'aide d'un instrument tranchant. (A. C.)

INCORPORATION. On se sert de ce mot pour désigner la mixtion d'un ou de plusieurs médicamens solides divisés, à un excipient plus ou moins liquide, dans le but d'obtenir un produit d'une certaine consistance. Exemple, les onguens, les pilules, les électuaires. (A. C.)

INDIGÈNE. Le mot indigène est employé pour indiquer les

produits qui appartiennent à un pays, par rapport à ce qui provient d'un pays étranger. Les plantes de nos pays sont des *plantes indigènes*, les plantes qui nous viennent des autres pays sont des *plantes exotiques*, etc. (A. C.)

INDIGO. Substance colorante, que l'on retire de plusieurs végétaux, et particulièrement de quelques arbustes appartenant à la famille des Légumineuses et à la Diadelphie Décandrie, L. Ces arbustes, à raison de leur produit, ont reçu le nom d'indigotiers. Nous allons donner sur eux quelques renseignemens, avant que de décrire le mode d'extraction, les propriétés et les diverses sortes de l'indigo. Plusieurs espèces d'indigotiers sont très riches en matière colorante, mais on cultive particulièrement quatre d'entre elles dans les contrées chaudes du globe, où d'ailleurs ces arbrisseaux croissent spontanément.

L'INDIGOTIER FRANC, *Indigofera Anil*, L.; Lamck., Illustr., tab. 626, f. 2, est un arbuste de près d'un mètre de hauteur, originaire des Indes orientales et du Sénégal, mais aujourd'hui naturalisé dans les Antilles et sur le continent de l'Amérique méridionale, où il est l'objet d'une culture très étendue. Sa tige est légèrement ligneuse, blanchâtre, et comme pulvérulente; elle se divise en rameaux dressés et effilés, qui portent des feuilles alternes et imparipinnées, composées de neuf à onze folioles elliptiques allongées, obtuses, souvent mucronées, entières, couvertes de poils blancs et en forme de navette. A la base de chaque feuille sont deux stipules subulées. Les fleurs, d'un rouge mêlé de verdâtre, sont petites, nombreuses, et disposées en épis ou grappes simples aux aisselles des feuilles supérieures. Il leur succède des gousses à peu près cylindriques, recourbées en faucille, légèrement pubescentes, et renfermant ordinairement cinq à six graines anguleuses et brunâtres.

L'INDIGOTIER TINCTORIAL, *Indigofera tinctoria*, L., est un arbuste du même port et de la même grandeur que le précédent. Il est aussi originaire de l'Inde et des contrées équatoriales de l'Afrique, où on le cultive en grand, ainsi que dans les îles de France, de Bourbon, de Madagascar et dans les Antilles. Ses feuilles, alternes et imparipinnées, sont composées de neuf à treize folioles obovales, très obtuses et presque cunéiformes, glabres supérieurement, et offrant en dessous quelques poils courts et ras; la foliole terminale est ordinairement plus grande que les autres. Les fleurs, disposées en grappes dressées et axillaires, sont un peu plus grandes que dans la précédente espèce. Les gousses sont grêles, droites, presque glabres, longues d'environ un pouce, et renferment 10 à 15 graines brunâtres.

L'Indigotier a feuilles argentées, *Indigofera argentea*, L., est un arbuste encore plus petit que les précédens, qui croît en Égypte, où on le cultive pour l'extraction de l'indigo. Sa tige est divisée en rameaux dressés, blancs et pulvérulens. Les feuilles sont alternes, composées de 3 à 5 folioles obovales, arrondies, très obtuses, couvertes sur leurs deux faces de poils blancs, soyeux et couchés. Les fleurs sont très petites, disposées en grappes dans les aisselles des feuilles. Les gousses sont courtes, toruleuses, cotonneuses, contenant seulement une à trois graines assez grosses.

L'Indigotier de Caroline, *Indigofera Caroliniana*, Walter, se cultive en abondance dans la Caroline. Ses feuilles sont composées de 9 à 13 folioles obovales mucronées, glauques, chargées de quelques poils très courts et couchés. Les fleurs sont disposées en grappes axillaires filiformes, lâches, pédonculées, plus longues que les feuilles. Les gousses sont presque globuleuses, et ne renferment ordinairement qu'une seule graine.

Telles sont les principales espèces qui fournissent la majeure partie de l'indigo du commerce; mais on en retire encore une quantité considérable, non-seulement des variétés nombreuses que la culture a fait naître parmi les plantes que nous venons de décrire, mais encore d'autres indigotiers, et même de végétaux qui appartiennent à d'autres familles naturelles.

Le pastel (*Isatis tinctoria*, L) et le nerion tinctorial (*Nerium tinctorium*) sont les plantes qui fournissent en plus grande abondance une matière bleue, semblable à l'indigo. Long-temps avant que l'indigo fût apporté des colonies, la première de ces plantes a été cultivée en Italie, en France et en

Allemagne, à l'effet d'en obtenir la substance colorante, et pendant les dernières guerres maritimes, sa culture en grand a été de nouveau essayée avec succès ; il n'y a aucun doute que cette branche d'industrie n'eût procuré en France d'immenses avantages, si l'on eût continué à manquer de l'indigo exotique. Quant au *Nerium tinctorium*, ce n'est que depuis un petit nombre d'années que l'on a fait des essais pour obtenir sa couleur bleue. Cet arbre, originaire de l'Inde, a été transporté à l'île de Bourbon, où il paraît avoir réussi.

La culture des indigotiers exige des soins et beaucoup d'intelligence. Pour établir une indigoterie, il convient de choisir un bon terrain, comme celui qui provient du défrichement des bois, dans le voisinage d'une eau courante, non-seulement à cause des fréquens arrosemens et de l'humidité nécessaires au développement des feuilles de l'indigotier, mais encore pour la facilité de la fabrication de l'indigo. On fait les semis dans un moment favorable, c'est-à-dire après les pluies, lorsque la terre est suffisamment humectée ; et quand la graine a germé, on débarrasse les jeunes plants des mauvaises herbes, qui pullulent surtout dans les terrains nouvellement défrichés. Lorsque les pluies ne viennent pas naturellement féconder les efforts du colon, celui-ci doit pourvoir à la vie de ses indigotiers par de fréquens arrosemens, par des irrigations artificielles, mais de manière que l'eau ne séjourne pas trop long-temps au pied de la plante, ce qui occasionerait la pourriture des feuilles inférieures, et conséquemment une grande perte dans les résultats. On coupe la plante au moment où les fleurs commencent à se montrer, et on la transporte immédiatement à l'usine.

La fabrication de l'indigo s'exécute dans de très petits établissemens ; c'est une opération en quelque sorte rurale pour les colons, et qui devient aussi facile que la préparation du vin l'est pour nos vignerons d'Europe. Sous un hangar, trois cuves sont placées à la suite et tout près l'une de l'autre, de telle sorte que l'eau de la première peut s'écouler, au moyen de robinets, dans la seconde, et de celle-ci dans la troisième. La première porte le nom de *trempoir* ou de *pourriture*, parce que l'on y dépose l'herbe de l'indigotier pour y subir le degré nécessaire de fermentation. Ordinairement cette cuve a une forme carrée, une largeur de 9 à 10 pieds, sur environ 3 pieds de profondeur. La seconde se nomme *batterie*, parce que l'eau chargée de molécules colorantes dissoutes par la fermentation y est fortement battue. Entre la batterie et la troisième cuve, qui prend le nom de *reposoir*, est un petit bassin creusé dans le plan de celui-ci au-dessus du niveau du fond de la batterie et destiné à recevoir la matière colorante qui en sort. C'est le *bassinet* ou *diablotin*, auquel on donne en général une forme arrondie ou ovale. Le sol des diverses cuves doit avoir une inclinaison qui permette l'écoulement des eaux de l'une dans l'autre. Ainsi, le fond de la batterie doit être placé à environ 3 pieds au-dessous de celui de la première cuve, et à environ 6 pouces au-dessus de celui du reposoir.

A mesure que l'on récolte l'herbe à indigo, on l'apporte dans le trempoir; quand celui-ci en est rempli, on y verse de l'eau de manière qu'il y en ait environ 3 pouces par-dessus l'herbe. La fermentation est prompte et tumultueuse; elle soulève la masse de l'herbe, et lui ferait déborder le trempoir si l'on n'avait soin d'ajouter sur les parois de cette cuve une rangée de planches jointes ensemble. L'eau du trempoir ne tarde pas à se teindre en une belle couleur verte qui acquiert de plus en plus d'intensité. La surface du liquide présente un reflet cuivré très brillant, qui bientôt est remplacé par une couche de matière épaisse et violette mêlée d'écume. La fermentation est achevée, ou plutôt elle a atteint le degré convenable pour procéder au battage (ce qui a lieu au bout de dix à douze heures, par un temps chaud et pluvieux), lorsque le liquide offre une couleur dorée analogue à celle de la vieille eau-de-vie de Cognac, et qu'en puisant une petite quantité de ce liquide dans une tasse et l'y agitant, on voit la matière colorante se déposer sous forme de grains bien liés. L'eau du trempoir doit alors être écoulée dans la batterie, pour y être agitée fortement au moyen des *busquets*. Ce sont des instrumens en forme de petites caisses carrées sans fonds et sans couvercles, munis de manches en bois, et qui sont mus chacun par un ouvrier qui les élève ou les abaisse alternativement pour frapper le liquide. Ce moyen est imparfait et fort dispendieux, puisqu'il exige au moins trois hommes pour chaque cuve. On a inventé d'autres procédés de battage plus simples et plus expéditifs. Ainsi, on a adapté à chaque batterie quatre busquets disposés en croix et qui s'agitent par le moyen d'une bascule qu'un seul homme met en mouvement; mais le meilleur procédé consiste à placer dans la cuve un axe armé de palettes en bois, et que l'on met en mouvement à l'aide d'une manivelle. L'opération du battage doit être conduite très uniformément, et tant que le liquide laisse déposer du grain bien formé dans la tasse d'épreuve. Quand elle est achevée, on laisse reposer le liquide pendant quelques heures, afin que tout le grain ait le temps de se déposer au fond. On fait alors écouler l'eau par des robinets placés à divers étages, en commençant par le supérieur. Cette eau tombe dans le diablotin qu'elle remplit, puis se perd au dehors par l'ouverture du reposoir. Après que toute l'eau de la batterie a été ainsi écoulée, et lorsqu'il ne reste au fond qu'une pâte d'un bleu noirâtre, on vide aussi le diablotin, et l'on y fait passer cette pâte liquide. On enlève celle-ci, et on la met dans des sacs de toile que l'on suspend en l'air afin de faciliter l'égouttement. Pour opérer la dessication de cette pâte qui est encore molle, on en remplit des caisses plates, d'environ 3 pieds de longueur sur moitié de largeur, et seulement 2 pouces de profondeur. On porte celles-ci sous le second hangar qui porte le nom de *sécherie;* là, elle se fend par le retrait en plusieurs morceaux. On a soin d'unir sa surface avec une sorte de truelle, et on la divise par petits carreaux qu'on laisse ensuite exposés au soleil jusqu'à ce qu'ils se détachent d'eux-mêmes des caisses. En cet état, l'indigo n'est pas encore propre à être livré au commerce; il faut encore auparavant le faire ressuyer, c'est-à-dire l'entasser dans de grandes barriques, et l'y laisser pendant quinze jours ou trois semaines, afin qu'il subisse une seconde fermentation par laquelle il se couvre d'une efflorescence blanche. Il ne s'agit plus que de le faire sécher de nouveau.

On distingue, dans le commerce, l'indigo en plusieurs sortes, auxquelles on donne les noms des pays qui les fournissent. Celui de l'Inde est nommé *indigo Bengale, Coromandel, Madras, Manille,* etc.; celui d'Amérique, *indigo Guatimale* ou *indigo flor,* du *Pérou,* de *Saint-Domingue, Caraque,* de la *Louisiane,* etc. Le plus estimé des indigos d'Amérique est l'*indigo flor* qui, frotté avec l'ongle, prend un éclat cuivré très brillant, est le plus léger de tous, et d'une belle nuance bleue-violette. Tout porte à croire que sa qualité supérieure est due autant au soin que l'on apporte dans sa préparation qu'à la qualité de l'indigotier dont on l'extrait. On fabrique aussi, dans l'Inde orientale, un indigo qui ne le cède pas au meilleur de l'Amérique; il est même certaines qualités d'indigo Bengale supérieures à l'indigo Flor de Guatimale; et nous avons vu de l'indigo du Sénégal aussi beau que celui de l'Inde (1). Ceci ne doit pas surprendre, puisque nous sommes assurés que les espèces d'indigotiers du Sénégal sont identiques avec celles de l'Inde, et que l'indigo du premier de ces pays avait été préparé avec beaucoup de soins par un manufacturier intelligent.

---

(1) Le tableau suivant, qui présente le prix des différentes sortes d'indigo sur la place de Paris (décembre 1827), peut donner une idée exacte de la valeur que les teinturiers attachent à chacune d'elles :

INDIGOS DE L'INDE.			
Indigo Manille, le kilogr.	16	à	20 fr.
— Coromandel,	18	à	22
— Madras,	22	à	24
— Bengale bas ordinaire,	25	à	27
— — ordinaire cuivré,	27	à	28
— — bon mélangé,	30	à	31
— — bon rouge,	31,50	à	32
— — fin rouge tendre,	33	à	34
— — bon violet,	33		
— — fin violet,	35	à	36
— — surfin violet,	36,50	à	37
— — bleu flottant,	37	à	38

INDIGOS D'AMÉRIQUE.			
Indigo caraque, le kil.	25	à	26fr.
— — sobré,	28	à	29
— — flor,	32	à	34
—Guatimale, le kilogr.	18	à	20
— — sobré ordin.,	25	à	26
— — saliente,	29	à	30
— — flor,	32	à	34

L'indigo du commerce n'est point une substance pure. La matière colorante bleue y est alliée avec une résine rouge soluble dans l'alcool, une autre matière rouge-verdâtre soluble dans l'eau, du carbonate de chaux, de l'alumine, de la silice, de l'oxide de fer, et d'autres sels à base de magnésie, de potasse et de chaux. Ces principes et ces sels étrangers à l'indigo y sont dans une si forte proportion, qu'il y a des indigos du commerce qui perdent jusqu'à 65 pour 100 par leur purification au moyen de plusieurs traitemens successifs par l'eau, l'alcool et l'acide hydro-chlorique. Voici les résultats de l'analyse publiée par M. Chevreul (1) :

En dissolution dans l'eau.	Ammoniaque............ Matière verte............ Un peu d'indigo désoxidé.. Extractif................ Gomme................	12
En dissolution dans l'alcool.	Matière verte............ Résine rouge............ Un peu d'alcool........	30
En dissolution dans l'acide hydro-chlorique.	Résine rouge............	6
	Carbonate de chaux......	2
	Oxide rouge de fer........ Alumine................	2
Résidu formé de	Silice..................	3
	Indigo pur..............	45
		100

On peut obtenir la substance colorante pure par la sublimation; elle se présente alors sous forme de cristaux en aiguilles pourpres avec des reflets dorés. Elle se compose des principes élémentaires suivans :

(1) Ann. de Chimie, t. LXVI, p. 20.

(MM. Le Royer et Dumas (1).)		(M. Walter Crum (2).)
Azote.......	13,75	11,26 ou 1 atome,
Carbone.....	73,26	73,22 ou 16 atomes,
Oxigène......	10,16	12,60 ou 2 atomes,
Hydrogène...	2,83	2,92 ou 4 atomes.
	100,00	100,00

M. Doebereiner pense que le carbone y est à l'azote dans la proportion des élémens du charbon animal. Ce chimiste, Van-Mons et Brugnatelli attribuent à l'indigo sublimé la propriété de former un amalgame avec le mercure; mais d'autres savans n'ont pu réussir à altérer, par l'indigo, la fluidité de ce métal.

Dans un mémoire publié récemment (3) sur la manière dont les corps se comportent à de hautes températures, M. Unverdorben a fait connaître les substances que fournit l'indigo soumis à la distillation sèche, savoir : 1°. une huile volatile incolore, non empyreumatique; 2°. une très petite quantité d'acide volatil, analogue à l'acide butirique; 3°. une résine soluble dans la potasse, l'alcool et l'éther; 4°. de l'indigo indécomposé; 5°. une matière noire insoluble dans l'alcool et l'éther; 6°. un extrait brun, soluble dans l'eau, et formant des combinaisons avec les bases; 7°. enfin, une substance alcaline que l'auteur nomme *cristallin,* parce qu'elle donne naissance à des sels cristallisables par sa combinaison avec les acides. Le cristallin est fluide, incolore, susceptible de se volatiliser avec l'eau, et plus pesant que celle-ci; son odeur est forte, semblable à celle du miel récent; son action est nulle sur le papier de tournesol. Les sels qu'il forme avec les acides sulfurique et phosphorique cristallisent facilement sous forme de lames. L'acide benzoïque ne forme point de combinaison avec ce principe alcalin.

L'indigo se dissout dans l'acide sulfurique concentré; sa solution porte dans les arts les noms de *bleu de Saxe* et de

(1) Journ. de Pharm., t. VIII, p. 377.
(2) Annals of philos., n° 26; février 1823, p. 81.
(3) P. Ann. der Phys. und Chem., 1826, n° 10, p. 253; n° 11, p. 397.

bleu en liqueur. Bergmann prescrivait une partie d'indigo du commerce réduit en poudre, et 7 ou 8 parties d'acide sulfurique concentré. On laissait digérer le mélange pendant 24 heures à une température de 20 à 40 degrés, et l'on étendait la liqueur de 91 parties d'eau. Dans plusieurs ateliers, on emploie une plus ou moins forte proportion d'acide. Deux substances colorantes sont contenues dans la solution acide d'indigo. La connaissance en est due à M. W. Crum (1), qui a nommé l'une d'elles *cérulin*, parce qu'elle est bleue, et l'autre *phénicin*, parce qu'elle offre une belle couleur pourpre. On les obtient en précipitant par des sels neutres la dissolution acide d'indigo étendue d'eau distillée. La première a une composition semblable à celle de l'indigo pur, plus une quantité quadruple des élémens de l'eau ; la seconde n'en diffère que par une proportion seulement double de ces élémens.

L'acide nitrique concentré exerce une action tellement forte sur l'indigo, qu'il peut y avoir inflammation. S'il est étendu d'eau, les produits sont très nombreux. M. Chevreul ayant traité à une douce chaleur 2 parties d'indigo de Guatimala par un mélange de 4 parties d'acide à 32° et de 4 parties d'eau, obtint quatre substances concrètes, savoir : 1°. une matière résinoïde ; 2°. de l'amer au minimum d'acide nitrique ; 3°. de l'amer au maximum d'acide nitrique, connu sous le nom d'*amer de Welter* (2) ; 4°. de l'acide oxalique.

L'indigo est entièrement décoloré par le chlore ; aussi sa dissolution dans l'acide sulfurique sert-elle à éprouver la force décolorante de cet agent et celle du chlorure de chaux.

---

(1) Annals of philos., nº 26, février 1823, p. 81.

(2) M. Liebig a obtenu l'amer d'indigo parfaitement pur, qu'il considère comme un acide, parce qu'il rougit le tournesol et qu'il neutralise les bases. Il lui impose le nom d'acide carbazotique, et il en donne la composition suivante : carbone, 31,512 ; azote, 14,706 ; oxigène, 53,781. Pour obtenir cet acide, M. Liebig traite l'indigo de bonne qualité par 8 ou 10 fois son poids d'acide nitrique, à une chaleur modérée, et il porte ensuite la liqueur à l'ébullition, ajoutant un peu d'acide nitrique, tant qu'il y a dégagement de vapeurs rouges. Après le refroidissement, on obtient des cristaux jaunes,

A la température ordinaire, l'acide hydro-chlorique et les alcalis n'ont point d'action sur l'indigo ; par la chaleur, ils lui communiquent une couleur jaunâtre.

L'acide hydro-sulfurique, l'hydro-sulfate d'ammoniaque, le sulfate de protoxide de fer et un alcali, le sulfure d'arsenic jaune et la potasse, la potasse et le protoxide d'étain, ainsi que plusieurs autres mélanges que nous ne pouvons tous citer ici, altèrent, par l'intermède de l'eau, la couleur de l'indigo, en lui enlevant une partie de son oxigène. La décoloration est encore plus complète et plus prompte, lorsque l'on met cette matière colorante en contact avec de l'eau, un alcali énergique, tel que la soude, la potasse, la chaux ou l'ammoniaque, et une substance combustible. Celle-ci décolore l'indigo en lui enlevant une certaine proportion d'oxigène, et le rend soluble dans l'eau. Si l'on neutralise l'alcali par un acide, on précipite l'indigo en blanc-jaunâtre qui, par son contact avec l'oxigène de l'air, repasse immédiatement au bleu. Il n'est pas même nécessaire de l'intermède d'un acide pour que la liqueur alcaline qui a dissous l'indigo prenne subitement une teinte bleue; il suffit de l'exposer au contact de l'atmosphère; aussi la surface des cuves à indigo se couvre-t-elle d'une couche bleue irisée d'indigo revivifié. Quelques chimistes n'admettent pas que l'indigo décoloré par les alcalis et les matières combustibles soit de l'indigo moins une certaine proportion d'oxigène : d'après leur théorie, cette substance aurait passé à l'état d'hydracide, c'est-à-dire que ce serait de l'indigo pur uni à une quantité déterminée d'hydrogène, lequel en formerait un nouveau corps susceptible de se combiner avec les bases salifiables.

---

qu'on lave à l'eau froide pour les faire dissoudre dans l'eau bouillante, et qu'on achève de purifier par la filtration et par une combinaison avec la potasse. On décompose enfin les nouveaux sels à base de potasse, par les acides nitrique, sulfurique ou muriatique, et enfin l'on obtient, par le refroidissement, la substance particulière jaune en feuillets très brillans d'un jaune clair. Ses dissolvans sont l'alcool et l'éther. Les sels que cet acide forme avec la potasse, la soude, la chaux et la magnésie détonnent fortement. (*V. Ann. de Chimie et de Physique*, mai 1827, p. 72.)

M. Doebereiner a proposé le nom d'*acide isatinique* pour cet hydracide, parce qu'il existe dans le pastel (*Isatis tinctoria*), d'où M. Chevreul l'a extrait le premier sous forme de petits cristaux grenus et blancs qui, exposés à l'air, ont acquis le pourpre métallique de l'indigo sublimé. M. Liebig (*Annales de Chimie et de Physique*, juillet 1827, p. 262) vient de prouver, par une expérience directe, que l'indigo décoloré se combine avec de l'oxigène pour former le bleu. Il a fait arriver de la liqueur de la cuve d'Inde (solution aqueuse de l'indigo par l'intermède de la chaux et d'une matière combustible), préparée dans un vase rempli d'hydrogène, par un siphon également rempli de ce gaz, dans de l'acide muriatique étendu et contenant du sulfate d'ammoniaque. Le précipité blanc qui se forma, bleuissait à l'air ; mais après avoir été recueilli sur un filtre, sans le contact de l'air, bouilli avec de l'eau chargée de sulfate d'ammoniaque, et desséché dans un vase clos traversé par un courant d'hydrogène, c'est en cet état une substance blanche, soluble dans les alcalis sans les neutraliser, soluble dans l'alcool, mais non dans l'eau et les acides. M. Liebig propose de nommer cette substance *indigogène*, parce qu'elle produit du véritable indigo bleu par son contact avec l'oxigène.

De toutes les matières colorantes, il n'en est aucune qui possède plus de solidité lorsqu'elle est fixée sur les étoffes. Aussi les avantages que l'indigo offre dans l'art de la teinture sont extrêmement précieux. Les procédés au moyen desquels on teint les étoffes de laine, de soie, de coton et de lin reposent sur la propriété dont nous venons de parler, et qui consiste dans la désoxidation ou la sur-hydrogénation de l'indigo. C'est toujours en employant, conjointement avec cette matière colorante, une substance végétale combustible et un alcali que l'on fait les grandes opérations nommées dans la teinture *cuve de pastel*, *cuve d'Inde* et *cuve d'urine*. Elles diffèrent entre elles par la nature ainsi que par la proportion des substances végétales et alcalines que l'on y fait entrer. La cuve à pastel se compose d'eau à laquelle on ajoute une décoction de gaude, de pastel, de garance, de son, ou de toute autre matière oxigénable; on y met ensuite l'indigo moulu avec de la chaux vive. La cuve d'Inde se prépare en faisant bouillir du son et de la garance, avec une lessive de sous-carbonate de potasse et de l'indigo broyé à l'eau. Enfin, on forme la cuve à l'urine en employant de l'indigo, de la garance, de l'urine et une substance acide, telle que du vinaigre ou un mélange de crème de tartre et d'alun. La garance, le pastel et les autres substances colorantes que l'on introduit dans les cuves d'indigo, ne peuvent être regardées comme essentiellement tinctoriales par elles-mêmes; elles agissent seulement par leur propriété désoxigénante. Sous ce rapport, il serait peut-être avantageux de leur substituer d'autres matières végétales plus faciles à se procurer, vu leur extrême abondance, et plus riches en principes extractifs qui, comme on sait, sont très avides d'oxigène. Nous avons sous la main une foule de racines indigènes qui offrent cet avantage au plus haut degré. Les étoffes de soie exigent une proportion plus forte d'indigo que celles de laine. On teint le lin et le coton, soit dans les cuves à pastel, soit en les faisant bouillir dans de l'eau avec du sulfate de fer.

Les teintures au bleu de Saxe sont moins solides que celles à l'indigo désoxigéné : ce procédé ne peut être employé pour le coton, mais on le met en usage pour la soie et pour la laine. Dans ce cas, cependant, la couleur bleue est susceptible d'être enlevée par la lessive, et même par l'eau de savon.

L'indigo, étendu avec l'alumine, forme une laque employée par les peintres. Les blanchisseurs se servent d'indigo pour donner au linge une légère nuance bleue. Combiné avec le curcuma ou tout autre jaune végétal, l'indigo communique une belle couleur verte aux huiles et aux graisses. (G...N.)

INFUSION. L'infusion est une opération qui s'exécute en versant sur une ou plusieurs substances dont on veut extraire quelques principes, un liquide préalablement chauffé, dont on prolonge suffisamment le contact. La température du liquide et la durée de l'action doivent varier selon la nature des substances sur lesquelles on opère et la nature des produits que l'on veut dissoudre. Si ce sont des fleurs, des feuilles, ou tout autre corps d'une texture délicate, dont on cherche à isoler l'arome, le principe colorant et les principes fixes les plus facilement solubles, on verse le liquide bouillant et on le retire au bout de douze heures environ; si ce sont des écorces, des racines ou des bois, il faut moins de chaleur, mais un contact plus long; on porte alors le liquide de 30 à 50°, et on le laisse 24 heures en contact avec le corps bien divisé; on facilite l'action du liquide en agitant de temps en temps. Les règles à suivre pour obtenir les infusions ou *infusum* consistent: 1°. pour les substances fraîches, à les monder des parties qui ont peu de propriétés; exemples, le calice de la violette, les onglets des œillets, la tige des plantes aromatiques. 2°. Si les substances sont dures et sèches, on les divise par des moyens mécaniques; si l'on agit sur des fleurs et des feuilles, on les passe sur un crible. 3°. Si la substance est odorante, on prépare l'infusion en vase clos. 4°. On prolonge suffisamment l'infusion, pour que le liquide ait le temps d'extraire tout ce que le corps renferme de soluble. Si la substance est sèche, mais d'un tissu peu serré, on en sépare le liquide dès qu'il est froid; si ce sont des substances fraîches, on prolonge l'infusion pendant 12 heures, et pendant 24 heures si l'on agit sur des substances sèches et dures. 5°. On ne doit jamais passer avec expression l'*infusum* préparé avec les substances fraîches, afin de ne pas l'obtenir mucilagineux, âcre et facilement altérable. (A. C.)

INFUSION D'ANGUSTURE (*de Londres*).

Écorce d'angusture pilée. .... 8 gram. (2 gros).
Eau bouillante.. 250 gram. (8 onces).

Faites macérer pendant deux heures, filtrez ensuite.

INFUSION BÉCHIQUE. (*du Codex*.)

Espèces béchiques (fleurs) .... 4 gram. (2 gros).
Eau bouillante.. 1000 gram. (2 liv.).

Faites infuser pendant un quart d'heure; passez; ajoutez à la colature, sirop de capillaire, 32 gram. (1 once).

Cette quantité de sirop est trop peu considérable. On peut augmenter à volonté la dose de sirop prescrite. On prépare de la même manière les infusions de CAMOMILLE ROMAINE, DE FLEURS DE SUREAU, DE TILLEUL, etc.

INFUSION DE FEUILLES DE BOURRACHE. (*Codex français.*)

Feuilles mondées et vertes de bourrache........ 32 gram. (1 once).
Eau bouillante.. 1000 gram. (2 liv.).

Faites infuser pendant une heure, passez, et ajoutez à la colature, miel pur, sirop de capillaire, sirop simple, à volonté, 32 gram. (1 once). (Cette quantité est trop peu considérable.) On prépare de la même manière les infusions de BUGLOSSE, de CHAMÆDRIS, de RACINE D'AUNÉE, de CHICORÉE SAUVAGE, etc.

INFUSION DE CACHOU. (*Édimb.*)

Extrait de cachou. 10 gram. (2 gros ½).
Écorce de cannelle. 2 gram. (½ gros).
Eau bouillante.. 224 gram. (7 onces).

Laissez infuser pendant 2 heures et demie, ensuite passez à travers un linge, ajoutez, sirop simple, 32 gram. (1 once).

L'infusion de cachou de Londres diffère de la précédente, en ce qu'on emploie 8 onces d'eau, et qu'on n'y ajoute pas de sirop.

INFUSION DE CAMOMILLE. (*Édimb.*)

Fleurs de camomille mondées et criblées......... 8 gram. (2 gros).
Eau bouillante... 250 gram. (8 onc.).

Faites infuser pendant 24 heures; passez.

INFUSION DE CAMOMILLE. (*Londres.*)

Fleurs de camom. 8 gram. (2 gros).
Eau bouillante... 250 gram. (8 onc).

Faites infuser pendant 10 minutes à vase clos; passez. Cette préparation est connue sous le nom de *thé de camomille.*

INFUSION DE CASCARILLE. (*Lond.*)

Cascarille concass. 16 gram. (4 gros).
Eau bouillante... 250 gram. (8 onc.).

Faites infuser pendant 2 heures; passez.

INFUSION DE COLOMBO. (*Édimb.*)

Racine de colombo divisée .... 4 gram. (1 gros).
Eau bouillante... 250 gram. (8 onc.).

Faites infuser pendant 2 heures; passez. Cette infusion est un bon stomachique amer.

INFUSION DE DIGITALE. (*Londres.*)

Feuilles de digitale desséchées .... 4 gram. (1 gros).
Eau bouillante... 250 gram. (8 onc.).

Faites infuser pendant 4 heures, filtrez; ajoutez ensuite, esprit de cannelle, 16 grammes (4 gros). La formule de l'infusion de digitale du Codex d'Édimbourg, qui a été recommandée par Wittering contre l'hydropisie, ne diffère de la précédente qu'en ce qu'on ajoute une once d'esprit de cannelle au lieu d'une demionce. On prend cette préparation à la dose d'une demie ou d'une once, deux fois par jour. L'addition de l'esprit de cannelle a pour but, 1°. de corriger le goût de l'*infusum;* 2°. de s'opposer à ses effets sédatifs.

INFUSION DE GENTIANE COMPOSÉE, *Infusion amère* (*Édimbourg.*)

Racine de gentiane sèche, coupée en rouelles minces. 16 gram. (4 gros).
Écorce d'oranges, séchée et pilée.. 4 gram. (1 gros).
Semences de coriandre....... 4 gram. (1 gros).
Alcool étendu... 128 gram. (4 onc.).
Eau........... 500 gram. (1 livre).

On verse d'abord l'alcool sur les substances ; on laisse agir pendant 3 heures ; au bout de ce temps, on ajoute l'eau froide ; on laisse macérer pendant 12 heures, on filtre.

INFUSION DE GENTIANE. (*Londres.*)

Racine de gentiane, écorce d'oranges sèches divisées, de chaque .... 32 gram. (1 onc.).
Écorces fraîches de citrons.... 8 gram. (2 gros).
Eau bouillante.. 384 gram. (12 onc.).

Faites infuser pendant une heure ; passez.

INFUSION DE RACINE DE GENTIANE. (*Dublin.*)

Racine de gentiane pilée .... 8 gram. (2 gros).
Écorce de citron fraîche...... 16 gram. (4 gros).
Écorce d'oranges sèche........ 6 gram. (1 gros $\frac{1}{2}$).
Esprit preuve... 125 gram. (4 onc.).
Eau bouillante.. 384 gram. (12 onc.).

Versez l'esprit-de-vin, laissez en contact pendant 3 heures, puis ajoutez l'eau bouillante ; laissez infuser et macérer pendant deux jours; filtrez.

INFUSION DE GIROFLE. (*Londres.*)

Clous de girofle concassés .... 4 gram. (1 gros).
Eau bouillante... 250 gram. (8 onc.).

Faites infuser pendant 2 heures.

INFUSION DE GRAINE DE LIN. (*Edimbourg.*)

Graine de lin mondée .... 32 gram. (1 once).
Racine de réglisse pilée........ 8 gram. (2 gros).
Eau bouillante. 1000 gram. (2 liv.).

Faites infuser pendant 4 heures; passez.

INFUSION DE MENTHE COMPOSÉE. (*Dublin.*)

Feuilles de menthe sèches .... 8 gram. (2 gros).
Eau bouillante... 224 gram. (7 onc.).

Faites infuser à vase clos pendant une demi-heure; passez pour obtenir 196 grammes (6 onces) d'*infusum* ; ajoutez sucre blanc, 8 gram. (2 gros), huile de menthe, 3 gouttes ; dissolvez l'huile dans de la teinture composée de cardamome, 16 gr. (4 gros). Mêlez.

INFUSION COMPOSÉE D'ÉCORCE D'ORANGES. (*Londres.*)

Écorce d'oranges sèches .... 8 gram. (2 gros).
Écorce fraîches de citrons......... 4 gram. (1 gros).
Clous de girofle concassés...... 2 gram. (32 grains).
Eau bouillante. $\frac{1}{2}$ pinte (8 onc.)

Faites infuser pendant 10 minutes dans un vase clos; passez. C'est un bon stomachique.

INFUSION DE QUASSIA. (*Édimb.*)

Quassia divisé... 2 gram ($\frac{1}{2}$ gros).
Eau bouillante... 250 gram. (8 onc.).

Laissez infuser pendant 2 heures, et passez.

L'infusion de quassia de la Pharmacopée de Londres ne demande qu'un scrupule de quassia pour 8 onc. d'eau ; du reste, l'opération est la même.

INFUSION DE QUINQUINA. (*Édimb.*)

Écorce de quinquina *lancifolia* en poudre, 32 grammes (1 once) ; eau, une livre. Faites infuser pendant 24 heures en agitant de temps en temps; filtrez ensuite.

Infusion de quinquina de la Pharmacopée de Londres. Écorce de quinquina lancéolé pilée, 32 gram. (1 once); eau bouillante, 250 gram. (8 onces). Faites infuser pendant 2 heures; passez convenablement.

Infusion de quinquina de la Pharmacopée de Dublin. Écorce du Pérou grossièrement pulvérisée, 32 grammes (1 once); eau froide, 13 onces. Triturez l'écorce avec un peu d'eau, ajoutez le reste du liquide; laissez en macération pendant 24 heures, et tirez à clair. D'après le Formulaire d'Édimbourg, cette préparation n'est pas fatigante pour les estomacs faibles et délicats.

Infusion de raifort composée. (*Londres.*)

Racine de raifort divisée par rouelles .... 32 gram. (1 onc.).
Semences de moutarde pilées... 32 gram. (1 onc.).
Eau bouillante. 500 gram. (16 onc.).

Faites infuser pendant 2 heures, filtrez, et ajoutez esprit de raifort composé, 32 grammes (1 once).

Infusion de rhubarbe.

Rhubarbe de Moscovie pilée .... 16 gram. (4 gros).
Eau bouillante.. 250 gram. (8 onc.).

Laissez infuser pendant 12 heures, passez, et ajoutez esprit de cannelle, 32 gram. (1 once).

L'infusion de rhubarbe du Codex de Londres est préparée à la dose de 4 gram. (1 gros), avec eau bouillante, 250 grammes (8 onces), faisant macérer pendant 2 heures.

Infusion de roses.

Roses sèches... 32 gram. (1 once).
Eau bouillante. 1250 gram. (2 liv. $\frac{1}{2}$).
Acide sulfurique étendu ...... 16 gram. ($\frac{1}{2}$ once).
Sucre blanc.... 32 gram. (1 once).

Faites infuser les roses avec l'eau pendant 4 heures, passez la liqueur, ajoutez ensuite l'acide, filtrez la liqueur, et ajoutez-y le sucre. Les infusions de roses prescrites par les Pharmacop. de Dublin et de Londres diffèrent peu de cette préparation.

Infusion de séné. (*Édimbourg.*)

Follicules de séné. 24 gram. (6 gros).
Racine de gingembre pilée.... 12 décig. (24 gram.).
Eau bouillante 288 gram. (9 onc.).

Prolongez l'infusion pendant une heure, et passez.

Le Formulaire de Londres propose 48 grammes (1 once et demie) de séné; gingembre, 4 gram. (1 gros); eau bouillante, 500 gram. (1 livre).

Celui de Dublin, séné, 12 gramm. (3 gros); gingembre, 6 décigrammes (12 grains); eau bouillanté, autant qu'il en faut pour obtenir 192 gram. (6 onces) d'*infusum.*

Infusion de simarouba. (*Londr.*)

Simarouba divisé. 2 gr. (36 grains).
Eau bouillante... 250 gr. (8 onces).

Prolongez l'infusion pendant deux heures; passez.

Infusion de tabac. (*Londres.*)

Tabac en feuilles. 4 gram. (1 gros).
Eau bouillante... 500 gram. (1 liv.).

Prolongez l'infusion pendant deux heures; passez.

Infusion de valériane. (*Dublin.*)

Racine de valériane grossièrement pulvérisée..... 8 gram. (2 gros).
Eau bouillante... 224 gram. (7 onc.).

Le temps de l'infusion doit être d'une demi-heure, puis on passe ensuite.

Cette infusion théiforme est un excellent anti-hystérique, convenable à administrer aux malades qui ne peuvent supporter l'usage de la poudre.

INFUSION-DÉCOCTION. *Infuso-decoctum.* Lors de la préparation des tisanes dans lesquelles on fait entrer plusieurs substances, il arrive souvent que ces substances n'offrent pas les mêmes principes. Si l'on employait un mode de manipulation uniforme, la préparation ne remplirait pas le but qu'en attend le médecin : en effet, la décoction seule, mise en usage, donnerait lieu à la dissipation des principes volatils, l'infusion serait peut-être insuffisante pour extraire les principes plus difficilement solubles; il faut donc réunir ces deux opérations, et soumettre les corps qui cèdent plus difficilement une partie de leurs principes à la décoction, puis verser celle-ci bouillante sur les produits qui ne doivent subir que l'infusion.

(A. C.)

INJECTIONS. Les *injections* sont des médicamens liquides destinés à être introduits, à l'aide d'un instrument, dans quelque cavité du corps. Le volume de ces préparations est plus ou moins considérable, selon l'emploi auquel on les destine. Les injections qui sont destinées à être introduites dans les intestins portent le nom de *clystères*; leur poids est ordinairement d'une livre; on y fait entrer différens médicamens, en raison de l'effet que l'on veut en obtenir. (A. C.)

INSECTES. *Insecta.* Ce nom était appliqué indistinctement par les anciens à tous les animaux privés d'un squelette intérieur et offrant un corps divisé en un plus ou moins grand nombre d'articulations. Cependant Aristote et Pline avaient distingué les Crustacés des Insectes. Jusqu'à Linné, on y confondit les nombreux embranchemens des Vers, et postérieurement à ce grand naturaliste, plusieurs auteurs ont donné le nom d'insectes à des animaux des classes inférieures qui n'avaient rien de commun avec les vrais Insectes, que d'appartenir à la grande division des Articulés. Linné luimême leur avait associé les Crustacés et les Arachnides, en plaçant ces deux dernières classes dans l'ordre des Aptères. Mais les entomologistes modernes ont beaucoup restreint les limites de la classe des Insectes; ils y comprennent aujourd'hui tous les animaux articulés offrant les caractères suivans, principalement à l'état parfait : tête distincte, munie d'une paire d'*antennes;* yeux composés, toujours immobiles, et quelquefois en même temps des yeux simples auxquels on a donné le nom de *stemmates;* bouche pourvue ordinairement de trois pièces paires opposées; canal intestinal dans lequel on distingue plusieurs parties ayant des fonctions particulières, et des organes accessoires, tels que les vaisseaux biliaires faisant fonction de foie, et quelquefois des vaisseaux salivaires; des trachées répandues dans tout le corps, aboutissant à des ouvertures extérieures nommées *stigmates*, situées de chaque côté du corps et dans toute sa longueur; un vaisseau dorsal sans division à ses extrémités, et paraissant remplir les fonctions du cœur; un système nerveux ganglionaire, situé sur la ligne moyenne et inférieure du corps; celui-ci divisé en un assez grand nombre de segmens ou anneaux flexibles et élastiques; plusieurs de ces anneaux munis de pattes, en général au nombre de six; quelquefois vingt-quatre pieds et au-delà. A ces caractères généraux on peut ajouter que les Insectes sont soumis à des métamorphoses, que les sexes sont séparés, et que la génération est en général ovipare.

Avant d'arriver à l'état parfait, l'insecte se présente sous trois formes très différentes : celles d'*œuf*, de *larve*, et de *nymphe* ou *chrysalide*. Quelque variées que soient ces formes, elles ne résultent, en dernière analyse, que du développement plus ou moins grand des pièces qui les composent. Dans la larve et dans la chrysalide, chaque segment est resté dans un état de développement à peu près uniforme, tandis que dans l'insecte parfait, plusieurs ont pris un développement considérable. La nourriture, les mœurs et les habitudes du même animal sous ces trois états offrent cependant de grandes différences, qui semblent résulter de ce que chaque système est à ces âges divers tour à tour prédominant. Ainsi, la larve ne paraît vivre uniquement que pour manger; son système nutritif est pour ainsi dire seul en action; la chrysalide est la troisième période de développement de l'animal, pendant laquelle la vie semble anéantie, où par conséquent les fonctions du système nerveux sont presque abolies; c'est, comme l'a dit un ingénieux écrivain, un temps d'arrêt entre deux modes d'existence chez un même animal. Enfin, l'insecte parfait, terme de tous les changemens, jouit de la plénitude des fonctions vitales. Il se dépouille alors des enveloppes mortuaires qui le retenaient dans une espèce de tombeau lorsqu'il était chrysalide; en ressuscitant, il se revêt des parures brillantes de sa robe nuptiale; il goûte alors tous les charmes de l'existence, il savoure le nectar des fleurs, et se livre avec ardeur aux plaisirs qui préludent à la procréation de sa race.

Le nombre des insectes est si prodigieux, que l'étude d'un seul ordre de ces Articulés suffirait pour occuper tous les momens du naturaliste le plus laborieux. La science qui s'occupe de ces animaux, y compris les classes voisines des Articulés, a reçu le nom d'*Entomologie*. Parmi les savans qui ont le plus contribué à son perfectionnement, on doit citer en première ligne, Swammerdam, Réaumur, Geoffroy, Linné, Degéer, Fabricius, Latreille, Cuvier, Jurine, etc. Les uns se sont occupés seulement de l'étude de leurs mœurs, les autres ont établi des classifications plus ou moins naturelles. Comme il n'entre pas dans notre plan de présenter ici l'histoire de la science, nous nous bornerons à faire connaître les bases de la méthode de M. Latreille (1), celui des entomologistes modernes auquel ont est redevable des travaux les plus exacts en ce genre.

(1) *V.* Règne animal de M. Cuvier, t. III; 1817.

La classe des Insectes ou la quatrième des animaux articulés, se divise en douze ordres, dont nous allons tracer sommairement les caractères différentiels, renvoyant pour plus de détails, et lorsqu'ils offrent des produits utiles, à chacun des mots qui les désignent.

1°. MYRIAPODES. Plus de six pieds (vingt-quatre, et au-delà). Aucun de ces insectes n'est employé dans la Médecine ou dans les arts.

2°. THYSANOURES. Six pieds. Abdomen garni sur les côtés de pièces mobiles en forme de fausses pattes, ou terminé par des appendices propres au saut. Aucun insecte de cet ordre n'est usité.

3°. PARASITES. Six pieds. Abdomen simple; bouche intérieure. Cet ordre ne renferme que les poux.

4°. SUCEURS. Six pieds. Bouche composée d'un suçoir renfermé entre deux lames articulées formant une trompe et un bec. Cet ordre se compose des puces.

5°. COLÉOPTÈRES. Six pieds; quatre ailes, dont les deux supérieures en forme d'étuis crustacés, les inférieures membraneuses, pliées en deux sens ou simplement dans leur longueur. Mandibules et mâchoires pour la mastication. Cet ordre se subdivise en plusieurs sections, d'après le nombre des articles des tarses. C'est à lui qu'appartiennent les cantharides, les méloës, les charansons, et beaucoup d'autres insectes importans à connaître, soit à raison de leurs usages, soit à cause des dégâts qu'ils occasionent en rongeant les blés, les racines des plantes, les collections, etc.

6°. ORTHOPTÈRES. Six pieds; quatre ailes, dont les deux supérieures en forme d'étuis coriaces, les inférieures pliées en deux sens ou simplement dans leur longueur. Mandibules et mâchoires pour la mastication. A cet ordre appartiennent les grillons et les sauterelles.

7°. HÉMIPTÈRES. Six pieds; quatre ailes, dont les deux supérieures en forme d'étuis crustacés avec l'extrémité membraneuse, ou semblables aux inférieures, mais plus grandes et plus fortes. Mandibules et mâchoires remplacées par des soies formant un suçoir renfermé dans une gaîne d'une seule pièce articulée, cylindrique ou conique, en forme de bec. Les punaises et les pucerons, insectes si incommodes aux hommes et si nuisibles aux végétaux, sont classés dans cet ordre, qui renferme par compensation les différentes espèces de *Coccus* (cochenilles, kermès), dont l'emploi en teinture est de la plus haute importance.

8°. Névroptères. Six pieds; quatre ailes membraneuses et nues, les inférieures ordinairement de la grandeur des supérieures, ou plus étendues dans un de leurs diamètres. Mandibules et mâchoires pour la mastication. Aucun Névroptère n'est employé.

9°. Hyménoptères. Six pieds; quatre ailes membraneuses et nues, les inférieures plus petites que les supérieures. Mandibules et mâchoires pour la mastication. Abdomen des femelles presque toujours terminé par une tarière ou par un aiguillon. Les *cynips*, dont les piqûres déterminent sur le rosier et les espèces de chênes, des excroissances connues sous le nom de galles; les fourmis, si admirables par leur instinct social et qui fournissent un acide que l'on croyait autrefois d'une nature particulière; les abeilles, non moins admirables dans leurs mœurs que les fourmis, et qui de plus nous fournissent le miel et la cire; les *bombyx*, qui nous donnent la soie; tous ces divers insectes font partie de l'ordre des Hyménoptères.

10°. Lépidoptères. Six pieds; quatre ailes membraneuses, couvertes de petites écailles blanchâtres, argentées ou diversement colorées. Mâchoires remplacées par deux filets tubulaires réunis composant une langue roulée en spirale sur elle-même. Les papillons composent cet ordre.

11°. Rhipiptères. Six pieds; deux ailes membraneuses, plissées en éventail; plus deux corps crustacés en forme de petites élytres, situés à l'extrémité postérieure du corselet. Deux mâchoires simples en forme de soies avec deux palpes. Ces insectes ne sont point utiles.

12°. Diptères. Six pieds; deux ailes membraneuses étendues, ordinairement accompagnées de deux corps mobiles en forme de balanciers situés en arrière d'elles. Suçoir composé d'un nombre variable de soies, renfermé dans une gaîne inarticulée, le plus souvent sous la forme d'une trompe terminée par deux lèvres. Cet ordre comprend un grand nombre d'insectes nuisibles, tels que les cousins, les taons, les œstres et les mouches.

Nous ne chercherons point dans ce présent article à faire ressortir l'utilité de l'Entomologie ; elle sera vivement sentie de quiconque réfléchira que la cochenille, le kermès animal, les cantharides, la soie, la cire, le miel, sont des insectes ou des produits de ces animaux. Et si l'on porte ensuite son attention sur la multitude d'êtres nuisibles qui appartiennent à cette classe, on ne tardera pas à se convaincre que l'étude des Insectes est, de même que la Botanique, importante pour le médecin et le pharmacologiste, qui, non-seulement doivent connaître les substances remarquables par leur emploi, mais encore savoir distinguer les espèces dangereuses ou incommodes.

(G...N.)

INSPISSATION. On donne le nom d'*inspissation* à l'opération à l'aide de laquelle on amène sous un petit volume, les principes retirés d'un corps, en évaporant une partie du liquide qui les tient en solution. Les produits de l'inspissation sont les *extraits*, les *gelées*. (A. C.)

INULINE. Cette substance à laquelle on a donné les différens noms d'*hélénine* (John), d'*alantine* (Tromsdorff), d'*élicampe* (Henry), de *datiscine*, a été extraite, par M. Rose de Berlin, de la racine d'aunée. On l'a trouvée dans les racines d'angélique, de pyrèthre (Gauthier), dans les racines de colchique (Pelletier et Caventou), enfin dans l'herbe connue sous le nom de *Datisca canabina*.

L'inuline s'obtient de la manière suivante : on fait bouillir la racine d'aunée avec quatre fois son poids d'eau ; on passe le décoctum bouillant, on fait évaporer, on traite le résidu par l'eau froide ; on décante la liqueur, et l'on trouve au fond un résidu granulé cristallin, blanc et transparent ; on le lave de nouveau à l'eau froide, on le jette sur un filtre et on le fait sécher. L'inuline est soluble dans l'eau froide et dans l'alcool à 30°; elle est soluble dans un quart de son poids d'eau à 60°; elle donne alors à ce liquide une apparence mucilagineuse : elle est soluble dans la potasse; cette solution est décomposée par les acides, l'inuline en est précipitée. Traitée par l'acide nitrique, l'inuline se décompose promptement; il y a dégagement de gaz nitreux et formation d'acides malique et oxalique. Soumise à l'action de la chaleur, ce produit est fusible un peu au-dessus de 100°. Mise sur des charbons incandescens, elle se gonfle, répand une fumée blanche qui a l'odeur de caramel; elle se volatilise en partie, laissant en résidu du charbon. Mise en contact avec l'acide sulfurique étendu d'eau, et soumise à l'action de la chaleur, elle fournit une matière sucrée qui conserve un petit goût amer. Les propriétés que possède l'inuline la rapprochent beaucoup de l'amidon, dont elle diffère cependant. MM. Pelletier et Caventou ont remarqué, en travaillant sur cette substance, 1°. que l'inuline et l'amidon jouissaient de la propriété de s'unir; 2°. que quand on faisait bouillir ces deux substances dans l'eau, l'inuline ne se séparait pas de la dissolution si la quantité d'amidon était prédominante; que dans le cas contraire, l'inuline, en se déposant, entraînait avec elle une certaine quantité d'amidon, ce que l'on pouvait facilement reconnaître au moyen de l'iode; 3°. que pour reconnaître l'inuline mêlée à beaucoup d'amidon, il fallait verser de l'infusion de noix de galles dans la décoction amilacée, et faire chauffer la liqueur. Il se forme alors un précipité qui ne disparaît que vers 100°, tandis que, comme l'a observé M. Thomson, si l'amidon est pur, il se redissout à 50°. L'inuline n'est pas employée. (A. C.)

IODATES. Ce sont des sels qui résultent de l'union de l'acide iodique avec les bases salifiables. Ils sont susceptibles d'être décomposés par la chaleur et par les acides hydrogénés, enfin par quelques oxides. Ces sels ne sont pas usités en Thérapeutique. (A. C.)

IODE. Ce corps combustible simple fut découvert en 1811, par M. Courtois, salpétrier de Paris, puis étudié successivement par un grand nombre de chimistes, et particulièrement par MM. Clément Desormes, Gay-Lussac, Humphry Davy, etc. Ce produit, dont on n'eut d'abord que quelques atomes, est maintenant répandu dans le commerce en grandes masses.

On peut obtenir de l'iode par le procédé suivant, dû à Wollaston. On met en digestion dans l'eau, de la soude de varech réduite en poudre : lorsque l'eau est chargée de tout ce qu'il y a de soluble, on filtre la dissolution, on la fait évaporer pour séparer tous les sels de soude qu'elle peut contenir. Lorsque la liqueur refuse de donner des cristaux, on introduit l'eau-mère dans un vase de verre, et l'on y ajoute avec précaution de l'acide sulfurique en excès; on fait bouillir pendant quelque temps, on laisse en repos; on décante ensuite la liqueur claire, on l'introduit dans une cornue en y ajoutant autant d'oxide noir de manganèse que l'on a employé d'acide sulfurique. On adapte à la cornue une allonge et un ballon, et l'on chauffe; l'iode mis à nu s'élève sous la forme d'une belle vapeur violette qui se condense dans l'allonge ou dans le récipient, sous la forme d'écailles brillantes d'un gris noirâtre. L'iode s'obtient à peu près de la même manière, et en grand, des eaux-mères des soudes de varech; ainsi, après avoir retiré de ces soudes, par l'eau, la soude et le shydro-chlorates de la même base, pour lesquels ces soudes sont exploitées, on introduit les eaux-mères dans de grandes cornues, et l'on y verse de l'acide sulfurique concentré, dans le but de décomposer l'hydriodate de potasse et de mettre l'iode à nu; on chauffe; l'iode se volatilise, et passe à la distillation sous forme de vapeurs violettes. Ces vapeurs se condensent dans le matras, que l'on a soin de refroidir convenablement. La préparation de l'iode ne se fait pas dans les pharmacies, à cause des nombreux inconvéniens qui se présentent, et qui sont : l'éloignement des lieux où se fait l'extraction des soudes, la difficulté d'avoir un emplacement convenable, la production d'une grande quantité de vapeurs, etc., etc. Le pharmacien doit purifier l'iode qu'il emploie, et il le fait en agissant de la manière suivante : on prend de l'iode du commerce, on l'introduit dans une cornue avec très peu d'eau, et un cinq-centième de potasse; on place la cornue sur un bain de sable, on y adapte une allonge et un ballon tubulé surmonté d'un tube effilé; on place le ballon dans une terrine, et l'on chauffe le bain de sable. L'iode passe à la distillation, et se condense dans le ballon, qui doit être rafraîchi à l'aide d'un filet d'eau. Quand tout l'iode est distillé, ce dont on s'aperçoit lorsque les vases n'offrent plus de vapeurs violettes, on laisse refroidir, on démonte l'appareil, on recueille le produit condensé, on le presse entre deux papiers pour le dessécher entièrement; quand il est sec, on l'enferme dans un vase bouché en verre. Les bouchons de liége sont altérés par l'iode.

L'iode est solide, d'une odeur analogue à celle du chlore; sa couleur est le gris-bleuâtre, son apparence est métallique, sa texture est lamelleuse; il est facile à casser; son poids spécifique est de 4,946. Mis en contact avec la peau, il la tache en jaune; soumis à l'action de la chaleur, ce corps se fond à 107° centigrades; il se volatilise à 177°. L'iode est soluble dans 7000 parties d'eau; il est plus soluble dans l'alcool, et plus soluble encore dans l'éther sulfurique. Ce corps s'unit à divers corps simples; il résulte de cette combinaison des composés auxquels on a donné le nom d'*iodures*. Son union avec l'oxigène donne naissance à l'acide iodique, et avec l'hydrogène à l'*acide hydriodique*. L'iode existe dans un grand nombre de plantes marines, et l'on a constaté sa présence dans les *Fucus cartilagineus, membranaceus, filamentosus, rubens, nodosus, serratus, siliquosus, palmatus, filum, digitatus* (1), dans les *Ulva umbilicalis, Pavonia, linza*, enfin dans l'éponge et dans les enveloppes des œufs de sèches. L'iode étant d'un prix assez élevé, quelques personnes, poussées par la cupidité, l'altèrent en le mêlant avec des produits d'un prix peu élevé. Parmi les substances qui ont été trouvées dans ces mélanges, nous citerons l'oxide de manganèse et le charbon. Ces fraudes sont faciles à

(1) Un grand nombre des expériences faites à ce sujet sont dues à M. Gaultier de Claubry.

reconnaître, et deux moyens ont été indiqués pour les séparer de l'iode et pour déterminer les quantités du mélange. Le premier, proposé par M. Robiquet, consiste à introduire 100 parties du mélange, et à procéder à la sublimation, puis à prendre le poids du résidu. Le second, qui fait partie d'une note que j'ai lue à l'Académie royale de Médecine, et qui est insérée dans le Journal de Chimie médicale, Ier vol., page 15, consiste à traiter l'iode par l'alcool, qui dissout ce corps sans toucher ni au charbon ni à l'oxide de manganèse. On prend le poids de ces substances après qu'elles sont séparées de l'iode. Ce dernier procédé n'a peut-être pas paru convenable à l'un de nos chimistes les plus distingués ; car dans un de ses ouvrages qu'il vient de publier, ce savant, sans discuter la valeur de ce dernier procédé, dit : *Pourquoi employer l'alcool et non l'action de la chaleur?* Nous répondrons à cette interrogation par une autre, *Pourquoi ne pas se servir de l'alcool, que l'on trouve dans tous les laboratoires, et obtenir en même temps la teinture d'iode qui est journellement employée ?* L'iode que l'on trouve dans le commerce est quelquefois très humide ; on doit avoir égard à cet état d'humidité, car nous avons vu de ce produit qui, mis entre des papiers et ainsi desséché, avait perdu un huitième de son poids, plus de 12 pour 100. L'iode étant soluble dans l'alcool et dans l'éther, on en prépare des teintures qui sont employées comme médicamens. Ces teintures doivent être employées avec précaution, à cause de l'action énergique de l'iode : données en trop grande quantité, elles pourraient donner lieu à des accidens graves, et même causer la mort. La teinture d'iode employée dans l'usage médical est préparée dans les proportions suivantes : iode, 2 grammes 6 décigrammes (48 grains); alcool, 32 grammes (une once) L'éther ioduré se prépare en employant les mêmes proportions d'iode et d'éther pur. L'iode a la propriété de se combiner avec l'amidon et de former avec ce produit un composé nouveau d'une belle couleur bleue, auquel on a donné le nom d'*iodure d'amidon*. Cette propriété de l'iode a été découverte par MM. Gaultier de Claubry et Collin. Stromeyer a trouvé que l'amidon est un des réactifs les plus sensibles pour découvrir la présence de l'iode dans les liquides ; il assure que par ces moyens on peut reconnaître ce produit dans une solution qui ne contiendrait qu'un quatre-cent-millième d'iode.

L'iode est employé en Thérapeutique pour combattre le goître et les engorgemens glanduleux. On l'a donné aussi avec avantage contre les scrofules, le squirrhe, le carcinome de l'utérus, les tumeurs blanches, etc. On l'a conseillé dans les cas de phthisie; on doit encore attendre des observations nombreuses sur l'usage de ce médicament et sur les résultats que l'on peut en obtenir (1). (A. C.)

IODURES MÉTALLIQUES. Combinaisons qui résultent de l'union de l'iode avec les métaux. Les iodures connus jusqu'ici sont solides, cassans, inodores; la plupart sont sapides et susceptibles de cristalliser; quelques-uns sont colorés, le plus grand nombre sont incolores; les uns sont fixes, d'autres sont volatils. Tous les iodures, à l'exception de ceux de bismuth, de plomb, de potassium et de sodium, sont décomposés par l'oxigène. A une température rouge, l'iode se sépare sous forme de vapeurs violettes; le métal passe à l'état d'oxide. Mis en contact avec l'eau, les iodures se conduisent de différentes manières : les uns, ceux de potassium, de sodium, de fer, de zinc, décomposent une partie de ce liquide; ils passent à l'état d'hydriodates qui se dissolvent dans l'eau non décomposée. D'autres iodures opèrent la décomposition de l'eau; mais l'acide hydriodique ne s'unit point à l'oxide métallique : celui-ci se précipite, et l'acide reste en solution. De ce nombre sont les iodures d'antimoine et d'étain. D'autres enfin, sont sans action sur l'eau, et ils ne subissent pas d'altération : exemple, les iodures de bismuth de cuivre, de plomb, de mercure. L'iode peut être séparé de ses combinaisons avec les métaux, 1°. par le chlore à une haute température; 2°. par les acides nitrique et sulfurique. Les iodures jusqu'à présent avaient été tous re-

(1) L'emploi de l'iode contre la phthisie paraîtra convenable, si l'on obtient de bons effets de l'usage du chlore.

gardés comme le produit de l'art. Un travail de M. Vauquelin a démontré que l'iode combiné à l'argent existe dans la nature; l'*iodure d'argent* doit donc faire exception.

Les iodures étant considérés comme soumis aux mêmes lois que les chlorures et les sulfures, on en a conclu que les iodures qui peuvent se dissoudre dans l'eau passent par ce fait même à l'état d'hydriodates. Selon M. Dulong, ils peuvent se dissoudre dans l'eau sans éprouver cette décomposition. Ces deux opinions étant soutenues par des savans du premier mérite, nous nous abstiendrons de toute réflexion à cet égard. Plusieurs iodures sont employés dans l'usage pharmaceutique; nous allons indiquer les procédés à suivre pour les obtenir.

(A. C.)

IODURE D'ANTIMOINE. Cet iodure s'obtient en chauffant de l'antimoine avec un excès d'iode. Mis en contact avec l'eau, il la décompose et donne lieu à de l'acide hydriodique qui se dissout dans ce liquide, et à de l'oxide d'antimoine qui se précipite. M. Serrulas a proposé l'emploi de l'iodure d'antimoine pour obtenir l'hydriodate de potasse; il pense que l'on peut se servir de l'oxide d'antimoine obtenu, pour préparer l'émétique. (A. C.)

IODURE D'ARSENIC. On a donné ce nom à une préparation qui résulte de l'union de l'iode avec le métal. Cette combinaison, qui s'opère avec facilité et sans dégagement de chaleur (Ruhland), est d'un rouge pourpre foncé, ayant les propriétés acides; il se dissout dans l'eau. Cette solution n'est pas précipitée par la potasse. Le nitrate d'argent au contraire, donne lieu à un précipité de couleur jaune soufre, et qui a été reconnu pour être de l'arsenite d'argent. Ruhland était le seul qui eût parlé de ce produit: depuis quelque temps, MM. Plisson, Sérullas, Biett, se sont occupés de recherches sur l'iodure d'arsenic et sur son emploi médical; nous devons à la bonté de M. Henry père les détails suivans sur la préparation de cette combinaison.

Procédé de préparation par voie séchée. On prend 100 gram. (3 onces 1 gros) d'iode, 16 grammes (4 gros) d'arsenic divisé ; on triture dans un mortier de porcelaine, jusqu'à ce que le mélange soit bien homogène ; on introduit dans un matras, on fait fondre à une douce chaleur, au bain de sable ; on laisse refroidir, on casse le matras, et l'on en sépare l'iodure que l'on conserve dans un flacon bouché à l'émeri. Cet iodure contient un excès d'iode. Dans une des dernières séances de la Société de Pharmacie, M. Sérullas a proposé la sublimation comme moyen convenable pour fournir ce composé à l'état neutre.

Procédé par la voie humide. Cet iodure, qui est sans excès d'iode ni d'arsenic, correspond à l'oxide blanc; il est formé d'arsenic, 0,167, et d'iode, 0,833. On le prépare de la manière suivante : on prend l'arsenic divisé, on le soumet à la porphyrisation, on le mêle ensuite avec l'iode, par trituration ; on introduit le mélange dans un matras de verre avec dix à douze fois son poids d'eau ; on place sur un bain de sable, on chauffe en agitant de temps en temps. On continue ce travail jusqu'à ce que la liqueur ait perdu la couleur d'iode, et ait acquis une couleur jaune-verdâtre. A cette époque, on filtre ; on fait évaporer de suite, dans une large capsule de porcelaine, la liqueur filtrée, en ayant soin d'agiter continuellement. Bientôt une foule de petits cristaux se précipitent. Ces cristaux, qui sont l'iodure d'arsenic, ont un caractère particulier : tant qu'ils sont humides, ils sont d'une belle couleur rouge vif ; mais ils deviennent d'un rouge violacé sombre par la dessication. Dans cet état, pour peu qu'on les chauffe, ils se fondent et fournissent par refroidissement une masse cristalline. Quand on veut les obtenir en masse, on les introduit dans un tube, et l'on soumet celui-ci à l'action d'une douce chaleur, puis on casse le tube. Cet iodure, fondu ou non, se conserve dans un flacon bien fermé.

L'iodure d'arsenic est employé comme médicament ; M. Biett l'a fait entrer dans la composition d'une pommade qu'il administre contre les dartres. La dose d'iodure, par rapport à l'axonge, n'est pas bien connue, mais on nous a indiqué la suivante : iodure d'arsenic, de 10 à 15 centigr. (2 à 3 grains) ; axonge, 32 grammes (1 once). M. Biett n'a encore rien publié à cet égard ; il serait à désirer que ce praticien fît connaître les résultats qu'il a obtenus de l'emploi de cet iodure. (A. C.)

IODURE D'ÉTAIN. Se prépare de la même manière que l'iodure d'antimoine, et il se conduit avec l'eau de la même manière. L'oxide d'étain obtenu pourrait être employé dans les arts. (A. C.)

IODURE DE MERCURE (PROTO-). Cet iodure s'obtient de la manière suivante : on dissout dans de l'eau distillée légèrement aiguisée d'acide nitrique pur, du proto-nitrate de mercure pur, dans la proportion d'une partie de sel sur 4 parties d'eau distillée. La dissolution étant terminée, on filtre la liqueur, et l'on y verse une dissolution d'hydriodate de potasse jusqu'à ce qu'il ne se forme plus aucun précipité. On laisse déposer l'iodure, on décante le liquide qui surnage, on ajoute de l'eau pure, on agite, on laisse reposer de nouveau; on répète une troisième fois l'opération, et quand le lavage est presque terminé, on jette le dépôt sur un filtre, et l'on achève de le laver, en y versant de l'eau distillée, jusqu'à ce que les eaux de lavages sortent claires, insipides, ne précipitant pas ni par les alcalis ni par la solution de muriate de soude. On laisse le précipité sur l'entonnoir jusqu'à ce qu'il soit bien égoutté; on le met ensuite sur du papier gris, et on l'expose dans une étuve où la dessication se termine. Quand l'iodure est bien sec, on le réduit en poudre fine, et on l'enferme dans un flacon de verre bouché en liége; on place ce vase à l'abri des rayons lumineux. Ce composé est d'une belle couleur jaune-verdâtre; placé sur des charbons ardens, il se volatilise en donnant des vapeurs jaunes qui, lorsqu'elles sont recueillies et frottées sur une lame de cuivre, donnent à ce métal une belle couleur blanche et un toucher doux. Le proto-iodure de mercure, insoluble dans l'alcool, est composé de 100 parties de mercure, et de 62,50. Ce combiné entre dans la composition de quelques pommades qui sont employées dans le traitement des ulcères vénériens. Cette pommade se prépare avec 20 grains de proto-iodure de mercure, et 1 once d'axonge pure. (A. C.)

IODURE DE MERCURE (**DEUTO-**). Cet iodure est le résultat de l'union de 25 parties de mercure avec 31,25 d'iode. Pour le préparer, on introduit dans un flacon une solution de per-chlorure de mercure, préparée avec 7 grammes (1 gros 54 grains) de per-chlorure, et 140 grammes (4 onces et demie) d'eau; on y ajoute ensuite une seconde dissolution préparée avec hydriodate de potasse, 10 grammes (2 gros et demi); eau, 150 grammes (4 onces 6 gros). A peine les deux solutions sont-elles en contact, qu'il y a formation d'un précipité rouge qui est le deuto-iodure de mercure; on laisse déposer, on décante la liqueur qui surnage le précipité; on en ajoute de nouvelle, on agite, on laisse déposer, et l'on décante. Lorsque l'on a plusieurs fois opéré ainsi, on jette l'iodure sur un filtre, et l'on finit de le laver. Lorsque l'eau qui sort de dessus le précipité est pure, on laisse égoutter le produit; on l'enlève de dessus l'entonnoir, on le réduit en trochisques ou on le fait sécher pour l'avoir en poudre, et on l'enferme dans un flacon de verre bouché en liége; on place ce vase de manière à ce qu'il soit à l'abri des rayons lumineux.

Le deuto-iodure de mercure est d'une belle couleur rouge, (analogue à celle du cinabre, sulfure de mercure); chauffé fortement, il se volatilise sous forme de vapeurs jaunes-rougeâtres. Ces vapeurs condensées ont la forme d'aiguilles; de jaunes qu'elles sont d'abord, elles passent ensuite au rouge; trituré avec le mercure, l'iodure, de rouge qu'il était, passe au jaune-vert, qui varie d'intensité selon qu'il y a plus ou moins de mercure pour une quantité donnée d'iodure. Le deuto-iodure de mercure est soluble dans l'alcool et dans l'éther sulfurique; il n'en est pas de même du proto-iodure. Ce composé, comme le précédent, est employé dans l'art médical; on le fait entrer dans des teintures, pommades et pilules. La solution alcoolique se prépare avec 48 grammes (1 once et demie) d'alcool, et 10 décigrammes (20 grains) de deuto-iodure. L'éther iodure se prépare dans les mêmes proportions. Ces préparations se donnent à la dose de 5 à 20 gouttes. 26 gouttes d'alcool ioduré préparé comme nous l'avons dit, contiennent un huitième de grain de deuto-iodure; dans les pilules, on le fait entrer à la dose d'un huitième ou d'un dixième de grain, et l'on donne ces pilules à la dose de deux pilules le matin et de deux le soir. Le praticien doit apporter de la prudence dans l'administration de ce produit qui, donné sans précaution, pourrait déterminer des accidens graves. Les premiers secours à donner contre ces accidens sont les eaux sulfureuses pour boisson, les purgatifs doux, les sulfates de soude, de potasse et de magnésie.

(A. C.)

IPÉCACUANHA. Sous ce nom et sous celui d'*Ipécacoanha*, Marcgrave et Pison, dans leur Histoire naturelle et médicale du Brésil, indiquèrent pour la première fois une racine vomitive dont ils vantèrent les succès dans le traitement d'un grand nombre de maladies. Mais la description qu'ils donnèrent de la plante dont la racine porte, au Brésil, le nom d'ipécacuanha, était tellement vague et imparfaite, qu'elle fut, sans contredit, la cause de l'obscurité qui couvrit pendant si long-temps l'origine de ce précieux médicament. Sa rareté et sa cherté excitèrent bientôt la cupidité des marchands, qui répandirent dans le commerce un mélange hétérogène de racines différentes entre elles, non-seulement par les plantes qui les fournissaient, mais encore par les contrées d'où elles provenaient. Enfin, le mot ipécacuanha devint un nom générique sous lequel on confondit toutes les racines d'origine américaine, provenant de plantes fort différentes par leurs caractères botaniques, mais qui jouissaient toutes, à un degré plus ou moins énergique, de la propriété d'exciter les contractions de l'estomac et de produire le vomissement. Nous exposerons, dans cet article, l'histoire naturelle ainsi que les qualités physiques et chimiques des vrais ipécacuanhas. Sous des articles spéciaux, nous citerons les racines qui ont usurpé ce nom, et nous indiquerons, avec moins de détails, leur origine et leurs caractères.

Tous les botanistes jusqu'à Linné, et ce célèbre naturaliste lui-même, commirent de graves erreurs dans la détermination de la plante décrite par Marcgrave et Pison. Ce n'est pas ici le lieu de faire l'histoire de cette série d'erreurs botaniques ; il suffira de dire qu'au temps de Linné, l'ipécacuanha était censé provenir d'une espèce de violette. Vers l'année 1764, le célèbre Mutis, directeur de l'expédition scientifique à Santa-Fé de Bogota, envoya à Linné des renseignemens précis sur le végétal qui, dans le royaume de la Nouvelle-Grenade (aujourd'hui la république de Colombie) produisait la racine d'ipécacuanha. Linné fils, dans le Supplément au *Species* de son père, publia cette plante sous le nom de *Psychotria emetica ;* mais il crut à tort qu'elle était la même que la plante anciennement décrite par Marcgrave et Pison. Ce fut seulement au commencement du siècle présent, que M. Brotero, professeur de Botanique à l'Université de Coïmbre en Portugal, fit connaître cette dernière plante. Il la décrivit et figura, dans les Transactions de la Société Linnéenne de Londres, sous le nom de *Callicocca Ipecacuanha.* Malgré ces importantes recherches, toutes les incertitudes au sujet de l'origine des diverses sortes d'ipécacuanha du commerce ne furent pas levées. M. De Candolle publia, en 1802, un mémoire pour prouver qu'au lieu d'être produits seulement par les deux végétaux décrits par Mutis et Brotero, les divers ipécacuanhas provenaient d'un très grand nombre de plantes appartenant à des genres et à des familles quelquefois fort éloignés. Cette assertion a été depuis corroborée par plusieurs observations particulières et par les faits nouveaux insérés dans l'ouvrage que publie M. Auguste de Saint-Hilaire, sous le titre de Plantes usuelles des Brasiliens. Celui-ci nous apprend que l'on emploie, dans les diverses parties du Brésil, les racines du *Spermacoce Poaya* et du *Spermacoce ferruginea,* celles du *Richardsonia rosea* et du *Richardsonia scabra,* racines qui, sous certains rapports, peuvent être confondues avec celles du *Psychotria emetica* et du *Callicocca ipecacuanha.*

Depuis long-temps on distingue dans la Droguerie les ipécacuanhas par les nuances de leur coloration extérieure. Nous avons fait voir dans le Bulletin de la Société de la Faculté de Médecine (Paris 1818), et dans notre thèse sur l'ipécacuanha du commerce (1), que les caractères tirés de la coloration extérieure étaient sujets à beaucoup de variations, et qu'ils pouvaient même occasioner de nouvelles confusions. Il est au contraire facile de distinguer nettement les ipécacuanhas en deux espèces commerciales fondées sur des caractères fixes, puisqu'ils sont tirés de l'organisation et qu'ils concordent avec la distinction botanique des deux espèces principales décrites par les auteurs. C'est à ces deux espèces que nous avons donné les noms d'*ipécacuanha annelé* et d'*ipécacuanha strié*.

PREMIÈRE ESPÈCE. — IPÉCACUANHA ANNELÉ.

La plante qui produit cette racine appartient à la famille des Rubiacées et à la Pentandrie Monogynie, L. Elle fait partie du genre *Cephaelis* de Swartz, désigné déjà par Aublet sous le nom de *Tapogomea.* Celui de *Cephaelis Ipecacuanha* a prévalu sur les autres synonymes, parce que la dénomination générique de *Callicocca,* imposée par Schreber, était un changement inutile de celle proposée antérieurement par Aublet, et que le genre *Cephaelis* de Swartz est aujourd'hui universellement admis. Cette plante croît dans les forêts épaisses et ombragées du Brésil ; on la cultive aussi dans plusieurs autres contrées de l'Amérique méridionale, et notamment, selon M. De Humboldt, près de Badillas dans la Nouvelle-Grenade. C'est un petit arbuste rampant ou peu élevé au-dessus de la surface du sol. Ses racines partent d'une souche souterraine, horizontale ; elles sont rameuses, presque ligneuses, fibreuses, ou représentent des espèces de tubercules allongés, marqués d'impressions annulaires très rapprochées. Leur surface est inégale et tuberculée, émettant de distance en distance quelques fibres capillaires. Elles se composent d'un parenchyme blanc, presque charnu à l'état frais, et recouvert d'un épiderme brun ; le centre est occupé par un axe ligneux, filiforme.

---

(1) Histoire naturelle et médicale des différentes espèces d'ipécacuanha du commerce, par A. Richard. Paris, Béchet, 1820.

La tige d'abord souterraine se redresse en sortant de terre, et s'élève à environ un pied. Elle est simple, obscurément quadrangulaire, légèrement pubescente dans sa partie supérieure, où elle est garnie de feuilles opposées, ovales-acuminées, entières, rétrécies à leur base, accompagnées de deux stipules déchiquetées en cinq ou six lanières. Les fleurs sont petites, blanches, et forment un petit capitule terminal, environné à sa base par un involucre assez grand, composé de quatre folioles pubescentes. Nous avons donné, dans notre Histoire des Ipécacuanhas, une figure de cette plante, dessinée d'après un échantillon authentique; cette figure nous paraît suffisante pour faire reconnaître la plante au premier coup d'œil.

L'ipécacuanha annelé se vend dans le commerce sous la forme de racines ordinairement grosses comme une plume à écrire, allongées, irrégulièrement contournées et coudées, simples ou rameuses, formées de petits anneaux saillans, inégaux, très rapprochés les uns des autres, ayant environ une ligne de hauteur, séparés par des enfoncemens moins larges. La substance de ces racines offre deux parties, savoir : un axe ligneux plus ou moins grêle, et une couche corticale, beaucoup plus considérable, dont la cassure est brunâtre, manifestement résineuse; la saveur herbacée, âcre et un peu amère; l'odeur faible, nauséabonde. C'est dans la partie corticale que réside le principe actif de l'ipécacuanha. Séchée, elle se réduit facilement en poudre, tandis que l'axe ligneux reste en dernier lieu sur le tamis; aussi cette portion est bien loin de posséder les propriétés de la partie corticale; opinion que ne partageait point jadis M. De Candolle, mais que l'analyse chimique a confirmée. L'ipécacuanha annelé diffère par un caractère essentiel de la seconde espèce (*ipécacuanha strié*); c'est qu'il n'est pas formé par la partie inférieure de la tige, mais qu'il provient de tubercules distincts de cette souche, et qui prennent naissance sur ses parties latérales. L'épiderme de l'ipécacuanha annelé offre des couleurs variables, auxquelles on attachait autrefois beaucoup d'importance pour la distinction des espèces d'ipécacuanhas, mais qui ne servent plus qu'à en former de simples variétés que nous allons successivement passer en revue.

Première variété. — IPÉCACUANHA ANNELÉ BRUN.

C'est l'ancien *ipécacuanha brun* de Lémery, quelquefois désigné, dans le commerce, sous le nom d'*ipécacuanha noir;* l'*ipécacuanha gris ou annelé* de M. Mérat (1), l'*ipécacuanha annelé gris-noirâtre* de M. Guibourt (2). Cette variété est la plus commune; c'est elle aussi qui jouit au plus haut degré des propriétés de l'ipécacuanha. Son épiderme est d'un brun plus ou moins foncé, quelquefois même noirâtre; sa cassure est grise ou brunâtre. Analysée par M. Pelletier (3), qui, par erreur, l'a désignée sous le nom de *Psychotria emetica,* elle a fourni les résultats suivans :

Partie corticale.		Partie ligneuse.	
Matière vomitive, nommée *émétine*	16	Matière vomitive (*émétine*).	1,15
Matière grasse odorante.	2	Matière grasse.	des traces
Cire.	6		
Gomme	10	Gomme	5, »
Amidon	42	Amidon	20, »
Ligneux	20	Ligneux	66,60
		Matière extractive non vomitive	2,45
Perte	4	Perte	4,80
Total	100	Total	100, »

De notre côté, avec l'aide et les conseils de M. Barruel, chef des travaux chimiques à la Faculté de Médecine, nous avons fait des recherches qui nous ont conduit presque toujours aux mêmes résultats que ceux obtenus par M. Pelletier. Cependant, nous avons trouvé quelques différences dignes d'être notées. Ainsi nous avons obtenu une bien moins grande quantité

(1) Dictionn. des Sciences méd., vol. XXVI, p. 10.
(2) Hist. des Drogues simples, vol. I, p. 297.
(3) *Journ. de Pharm.*, vol. III, p. 148.

de cire ; plusieurs substances grasses de nature différente ; une très petite quantité de gomme ; plusieurs sels (sulfate, hydrochlorate et malate de potasse, phosphate et malate acide de chaux), et une matière animale albumineuse, dont M. Pelletier n'a rien dit. Au surplus, nous présentons ici les résultats de notre analyse faite sur la partie corticale, afin qu'on puisse la comparer à celle que M. Pelletier a exécutée sur la même partie de racine :

Matière vomitive (émétine)	16
Cire . . . . } Matière grasse de différente nature }	1,2
Matière résineuse.	1,2
Gomme et différentes subst. salines.	2,4
Amidon	53,»
Matières animales albumineuses. . .	2,4
Ligneux	12,5
Acide gallique	des traces
Total.	100,»

Deuxième variété. — IPÉCACUANHA ANNELÉ GRIS, IPÉCACUANHA GRIS BLANC, Mérat, Dict. des Sciences médicales.

Son épiderme est d'un gris blanchâtre; les anneaux sont moins rapprochés, moins saillans ; la cassure est très résineuse, et l'amertume plus prononcée que dans la variété précédente. Comme cette sorte d'ipécacuanha est composée de racines plus grosses que les autres variétés, ce qui fait soupçonner qu'elle doit les différences que l'on observe dans ses qualités physiques à ce qu'elle a été récoltée à l'époque de la maturité de la plante, elle paraît douée de propriétés plus énergiques que les autres sortes avec lesquelles on la trouve, rarement il est vrai, mélangée dans le commerce. Selon M. Guibourt, il y a encore une variété d'ipécacuanha qui offre tous les caractères de l'ipécacuanha gris, mais dont l'épiderme est rougeâtre. La variation de couleur qu'offre seulement cette racine porte à croire que celle-ci est due à l'*ipécacuanha annelé rouge* que nous allons décrire, et provenant de plantes qui ont crû dans un meilleur terrain.

Troisième variété. — IPÉCACUANHA ANNELÉ ROUGE, Rich. IPÉCACUANHA GRIS ROUGE, Lémery et Mérat.

Sa superficie offre des anneaux semblables à ceux de la première variété, mais l'épiderme est d'un brun rougeâtre; sa cassure est résineuse, et d'une teinte plus ou moins rosée. Son amertume est à peu près égale à celle de la seconde variété, c'est-à-dire un peu plus prononcée que celle de l'ipécacuanha brun. Son odeur est moins forte lorsqu'il est respiré en masse, et sa saveur moins nauséabonde. Ordinairement, l'écorce d'ipécacuanha rouge est cornée et demi-transparente; caractère plus apparent que dans la première variété, et qui dépend de la couleur moins foncée de l'épiderme. Quelquefois la section de cette écorce est opaque, matte et comme amilacée; la racine offre alors des propriétés moins actives. M. Guibourt observe avec raison que la nature farineuse de l'écorce ne peut former une variété distincte, puisque l'on remarque des racines dont la section transversale est opaque ou farineuse à l'extrémité inférieure, transparente ou cornée dans la partie supérieure.

L'ipécacuanha rouge a été analysé par M. Pelletier (1) sous le nom de *Callicocca ipecacuanha*. Voici les résultats de cette analyse, desquels on peut inférer que la variété en question est un peu moins active que l'ipécacuanha brun.

Partie corticale privée de son *meditullium* ligneux.

Émétine	14
Matière grasse	2
Gomme	16
Amidon	18
Ligneux	48
Perte	2
Total	100

(1) Journ. de Pharm., v. III, p. 157.

L'ipécacuanha rouge est presque aussi abondamment répandu dans le commerce que l'ipécacuanha brun.

DEUXIÈME ESPÈCE. — IPÉCACUANHA STRIÉ.

Cette espèce se distingue non-seulement par ses caractères physiques et chimiques, mais encore par la plante qui la produit. De même que l'espèce qui donne l'ipécacuanha annelé, elle appartient à la famille des Rubiacées et à la Pentandrie Monogynie. Mutis en envoya à Linné la description qu'il tenait de Gomez, qui faisait, à cette époque, le commerce de l'ipécacuanha dans la Nouvelle-Grenade. Linné fils publia cette description sous le nom de *Psychotria emetica*, adopté depuis par tous les botanistes. MM. De Humboldt, Bonpland et Kunth l'ont comprise dans l'exposition de leurs plantes équinoxiales, et nous en avons donné une figure dans notre Histoire des Ipécacuanhas du commerce.

Le *Psychotria emetica* croît dans le ci-devant royaume de la Nouvelle-Grenade, au Pérou, et probablement en plusieurs autres contrées de l'Amérique méridionale. MM. De Humboldt et Bonpland l'ont trouvé en abondance près du fleuve de la Madeleine, avec plusieurs variétés qui s'y rapportent. C'est un petit arbuste semblable pour le port au *Cephaelis ipecacuanha*, c'est-à-dire rampant ou peu élevé à la surface du sol. Sa racine est une souche presque horizontale, cylindrique, de la grosseur du petit doigt, étranglée de distance en distance, offrant quelques radicelles fibreuses. Sa tige est légèrement ligneuse, dressée, haute de 12 à 18 pouces, simple, cylindrique, un peu pubescente, garnie de feuilles opposées, lancéolées, aiguës, atténuées inférieurement en un court pétiole, et accompagnées de stipules étroites et aiguës. Les fleurs sont blanches, petites, disposées en grappes, portées sur des pédoncules axillaires, d'abord simples, puis bifurquées.

L'ipécacuanha strié, tel qu'on le vend dans le commerce, se compose de racines cylindracées, le plus souvent simples, de la grosseur d'une plume à écrire, allongées, peu contournées, non rugueuses, mais ridées longitudinalement, offrant de distance en distance des intersections circulaires profondes. Leur cassure est brune-noirâtre, légèrement résineuse ; leur odeur presque nulle ; leur saveur fade, sans amertume ni âcreté. L'épiderme est d'un gris rougeâtre sale qui, en vieillissant, prend une teinte noirâtre, et même devient tout-à-fait noir à l'intérieur ; d'où est venu le nom d'*ipécacuanha noir*, donné par quelques auteurs. La partie corticale est d'une consistance molle, facile à tailler au couteau sans se séparer du ligneux. Le corps ligneux ou *meditullium* est jaunâtre et perforé d'une infinité de trous visibles à la loupe.

Le simple énoncé des qualités physiques de cette espèce suffit pour faire conclure qu'elle jouit de propriétés moins actives que les variétés de l'ipécacuanha annelé. Les anciens pharmacologistes, et entre autres Lémery, ne le regardaient pas comme un médicament énergique, puisqu'ils en portaient la dose, en poudre, de 1 gros à 1 gros et demi, et en infusion, à 3 gros. C'est probablement à cause de son infériorité universellement reconnue, et qui paraît provenir de ce qu'il se compose de la partie de la tige cachée sous la terre, et non point, comme l'ipécacuanha annelé, de tubercules radicellaires ; c'est, disons-nous, à cause de l'infériorité de ses propriétés, que l'ipécacuanha strié est assez rare dans le commerce. M. Pelletier (1) a obtenu de cette racine :

Matière vomitive	9
——— grasse.	12
Ligneux, gomme et amidon . .	79
Total . . .	100

On peut encore mettre au nombre des vrais ipécacuanhas, l'*ipécacuanha blanc* de Pison et Bergius, qu'il ne faut pas confondre avec la racine désignée sous le même nom par Lémery. Celle-ci est produite par une apocynée nommée *Cynanchum Ipecacuanha* ou *C. vomitorium*. *V.* IPÉCACUANHA (FAUX) DE L'ILE-DE-FRANCE. La racine dont nous voulons ici parler est celle de

(1) Journ. de Pharm., v. VI, p. 265.

différentes espèces du genre *Richardia* de Linné, ou *Richardsonia* de M. Kunth, qui appartient, de même que les *Cephaelis* et les *Psychotria*, à la famille des Rubiacées. Long-temps on crut qu'elle était fournie par le *Viola Ipecacuanha*, L. ; mais le docteur Gomez publia, en 1801, à Lisbonne, une dissertation sur les ipécacuanhas, où il établit que cet ipécacuanha blanc était la racine du *Richardsonia brasiliensis*. MM. Auguste de Saint-Hilaire et Martius, à leur retour du Brésil, fournirent des renseignemens précis sur les plantes qui le produisent, desquels il résulta que les *Richardsonia rosea* et *scabra* possèdent des racines émétiques, apparemment les mêmes que l'ipécacuanha blanc de Bergius. M. Guibourt a proposé de nommer celui-ci IPÉCACUANHA ONDULÉ, à cause de sa surface qui n'est pas véritablement annelée, mais ondulée, c'est-à-dire qu'une partie creusée ou sillonnée d'un côté répond de l'autre à une partie convexe, de manière que le sillon ne fait pas le tour entier de la racine comme dans l'ipécacuanha officinal. Cet ipécacuanha varie en grosseur, à peu près de même que les ipécacuanhas annelés; il est gris intérieurement, d'un blanc mat et farineux à l'intérieur, et pourvu d'un *meditullium* ligneux. Sa cassure offre à la lumière solaire et à la vue simple, des points brillans et perlés qui ne sont autre chose que des grains de fécule ; aussi, la quantité de cette dernière substance y est-elle fort abondante, d'après l'analyse de M. Pelletier. L'ipécacuanha ondulé est en outre reconnaissable à son odeur non irritante et approchant de celle du moisi. Son action vomitive est moins forte que celle des autres espèces, car il ne contient, sur 100 parties, que 6 de matière vomitive, 2 de matière grasse, et très peu de ligneux.

L'introduction en Europe de l'ipécacuanha date de l'année 1672. A cette époque, un médecin français, nommé Legras, en rapporta d'Amérique une certaine quantité qu'il déposa chez un pharmacien, où il fut vendu sous les noms de *béconquille* et de *mine d'or*. Mais le médicament ayant été administré à des doses trop fortes, et peut-être dans des cas où il n'était pas convenable, perdit bientôt la réputation d'efficacité que lui avaient faite Pison, Margrave, et tous les médecins qui l'avaient vu employer au Brésil. Environ quatorze ans après, c'est-à-dire vers 1686, un négociant nommé Grenier rapporta à Paris près de 140 livres d'ipécacuanha. Adrien Helvétius, célèbre médecin de Reims, se chargea d'en surveiller avec soin l'administration; il obtint de Louis XIV la permission de continuer ses essais à l'Hôtel-Dieu de Paris, et il constata l'efficacité de l'ipécacuanha, surtout dans le traitement de la diarrhée. Cependant, le remède nouveau avait été tenu secret jusqu'à ce moment: le roi en fit l'acquisition moyennant une somme d'argent considérable, et ordonna au médecin de le rendre public. Un procès s'éleva ensuite entre le marchand et le médecin, le premier voulant partager la récompense donnée par Louis XIV; mais le Parlement et le Châtelet décidèrent en faveur du médecin dont les connaissances avaient réussi à mettre en vogue une substance utile et contre laquelle le public montrait beaucoup de préventions.

L'usage de l'ipécacuanha se répandit bientôt dans toute l'Europe, et ses succès furent toujours croissans. Le voile qui couvrait l'origine de cette substance et la cupidité des marchands occasionèrent de nombreuses falsifications. On crut, en chaque pays d'Amérique, posséder cette précieuse racine, et le nom d'ipécacuanha fut appliqué à plusieurs substances qui n'offrent, avec la racine du Brésil, d'autres rapports que d'exciter le vomissement, en vertu du principe âcre qu'elles contiennent. De là cette foule d'ipécacuanhas *faux* ou *bâtards*, pour nous servir des expressions vulgaires, dont quelques-uns ont été répandus dans le commerce, mais qui, pour la plupart, n'ont pas dépassé les limites du territoire où croissent les plantes qui les fournissent.

La poudre d'ipécacuanha annelé est d'une couleur fauve grisâtre claire; son odeur nauséabonde, désagréable; sa saveur âcre, amère, s'attachant particulièrement au gosier. 100 parties d'ipécacuanha bien trié donnent 80 parties de substance corticale et 20 de matière ligneuse. On rejette celle-ci à cause de son inertie.

La propriété la plus saillante de l'ipécacuanha est celle de faire vomir; il la doit au principe immédiat découvert par M. Pelletier, qui lui a imposé le nom d'*émétine*. *V.* ce mot. On l'administre en poudre à la dose d'un scrupule à un demi-gros pour un adulte. Une dose un peu plus forte ne donne pas lieu à des accidens graves, parce que la totalité est rendue avec les matières contenues dans l'estomac, aussitôt que le médicament commence à agir. En général, la dose de l'ipécacuanha varie suivant l'âge, le sexe et le tempérament des sujets. Si la quantité est trop minime pour exciter le vomissement, il agit comme stimulant de l'estomac, et consécutivement sur les systèmes circulatoire et nerveux, qui offrent avec le système digestif de si nombreuses connexions. C'est ainsi qu'il faut expliquer l'action *expectorante* incisive et diaphorétique de l'ipécacuanha, dont l'âcreté détermine d'ailleurs, chez certaines personnes délicates, un sentiment subit de malaise et même des vertiges. Nous avons vu des individus que la seule odeur de l'ipécacuanha affectait au point de leur occasioner des nausées insupportables et de violens éternumens. Ce n'est pas ici le lieu de citer les nombreuses maladies dans lesquelles l'usage de l'ipécacuanha a été suivi d'effets salutaires, car il faudrait parler de presque toutes les maladies inflammatoires, et surtout de celles qui sont accompagnées de flux excessifs, comme la dyssenterie, le catarrhe pulmonaire, etc. A cet égard, nous ferons observer que ce médicament doit être administré avec prudence et discernement; il ne faudrait pas le donner si, par exemple, la dyssenterie ou toute autre maladie présentait des symptômes d'une irritation aiguë; car alors il aggraverait l'inflammation de la muqueuse des gros intestins, au lieu d'y porter remède.

On a remarqué que l'ipécacuanha combat les effets narcotiques de l'opium, et d'après cela, on l'a préconisé comme un des meilleurs antidotes contre l'empoisonnement par cette substance. Réciproquement, l'opium diminue les propriétés émétiques de l'ipécacuanha, et la combinaison de ces deux médicamens produit un effet diaphorétique. C'est ainsi qu'agit la poudre de Dower, qui est un mélange d'ipécacuanha, d'opium et de nitre.

La poudre d'ipécacuanha n'est pas la seule forme sous laquelle cette substance est employée; on en prépare un sirop et des pastilles dont l'usage est très fréquent. *V.* SIROP et PASTILLES D'IPÉCACUANHA.

Depuis quelques temps, on a substitué avantageusement l'émétine à l'ipécacuanha en nature. Ainsi l'on prépare un sirop, des potions et des pastilles d'émétine qui n'offrent point l'odeur repoussante et la saveur âcre de la racine. *V.* ÉMÉTINE, t. II, p. 395. (A. R.)

IPÉCACUANHA (FAUX) DE L'AMÉRIQUE SEPTENTRIONALE. Une plante du genre *Euphorbia* a été employée comme émétique dans les États-Unis du nord de l'Amérique. Linné l'a nommée, à cause de cet usage, *Euphorbia Ipecacuanha*. L'âcreté de cette racine, qui est fibreuse, cylindracée et blanchâtre, lui imprime des propriétés qui ne sont pas semblables à celles des vrais ipécacuanhas ; c'est un succédané dont on doit se méfier, ainsi que des autres espèces d'Euphorbes de nos pays que l'on a essayées comme vomitives.

Le *Spiræa trifoliata*, L., arbuste élégant qui croît spontanément en Virginie, et que l'on cultive dans les jardins d'Europe, possède également des racines douées de propriétés vomitives. Malgré les éloges que leur ont prodigués quelques médecins américains, il ne paraît pas que l'on fasse un grand usage de ces racines. (A. R.)

IPÉCACUANHA (FAUX) DES ANTILLES. Dans les Antilles, les nègres se font vomir avec les racines et même les tiges de plusieurs plantes auxquelles ils donnent le nom de *faux ipécacuanha* ou d'*ipécacuanha bâtard*. Ces plantes appartiennent à des familles remarquables par les sucs laiteux et éminemment âcres qui découlent de leurs diverses parties ; telles sont les Apocynées et les Euphorbiacées.

L'*Asclepias curassavica*, L., et le *Pedilanthus tithymaloides*, Poiteau (Ann. du Muséum, T. XIX, tab. 19), sont les espèces dont l'usage est le plus vulgaire. Cette dernière plante est employée comme anti-vénérienne à Curaçao et dans les pays adjacens de l'Amérique. (A. R.)

IPÉCACUANHA BLANC. On désigne sous ce nom les différentes sortes de racines vomitives, qu'à diverses époques l'on a substituées aux véritables ipécacuanhas bruns, dont il a été traité dans l'article précédent. L'origine de ces racines était, il y a encore peu de temps, enveloppée de beaucoup d'obscurité. Aujourd'hui, on sait mieux à quoi s'en tenir à leur égard; mais la rareté, la moindre activité, et conséquemment le peu d'emploi de ces faux ipécacuanhas dans la pratique de la Médecine européenne, doivent diminuer l'intérêt qu'ils inspiraient au temps où leur mélange avec les vrais ipécacuanhas était plus fréquent.

Pison (*Brasil,* 101) et Bergius (*Mat. med.*, p. 757) on décrit sous le nom d'*Ipecacuanha blanca,* une racine que le second de ces auteurs attribuait au *Viola Ipecacuanha,* mais qui est celle d'une espèce de *Richardsonia. V.* IPÉCACUANHA. (A. R.)

IPÉCACUANHA (FAUX) DE L'ILE BOURBON. Ce sont les racines du *Periploca mauritiana* de l'Encyclopédie méthodique; arbuste sarmenteux qui appartient à la famille des Apocynées. Elles sont blanches, ligneuses, à peu près de la grosseur du petit doigt, munies de radicelles filiformes, droites et cylindriques. Leur saveur n'est d'abord pas sensible, mais après l'avoir mâchée, elles produisent dans la bouche une forte irritation. C'est un médicament dangereux. (A. R.)

IPÉCACUANHA (FAUX) DU BRÉSIL. Les racines de plusieurs plantes qui appartiennent à la famille des Violacées et à la Syngénésie Monogynie, L., ont été ainsi nommées, parce qu'elles sont douées de propriétés vomitives, et qu'elles ont été quelquefois confondues avec les vrais ipécacuanhas.

Le *Viola ipecacuanha,* L., en est la principale espèce. Cette plante croît non-seulement au Brésil, mais encore en plusieurs autres lieux de l'Amérique méridionale. Elle a été retirée du genre des violettes pour former un genre particulier nommé *Ionidium* par Ventenat, et *Pombalia* par Vandelli. Les racines de cette plante sont d'un blanc pâle, ou grises-jaunâtres, ridées longitudinalement, allongées quelquefois, bifurquées à leur partie inférieure, grosses comme une plume à écrire, un peu tortueuses, offrant quelquefois des étranglemens; leur axe ligneux est plus épais et plus jaune que la couche corticale; la cassure en est peu résineuse, criblée de très petits points; l'odeur peu prononcée, la saveur amilacée, d'abord peu prononcée, ensuite un peu amère et âcre. Nous avons présenté, dans notre Histoire médicale des Ipécacuanhas, les résultats de l'analyse chimique de cette substance, qui n'avait point encore été faite; celle que M. Pelletier a publiée d'un *Viola emetica*, et qui a été copiée depuis dans les ouvrages de Pharmacologie, doit être rapportée au *Cynanchum vomitorium.*

Voici les résultats de notre analyse :

Émétine contenant un peu de matière sucrée.	3,5
Matière grasse..........................	»,»
Amidon............................	54,»
Matière extractive soluble dans l'eau, contenant un principe immédiat nouveau cristallisable (1)..........................	22,»
Ligneux..........................	19,»
Acide gallique........................	des traces.

Plusieurs autres espèces d'*Ionidium* fournissent des racines émétiques, dont l'activité, moindre que celle de l'ipécacuanha véritable, est égale à celle dont il vient d'être question. Ainsi l'*Ionidium parviflorum*, Vent. (*Viola parviflora*, L.), qui croît au Brésil et dans la plupart des régions de l'Amérique équinoxiale, a des racines presque semblables à celles de l'*Ionidium Ipecacuanha,* et il est probable qu'on les trouve mélangées dans le commerce. M. De Humboldt l'a vue cultiver et employer au Pérou. L'*Ionidium Itoubou,* Vent., ou *Viola Itou-*

(1) Il serait important d'examiner ce principe qui probablement est doué de propriétés, attendu la petite quantité d'émétine que contient la racine de *Viola ipecacuanha*.

bou, d'Aublet, dont les racines ont reçu le nom de *faux ipécacuanha de Cayenne*, doit être considéré, d'après M. DeCandolle, comme espèce identique avec l'*Ionidium Ipecacuanha*, c'est-à-dire que celui-ci est une variété de la plante d'Aublet qu'il nomme *Pombalia Itubu*. En conséquence, il n'y a rien à dire de particulier sur cette prétendue sorte d'ipécacuanha.

(A. R.)

IPÉCACUANHA (FAUX) DE L'ILE-DE-FRANCE. Lémery donnait le nom d'*ipécacuanha blanc* aux racines d'une Apocynée que Lamarck a décrite sous le nom de *Cynanchum vomitorium*, et Willdenow sous celui de *Cynanchum Ipecacuanha*. Elles sont très grêles, filamenteuses, non marquées d'anneaux, plus ou moins lisses, d'un blanc grisâtre. Leur cassure n'est pas résineuse; leur axe est très menu; leur saveur et leur odeur presque nulles.

Voici les résultats de l'analyse qu'en a publiée M. Pelletier :

Émétine	5
Gomme	35
Matière végéto-animale	1
Ligneux	57
Perte	3
	100

(A. R.)

IRIDÉES. *Irideæ*. Famille naturelle de plantes monocotylédones, dont l'ovaire est infère; le périgone pétaloïde à six divisions souvent irrégulières; les étamines au nombre de trois; le style simple ou trifide, ayant chacune de ses divisions terminée par un stigmate le plus souvent pétaloïde; le fruit capsulaire a trois loges renfermant un grand nombre de graines disposées sur deux rangées. La véritable tige des Iridées est souvent souterraine radiciforme ou bulbeuse, émettant une hampe nue ou foliacée. Cette tige souterraine est, dans les diverses espèces d'iris, charnue, féculente, et douée d'un principe aromatique qui lui communique des propriétés excitantes. Quelques Iridées possèdent encore des vertus astringentes.

Pallas dit que les filles de la Sibérie, dont les mœurs sont loin d'être pures, se servent d'une décoction d'*Iris sibirica*, pour se donner les apparences de la virginité qu'elles ont perdue.

Outre le genre *Iris* qui est le type de cette famille, on y remarque encore les espèces de *safran*, dont les stigmates pétaloïdes fournissent une substance douée de propriétés médicales très énergiques, et contenant une belle matière tinctoriale. *V.* les mots IRIS et SAFRAN. (A. R.)

IRIS D'ALLEMAGNE OU IRIS COMMUNE. *Iris germanica*, L. — Rich. Bot. méd., t. I, p. 106. — Bulliard, Herb. de la France, tab. 141. (Famille des Iridées. Triandrie Monogynie, L.) Elle croît dans les lieux stériles, les décombres, et sur les vieux murs de l'Europe. On la cultive dans les jardins, où elle prend de très grandes dimensions. Les fleurs sont grandes, ordinairement d'un beau bleu d'indigo, quelquefois d'un bleu pâle; les divisions extérieures du périgone offrent sur leur milieu une rangée longitudinale de poils glanduleux. La souche souterraine de cette plante, que l'on considère vulgairement comme la racine, est horizontale, grosse, charnue, articulée, recouverte d'un épiderme gris Elle est blanche en dedans, d'une odeur vireuse et d'une saveur âcre. Elle contient un suc âcre et caustique qui irrite fortement le canal alimentaire, et communique à cette racine une action drastique et émétique très violente; aussi les anciens médecins en ont-ils recommandé l'usage dans l'hydropisie. Les gens de la campagne s'en servent encore quelquefois pour se purger. Cette racine desséchée a une faible odeur de violettes, qu'elle communique aux linges quand on en met dans les lessives. L'analyse de la racine de l'iris commune a été entreprise par M. Chevallier, qui y a reconnu de la fécule amilacée, des traces d'un sel à base d'ammoniaque, une huile volatile solide, une huile fixe d'une excessive âcreté; enfin du carbonate, du sulfate et de l'hydro-chlorate de potasse, du sous-carbonate, du sulfate à base de chaux, de l'oxide de fer et de la silice.

(A. R.)

IRIS DE FLORENCE. *Iris florentina*, L. — Rich. Bot.

méd., t. I, p. 106. — Bulliard, Herb. de la France, tab. 114. (Famille des Iridées. Triandrie Monogynie, L.) Cette plante croît dans les contrées méridionales de l'Europe, principalement en Italie. Elle ressemble beaucoup à l'iris d'Allemagne ; mais ses fleurs sont constamment blanches et sessiles, le tube du périgone plus court, et la tige souterraine ou racine plus odorante. Celle-ci, à l'état de dessication, est grosse comme le pouce, genouillée, de forme irrégulière, noueuse, aplatie, blanche, très pesante, d'une saveur âcre et amère, et d'une odeur analogue à celle de la violette. M. Vogel (1) en a retiré : de la gomme, un extrait brun, de la fécule, une huile fixe, une huile volatile cristallisable, de la fibre végétale. M. Touery de Montpellier, avait annoncé que la racine d'iris de Florence contient un principe qui présente les caractères de l'émétine. Une lettre de ce pharmacien a depuis fait connaître que cette substance n'était pas de l'émétine.

Les usages de cette racine, comme médicament, ne sont pas aussi nombreux qu'ils l'étaient autrefois. Elle faisait partie d'un grand nombre de préparations pharmaceutiques ; on l'employait contre les affections asthmatiques, les catarrhes pulmonaires chroniques et les rhumes. La poudre s'administre à la dose de 10 à 20 grains. Aujourd'hui, on ne la considère plus que comme substance aromatique, et sous ce rapport, on en fait une assez grande consommation. En Pharmacie, la poudre d'iris est employée pour aromatiser la pâte pectorale de réglisse, pour rouler les pilules, etc.

Les *pois d'iris* sont de petites boules de la grosseur d'un pois, qui se font avec la racine d'iris, et qui servent à entretenir la suppuration des cautères. L'âcreté de l'iris ne se dissipe pas entièrement par la dessication, et elle entretient l'irritation que l'on se propose dans l'emploi de ces pois. Ainsi, la falsification par toute autre racine blanche, ainsi qu'avec les marrons d'Inde, est donc une fraude, sinon dangereuse, du moins très blâmable, puisque les pois à cautères formés avec

(1) Journ. de Pharmacie, 1815, p. 481.

des substances inertes, ne remplissent pas le but que l'on se propose. La poudre d'iris est quelquefois mêlée à la poudre à poudrer les cheveux, pour lui communiquer une odeur agréable; mais cet emploi peut avoir des suites fâcheuses. Une certaine quantité de poudre d'iris ayant été employée sur la tête de deux jeunes demoiselles, donna lieu à des effets narcotiques qui nécessitèrent l'appel des médecins. (G...N.)

IRIS DES MARAIS. *Iris pseudo-acorus*, L. — Rich. Bot. méd., t. I, p. 105. — Bulliard, Herb. de la France, tab. 137. (Famille des Iridées. Triandrie Monogynie, L.) On trouve fréquemment cette plante dans les marais et sur les bords des ruisseaux de l'Europe tempérée et méridionale. Sa tige souterraine est charnue et horizontale. Ses fleurs sont jaunes, grandes, au nombre de trois ou quatre au sommet d'une hampe feuillée, haute d'environ 2 pieds. Les divisions externes du périanthe ne sont pas hérissées de papilles.

La racine ou souche souterraine de l'iris des marais est remplie d'un suc âcre qui jouit de propriétés émétiques et purgatives; mais on ne l'emploie plus aujourd'hui. Cette racine est inodore. Les graines de cette plante torréfiées ont été proposées comme un des meilleurs succédanés indigènes du café. Divers travaux, à cet égard, ont été publiés dans les *Annales de Chimie*. (A. R.)

IRIS NOSTRAS. Nom officinal de la racine de glayeul. *V*. ce ce mot. (A. R.)

IRIDIUM. Corps simple combustible métallique, découvert en 1803, par M. Descotils, dans la mine de platine. Ce métal, qui n'est pas employé, est cassant, non volatil, difficilement oxidable par la seule action du feu; oxidable par le concours des alcalis, facilement réductible : ses dissolutions offrent différentes nuances de couleur. Ce métal a été placé par M. Thénard au nombre des métaux de la sixième section.

ISATIS TINCTORIA. *V*. PASTEL.

ISIS NOBILIS. Nom scientifique sous lequel on a désigné le polypier qui fournit le corail rouge. *V*. CORAIL. (G...N.)

IVETTE. *Teucrium Chamæpytis*, L. — Rich. Bot. méd.,

t. I, p. 250. (Famille des Labiées. Didynamie Gymnospermie, L.) Petite plante assez commune dans les champs sablonneux de l'Europe. Sa tige rameuse, étalée, est garnie de feuilles dont les inférieures sont presque entières ou laciniées, les supérieures très rapprochées, un peu velues, à trois lobes, étroites et linéaires. Ses fleurs sont jaunes, verticillées aux aisselles des feuilles supérieures, ayant leurs corolles à une seule lèvre, de même que les autres espèces du genre *Teucrium* ou Germandrée.

La saveur de l'ivette est amère et aromatique; aussi agit-elle comme tonique et légèrement excitante. On l'a préconisée dans le traitement de beaucoup d'affections, et particulièrement de la goutte, du rhumatisme et des affections chroniques de la peau, maladies contre lesquelles elle n'a pas plus d'efficacité que les autres Labiées odorantes. On la donnait à la dose d'un gros en poudre, ou d'une demi-once à une once en infusion dans une ou deux livres d'eau. Elle entre dans la composition de l'alcool général et de l'alcool thériacal, dans la poudre arthritique amère, etc. (A. R.)

IVETTE MUSQUÉE. *Teucrium Iva*, L. (Famille des Labiées. Didynamie Gymnospermie, L.) Cette plante croît dans les contrées méridionales de l'Europe. Elle se distingue de l'ivette commune (*Teucrium Chamæpitys*) par ses feuilles ovales dentées, plus velues, et par ses fleurs roses. Son odeur est plus aromatique, et on l'emploie dans les mêmes circonstances.

(A. R.)

IVOIRE. L'ivoire est une substance de nature osseuse, qui constitue les énormes dents, connues sous le nom de défenses, qui existent chez l'éléphant. Sa nature est la même que celle des os. Cette substance a un tissu, une couleur, une dureté, une finesse de grain qui la rendent très utile dans les arts. Examiné dans sa coupe transversale, on voit qu'il est formé par un roseau offrant des losanges ou des rhomboïdes. Cette manière d'être peut servir à le faire distinguer des os, qui, lorsqu'on les examine, n'offrent que des couches ou des raies longitudinales. L'ivoire est susceptible de recevoir un beau poli; il est d'une grande blancheur (1), on en fait des ouvrages délicats, qui sont de la plus grande beauté. Ces ouvrages en ivoire se font plus particulièrement à Dieppe, et leur prix est assez modéré.

Les débris qui proviennent du travail de l'ivoire sont mis en usage pour obtenir la gélatine, et pour préparer un produit qu'on appelle noir d'ivoire. Le moyen à employer pour obtenir la gélatine de l'ivoire (gélatine qui est quelquefois demandée) est le même que celui mis en usage pour les os : et ce produit ne diffère en rien de celui obtenu de ces parties des animaux. Le *noir d'ivoire*, qui est du charbon animal, s'obtient en calcinant, en vaisseaux clos, les râpures ou rognures d'ivoire ; recueillant le charbon qui se forme, le réduisant en poudre, le porphyrisant à l'eau et faisant sécher. Les os longs des pieds de mouton fournissent un noir d'une couleur un peu moins foncée que le noir d'ivoire ; mais quelquefois il peut remplacer ce produit dans l'art de la peinture. L'ivoire a été examiné par plusieurs chimistes : Geoffroy, Fourcroy, Rouelle le cadet, Spielman, Merat-Guillot, Klaproth, Vauquelin, Proust, Hatchett, sont de ce nombre. D'après ces savans, il contient de la gélatine, du carbonate et du phosphate de chaux (2), de l'eau. D'après Klaproth et Morechini, l'ivoire fossile contient du fluate de chaux ; produit que M. Gay-Lussac a aussi reconnu dans l'ivoire frais.

L'ivoire est employé pour fournir le noir et la gélatine ; mais son prix élevé fait employer de préférence les os, qu'on trouve à bon marché. On fait avec l'ivoire des dents artificielles, des pessaires, des hochets pour les dents, des colliers, etc.

L'ivoire *calciné en blancheur* (privé par la chaleur des matières animales), comme on l'a indiqué pour la corne de

---

(1) Lorsque l'ivoire est jaune, on peut le priver de cette couleur en le soumettant à l'action de l'eau chargée d'acide sulfureux.

(2) Merat-Guillot donne les proportions suivantes : gélatine, 24 ; phosphate de chaux, 64 ; carbonate de chaux, 0,1 ; eau, 11,15.

cerf, était appelé *spode;* on le faisait entrer anciennement dans des poudres dentrifices, et dans d'autres préparations officinales. (A. C.)

IVRAIE ENIVRANTE. *Lolium temulentum*, L. — Rich. Bot. méd., t. I, p. 61. — Bulliard, Herb. de la France, tab. 107. (Famille des Graminées. Triandrie Monogynie, L.) Plante commune dans les champs et sur les bords des chemins de l'Europe. Son chaume est dressé, haut d'un à deux pieds, garni de feuilles engaînantes très longues, rubanées, un peu rudes au toucher; leur gaîne est fendue, offrant à son orifice une membrane tronquée. Les fleurs sont disposées en épillets alternes, sessiles, comprimés d'avant en arrière. Chacun d'eux contient cinq à six petites fleurs à glume bivalve, l'extérieure plus grande, terminée par une arète assez longue. Il ne faut pas confondre cette espèce avec l'ivraie vivace (*Lolium perenne*, L.), que les agriculteurs connaissent sous le nom *ray grass*. Cette dernière graminée fournit un excellent fourrage pour les bestiaux, et on la sème pour obtenir de beaux gazons qui font l'ornement des parterres, tandis que l'ivraie enivrante est une herbe non-seulement inutile, mais encore remarquable, parmi les plantes de la famille des Graminées, à raison de ses propriétés délétères. Les anciens avaient déjà reconnu ces mauvaises qualités de l'ivraie; peut-être même les avaient-ils beaucoup exagérées. Les fruits ou graines de cette plante ont une saveur âcre, et paraissent contenir un principe vireux qui détermine des vertiges, des tremblemens et une sorte d'ivresse chez les personnes qui font usage du pain où l'ivraie a été mélangée. Les symptômes observés chez ces individus ont des rapports avec ceux que produit le seigle ergoté; aussi, comme ce dernier, doit-on placer l'ivraie parmi les poisons narcotico-âcres. Le principe vireux de ces graines paraît être de nature volatile. C'est ce qui résulte des expériences de Parmentier, qui a conseillé de les faire sécher au four avant que de les réduire en farine; par ce moyen, on parvient à les priver de toute leur âcreté. (A. R.)

J

JACÉE DES PRÉS. *Centaurea Jacea*, L. (Famille des Synanthérées Cinarocéphales de Jussieu. Syngénésie Frustranée, L.) Les fleurs de cette plante, qui est herbacée et très commune dans les prairies, forment des capitules rougeâtres, solitaires au sommet des rameaux de la tige, entourés d'un involucre à écailles coriaces et frangées. Les feuilles radicales sont sinuées-dentées; celles de la tige, anguleuses, lancéolées. Cette plante est un très bon fourrage pour les bestiaux. Ses feuilles étaient autrefois usitées comme astringentes et vulnéraires; leur décoction servait à faire des gargarismes. Aujourd'hui, leur usage est complètement négligé. (A. R.)

JADE, *Pierre néphrétique*, *Pierre divine*. On a compris sous le nom de jade, des pierres d'espèces très différentes dont quelques-unes ont été employées comme amulettes : on les portait pour se soulager et se préserver de certaines maladies, particulièrement des maux de reins. (A. C.)

JALAP. Racine d'une espèce de liseron, nommée par Linné *Convolvulus Jalapa*, qui appartient à la famille des Convolvulacées et à la Pentandrie Monogynie. Cette plante croît principalement au Mexique, et en d'autres contrées de l'Amérique. On croit même qu'elle a encore pour patrie les régions septentrionales de ce grand continent; car Michaux a décrit, dans la Flore de l'Amérique boréale, une plante sous le nom d'*Ipomœa macrorhiza*, qui paraît être la même que le *Convolvulus Jalapa*. M. Desfontaines en a donné une bonne figure dans le troisième volume des Annales du Muséum d'Histoire naturelle. Le nom de jalap vient de celui de Xalapa ou Jalapa, ville du Mexique auprès de laquelle la plante en question est fort commune, et d'où on l'apporta, pour la première fois, vers l'année 1610. Pendant long-temps, on resta dans l'erreur sur ses caractères botaniques; elle fut considérée successivement comme une espèce de bryone et de rhubarbe; on la confondit aussi avec le méchoacan, qui est la racine d'une autre espèce de liseron. La belle de nuit, qui reçut de Linné le nom de *Mirabilis Jalapa*, et d'autres espèces du même genre, ont aussi été regardées comme les plantes qui produisent le jalap. Ces erreurs résultaient de la grande analogie que les racines de ces diverses plantes offraient avec le jalap, quant à leurs propriétés purgatives.

Le Liseron jalap est une plante vivace dont la racine est fusiforme ou arrondie, blanche, charnue, lactescente, donnant naissance à plusieurs tiges herbacées, sarmenteuses, striées, de la grosseur d'une plume à écrire, s'entortillant autour des corps voisins. Ses feuilles sont alternes, pétiolées, presque cordiformes, aiguës, entières ou quelquefois lobées, glabres en dessus, velues inférieurement. Les fleurs sont grandes, violacées, solitaires et longuement pédonculées dans les aisselles des feuilles. Les caractères de la fleur et de la fructification sont les mêmes que ceux des autres liserons si répandus dans les champs et dans les jardins.

La racine de jalap peut acquérir des dimensions énormes. Celle qui fut apportée de Charles-Town, et qui vécut ensuite deux ans au Jardin des Plantes à Paris, pesait, à son arrivée, 47 livres $\frac{3}{4}$, quoiqu'on en eût élagué une portion. Celle que l'on trouve dans le commerce est en morceaux globuleux dont le poids est le plus souvent beaucoup au-dessous d'une livre; on la coupe aussi en rouelles de 2 à 3 pouces de diamètre. La surface des morceaux arrondis est très rugueuse, d'un brun sale ou d'un gris foncé veiné de noir; on y remarque de fortes incisions circulaires, faites probablement pour abréger la durée de la dessication. L'intérieur est d'un gris sale, marqué de couches concentriques emboîtées les unes dans les autres comme celles des tiges de plantes dicotylédones. La cassure du jalap est irrégulière, ondulée, lisse, offrant quelques points brillans de matière résineuse. Son odeur est désagréable et nauséabonde, surtout lorsqu'il est réduit en poudre; sa saveur âcre et très irritante. La pesanteur spécifique du jalap est très considérable, comparativement aux autres racines desséchées.

Il doit cette propriété à la grande quantité de résine et de principes denses et concrets qu'il renferme. C'est, en effet, ce qui résulte de l'analyse publiée par M. Félix Cadet de Gassicourt, dans sa dissertation inaugurale (1). Selon ce chimiste, 500 parties de jalap contiennent : résine, 50; eau, 240; extrait gommeux, 220; fécule, 12,5; albumine, 12,5; phosphate de chaux, 4; muriate de potasse, 8,1; sous-carbonate de chaux, de potasse et de fer, 5; silice, 2,7; perte, 17; total, 500. Quant à la *jalapine*, que M. Hume fils regarde comme le principe actif du jalap, il a été reconnu qu'elle provenait d'un mélange de sel inorganique. *V.* Jalapine. D'autres analyses ont démontré que la proportion de résine, qui est la partie active du jalap, n'était pas constante; ce qui explique les variations d'énergie dont les praticiens accusent cette racine, sans parler des falsifications et des altérations qu'elle peut avoir éprouvées. Les racines de bryone et de belle de nuit sont celles avec lesquelles on falsifie quelquefois le jalap. La première est plus blanche, plus légère et d'une saveur très amère; la seconde est moins ridée et moins résineuse.

M. Henri père, chef de la Pharmacie centrale, a fait l'analyse comparative des jalaps *léger, sain et piqué;* il a vu que ces trois sortes donnaient en *résidu,* en *extrait* et en *résine*, les quantités suivantes :

	Extrait.	Résine.	Résidu.
Jalap sain,	140,	48,	210;
Jalap léger,	75,	60,	270;
Jalap piqué,	125,	72,	200.

De ces faits, consignés dans le Bulletin de Pharmacie pour 1810, il résulte, 1°. que le jalap léger est celui qui contient le moins d'extrait, de fécule, et beaucoup plus de ligneux; que le jalap sain produit plus d'extrait, de fécule, moins de résine et

(1) Voyez aussi Journ. de Pharm., 1817, p. 495.

un peu plus de ligneux ; que le jalap piqué contient plus de résine, moins d'extrait ; 2°. que ce dernier doit être préféré pour en obtenir la résine.

De ce que le jalap est sujet à être rongé par les larves des insectes qui n'en détruisent que la partie amilacée et ne touchent pas à la résine, il en résulte que le jalap offre alors beaucoup plus d'activité, ce qui le fait rechercher davantage par quelques pharmaciens ; mais on ne peut pas compter sur la même intensité d'action de la poudre préparée avec une racine ainsi altérée, si toutefois on peut appeler altération un accroissement de propriétés. La résine, dont le procédé d'extraction a été décrit à l'article EXTRAITS RÉSINIDÉS (*Voyez* 2e vol. pag. 498), est sans contredit le principe le plus actif et constamment identique du jalap ; aussi est-il plus avantageux de l'administrer séparée des autres substances avec lesquelles elle se trouve associée dans la racine, et qui en masquent l'énergie.

Le jalap est un médicament purgatif, de la classe des drastiques. La poudre de cette substance, répandue dans l'atmosphère, irrite la membrane muqueuse du nez et de la gorge, et provoque la toux et l'éternument. Administrée à l'intérieur et à une dose trop élevée, elle détermine de violentes superpurgations, l'inflammation des intestins et d'autres accidens très graves. Mais si on la donne à une dose modérée (5 à 10 grains pour les enfans, un demi-gros à 48 grains pour les adultes), elle purge sans occasioner de coliques ni de phénomènes généraux graves. Son action irritante se porte spécialement sur l'intestin grêle, dont elle augmente spécialement l'action perspiratoire. La poudre de jalap se prend en suspension dans 3 à 4 onces d'un liquide quelconque, mais ordinairement dans du bouillon, de la tisane ou dans une émulsion. On peut aussi en faire des pilules ou un électuaire. Les pulpes de pruneaux, de casse, de tamarins, et l'électuaire lénitif, sont les excipiens qu'il convient d'employer de préférence. Mais, comme nous l'avons déjà dit plus haut, le jalap étant un médicament inégal, à cause de la quantité plus ou moins grande de résine qu'il contient, le médecin opère avec plus de certitude en administrant celle-ci, à laquelle est attachée la propriété purgative, et qui agit toujours. Elle produit moins d'irritation, si on l'associe avec le calomélas ; du moins telle est l'opinion de plusieurs praticiens.

La teinture alcoolique de jalap est peu employée aujourd'hui, à moins que nous ne considérions comme une solution du principe actif du jalap dans l'eau-de-vie, cette fameuse *liqueur ou médecine de Leroy* qui, dit-on, est composée des mêmes drogues que l'*eau-de-vie allemande*, c'est-à-dire de jalap en grande proportion, de scammonée et de turbith. Si telle est la composition du remède Leroy, il n'y a point de doute alors que la teinture de jalap ne soit la drogue la plus en vogue que jamais charlatan ait fait avaler au public. *V.* TEINTURE PURGATIVE. (G...N.)

JALAPINE. D'après M. Hume, la jalapine est une substance particulière qu'il a extraite du jalap en agissant de la manière suivante. On fait macérer pendant 12 à 15 jours dans de l'acide acétique concentré, de la racine de jalap grossièrement pulvérisée ; on sépare le produit liquide du résidu, et on le sature par l'alcali volatil en excès. L'addition de cet alcali détermine la précipitation d'un corps grenu mêlé de petits cristaux qui s'attachent en partie aux parois du vase ; on recueille le précipité et la matière cristalline, on les jette sur un filtre, et on les lave avec de l'eau distillée ; on redissout ensuite le résidu insoluble dans l'acide acétique, et on le précipite de nouveau par l'alcali volatil ; on lave, et l'on fait sécher.

La jalapine de M. Hume n'a pas de goût ni d'odeur ; elle est plus pesante que la morphine, peu soluble dans l'eau froide, un peu plus soluble dans l'eau chaude ; elle est insoluble dans l'éther.

M. Hume pense que la jalapine existe dans le jalap, dans la proportion de 25 centigrammes (5 grains) pour 32 grammes (1 once) de racine de jalap. Lors de la publication du *Manuel du Pharmacien,* nous émîmes l'opinion qu'il serait utile que l'étude de cette substance fût faite. M. Hume ayant envoyé à M. Pelletier un produit salin qu'il désigna sous le nom de *sulfate de jalapine*, ce savant chimiste fit diverses expériences sur ce produit ; il conclut des résultats qu'il en obtint, que le sel qui lui a été envoyé n'est qu'un mélange de substances inorganiques, et qu'il ne contient point le sel végétal annoncé par l'auteur. Aucune expérience physiologique n'avait été faite sur la jalapine. (A. C.)

JAMBOSE. On donne ce nom, dans les contrées équinoxiales, au fruit de l'*Eugenia Jambos*, L., arbre de la famille des Myrtacées qui croît dans ces diverses régions du globe. Ces fruits sont rafraîchissans, acidules, et analogues aux goyaves. (G...N.)

JANIPHA ET JATROPHA. Noms scientifiques et génériques des plantes qui fournissent la cassave ou manioc, et le tapioka. *V.* Cassave et Tapioka. (G...N.)

JAQUIER. On donne ce nom, dans les colonies françaises, à l'*Artocarpus integrifolia*, L., arbre originaire des Indes orientales, où il est connu sous le nom vulgaire de *jack* ou *jaca*. La même dénomination a été appliquée par quelques auteurs français à un autre arbre placé également dans le genre *Artocarpus*, et qui a été mentionné par les voyageurs sous le nom d'*arbre à pain*. C'est de ce dernier qu'il sera question dans cet article, vu sa grande utilité pour les peuples de l'Inde orientale et des nombreuses îles de la Polynésie, où il croît abondamment.

Le Jaquier a feuilles incisées, *Artocarpus incisa*, L. Supplément ; Lamck., Illustr., tab. 744 (Famille des Urticées, section des Artocarpées. Monoecie Monandrie, L.), vulgairement nommé *rima* ou *arbre à pain d'Otahiti*, est un arbre dont le tronc, de la grosseur d'un homme, atteint une hauteur de 40 à 50 pieds. Son bois est mou, jaunâtre et léger ; son écorce luisante et fendillée. Toutes ses parties, lorsqu'on les entame, laissent échapper un suc blanc laiteux. Ses rameaux forment une tête globuleuse à la partie supérieure du tronc. Ses feuilles sont grandes, alternes, pétiolées, ovales-aiguës, fendues dans les deux tiers supérieurs en sept ou neuf lobes lancéolés aigus, séparés par des sinus obtus. Les fleurs forment des chatons mâles et femelles dans les aisselles des feuilles supérieures. Les fruits sont globuleux, à peu près de la grosseur de la tête d'un homme; leur surface est raboteuse, verdâtre, couverte de petites saillies anguleuses. Ils contiennent une pulpe blanche, farineuse, légèrement fibreuse, devenant jaunâtre et succulente à leur entière maturité. Le réceptacle ou axe central est en forme de massue, charnu et très fibreux.

Les Européens ont transporté l'arbre à pain en plusieurs contrées chaudes du globe. On peut citer comme un des plus utiles résultats du voyage à la recherche de Lapeyrouse, le transport qui, par les soins de M. Labillardière, en a été fait à l'Ile-de-France, où depuis ce temps il est cultivé avec succès, ainsi qu'à Cayenne et dans les Antilles. Il y a quelques années que M. Perrottet en rapporta des îles de l'Archipel indien, un grand nombre d'individus vivans qui furent cultivés au Jardin du Roi à Paris, et qui d'abord semblaient y prospérer; mais ils ne tardèrent pas à éprouver l'influence du changement de climat, et ils périrent presque tous. On avait lieu d'espérer que ceux qui, à la même époque, avaient été envoyés à Perpignan et dans les parties les plus chaudes de la France méridionale, auraient plus de chances de réussite; nous ignorons si le succès d'une culture aussi précieuse a justifié les espérances. On se fera une idée de l'importance de cette acquisition, par les ressources immenses que l'arbre à pain fournit aux peuples chez lesquels il croît en abondance.

Selon Forster et Sonnerat, qui les premiers nous ont transmis des renseignemens exacts et nombreux sur l'arbre en question, il y en a deux variétés principales: l'une stérile et entièrement privée de graines; l'autre en contenant au milieu de la pulpe du fruit. La première est la plus productive, et en même temps la plus agréable à manger. Cependant les graines elles-mêmes ne laissent pas que d'avoir un goût fort agréable; on les mange dans les îles Célèbes, après les avoir fait cuire sous la cendre ou dans de l'eau, comme nous le faisons en

Europe des châtaignes, dont elles ont la grosseur; elles sont oblongues, anguleuses, aiguës à leurs deux extrémités, et recouvertes de tuniques. La variété sans graines se trouve aux îles Mariannes, aux Nouvelles-Hébrides et dans l'archipel des Amis, aux îles Sandwich, mais nulle part plus abondante que dans l'archipel des îles de la Société. Ses fruits, bien mûrs, sont pulpeux et d'une saveur douce et agréable, mais ils se putréfient facilement. Un peu avant leur maturité, ils sont farineux; et, lorsqu'on les a fait cuire dans le feu, ils ont une saveur agréable qui rappelle à la fois le goût du froment, de la pomme de terre et du topinambour. Les habitans de Taïti et des îles adjacentes s'en nourrissent pendant huit mois de l'année, et les quatre autres mois, c'est-à-dire de septembre à décembre, époque de la floraison et de la maturation des fruits, ils mangent une sorte de pulpe cuite préparée avec ceux-ci. On dit que trois arbres suffisent pour la nourriture annuelle d'un homme. Ce n'est pas le seul avantage que l'on retire de l'arbre à pain: son écorce intérieure est formée de fibres extrêmement tenaces dont on se sert pour tisser des étoffes dont les habitans fabriquent des vêtemens. (G...N.)

JARGON. *V.* Zircon.

JASMIN OFFICINAL. *Jasminum officinale*, L.—Rich. Bot. méd., t. I, p. 304. (Famille des Jasminées. Diandrie Monogynie, L.) Sous-arbrisseau originaire des Indes orientales, mais cultivé depuis un temps immémorial en Europe, à cause de ses fleurs aussi remarquables par l'élégance de leurs formes que par la suavité de leur parfum. La hauteur du jasmin est très variable. Ses rameaux sont longs et effilés, verts et glabres. Ses feuilles opposées sont profondément pinnatifides, composées ordinairement de sept folioles ovales-aiguës, les trois supérieures souvent confluentes entre elles. Les fleurs, de couleur blanche, sont disposées par petits bouquets axillaires et pédonculés, accompagnés de deux bractées linéaires. Leur corolle est en forme de soucoupe, à tube allongé et à limbe divisé en cinq lanières ovales et aiguës.

Les fleurs de jasmin étaient autrefois usitées comme antispasmodiques, ainsi que leur eau distillée que l'on faisait entrer dans les potions calmantes, à la dose d'une à deux onces. On ne les emploie plus aujourd'hui en Médecine; mais l'arome suave qu'elles exhalent, quoique très fugace, est recherché des parfumeurs qui le fixent dans une foule de cosmétiques. A cet effet, ils disposent alternativement des couches de fleurs de jasmin, et du coton imbibé d'huile de ben; celle-ci s'imprègne facilement de l'odeur du jasmin, et la transmet aux essences alcooliques, pommades et autres préparations de toilette. (A. R.)

JASMINÉES. Famille de plantes dicotylédones monopétales hypogynes, composée d'arbres et d'arbrisseaux d'un port en général assez élégant, munis de feuilles opposées, toujours ponctuées à leur face inférieure, et de fleurs dont l'odeur est agréable. Ces fleurs sont disposées en grappes ou en corymbes; elles offrent un calice régulier à quatre ou cinq divisions profondes; une corolle monopétale, tubuleuse, régulière, dont le limbe est divisé en un même nombre de segmens que le calice; deux étamines; un fruit tantôt capsulaire à deux loges, tantôt une baie renfermant un à quatre petits noyaux. Quelques différences dans les caractères des plantes qui composent cette famille ont déterminé de savans botanistes à la partager en deux groupes, qui même ont été élevés au rang de familles, savoir : les Jasminées vraies, et les Oléinées. Nous ne pensons pas que leur distinction en deux familles particulières doive être admise; nous conviendrons cependant que les Jasminées n'offrent point, quant à leurs propriétés médicales, cette uniformité si remarquable dans les groupes très naturels.

Aucune plante de cette famille ne possède de vertus bien actives, mais il en est plusieurs qui fournissent des produits éminemment utiles. Ainsi, le fruit charnu de l'olivier contient une huile grasse très estimée et fort abondante; plusieurs espèces de frênes exsudent une matière purgative fort employée, et connue sous le nom de manne. Les fleurs de la plupart des Jasminées exhalent un arome délicieux, et leur eau distillée a été usitée quelquefois comme excitante et anti-spasmodique. Les feuilles et l'écorce du frêne, du lilas, de l'olivier et de plusieurs autres plantes de la même famille sont amères et astringentes ; aussi les a-t-on fait servir avec succès dans quelques cas de fièvres intermittentes. (A. R.)

JAUNE DE CHROME. *V.* CHROMATE DE PLOMB.

JAUNE D'OEUF. C'est une des parties de l'œuf, formée d'eau, d'albumine, d'huile douce et d'une matière colorante. Ce produit est employé dans l'usage pharmaceutique ; on s'en sert pour diviser et mêler le camphre, les résines, les huiles, les baumes et divers liquides. Mêlé à de l'eau chaude, à du sucre, et à de l'eau de fleurs d'oranger, on en fait un médicament populaire, connu sous le nom de *lait de poule*. On extrait du jaune d'œuf une huile douce. *V.* HUILE D'OEUFS.

(A. C.)

JAYET, *Jais*. Le jayet est un solide noir, luisant, compact, compris anciennement au nombre des bitumes, et qui est maintenant rangé parmi les *lignites*. Ce produit, dont l'origine paraît être la même que celle des bitumes, de la houille, du charbon de terre, est peu abondant dans la nature ; il se rencontre le plus ordinairement sur les empreintes du corps des poissons pétrifiés ; on le trouve en masses arrondies, dont les plus considérables ne pèsent pas plus de 20 à 25 kilogramm. Ce corps ne donne pas d'odeur par le frottement ; chauffé fortement, il brûle avec flamme en donnant une fumée noire et en exhalant une odeur âcre et désagréable ; il ne se boursouffle pas comme le fait la houille, et ne coule pas comme les bitumes solides. Soumis à la distillation, il fournit de l'acide acétique en partie saturé d'ammoniaque, de l'huile empyreumatique et d'autres produits analogues à ceux fournis par les matières végétales (1). Son poids spécifique est de 1,4 à 1,7, mais il est susceptible de varier beaucoup ; il est assez dur pour être travaillé au tour, et l'on peut lui donner un beau poli. Le jayet a été employé comme anti-spasmodique ; on se ser-

(1) Ne fournirait-il pas aussi de l'acide succinique ?

vait anciennement de l'huile empyreumatique que l'on en obtient, et des fumigations produites par sa combustion. Ces préparations sont maintenant abandonnées. (A. C.)

JONC. On donnait anciennement ce nom à beaucoup de plantes dont les tiges longues, effilées, lisses, offrent assez de ténacité pour servir de liens, et qui pour la plupart croissent près des eaux. Ainsi on a nommé joncs, en ajoutant quelques épithètes, des Graminées, des Cypéracées, des Alismacées, et jusqu'à des arbustes de la famille des Légumineuses. *V.* plus bas la désignation de plusieurs de ces fausses dénominations. Les botanistes ont restreint le nom de jonc à un genre de plantes très nombreux en espèces herbacées aquatiques, et qui forme le type d'une petite famille nommée JONCÉES. *V.* ce mot. Les vrais joncs n'offrent aucune utilité.

JONC DES CHAISIERS, JONC D'EAU ou JONC D'ÉTANG. Le *Scirpus lacustris*, L. Plante de la famille des Cypéracées dont les tiges droites, simples, lisses, fort longues, renferment intérieurement un tissu cellulaire très lâche, et sont revêtues extérieurement de fibres tenaces qui permettent de les employer avec avantage pour la couverture des chaises.

JONC ÉPINEUX ou MARIN. L'*Ulex europeus*, L. Arbuste de la famille des Légumineuses, couvert d'épines, et conséquemment employé dans quelques pays, pour faire des clôtures. Quoique ses tiges soient fort piquantes et qu'elles n'aient que de petites feuilles, on les fait servir comme fourrage, dans quelques parties de l'Europe occidentale.

JONC D'ESPAGNE. Le *Spartium junceum*, L., *Genista juncea*, Lamck. et D. C. Arbuste élégant qui croît naturellement en Espagne et dans tout le midi de l'Europe, près des côtes de la Méditerranée. On le cultive pour l'ornement dans les jardins, à cause de la beauté de son port et de ses fleurs qui sont très nombreuses et d'une belle couleur de soufre. En faisant macérer dans l'eau l'écorce de cette plante, on peut en retirer une filasse de bonne qualité.

JONC FLEURI. Le *Butomus umbellatus*, L. Plante de la famille des Alismacées, remarquable par ses belles fleurs roses ou blanches qui forment de petites ombelles au sommet des tiges. Elle croît en Europe sur les bords des eaux. On attribuait autrefois des propriétés stimulantes et sudorifiques à sa racine et à ses graines.

Jonc des Indes. Les tiges effilées d'un petit palmier des Indes orientales, et dont on fait des cannes. Ce palmier est probablement le *Calamus rotang*. *V.* Calamus rotang.

Jonc odorant. Ce nom a été donné à deux végétaux très différens, savoir : à l'*Acorus verus*, L., plante dont la souche souterraine est nommée dans les officines *Calamus aromaticus;* et à l'*Andropogon Schœnanthus*, graminée très odorante, qui croît dans l'Arabie et les Indes orientales. On la désigne en Pharmacie sous le nom de Schænanthe. *V.* ce mot. (G...n.)

JONCÉES. Famille de plantes monocotylédones à étamines périgynes, caractérisée par ses fleurs disposées en panicules ou en cimes et composées d'un calice à six divisions glumacées ou écailleuses, d'étamines ordinairement au nombre de six, et d'un ovaire libre, qui se change en une capsule à une ou trois loges renfermant plusieurs graines très petites. Les Joncées sont des plantes herbacées annuelles ou vivaces, nues ou feuillées, ayant en général les feuilles engaînantes, planes ou cylindriques. Le genre Jonc (*Juncus*), qui a donné son nom à cette famille, en forme la presque totalité. L'utilité des Joncées, comme plantes économiques ou médicinales, est très restreinte; elles participent aux propriétés des Graminées et des Cypéracées. Croissant dans les marais, elles contribuent, mais moins que ces dernières, à combler les étangs fangeux, et par suite, à la formation des tourbières. (A. R.)

JOUBARBE ACRE ou PETITE JOUBARBE. On a désigné sous ces noms le *Sedum acre*, L., plante qui a encore reçu beaucoup d'autres noms vulgaires, tels que vermiculaire brûlante, pain d'oiseau, etc. Elle est plus convenablement nommée orpin âcre, puisqu'elle appartient au genre *Sedum*, nommé en français orpin. Le *Sedum album*, autre espèce d'orpin, a été aussi désigné quelquefois sous le nom de petite joubarbe. *V.* Orpin acre. (G...n.)

JOUBARBE DES TOITS ou GRANDE JOUBARBE. *Sempervivum tectorum*, L. (Famille des Crassulacées. Dodécandrie Dodécagynie, L.) Plante très commune sur les toits, les vieux murs et les collines pierreuses de l'Europe. Ses feuilles sont épaisses, charnues, oblongues, pointues, toujours vertes, imbriquées, disposées en rosettes, et simulant la tête d'un artichaut. Du centre de ces feuilles radicales dont un grand nombre restent stériles, s'élève une tige d'environ un pied, épaisse, charnue, écailleuse, rougeâtre, terminée par un épi rameux ou panicule de fleurs rouges, pédonculées et tournées du même côté. Les feuilles de cette plante sont très succulentes. On les employait autrefois en application extérieure pour guérir les hémorrhoïdes, les érysipèles, les coupures, et pour faire disparaître les cors, d'où le nom vulgaire d'*herbe aux cors*, que porte la joubarbe en quelques pays. Leur suc astringent contient beaucoup d'albumine et de surmalate de chaux. La grande quantité d'acide malique que ce suc contient, peut être extrait avantageusement par un procédé qui est dû à M. Labillardière et qui a été décrit à l'art. ACIDE MALIQUE, t. I, p. 125.

La grande joubarbe entre dans la composition de l'onguent populéum. (G...N.)

JOUBARBE DES VIGNES. *V*. ORPIN REPRISE.

JUGLANS REGIA. *V*. NOYER.

JUJUBES. *Jujubæ* officin. Ce sont les fruits du jujubier, arbrisseau nommé par Linné *Rhamnus Zizyphus*, et *Zizyphus vulgaris* par Lamarck, Illustr., tab. 185, fol. 1. — Rich. Bot. méd., t. II, p. 609. (Famille des Rhamnées. Pentandrie Digynie, L.) Le jujubier est originaire d'Orient, et particulièrement de la Syrie. Il a été introduit en Italie au temps des Romains, et sa culture s'est propagée dans le midi de la France et en Espagne, où il est aujourd'hui fort commun. Cet arbrisseau a 15 à 20 pieds d'élévation ; il est rameux dès sa base ; ses branches se divisent en petits rameaux filiformes qui se renouvellent tous les ans, et sur lesquels poussent les feuilles et les fleurs. Les feuilles sont alternes, presque sessiles, ovales, obtuses, acuminées ; celles de la base presque rondes, obscurément dentées, glabres, luisantes, marquées de trois nervures longitudinales. Elles sont munies à leur base de deux stipules subulées, persistantes, et qui se changent en aiguillons. Les fleurs sont petites, jaunâtres, rassemblées par petits amas dans les aisselles des feuilles. Les fruits ou jujubes sont des drupes ovoïdes ou elliptiques, de la grosseur d'une grosse olive, recouverts d'une épiderme lisse, coriace, rouge, et renfermant une pulpe jaunâtre douce et sucrée, au centre de laquelle est un noyau osseux allongé, terminé par une pointe, divisé en deux loges qui contiennent chacune une graine huileuse. Souvent l'une des deux loges est oblitérée par avortement.

La pulpe des jujubes fraîches est ferme, sucrée et légèrement acidule; en cet état, elles sont un aliment fort agréable. Par la dessication, qui s'opère ordinairement en les exposant au soleil, cette pulpe parenchymateuse acquiert une saveur plus sucrée et comme vineuse; elle a subi un commencement de fermentation, et elle est devenue plus molle. Les jujubes sèches sont rangées, avec les dattes, les figues et les raisins secs, au nombre des fruits dits pectoraux ou béchiques, c'est-à-dire que par leur décoction dans l'eau, ils forment des tisanes mucilagineuses et sucrées dont on fait usage dans les inflammations de l'appareil pulmonaire. La dose ordinaire des jujubes est d'une vingtaine pour 2 livres de décoction. La pâte dite de jujubes est une solution de gomme arabique sucrée, dans laquelle on a fait entrer une décoction de ces fruits. Il est presque inutile d'ajouter que les propriétés adoucissantes de cette préparation sont dues à la gomme arabique.

Nous nous bornerons à citer ici une autre espèce de jujubier (*Zizyphus lotus*, Desf.) qui était si commun autrefois dans l'ancienne Cyrénaïque, sur la côte septentrionale d'Afrique, que des peuples s'en nourrissaient presque exclusivement. Ses fruits sont une des espèces désignées sous le nom de *Lotos* par les anciens; et de ce nom est dérivé celui de lotophages qui fut donné aux peuples de la Cyrénaïque. Ces fruits sont des drupes lobuleuses, d'une couleur brune, et de la grosseur d'une merise. Leur chair est pulpeuse et agréable. (G...N.)

JULEPS. Les juleps sont des médicamens liquides, transparens, sucrés, qui se préparent en mêlant des sirops, des eaux aromatiques, etc., avec d'autres substances liquides, mais sans jamais y ajouter de poudres, afin de ne pas troubler la transparence de ces médicamens qui doivent être pris en deux ou trois fois. Les juleps peuvent être rangés parmi les potions, et l'on fait peu de différence de ces deux sortes de préparations, qui ont la plus grande analogie. Les juleps employés maintenant sont très simples. Les praticiens en prescrivaient autrefois de très composés, dans lesquels ils faisaient entrer des esprits, des essences, des élixirs, etc.; on administrait ces préparations par gouttes dans un liquide approprié. (A. C.)

JULEP ACIDULÉ.

Eau distillée d'écorces de citrons. 128 grammes (4 onces),
Sirop de limons.............. 24 grammes (6 gros),
Esprit de nitre dulcifié........ 6 décigram. (12 grains).

Ce julep est un excellent anti-scorbutique, dont les praticiens peuvent tirer parti. (A. C.)

JULEP ANODIN, *Potion anodine*. (*Codex.*)

Sirop diacode......... 8 grammes (2 gros),
Eau de fleurs d'oranger. 16 grammes (demi-once),
Eau distillée de laitue.. 48 grammes (1 once ½).

Mêlez. (A. C.)

JULEP ANODIN.

Eau de laitue... 128 grammes (4 onces),
Sirop diacode... de 16 à 32 gram. (de 4 gros à 1 onc.)

Mêlez. Ce julep s'administre en deux fois, à une heure d'intervalle. (A. C.)

JULIENNE DES DAMES. *Hesperis matronalis*, L. (Famille des Crucifères. Tétradynamie Siliqueuse, L.) Plante qui croît spontanément dans les lieux couverts et cultivés, dans les vignes et le long des haies de l'Europe méridionale. On la cultive dans les jardins, comme fleur d'ornement, sous les noms de julienne, cassolette, beurrée, girarde, etc. Elle y produit plusieurs variétés de couleur et des monstruosités de diverses sortes. Les variétés à fleurs doubles sont très belles et exhalent une odeur délicieuse. Cette plante a une tige presque simple et haute environ d'un pied et demi. Les feuilles sont ovales-lancéolées, pointues et dentées. Les fleurs à l'état simple sont terminales, à pétales cruciformes, de couleur blanche ou rose. De même que la plupart des Crucifères, la julienne des dames jouit de propriétés excitantes qui la faisaient autrefois employer comme anti-scorbutique. On s'en servait aussi contre l'asthme. (A. R.)

JUNIPERUS COMMUNIS. *V.* Genévrier.

JUNIPERUS LYCIA. Genévrier décrit par Linné, et qui croît dans la région méditerranéenne. On a cru pendant long-temps, mais à tort, que c'était l'arbre qui produit l'encens. *V.* ce mot. (G...n.)

JUNIPERUS OXYCEDRUS. Le tronc de ce genévrier laisse exsuder une résine odorante qui porte son nom. Son bois (*Lignum oxycedri* officin.) est rougeâtre, odorant; usité autrefois comme sudorifique. On en retire par la distillation à la cornue, une huile pyrogénée, connue sous le nom d'*huile de cade*. (G...n.)

JUNIPERUS SABINA. *V.* Sabine.

JUS. Ce mot est employé comme synonyme du mot suc: ainsi l'on dit en parlant du suc naturel extrait par la pression des parties d'une plante ou de celles des animaux, *jus d'herbes*, *jus de viande*, etc. Ce mot est encore usité pour désigner un produit sec obtenu par évaporation; ainsi l'on dit *jus de réglisse*.

JUSQUIAME NOIRE. *Hyosciamus niger*, L. — Rich. Bot. méd., t. I, p. 296. — Orfila, Leçons de Médec. légale, tab. 4. (Famille des Solanées. Pentandrie Monogynie, L.) Plante herbacée très commune dans les lieux incultes, et surtout dans ceux où il y a beaucoup de matières animales en décomposition, comme, par exemple, dans les cimetières. Elle se rencontre aussi fréquemment dans les localités sablonneuses et le long des chemins. Sa racine est annuelle ou bisannuelle, grosse, longue, blanche en dedans; elle émet une tige haute de 18 pouces à 2 pieds, cylindrique, rameuse supérieurement, couverte de poils longs et visqueux qui existent aussi sur les feuilles. Celles-ci sont alternes, éparses, quelquefois opposées sur le même pied, grandes, ovales, aiguës, sessiles, profondément sinueuses sur les bords, molles, velues et visqueuses. Les fleurs sont tournées d'un même côté et disposées en longs épis. Le calice est à cinq dents écartées ; la corolle est infundibuliforme, le limbe oblique, à cinq découpures inégales, obtuses, d'un jaune sale, marquées de stries ou veines rougeâtres. Le fruit est une pyxide, c'est-à-dire une capsule qui s'ouvre au sommet par une sorte de calotte; elle est divisée intérieurement en deux loges qui contiennent un grand nombre de graines très petites, presque réniformes, à surface réticulée et noirâtre.

Toutes les parties de la jusquiame exhalent une odeur très fétide, indice de ses propriétés délétères. De même que la belladone, le stramoine et plusieurs autres Solanées qui en sont très voisines par les caractères botaniques, c'est une plante essentiellement narcotique, rangée par les toxicologistes, au nombre des poisons narcotico-âcres. Elle occasione d'abord une légère céphalalgie qui augmente par degrés, de la chaleur à la gorge, des nausées, une peau chaude, un pouls accéléré, une tendance au sommeil, des vertiges, une dilatation considérable de la pupille, etc. A une plus forte dose, elle détermine de violentes inflammations intestinales, d'où résultent des coliques, de la diarrhée, du délire, des convulsions, et même la mort. On combat ces graves accidens par l'usage de l'émétique, et ensuite par les boissons acidules. Cependant, malgré ces qualités délétères, la jusquiame a depuis long-temps été préconisée comme un remède très utile contre une foule de maladies, et surtout contre les affections nerveuses. On avait même poussé l'exagération jusqu'à considérer cette plante comme succédanée de l'opium, auquel, ajoutait-on, elle devait être préférée dans certains cas, parce qu'elle ne produisait pas de constipation. Mais des praticiens fort expérimentés ont reconnu que la jusquiame est un médicament dont l'usage interne peut être fort dangereux ; que ses effets n'ont rien de positif, puisque l'on n'a jamais obtenu d'avantages bien avérés, bien concluans, de son emploi contre les diverses névralgies; enfin que des doses qui ont paru efficaces dans certains cas, ont été suivies d'accidens dans d'autres. Au surplus, les qualités actives de la jusquiame dépendent de plusieurs circonstances excessivement variables, telles que la partie employée, l'époque de sa récolte, le sol, la température et l'humidité des contrées où elle croît, etc. Nous dirons plus bas quels sont les modes les plus convenables d'administrer cette plante.

Les analyses chimiques que l'on a publiées sur la jusquiame laissent encore beaucoup à désirer. M. Brandes a retiré des graines une substance alcaline qui ne s'altère pas à une température élevée, qui cristallise en longs prismes et forme des sels avec les acides sulfurique et nitrique. Cette substance, à laquelle il a donné le nom d'*Hyosciamin* (*V.* ce mot), n'a pas été examinée sous le rapport de ses usages médicaux ; aussi ignore-t-on si c'est à elle qu'il faut attribuer les effets narcotiques de la plante. D'autres chimistes ont encore signalé dans celle-ci un acide particulier cristallisable, une matière oléo-cireuse, du phosphate de magnésie, du phosphate et du carbonate de chaux. Voici les résultats de l'analyse des graines d'*hyoscyamus niger* publiée par Kirkoff: huile grasse tenant un peu de résine, 15,6; matière extractive avec un peu de sucre, 2,3; gomme avec des sels, 6,2; fibre ligneuse, 41,8; albumine, 5,8; humidité, principe narcotique et perte, 28,3; les cendres contenaient du phosphate de chaux et d'alumine, de la silice et de l'oxide de fer. Nous ne pensons pas que parmi ces substances dépourvues de qualités énergiques, aucune soit le principe qui fait de la jusquiame un poison narcotico-âcre. N'est-il pas plus rationnel de l'attribuer, non pas à une seule substance, mais à plusieurs matières, soit fixes, soit volatiles, solubles dans l'alcool, d'où dépendent la mauvaise odeur, la couleur terne et en quelque sorte repoussante des feuilles de la plante. C'est ce que l'expérience nous apprendra plus tard, et ce que nous avançons ici, en tenant compte des essais tentés avec l'extrait alcoolique de jusquiame préparé d'après le procédé de M. Planche (1). Cet extrait a une belle couleur verte et conserve l'odeur propre à la plante. On le prescrit sous forme de pilules d'un ou deux grains, dont on augmente graduellement le nombre suivant les effets que l'on obtient. On doit commencer par une dose très faible, et ne pas dépasser celle de 20 à 30 grains. La poudre de jusquiame et les extraits préparés avec le suc de cette plante ou son infusion aqueuse, ne devraient plus être usités, à cause de leur prompte altération et de l'inconstance de leurs qualités ; cependant c'est encore sous ces formes que la jusquiame se trouve dans la plupart des officines.

On administre la jusquiame à l'extérieur contre les affections rhumatismales, soit en décoction avec d'autres plantes narcotiques, soit en la faisant macérer dans l'huile. Elle entre dans la composition du baume tranquille et de l'onguent populéum.

La JUSQUIAME BLANCHE (*Hyosciamus albus*, L.) est une espèce qui se rapproche de la précédente, et par les formes et par les propriétés; aussi peut-on la lui substituer sans inconvénient. Elle croît dans le midi de l'Europe ; ses graines sont prescrites dans la préparation de quelques médicamens officinaux, comme, par exemple, les pilules de cynoglosse. M. Chéreau a prévenu le public de la sophistication de cette graine par celle de l'ammi ; mais il est difficile de se laisser prendre à une fraude aussi grossière. (G...N.)

K

KÆMPFERIA ROTUNDA. Linné a donné ce nom à la plante dont la racine est connue dans les officines sous celui de *Zédoaire ronde*. *V*. ce mot. (A. R.)

KALI. On a donné ce nom à une plante annuelle qui se trouve en Europe sur le bord des mers, et de laquelle les

(1) *V*. Archives générales de Médecine, mars 1823, p. 297.

Arabes ont les premiers retiré le sel végétal, qu'ils appelèrent *kali*, que nous appelons aujourd'hui alkali. *V.* SOUDE.

(A. C.)

KARABÉ. *V.* SUCCIN.

KARABÉ (FAUX). *V.* RÉSINE COPAL.

KARABÉ DE SODOME. *V.* BITUME DE JUDÉE, ASPHALTE.

KELP, *Caillotis*. Ce nom est donné, en beaucoup de pays, à la soude en pierre que l'on obtient de la calcination des varecks. (A. C.)

KERMÈS ANIMAL, CHERMÈS OU ALCHERMÈS. *Coccus ilicis*, L. Insecte de l'ordre des Hémiptères, et de la famille des Gallinsectes, offrant de grandes ressemblances avec les cochenilles, dont il se distingue uniquement en ce que les femelles ont le corps tellement distendu, qu'il ne présente pas le moindre vestige d'anneaux, tandis que dans les cochenilles, on voit toujours des apparences d'articulations qui rappellent l'existence des anneaux. Le mâle du kermès a deux ailes; la femelle en est privée. La forme de celle-ci est sphérique; sa couleur, d'abord d'un rouge luisant, légèrement pulvérulente; mais arrivée à son plus haut degré d'accroissement, cette femelle est d'un rouge brun. Elle se fixe sur les tiges et quelquefois sur les feuilles d'une petite espèce de chêne (*Quercus coccifera*) qui avait été autrefois confondu avec l'espèce la plus commune de chêne vert (*Quercus ilex*); d'où le nom de *Coccus ilicis*, imposé au kermès animal. Ainsi fixée sur les tiges et les feuilles de ce petit arbre, la femelle du kermès y est fécondée par le mâle; elle prend ensuite un développement considérable et pond ses œufs qu'elle recouvre de son corps, comme le fait la cochenille. Avant que les œufs soient éclos, et lorsque le corps de l'insecte a acquis son maximum de grosseur, on en fait la récolte en l'arrachant avec les ongles. Les personnes qui se livrent à la récolte de cet insecte le considèrent sous trois états différens. Dans le premier, c'est-à-dire au commencement du printemps, il est d'un très beau rouge, enveloppé d'une espèce de coton qui lui sert de nid, et il a la forme d'un bateau renversé. Dans le second état, il est parvenu à toute sa croissance, et le coton qui le couvrait s'est étendu sur son corps sous la forme d'une poussière grisâtre. Enfin, dans le troisième état qui arrive au milieu ou à la fin du printemps de l'année suivante, on trouve sous son ventre près de deux mille petits grains ronds qui sont les œufs.

On fait sécher le kermès, après l'avoir arrosé avec du vinaigre ou l'avoir exposé à sa vapeur. Cet acide en altère à la vérité la couleur, mais on n'a pas de meilleur moyen de détruire les œufs. Le kermès, ainsi desséché, a la forme de coques rondes, lisses et de la grosseur d'un petit pois, d'un brun rougeâtre, remplies d'une poudre de la même couleur, provenant des débris de l'intérieur du corps de l'animal. La substance colorante réside particulièrement dans cette poudre; aussi c'est d'après sa plus ou moins grande proportion que l'on détermine la valeur du kermès.

Le kermès animal se récolte dans les parties chaudes de la région méditerranéenne, dans le midi de la France, de l'Italie, de l'Espagne et dans le Levant. Il passait autrefois pour excitant, aphrodisiaque, et même pour prévenir l'avortement; vertus imaginaires, aujourd'hui à juste titre oubliées. On le fait entrer dans quelques préparations pharmaceutiques et dans certaines liqueurs d'agrément qu'il colore en rouge, et auxquelles il a donné son nom: tels sont, par exemple, la confection et la liqueur d'alchermès. Avant la découverte de la cochenille du Mexique, on en faisait un grand usage dans la teinture en rouge, sous le nom de *graine d'écarlate*. Sa couleur n'est pas aussi belle, mais elle est, dit-on, plus fixe. Son emploi, comme substance tinctoriale, est encore aujourd'hui d'une grande importance, et elle en acquerrait davantage dans le cas d'une guerre maritime.

L'analyse du kermès a été faite par M. Lassaigne, qui y a reconnu: 1°. une matière grasse inodore, d'une saveur piquante et très saponifiable; 2°. de la carmine (rouge de cochenille); 3°. une matière muqueuse; 4°. une matière brune membraneuse. (Ann. de Chim. et de Phys., t. XII, p. 102.)

(G...N.)

KERMÈS MINÉRAL. *V*. Sulfure d'antimoine hydraté.

KERMÈS VÉGÉTAL. On a quelquefois nommé ainsi la substance rouge fournie par le *Coccus ilicis*, parce qu'on la croyait de nature végétale. *V*. Kermès animal.

KINA et KINKINA. Pour Quinquina. *V*. ce mot.

KINATES. On a donné ce nom aux sels qui résultent de l'union de l'acide kinique avec les bases salifiables. (A. C.)

KINO. Substance végétale, astringente, noire ou d'un brun foncé, rougeâtre, d'une apparence résineuse et soluble dans l'eau. Son origine a été long-temps ignorée ; elle a été successivement nommée *gomme Kino, résine Kino, Gatta* ou mieux *Gitta-Gambeer, Gambeer* (que l'on prononce *Gambir*), et *gomme de Gambie,* par corruption de ce dernier mot. Ces dénominations si variées n'ont servi qu'à répandre de l'obscurité sur l'origine et la nature de cette substance. Ce n'est ni une gomme ni une résine, mais un extrait sec obtenu de la décoction ou de l'infusion aqueuse évaporée jusqu'à siccité, des tiges et des jeunes feuilles de certains arbres. Sous ce rapport, le kino est donc analogue au cachou, à l'aloès, à l'opium et aux autres sucs ou extraits concrets de plantes. Le nom de gomme de Gambie est le plus impropre de tous, puisqu'il peut induire en erreur sur la patrie des végétaux qui fournissent le kino ; car la gomme de Gambie, dont le voyageur Moor a parlé dans ses voyages aux sources de la Gambie, est une substance astringente, fournie probablement par les nombreux acacias que l'on trouve en ces contrées d'Afrique. C'est peut-être un suc épaissi d'acacia, ou la substance extractive des *Bablah,* c'est-à-dire des fruits de certains gommiers qui sont très riches en matière astringente. Le kino, quoique analogue par sa nature à cette prétendue gomme de Gambie, ne provient pas de plantes semblables, et son nom de *Gambeer* ou *Gambir,* d'origine indienne, n'a aucun rapport avec celui de Gambie, qui désigne une grande rivière de l'Afrique occidentale. Cependant, loin de croire que cette substance soit le produit d'une seule espèce de plantes, nous pensons que les diverses sortes de kino, ou du moins plusieurs substances qui en ont toutes les propriétés, sont fournies par des végétaux fort différens les uns des autres. Tous ceux chez lesquels prédomine le principe astringent, peuvent donner par décoction et évaporation, des extraits qui se rapprochent plus ou moins du véritable kino, et qui ne diffèrent entre eux que par de simples modifications dans leurs propriétés physiques.

Nous ferons connaître d'abord la variété de kino la plus répandue dans le commerce, et nous traiterons ensuite des variétés moins estimées.

Le VRAI KINO, connu dans l'Inde orientale sous le nom de *Gatta* ou *Gitta-Gambir,* est produit par une plante de la famille des Rubiacées et de la Pentandrie Monogynie L., qui a été nommée *Nauclea Gambir*. Hunter en a donné une bonne description et une belle figure dans le neuvième volume des Transactions de la Société Linnéenne de Londres. Cette plante est sarmenteuse et s'élève à une grande hauteur. Ses rameaux très divisés et étalés, sont munis de feuilles opposées, ovales, pointues et glabres. Ses fleurs forment des capitules au sommet de pédoncules axillaires, et sont accompagnées d'un involucre composé de quatre bractées, ovales-aiguës, soudées par leur base. Cet arbrisseau croît dans les parties chaudes de l'Inde orientale. C'est avec ses feuilles et ses jeunes tiges qu'on prépare le kino, au moyen de deux procédés qui ont été décrits par Hunter (*loc. cit.*) avec beaucoup de détails. Le premier consiste à faire bouillir dans l'eau les feuilles de la plante pendant une heure et demie, à répéter la décoction avec de nouvelle eau, et à faire épaissir les colatures jusqu'en consistance de rob. On coule celui-ci sur des plaques, et lorsqu'il est devenu solide, on le coupe en morceaux, que l'on fait sécher au soleil, en ayant soin de les retourner fréquemment. Le second procédé se réduit à faire infuser dans l'eau, pendant quelques heures, les feuilles et les jeunes pousses de la plante. Il se forme alors une sorte de dépôt féculent que la chaleur du soleil suffit pour faire épaissir, et que l'on moule en trochisques. Cette dernière sorte de kino est apportée rarement en Europe. L'autre sorte, au contraire, se trouve en assez grande quantité dans le commerce de la droguerie. Elle est en masses irrégulières, sèches et cassantes, se divisant facilement en fragmens plus petits. Quelques morceaux qui paraissent avoir appartenu à la partie inférieure de la masse, offrent des impressions rectangulaires formées par les nattes sur lesquelles la masse a dû être exposée pour en achever la dessication. Le kino est d'un brun noirâtre à l'extérieur. Sa cassure est presque noire, brillante, offrant çà et là quelques petites cavités; sa poudre est d'une couleur de chocolat; il est opaque et inodore, mais pulvérisé, ou traité par l'eau bouillante, il offre une légère odeur bitumineuse. Il se pulvérise et craque sous la dent, ne colore presque pas la salive, est doué d'une saveur astringente un peu amère, ne se ramollit pas par la chaleur, est peu soluble à froid dans l'eau et l'alcool, très soluble, au contraire, dans ces liquides portés à l'ébullition. C'est par ces derniers caractères que le kino se distingue facilement de l'asphalte ou bitume de Judée, avec laquelle substance il a une ressemblance apparente. La couleur et l'aspect extérieur du kino varient dans les divers pays de l'Inde où on le fabrique, lors même qu'on y emploie toujours les feuilles du *Nauclea Gambir*. Hunter dit qu'à Sumatra et sur la côte du Malabar, il est moins foncé en couleur qu'ailleurs.

Comme le kino est beaucoup plus soluble dans l'eau bouillante que dans l'eau froide, sa décoction se trouble par le refroidissement, et laisse précipiter un sédiment très abondant, et qui s'agglutine en masses susceptibles de ramollissement par la chaleur. Le résidu de la décoction aqueuse du kino est insoluble dans l'alcool et infusible par la chaleur. Les solutions de kino précipitent la gélatine, le sulfate de fer, et généralement tous les sels qui servent de réactifs pour reconnaître la présence des astringens. On peut en conclure que cette substance est composée de beaucoup de tannin uni à une matière extractive colorante. Celui dont M. Vauquelin a publié l'analyse (1) n'est peut-être point le vrai kino produit par le *Nauclea*,

(1) *V.* Ann. de Chimie, v. XLVI, p. 321.

mais une autre sorte qu'on retire du *Coccoloba uvifera*, et dont nous parlerons plus bas. Mais il y a lieu de croire, d'après l'identité de leurs qualités physiques, que leur nature chimique est aussi la même, ou à peu près.

En Chine et à Batavia, on se sert du kino pour tanner les cuirs. Ses propriétés médicales ne peuvent être révoquées en doute; elles sont très analogues à celles du cachou, c'est-à-dire que son emploi est avantageux dans certains cas de diarrhées, de dyssenteries, d'hémorrhagies passives et de toutes les maladies qu'il peut être convenable de combattre par les astringens. On administre le kino en poudre à la dose de 6 à 8 grains et davantage si la membrane muqueuse digestive n'est point trop irritée, et l'on répète la dose deux ou trois fois par jour. La décoction, que l'on emploie, soit à l'intérieur, soit en injections, se prépare avec un à deux gros dans deux livres d'eau. La teinture de kino est prescrite à la dose d'un demi-gros à un gros dans une potion. Les Malais appliquent extérieurement le kino pour guérir les brûlures et autres lésions du derme. Ils le mâchent fréquemment, en guise de cachou, avec des feuilles de betel et de la chaux.

Parmi les autres extraits desséchés qui offrent de grands rapports avec le kino du *Nauclea Gambir,* nous citerons particulièrement celui qu'on obtient par décoction du bois de raisinier d'Amérique (*Coccoloba uvifera,* L.), arbre de la famille des Polygonées et de l'Octandrie Trigynie. Cette substance est en fragmens d'un brun foncé, dont quelques-uns sont marqués des empreintes cannelées du vase dans lequel ils se sont durcis. La cassure en est résineuse, d'un noir brillant; en très petits éclats, elle est transparente et d'une couleur rouge de rubis. Elle est absolument inodore, se ramollit dans la bouche, s'attache aux dents et colore la salive en rouge. Sa saveur est d'abord un peu acide, puis astringente et amère, à laquelle succède une saveur douce particulière. Réduite en poudre, elle a une couleur d'un brun rougeâtre, comme celle du colcothar. C'est extrait est très riche en tannin, et, selon M. Guibourt, c'est le kino sur lequel M. Vauquelin a fait son analyse. Il jouit peut-être à un plus haut degré que le vrai kino de propriétés astringentes.

Le suc astringent de l'*Eucalyptus resinifera*, arbre de la Nouvelle-Hollande, a pendant quelque temps été confondu avec le kino. Il découle naturellement de l'arbre, à la manière des gommes et des résines, s'y épaissit, et l'on n'a d'autre soin que de le recueillir; mais on pourrait l'extraire par décoction, aussi bien que le kino et le cachou. Ses propriétés sont les mêmes, mais à un plus faible degré, que celles de ces substances Pour les caractères qui distinguent ce suc, *V*. l'art. EUCALYPTUS RESINIFERA, t. XI, p. 467. (G....N.)

KIRSCHWASSER. On a donné en Allemagne le nom de *kirschwasser*, et par abréviation celui de *kirsch*, qui est passé dans langue française, à l'alcool obtenu par distillation d'une liqueur fermentée, préparée avec des cerises. Le goût de cette liqueur varie d'après les procédés qui on servi à l'obtenir, et ceux-ci sont assez nombreux. Le procédé à suivre, pour obtenir du kirsch de bonne qualité, est le suivant (il est employé par les habitans de la Forêt-Noire). On recueille avec précaution, et lorsqu'elles sont généralement mûres, des merises, en ayant soin de les séparer de la queue et de rejeter les fruits qui pourraient être gâtés. Lorsque la récolte a fourni une assez grande quantité de fruit pour qu'on puisse commencer les opérations, on l'écrase sur une corbeille d'osier un peu concave, placée sur un cuvier un peu plus petit que la corbeille : le jus tombe dans ce vase. On pèse le marc, on en pile le quart seulement, et on jette le tout dans une cuve; on couvre et on laisse fermenter. Lorsque la fermentation est parfaite, on tire à clair le liquide, on le transporte dans l'alambic (en étain) et l'on distille à la vapeur, en prenant toutes les précautions convenables. On obtient ainsi une liqueur de très bon goût. Le kirsch que l'on trouve dans le commerce est quelquefois le résultat de la distillation de l'alcool de grain, qui a macéré pendant un espace de temps plus ou moins considérable sur des feuilles de pêcher ou sur des feuilles de laurier-cerise. Les liqueurs ainsi obtenues sont mauvaises. La première possède un goût faible un peu désagréable ; elle peut causer quelques accidens. La deuxième peut devenir mortelle en raison de la dissolution de principes délétères dans l'alcool, principes qui passent à la distillation.

Le kirsch, bien préparé, a un goût particulier, qui n'est pas celui d'empyreume ; il n'est pas âcre. Selon divers praticiens, il jouit de la propriété d'aider à la digestion, et l'on s'appuie, pour assurer son efficacité, sur des expériences qui, dit-on, ont été faites, et qui prouvent que les fruits qui se conservent dans l'eau-de-vie, se décomposent et se ramollissent dans le kirsch.

Ce produit peut encore quelquefois être dangereux par la présence du cuivre en dissolution. La présence de ce métal tient à l'emploi d'alambics mal entretenus, qui sont salis par du vert-de-gris, une portion de ce sel peut être entraînée en solution et donner naissance à un poison liquide assez dangereux. (A. C.)

KOUMISS. *Koumiis.* Le koumiss est le petit-lait de jument; il forme la boisson principale et favorite des Baschkirs et des peuples nomades. Ce produit a été recommandé par les praticiens russes comme un remède des plus salutaires contre les maladies de poitrine. Le moment de prendre cette boisson est déterminé par ces praticiens, et ils ne le prescrivent que dans les premiers mois de l'été, avant que les herbes ne se dessèchent. On a cité des cures extraordinaires dues à l'emploi de cette boisson. A. C.

KRAMERIA TRIANDRA. *V.* Ratanhia.

KUPFFER-NICKEL. *V.* Nickel.

KWAS. C'est une boisson salutaire, mise en usage en Russie. On la prépare avec la farine de seigle, le seigle germé et l'eau. Un pharmacien militaire, qui a été prisonnier en Sibérie, assure qu'on se sert de ce produit pour préparer des médicamens analogues à nos bières et à nos vins médicinaux ? A. C.

L

LABDANUM. *V.* Ladanum.

LABIÉES. *Labiatæ.* Famille de plantes dicotylédones monopétales hypogynes, essentiellement caractérisée par sa corolle tubulée dont le limbe est très irrégulier, divisé ordinairement en deux lèvres, organisation d'où est dérivée le nom qui a été imposé à ce groupe de végétaux; par ses quatre étamines didynames, c'est-à-dire deux plus longues que les autres, et par son fruit (tétrakène ou fausse graine) partagé en quatre coques monospermes. A ces caractères si faciles à reconnaître, on peut ajouter ceux des organes de la végétation, qui offrent une grande uniformité dans toutes les plantes de cette grande famille. Ainsi, leurs tiges, ordinairement herbacées, sont toujours quadrangulaires; leurs feuilles et leurs branches opposées; leurs fleurs groupées dans les aisselles des feuilles et formant souvent des verticilles étagés. On distinguera sans difficulté les plantes qui composent les Labiées de celles qui appartiennent aux familles voisines, telles que les Verbénacées, les Scrophularinées ou Personnées, et qui ont aussi la corolle irrégulière à deux lèvres; on les distinguera, disons-nous, par leurs fruits cachés au fond du calice et simulant des graines nues. D'après cette considération, Linné les avait rassemblées dans sa *Didynamie Gymnospermie;* et la constance du caractère des fruits de toutes les Labiées est telle, que cette famille se trouve conservée dans son intégrité, au milieu d'un système artificiel qui, en général, rapproche les végétaux les plus disparates.

Les rapports si nombreux que présentent entre elles les Labiées dans leurs caractères botaniques, se retrouvent aussi dans leurs propriétés médicales et dans leur composition chimique. Toutes, en effet, sont aromatiques et amères, excitantes et toniques, employées comme anti-spasmodiques et fébrifuges. Leur principe aromatique dépend de l'huile volatile qu'elles contiennent en plus ou moins grande quantité, et qui abonde surtout dans le thym, la lavande, les menthes, le romarin, la marjolaine, etc. Quelques Labiées cependant sont peu aromatiques, et alors le principe amer y est plus développé. Telles sont les diverses espèces de germandrées, l'ivette, le marrube blanc, etc.; mais en général le principe amer est combiné, dans les Labiées, au principe aromatique, de manière que l'action médicale de ces plantes dépend autant de l'un que de l'autre.

(A. R.)

LAC-DYE ET LAC-LAKE. Noms que les Anglais donnent, dans l'Inde orientale, à deux préparations de résine laque, employées avec avantage dans la teinture rouge. *V.* LAQUE (RÉSINE). (G...N.)

LACMUS TINCTORIUS OU LITMUS. La Pharmacopée de Dublin et quelques ouvrages de Matière médicale désignent, sous ces noms, l'orseille en pâte, provenant du *Roccella tinctoria*. *V.* ORSEILLE. (G...N.)

LACTATES. Ce nom avait été donné à un genre de sels que l'on supposait résulter de l'union de l'acide lactique (trouvé par Scheèle), avec les bases salifiables. L'existence de cet acide, et par conséquent celle des sels fut contestée, il y a déjà nombre d'années, par les résultats des travaux de MM. Vauquelin et Bouillon-Lagrange; il fut depuis cette époque considéré comme de l'acide acétique modifié par son union avec des substances animales. Mais l'opinion d'un savant chimiste, M. Berzélius, militait contre cette manière de voir; et ce savant, d'après les résultats qu'il avait obtenus de nombreux travaux sur les produits liquides des animaux, crut pouvoir regarder l'acide lactique comme un acide particulier existant en assez grande abondance dans ces produits. Cette opinion, adoptée par une partie des chimistes, a été infirmée par M. Berzélius lui-même, qui eut la bonne foi de publier qu'il s'était trompé en considérant l'acide lactique comme un acide *sui generis*. Les sels regardés comme des lactactes doivent donc être considérés maintenant comme des acétates. (A. C.)

LACTUCA. *V.* LAITUE.

LACTUCARIUM. Nom donné, dans quelques ouvrages de Matière médicale, à l'extrait de laitue, auquel les médecins français ont imposé celui de *thridace*, qui est aujourd'hui plus connu. *V*. Thridace. (G...n.)

LADANUM ou **LABDANUM**. Substance résineuse qui exsude naturellement de plusieurs espèces de cistes très abondantes dans les contrées qui forment le bassin de la Méditerranée, et surtout en Orient, dans les îles de l'Archipel grec, et en Espagne. Ce sont principalement les *Cistus creticus*, *laurifolius* et *ladanifer* qui fournissent le ladanum. On en fait l'extraction, en promenant sur ces arbrisseaux des instrumens particuliers ayant la forme de râteaux, mais qui, au lieu d'être armés de dents de fer, sont garnis de lanières de cuir. La résine liquide s'attache à ces lanières, et on les racle ensuite pour enlever cette substance. La récolte du ladanum se faisait autrefois d'une manière encore plus simple : on se contentait de peigner la barbe des chèvres qui allaient brouter dans les montagnes les feuilles et les jeunes rameaux des cistes. Dans l'île de Naxos, où ces arbrisseaux sont fort abondans, les Grecs modernes donnent à ceux-ci le nom de *kissaros*.

On distingue, dans le commerce, deux sortes de ladanum : l'une que l'on nomme *ladanum en pains*, est sous forme de masses plus ou moins volumineuses, d'un brun noirâtre, d'une odeur balsamique très forte et particulière, à cassure grisâtre passant promptement au noir, se ramollissant facilement sous les doigts, et y adhérant comme de la poix. Ce ladanum est enveloppé dans des vessies; il devient bientôt sec et poreux lorsqu'on l'expose à l'air. L'autre sorte est connue sous le nom de *Ladanum in tortis*. Elle est en morceaux secs, poreux, légers, roulés en spirale, d'une saveur amère, d'une odeur toujours forte et qui rappelle celle de l'ambre gris, d'une cassure grisâtre permanente, soluble en grande partie dans l'alcool, se liquéfiant facilement par l'action de la chaleur. Projetée sur les charbons ardens, elle brûle et répand une fumée blanche et épaisse. Cette substance est bien rarement pure : on la falsifie souvent avec des mélanges grossiers de résine ordinaire, de terre, de sable et d'autres matières inertes. Ces altérations sont probablement la cause du discrédit où est tombé le ladanum qui, à l'état de pureté, est néanmoins une drogue douée de propriétés assez actives.

L'analyse du ladanum, par M. Pelletier (1), a donné pour résultats : résine, 20 ; gomme contenant un peu de malate de chaux, 3,60 ; acide malique, 0,60 ; cire, 1,90 ; sable ferrugineux, 72 ; huile volatile et perte, 1,90 ; total, 100,00. L'excessive quantité de sable que présente cette analyse prouve que M. Pelletier a opéré sur un ladanum des plus impurs. M. Guibourt (2) ayant soumis à un essai d'analyse le ladanum en pain, en a retiré : résine et huile volatile, 86 ; cire, 7 ; extrait aqueux, 1 ; matière terreuse et poils, 6 ; total, 100. Cette analyse indique que le ladanum pur est une substance résineuse imprégnée d'huile volatile, mais non pas une gomme-résine comme on le croyait autrefois, et comme il était permis de le croire d'après l'analyse de M. Pelletier. La cire que cette substance contient en quantité notable est étrangère, selon M. Guibourt, à la composition de celle-ci ; elle provient probablement, dit-il, de ce que les cistes présentent à leur surface, comme beaucoup de végétaux, un grand nombre d'utricules remplis de cire qui se déchirent lorsqu'on promène les lanières de cuir sur les rameaux, et dont le suc se mêle au ladanum. Cette opinion, qui d'ailleurs n'est donnée que comme une probabilité, nous semble erronée ; jamais nous n'avons observé de ces utricules cireux sur les nombreuses espèces de cistes ladanifères que nous avons examinés. La matière glutineuse y était uniquement étendue sous forme d'enduit, mais il n'y avait aucune vestige de ces utricules cireux qui, dans certaines plantes, offrent un aspect pulvérulent, glauque, blanc ou jaunâtre.

Le ladanum, que l'on désigne encore vulgairement sous le nom d'*ambre noir*, entre dans plusieurs préparations officinales qui, de même que cette substance, sont tombées en désuétude. Il passait autrefois pour tonique, excitant et résolutif

(1) *V*. Bulletin de Pharm., t. IV, p. 503.

(2) *V*. Hist. des Drogues simples, t. II, p. 120.

à l'extérieur. Aujourd'hui, on ne le met pas au-dessus des résines ou des gommes-résines qui retiennent une petite quantité d'huile volatile. (G...N.)

LAICHE DES SABLES. *Carex arenaria*, L. — Rich. Bot. méd., t. I, p. 56. — Schkuhr, *Carex*, n° 8, t. B. (Famille des Cypéracées. Monoecie Triandrie, L.) Cette plante croît dans les localités sablonneuses, principalement dans les dunes près de la mer. C'est une de celles dont on favorise la multiplication pour fixer ces sortes de terrains qui sont excessivement mobiles. La racine ou plutôt la souche souterraine de la laiche des sables est horizontale rampante, grosse comme une plume de cygne, noueuse, et enveloppée de gaînes provenant des feuilles desséchées. Ses rameaux sont redressés, triangulaires, hauts de 6 à 8 pouces, garnis de feuilles engaînantes, étroites, aiguës, très rudes au toucher. Les fleurs sont roussâtres, disposées en une grappe formée de cinq à six épillets ovoïdes allongés, les inférieurs femelles, les supérieurs mâles et femelles entremêlés. Les écailles qui constituent le périanthe ou les enveloppes florales sont ovales-lancéolées, très aiguës, plus longues que les fruits qui sont triangulaires et terminés par deux petites pointes.

La racine de cette plante, desséchée et ratissée de manière à ce que les vestiges des feuilles aient disparu, ressemble beaucoup à la salsepareille. On lui a donné le nom de *salsepareille d'Allemagne ;* et il n'est pas rare de la trouver mélangée avec la vraie salsepareille, quand on achète celle-ci toute fendue et coupée en petits fragmens. Cependant on peut facilement la distinguer à son écorce très mince, offrant encore les traces de l'insertion des feuilles, et non ridées ou cannelées longitudinalement, et à son corps ligneux difficile à isoler de l'écorce, composé de fibres très prononcées, grisâtres, excepté celles des jeunes racines qui sont plus amilacées et blanches. Elle se fend difficilement dans le sens de sa longueur, et elle se casse net lorsque l'on essaie d'en plier en deux un fragment fendu, ce qui n'arrive pas aux pareils fragmens de salsepareille.

Les racines de laiche des sables ont une saveur et une odeur faiblement aromatique, que l'on a comparée avec celle de la vraie salsepareille, qui pourtant n'est guère odorante, ou qui est douée seulement d'une odeur si faible, qu'on ne peut la caractériser. On leur attribue des propriétés antisyphilitiques, et on les emploie en décoction absolument comme la salsepareille ; de sorte que la substitution de la laiche des sables à cette racine exotique n'est condamnable que sous le rapport des prix si différens auxquels ces substances sont portées dans le commerce.

(A. R.)

LAINE PHILOSOPHIQUE. *V.* Oxide de zinc.

LAIT. Le lait est un liquide d'une couleur blanche, opaque, d'une saveur sucrée et agréable, qui varie selon qu'il est plus ou moins nouvellement trait, d'une légère odeur particulière. Ce liquide est sécrété par les glandes mammaires des animaux connus sous le nom de Mammifères. Il est évidemment destiné à nourrir les petits de ces animaux ; aussi sa formation a-t-elle lieu immédiatement après leur naissance. Un grand nombre de chimistes se sont occupés de ce fluide, et l'on doit citer Scheèle, Parmentier, Fourcroy, MM. Deyeux, Vauquelin, Berzelius, Pleischl, Schubler, Young, Stipriaan, Clarke, Schwarz, Thénard, Vogel, Gay-Lussac, Kirkof, etc., etc.

Le lait des divers animaux se distingue par quelques particularités ; mais celui qui est le plus connu est celui de la vache, dont l'homme fait un grand usage comme produit alimentaire. En général ce fluide est toujours composé d'eau, de matière caséeuse, de sucre de lait, de matière grasse, d'une très petite quantité d'acide et de différens sels ; il peut cependant varier dans sa composition par diverses circonstances, telles que la nourriture habituelle, les impressions fortes que peuvent recevoir les animaux (la peur, par exemple), le sol qu'ils habitent, la température du climat et des saisons, etc. On a remarqué en outre que diverses substances communiquent au lait des propriétés particulières : les plantes alliacées, les Crucifères lui communiquent leur odeur ; l'absinthe le rend amer ; la gratiole le rend purgatif, et même dangereux ; la tithymale le rend âcre ; diverses matières colorantes en modifient la teinte, et les sels métalliques peuvent le rendre vénéneux, si l'on en croit l'opinion de quelques praticiens. Nous nous occuperons succinctement du lait extrait des divers animaux, et nous ferons connaître, autant que possible, les propriétés qui le distinguent et les résultats des travaux dont il aurait été le sujet. (A. C.)

LAIT D'AMANDES. *V.* Émulsion.

LAIT D'AMANDES TÉRÉBENTHINÉ. C'est du lait d'amandes dans lequel on fait entrer de la térébenthine ; à cet effet, on divise la térébenthine dans un jaune d'œuf ; on ajoute ensuite ce mélange à l'émulsion, sucrée ou non. (A. C.)

LAIT AMMONIACAL. On donne ce nom à une émulsion qui se prépare en délayant de la gomme ammoniaque mêlée de gomme arabique, dans du sirop de capillaire, ajoutant ensuite de l'eau distillée d'hyssope. (A. C.)

LAIT D'ANESSE. Le lait d'ânesse a beaucoup de rapport avec le lait de femme ; il est à peu près de la même couleur, de la même odeur et de la même densité. Abandonné à lui-même pendant quelque temps, on aperçoit à sa surface de la crème ; mais ce produit est en moins grande quantité que dans le lait de femme. Par des procédés convenables, cette crème fournit un beurre mou, blanc et insipide, qui peut se mêler facilement avec le lait de beurre ; mais il est facile de l'en séparer en agitant ce liquide et en plongeant le vase qui le contient dans l'eau froide. Le lait d'ânesse écrémé est clair ; sa saveur est douceâtre ; l'alcool et les acides en séparent une petite quantité de caséum ; mais ce produit est peu consistant. Le sérum, d'après Parmentier, fournit du sucre de lait et de l'hydro-chlorate de chaux ; selon Young, il contient en outre de l'hydro-chlorate de soude. On a conclu de diverses expériences faites sur ce liquide, qu'il différait du lait de vache, 1°. parce que la crème y est moins abondante et moins sapide ; 2°. qu'il contient moins de matière caséeuse ; 3°. qu'il contient une plus grande quantité de sucre de lait, de 35 à 80. Le lait d'ânesse est administré contre les faiblesses d'estomac, les phthisies, l'hémoptysie, etc.

LAIT DE BEURRE. *V.* Babeurre.

LAIT DE BREBIS. Ce lait a la plus grande analogie avec le lait de la vache ; il fournit une très grande quantité de crème ; mais le beurre qu'on en extrait n'acquiert jamais la consistance de celui préparé avec le lait de vache. Son caséum a un aspect gras et visqueux ; il prend difficilement la consistance de la matière caséeuse du lait de vache. Ce lait, d'après Stipriaan, contient : crème, 11,6; beurre, 5,8; caséeux, 15,4; sucre de lait, 4,2. On l'emploie aux mêmes usages que le lait de vache, et l'on en fait d'excellent fromage. (A. C.)

LAIT DE CHAUX. On donne ce nom à de la chaux divisée, tenue en suspension dans l'eau. (A. C.)

LAIT DE CHÈVRE. Ce lait ne diffère pas beaucoup de celui de la vache ; cependant sa consistance est un peu plus grande. Comme ce lait, il fournit une grande quantité de crème dont on obtient facilement le beurre. Le lait écrémé se coagule de la même manière que le lait de vache, mais il fournit une plus grande quantité de matière caséeuse. D'après Stipriaan, il est composé de crème, 8; beurre, 4,6; caséum, 9,1 ; sucre de lait, 44. Le petit-lait qu'on en obtient, d'après Parmentier, contient des hydro-chlorates de chaux et de soude. Le lait de chèvre est souvent employé à la nourriture des enfans. On prétend que les enfans ainsi nourris sont très vifs, et se ressentent du naturel de l'animal qui les a allaités : nous serions presque tentés de croire à la vérité de cette assertion, et cela avec d'autant plus de raison que nous sommes à portée d'en juger par nous-même.

Une observation d'empoisonnement par le lait d'une chèvre a été communiquée à l'Académie royale de Médecine. Une chèvre qui fournissait depuis long-temps du lait à quelques personnes d'Aurillac, donna, le 13 juin 1827, du lait qui détermina un grand nombre d'accidens analogues à l'empoisonnement. Ces accidens n'eurent pas de suites fâcheuses, grâces aux soins des praticiens qui furent appelés ; mais la chèvre mourut deux jours après cet évènement. L'examen des faits fit savoir que la chèvre, outre ses alimens ordinaires, avait bu un bouillon très aigre qui avait séjourné dans un vase de cuivre. Une autre chèvre, qui vivait avec celle-ci et qui allait aux mêmes pâturages, n'éprouva aucune maladie. Cette observation vient à l'appui de ce que nous avons dit précédemment, que diverses substances prises par les animaux communiquent au lait des propriétés particulières.

(A. C.)

LAIT DE FEMME. Ce lait a une saveur plus sucrée que celui de vache ; abandonné dans un vase, sa surface se recouvre d'une pellicule plissée, formée par la crème qui est plus abondante dans ce lait que dans celui de la vache. Cette crème fournit, tantôt du beurre analogue à celui obtenu du lait de vache, tantôt un beurre blanc et jaunâtre, dont la consistance est moindre. D'autres savans annoncent que la matière grasse contenue dans la crème est si intimement combinée, qu'on ne peut la séparer. Lorsque la crème est séparée, le lait a peu de consistance ; il ressemble plutôt à du petit-lait, qu'à du lait écrémé. Ce produit contient plus de sucre de lait, et moins de caséum ; aussi ne se coagule-t-il que très difficilement, ainsi que l'ont démontré MM. Clarke et Parmentier. D'après M. Young, le sucre de lait existe dans ce lait dans la proportion de 3 à 3,5 pour 100 ; suivant Schwarz, 100 parties de ce lait fournissent une cendre qui contient : soude, 00,3 ; hydro-chlorate de potasse, 00,7 ; phosphate de soude, 0,04 ; phosphate de chaux, 0,25 ; phosphate de magnésie, 0,05 ; phosphate de fer, 0,001.

LAIT DE JUMENT. Ce lait a plus de consistance que le lait de femme, et moins que le lait de vache. Stipriaan a reconnu que 100 parties de ce lait contiennent 0,8 d'une crème jaunâtre passant difficilement à l'état de beurre ; 1,6 de caséeux ; 8,8 de sucre de lait, et seulement 3,7 (selon Young) ; enfin, des hydro-chlorates de soude et de chaux.

LAIT DE POULE. On donne ce nom à une préparation qui s'administre comme adoucissant ; elle se prépare en mêlant ensemble un jaune d'œuf, demi-once de sucre en poudre, 1 gros d'eau de fleurs d'oranger et 1 once et demie d'eau chaude.

On prépare aussi un lait de poule plus agréable en remplaçant le sucre par une once de sirop d'orgeat.

Le lait de poule se prend en une ou deux fois, et particulièrement avant de se coucher. C'est une émulsion animale, préparée par l'intermède du jaune d'œuf. (A. C.)

LAIT DE SOUFRE. On donne ce nom à la liqueur laiteuse que l'on obtient lorsque l'on décompose un hydro-sulfate liquide par un acide. L'opacité de cette liqueur est due à du soufre très divisé qui est en suspension dans le liquide, mais qui finit par se précipiter. (A. C.)

LAIT DE VACHE. Ce lait est plus opaque et a plus de consistance que les laits d'ânesse, de chèvre, de jument; il rougit faiblement le papier de tournesol. Abandonné à lui-même à la température ordinaire, il se sépare en trois parties : la première, qui occupe la partie supérieure (la crème), blanche, opaque, onctueuse, contient du beurre, du caséum et une petite quantité de sérum; la deuxième (le caséum) est plus blanche que la première, opaque comme elle, sans onctuosité; la troisième liquide (le sérum ou petit-lait), est d'un jaune verdâtre, transparente, d'une saveur douce, rougissant la teinture de tournesol. Ce dernier produit est composé d'eau, d'acide, d'une petite quantité de caséeux, de sucre de lait et de divers sels. La crème se sépare la première : le lait prend alors un aspect blanc-bleuâtre. Il se coagule; en brisant le coagulum, le petit-lait se sépare de lui-même. Si on le laisse exposé à l'air, il devient très acide avec le temps, et l'on peut en retirer du vinaigre par distillation. Selon M. Berzélius, la séparation des principes en trois parties a lieu, sur 100, dans les proportions suivantes : petit-lait, 92; beurre, 4,5; caséeux ou fromage, 3,5. Exposé à l'action de la chaleur, le lait fournit une pellicule composée principalement de caséum; si on l'enlève, elle est bientôt remplacée par une autre, et successivement. C'est cette pellicule formée qui retient l'eau réduite à l'état de gaz et qui donne au lait exposé à l'action de la chaleur la propriété de se soulever et de dépasser les bords du vase dans lequel on le fait bouillir. Le lait soumis à la distillation fournit un liquide qui contient quelques-uns des principes de ce liquide. Ce produit, abandonné à l'air, prend, au bout de quelque temps, un goût et une odeur de ranci. Le lait mis en contact avec l'eau, s'unit à ce liquide en toutes proportions; mêlé avec les acides, avec l'alcool, et avec un grand nombre de substances, il se coagule. Parmi ces substances, on peut citer le sucre, la gomme, des sels neutres, diverses plantes ou leurs parties, etc. La potasse, la soude, l'ammoniaque, ne coagulent pas ce liquide; elles font, au contraire, disparaître le coagulum lorsqu'il est formé. Cette propriété est due à l'action dissolvante que ces alcalis exercent sur la matière caséeuse. D'après M. Berzélius, 1000 parties de lait écrémé, du poids spécifique de 1,033, contiennent : eau, 928,75; matière caséeuse retenant de la matière grasse, 28,00; sucre de lait, 35,00; hydro-chlorate de potasse, 1,70; phosphate de potasse, 0,25; acétate de potasse et traces de fer, 6,00; phosphate terreux, 0,5. Les usages du lait sont nombreux : on l'emploie comme produit alimentaire, et il fournit à la nourriture d'un grand nombre d'hommes. Il donne la crème, le beurre, le sérum, le sucre de lait, le fromage. On l'emploie dans quelques circonstances à la clarification des liqueurs; il est utilisé dans les arts, pour la peinture en détrempe. (Cadet de Vaux.) En Thérapeutique, on le donne comme nutritif, relâchant, adoucissant, dans les cas de phthisie, d'hémoptysie, de consomption, et dans quelques cas d'empoisonnement. On le fait prendre comme lavement, et l'on en prépare des bains. Le lait possède quelquefois des propriétés délétères, et nous pouvons citer l'exemple d'une vache qui fournissait un lait purgatif. L'examen chimique de ce lait n'a produit aucun résultat qui pût éclaircir la cause de cette propriété. Nous savons que d'autres chimistes, MM. Orfila et Marc, qui ont examiné du lait qui avait causé quelques accidens, n'ont pas obtenu plus de résultats que nous, de leurs essais. (A. C.)

LAIT VÉGÉTAL. On donne ce nom aux sucs laiteux que l'on rencontre dans les végétaux. Exemple, les sucs des Euphorbes.

LAIT VIRGINAL. On donne ce nom à un liquide blanchâtre que l'on obtient en ajoutant à de l'eau ordinaire une plus ou moins grande quantité d'une teinture résineuse, et particulièrement la teinture de benjoin. On a aussi donné ce nom dans quelques ouvrages à l'eau blanche obtenue en versant de l'acétate de plomb liquide dans de l'eau de rose contenant en solution du muriate de soude. Ces préparations, qui s'emploient pour adoucir et blanchir la peau, n'ont pas l'efficacité qu'on leur attribue, et le lait virginal préparé avec les teintures résineuses a l'inconvénient de dessécher la peau, de laisser sur cet organe un enduit résineux qui bouche les pores de cette membrane et l'empêche de faire ses fonctions. (A. C.)

LAITRON COMMUN. *Sonchus oleraceus*, L. — Rich. Bot. méd., t. I, p. 397. (Famille des Synanthérées; Chicoracées de Jussieu. Syngénésie égale, L.) Plante annuelle herbacée, qui croît abondamment en Europe dans les endroits cultivés, où elle fleurit pendant tout l'été. Sa tige est dressée, haute d'un à deux pieds, glabre, un peu glauque, striée et fistuleuse. Ses feuilles sont alternes, sessiles, semi-amplexicaules, de forme variée; les unes ovales-obtuses, entières ou dentelées, les autres lyrées ou profondément découpées sur leurs bords. Les fleurs sont jaunes et disposées en panicule au sommet des ramifications de la tige. Leur involucre est renflé à la base et resserré au sommet, composé de folioles aiguës, allongées, inégales, glabres et imbriquées. L'aigrette des fruits est composée de poils simples, d'un blanc nacré. Cette plante contient un suc laiteux dont l'amertume est corrigée par une grande quantité de mucilage. On employait autrefois ce suc épuré comme apéritif et tonique; aujourd'hui son usage est abandonné. En quelques provinces, ses jeunes feuilles et ses racines se mangent comme les feuilles de laitue. (A. R.)

LAITUE. Nom d'un genre de plantes dont quelques-unes sont usitées comme alimens et médicamens. *V.* Laitue cultivée et Laitue vireuse.

On a étendu ce nom à des plantes qui ont des rapports avec les vraies laitues, soit par leurs formes générales, soit par le suc laiteux qu'elles renferment, soit enfin parce qu'elles servent de comestibles à différens animaux. Parmi ces dénominations arbitraires, nous citerons les plus répandues :

Laitue de brebis. La mâche (*Valeriana olitoria*) que l'on mange en salade.

Laitue de chèvre. Les petites espèces d'Euphorbes.

Laitúe de chien. Le chiendent et le pissenlit.

Laitue de lierre et Laitue de muraille. Le laitron commun.

Laitue marine. Les espèces d'ulves à expansions larges, qui se trouvent sur les côtes de la mer. (G...n.)

LAITUE CULTIVÉE. *Lactuca sativa*, L. — Rich. Bot. méd., t. I, p. 394. (Famille des Synanthérées, Chicoracées, Jussieu. Syngénésie égale, L.) Cette plante herbacée annuelle ne se trouve nulle part à l'état sauvage. Quelques botanistes pensent qu'elle est le résultat de la culture de certaines espèces des champs (*L. virosa* ou *L. quercina*) qui, de narcotiques et vireuses, sont devenues, à la longue, douces et salubres, surtout dans leurs parties qui ne contiennent point de suc laiteux où semble résider le principe actif. Lorsque cette plante est montée, c'est-à-dire lorsqu'on la laisse fleurir, elle a une tige dressée, cylindrique, épaisse, ramifiée supérieurement. Ses feuilles inférieures sont sessiles, embrassantes, oblongues, arrondies au sommet, ondulées sur les bords; les supérieures sont graduellement plus petites, cordiformes et denticulées. Les fleurs sont d'un jaune pâle, petites, et disposées en corymbes.

Il est peu de plantes que la culture ait fait varier autant que celle qui fait le sujet de cet article. On en compte environ 150 variétés, pouvant être rapportées à trois races principales qui se perpétuent par les graines. En voici les caractères principaux :

Laitue pommée. *Lactuca sativa capitata*. Feuilles inférieures très nombreuses, pressées les unes contre les autres, et formant une tête arrondie comme dans le chou; celles de l'intérieur étiolées, blanches ou légèrement jaunâtres, tendres et très aqueuse.

Laitue frisée ou crépue. *Lactuca sativa crispa.* Feuilles découpées, crépues sur les bords et ne formant pas une tête arrondie comme dans les variétés de la première race.

Laitue romaine. *Lactuca sativa longifolia.* Feuilles allongées, non bosselées ni ondulées, dressées et formant un assemblage oblong peu serré.

La culture de ces plantes exige quelques soins; elles craignent le froid et veulent une terre meuble, chaude et amendée avec du terreau de couches. Afin de retarder le développement de la tige, et pour favoriser l'étiolement des feuilles intérieures, les jardiniers serrent les feuilles radicales avec des liens de paille.

Les usages culinaires des laitues sont tellement connus, qu'il serait superflu de les indiquer. C'est un aliment très rafraîchissant, fade, peu nourrissant, et qui convient surtout aux tempéramens robustes. Quoique remplie de sucs aqueux et sans qualités sensibles, la laitue fournit par la distillation une eau souvent prescrite dans les potions anodines, et qui augmente de propriétés lorsqu'elle est cohobée. *V.* Eau de laitue, IIe volume, p. 309. Le professeur Duncan, dans son Nouveau Dispensaire d'Édimbourg, a fait connaître le procédé de M. Young, chirurgien d'Édimbourg, pour la préparation du suc épaissi de la laitue, auquel il a donné le nom d'*opium de la laitue*. Ce procédé est semblable à celui que l'on emploie dans l'Orient pour l'extraction de l'opium en larmes; mais comme il est excessivement coûteux, on s'est borné ensuite à préparer un extrait de laitue, en recueillant le suc de celle-ci par contusion de la plante, expression de son suc, etc., ou par la macération de la poudre dans l'esprit-de-vin ou l'eau, et par l'inspissation des solutions, soit aqueuses, soit alcooliques. Les Anglais et les Allemands ont donné le nom de *Lactucarium* à cette sorte d'extrait, pour lequel le docteur François, qui a fait beaucoup de recherches sur ce médicament, a proposé le nom de *thridace*. *V.* ce mot. (G...n.)

LAITUE VIREUSE. *Lactuca virosa*, L.—Rich. Bot. méd., t. I, p. 393. — Orfila, Leçons de Méd. lég., tab. 4 *bis* (Famille des Synanthérées, Chicoracées, Jussieu. Syngénésie égale, L.) Cette plante croît dans les haies, sur les murailles et sur le bord des chemins de l'Europe tempérée. De sa racine bisannuelle s'élève une tige droite, rameuse supérieurement, haute d'environ un mètre, glabre et glauque. Ses feuilles sont à moitié embrassantes; les inférieures très grandes, presque entières, sagittées, obtuses, denticulées, ayant les nervures de la face inférieure munies d'épines; les supérieures plus petites, aiguës et pinnatifides. Les fleurs sont jaunes, disposées en panicule rameuse à l'extrémité des branches. Leur involucre est cylindrique, composé de folioles lancéolées, imbriquées et dressées. Les fruits ou fausses graines ont une aigrette soyeuse, formée de poils blancs nacrés.

Cette plante est lactescente, et a une odeur vireuse très prononcée. Ses effets physiologiques sont en partie ceux qu'on détermine par l'administration des plantes narcotico-âcres; aussi M. Orfila la place-t-il dans cette catégorie des substances vénéneuses. On en prépare un extrait que l'on a fait prendre à la dose de 8 à 10 grains en commençant, et que l'on a portée jusqu'à 200 grains. On a autrefois préconisé son emploi dans l'asthme, la jaunisse, les engorgemens des viscères abdominaux, l'hydropisie ascite, etc.; mais il s'en faut que l'on ait obtenu des succès constans. Ce médicament exige donc de nouvelles études quant à ses propriétés; en attendant, on en fait peu d'usage aujourd'hui. (A. R.)

LAMAS ou **LLAMAS**. Animaux ruminans sans cornes, du genre des chameaux, et formant un sous-genre composé de quatre ou cinq espèces toutes indigènes du Pérou, du Chili et des terres Magellaniques. Quelques-unes y sont réduites en domesticité et servent de bêtes de somme; mais le plus grand nombre vit par troupes nombreuses à l'état sauvage. Elles sont couvertes d'une toison fine avec laquelle on tisse des étoffes de la plus grande beauté. La vigogne, qui appartient à ce groupe, est l'animal le plus précieux sous le rapport de sa laine. On a plusieurs fois tenté de l'acclimater en Europe, mais ces essais ont été infructueux. Nous en avons vu une belle femelle vivante (septembre 1827) dans le jardin de M. Benjamin Delessert, à

Passy, sur laquelle on fondait déjà quelques espérances, quand tout à coup elle périt de maladie. Son squelette et sa peau empaillée sont déposés au Muséum d'Histoire naturelle de Paris. On voit dans ce dernier établissement deux lamas vivans de l'espèce que l'on a nommée *Alpaca*.

Les diverses espèces de lamas fournissent les bézoards occidentaux. *V*. Bézoards, t. I, p. 421. (G...n.)

LAMIUM ALBUM. *V*. Ortie blanche.

LAMPE D'ÉMAILLEUR. On a donné ce nom à une lampe plate à forte mèche, placée sur une table sous laquelle est un soufflet à courant continu. La tuyère de ce soufflet, passant au travers de la table, forme un angle de 45°. Ce jet d'air, dirigé sur le milieu de la flamme de la lampe, donne lieu à un jet de flamme qui suit cette direction. On fait mouvoir le soufflet en agissant avec le pied sur une pédale : le jet de la flamme, obtenu ainsi, est à une température assez élevée pour amollir le verre des tubes, permettre de les courber, de les souder, de les amincir, d'en faire des pipettes, etc., etc.

L'emploi de la lampe d'émailleur s'acquiert facilement ; mais des leçons pratiques sont nécessaires, et d'habiles souffleurs en donnent sur cet art. (A. C.)

LAMPE A ESPRIT-DE-VIN. C'est une petite lampe ordinaire, alimentée par de l'alcool. On doit avoir soin, lorsqu'on s'en sert, de recouvrir la mèche avec un obturateur creux, pour prévenir l'évaporation de l'esprit-de-vin. Cette évaporation, en augmentant les proportions d'eau dans l'alcool qui imprègne le coton, pourrait empêcher la mèche de brûler. (A. C.)

LAMPE PHILOSOPHIQUE. On donne ce nom à un petit appareil consistant en une fiole surmontée d'un tube effilé par l'une de ses extrémités, et adapté à un bouchon. On place, dans cette fiole, de la limaille de fer ou de zinc ; on ajoute de l'acide sulfurique étendu, on ferme la bouteille à l'aide du bouchon supportant le tube. Le zinc ou le fer étant en contact avec l'acide sulfurique faible, il y a décomposition de l'eau, oxidation et dissolution du fer, dégagement d'hydrogène.

On enflamme ce gaz à sa sortie du tube ; mais on ne doit le faire que lorsqu'on est bien sûr que tout l'air que contenait la fiole en a été chassé. Cet air, s'il restait mêlé avec l'hydrogène, pourrait donner lieu à une détonnation et causer la rupture du vase et la projection au loin de quelques-uns des morceaux. (A. C.)

LAMPE DE SURETÉ. Cet instrument, dû à H. Davy, a pour but de mettre le mineur à l'abri des accidens qui résultent de l'inflammation du gaz hydrogène per-carboné, qui se développe dans les mines de charbon de terre. La flamme de la lampe de Davy est entourée d'un cylindre en toile (ou gaze) métallique, qui permet la transmission de la lumière, mais qui garantit l'ouvrier des accidens qui résulteraient pour lui de l'inflammation des gaz. Depuis la connaissance de la lampe de Davy, d'autres moyens ont été proposés pour le même objet. M. Fincham a usé, avec succès, de chlorure de chaux. M. Wood a proposé une horloge briquet, qui détermine l'inflammation du gaz à des heures voulues. Cette inflammation ayant lieu, à l'aide de cette machine, dans le moment où les ouvriers ne sont pas au travail, il n'en résulte aucun des accidens que l'on pourrait craindre s'ils étaient présens. Le dessin de la lampe sera donné dans les planches qui feront partie de cet ouvrage. (A. C.)

LANGUE DE CERF. Nom vulgaire de la scolopendre. *V.* ce mot.

LANGUE DE CHIEN. Nom vulgaire de la cynoglosse. *V.* ce mot.

LANHOA. Nom que porte en Chine l'*Olea fragrans*, L., avec la fleur duquel on aromatise une sorte de thé. *V.* ce mot.

LAPPA MAJOR. Nom sous lequel la bardane est désignée par quelques botanistes, et notamment dans la Flore française.

LAQUE (RÉSINE). Substance qui exsude de plusieurs arbres de l'Inde orientale, par suite de la piqûre d'un insecte appartenant à l'ordre des Hémiptères et au genre Cochenille

(*Coccus Lacca*). Parmi ces arbres, on cite, comme en fournissant le plus, deux figuiers (*Ficus religiosa* et *indica*), et surtout un arbuste de la famille des Euphorbiacées (*Croton lacciferum*). La femelle de l'insecte se fixe à l'extrémité des jeunes branches, et s'ensevelit dans le suc qui en découle; elle y pond ses œufs qui se développent, et quelques mois plus tard se métamorphosent en vingt ou trente larves que l'on voit d'abord nager dans le liquide, mais qui, lorsque celui-ci est concrété, percent le dos de leur mère et s'échappent en laissant leur dépouille dans la cellule qui les renfermait.

Dans le commerce, on distingue trois sortes de laque, que nous allons successivement examiner.

La Laque en baton est ainsi nommée parce qu'elle est encore adhérente aux branches de la plante. Elle y forme, sur une longueur de 5 à 6 pouces, une croûte plus ou moins épaisse, d'un rouge brun foncé, transparente sur les bords, d'une cassure brillante, d'une saveur astringente, colorant la salive par la mastication, et répandant une odeur forte et agréable pendant la combustion. Lorsqu'on la détache des branches, on voit dans sa partie interne un grand nombre de cellules dans lesquelles il n'est pas rare de trouver l'insecte entier. La laque en bâton forme quelquefois des masses, par l'adhérence de petits morceaux qui ont été détachés des grosses branches que l'on a exposées à la chaleur du soleil.

La Laque en grains est celle que l'on a détachée des branches et brisée en fragmens très petits. On doit choisir celle qui est la plus foncée en couleur, car elle est souvent décolorée dans l'Inde par les teinturiers en soie et en coton qui en extraient le principe colorant par le moyen de l'eau, et s'en servent pour préparer la substance à laquelle ils donnent le nom de *lac-lake*, dont nous parlerons plus bas. Ainsi altérée, la laque en grains ressemble, en quelque sorte, à de la graine de moutarde dont les grains seraient anguleux et irréguliers.

La Laque en écailles, nommée aussi Laque plate ou en plaques, s'obtient en faisant fondre les deux autres sortes après les avoir fait bouillir dans de l'eau pure ou alcalisée, les passant à travers une toile et les coulant sur des surfaces unies. Cette préparation se borne souvent, en plusieurs pays de l'Inde, à mettre la laque en grains dans un sac de coton qui sert de filtre et que l'on place au-dessus d'un feu de charbon. On force, au moyen de la torsion, la laque à passer à travers le sac, et on la reçoit sur le tronc uni d'un bananier. Réduite ainsi en lames très minces, la laque ressemble à une substance vitreuse qui varie de couleurs suivant que, par une ébullition préalable, elle a été plus ou moins privée du principe colorant. D'après les diverses nuances de couleur qu'offre la laque plate, on la distingue en *blonde*, *rouge* ou *brune*.

La laque est composée d'une grande quantité de résine unie à de la matière colorante, rouge, soluble dans l'eau, de la cire et du gluten, quelquefois altérée par quelques corps étrangers, comme, par exemple, l'écorce des arbres qui la fournissent. Ces matières varient en proportions, non-seulement d'une sorte de laque à une autre, mais encore dans la même sorte, selon les soins apportés dans sa préparation et les usages qu'on lui a déjà fait subir. Nous présentons ici l'analyse comparative de ces trois sortes, par M. Hatchett : elle fait voir d'un coup d'œil leurs valeurs respectives :

	Laque plate.	Laque en grains.	Laque en bâtons.
Résine...........	90,9	88,5	68,0
Matière colorante.	0,5	2,5	10,0
Cire............	4,0	4,5	6,0
Gluten.........	2,8	2,0	5,5
Corps étrangers..	0.0	0,0	6,5
Perte..........	1,8	2,5	4,0
	100,0	100,0	100,0

Ainsi la laque plate est très riche en résine, mais contient fort peu de matière colorante ; la laque en bâtons, au contraire, se compose de moins de résine, mais d'une forte proportion de matière colorante. La laque en grains est intermédiaire quant à ses principes constituans, aux deux autres sortes.

D'après ces données, on peut se régler sur leurs divers emplois dans les Arts et la Médecine.

On attribuait autrefois à la laque des propriétés toniques et astringentes; mais aujourd'hui son usage médical est presque complètement abandonné. Les pharmaciens ne la font entrer que dans certaines préparations dentrifices, et ils préfèrent la laque qui a retenu le plus de couleur, comme étant celle dont l'état est le plus naturel. Dans quelques arts, au contraire, où la laque est employée à cause de sa résine et de son principe glutineux, mais où la couleur n'est pas une qualité, on préfère la laque en grains et à plus forte raison la laque plate. Le plus grand usage de cette substance est pour la fabrication de la cire à cacheter, pour la chapellerie, et pour la teinture. Elle entre aussi dans la composition de certains mastics employés à souder des matières métalliques ou vitreuses.

On prépare dans l'Inde, avec la laque en bâtons, des matières colorantes que l'on a essayées avec avantages dans la teinture en rouge, et qui fournissent une couleur analogue à celle de la cochenille. D'après M. Edward Banckroft (1), l'une de ces substances, que l'on nomme *lac-lake*, s'obtient en traitant la poudre de laque en bâtons à plusieurs reprises par l'eau bouillante chargée de soude, et mêlant ensuite de l'alun aux différentes liqueurs réunies. Le précipité que produit l'alun, et qui est la lac-lake elle-même (c'est-à-dire une laque de laque), est composé de matière colorante, de matière résineuse et d'alumine. Celle-ci en forme à peu près le sixième, et la résine le tiers. On y trouve souvent des impuretés, comme du sable et d'autres matières que l'on y introduit par fraude pour en augmenter le poids. Quant à la *lac-dye*, qui est l'autre substance fabriquée dans l'Inde, et qui ressemble à la lac-lake, sa préparation n'est pas connue. Elle contient à peu près autant de résine que la lac-lake, très peu de matière colorante, et les mêmes matières étrangères. Elle se laisse facilement amollir et pénétrer par l'eau chaude.

(G...N.)

(1) *V.* Ann. de Chim. et de Phys., *t.* III, p. 225.

LAQUES. On a donné ce nom à des matières colorantes précipitées de leurs solutions dans l'eau par des oxides ou des sous-sels. On obtient ordinairement ces produits utilisés dans les arts, en dissolvant la matière colorante dans l'eau, y versant une dissolution d'alun, et quelquefois d'hydro-chlorate de deutoxide d'étain, ajoutant ensuite une suffisante quantité de solution de soude, de potasse, d'ammoniaque, ou les sous-carbonates des mêmes bases. Les laques sont employées dans les arts, pour la peinture sur papier, etc., etc.

(A. C.)

LAQUE CARMINÉE, *Laque carmin*. Cette laque s'obtient de la manière suivante : on fait bouillir, dans un chaudron d'étain, 6 litres d'eau de pluie (ou mieux d'eau distillée); après six minutes d'ébullition, on ajoute 125 gram. (4 onces) de cochenille en poudre fine, on ajoute 8 grammes (2 gros) de tartrate acidule de potasse, 10 grammes (2 gros et demi) d'alun pur; on tient le tout en ébullition pendant quelques minutes, on laisse en repos. Lorsque la solution s'est éclaircie, on décante, on recueille le produit liquide dans de grands vaisseaux de forme cylindrique; on recouvre ces vases, et on laisse en repos. On aperçoit bientôt un dépôt au fond des vaisseaux ; lorsque ce dépôt s'est bien séparé, on le jette sur un filtre, on le lave, et on le fait sécher. La liqueur d'où l'on a séparé ce produit étant encore très colorée, on en précipite la matière colorante au moyen d'une solution d'étain, et l'on obtient une laque inférieure en beauté à la première. (A. C.)

LAQUE DE FLORENCE. Elle s'obtient, 1°. en faisant bouillir dans 3 litres d'eau, 64 grammes (2 onces) de cochenille en poudre, et 32 grammes (1 once) de crème de tartre pure, décantant la liqueur claire, la précipitant par le muriate d'étain, lavant le précipité. 2°. En prenant une dissolution d'alun contenant 1 kilogramme de ce sel, précipitant l'alumine par la potasse, lavant ce précipité (l'hydrate d'alumine) jusqu'à ce qu'il soit pur. 3°. En mêlant ensemble les deux précipités de manière à en faire un tout homogène, que l'on jette sur un filtre et que l'on fait sécher.

On obtient une laque d'une couleur moins belle, en remplaçant la cochenille par une demi-livre de bois de Brésil, opérant comme nous l'avons dit. Cette laque peut s'appeler *laque de Brésil.* (A. C.)

LAUDANUM. *V.* VIN D'OPIUM COMPOSÉ.

LAUDANUM CYDONIÉ, *Gouttes noires des Anglais, Blakdrops.* Ce produit, qui se prépare dans quelques-unes des pharmacies de Paris, et qui dans d'autres est tiré d'Angleterre, se prépare de la manière suivante : on prend, opium brut, 128 grammes (4 onces); suc de coings récent, 2 kilogramm. (4 livres); on fait macérer pendant trois semaines, on ajoute alors girofles et muscades concassés, de chaque, 32 grammes (1 once). On laisse en contact pendant huit jours. Après ce temps, on ajoute, sucre blanc, 128 grammes (4 onces); safran, 32 grammes (1 once); on laisse le tout en contact pendant 24 heures, on filtre, et l'on fait évaporer le liquide jusqu'à réduction des deux tiers. Dix de ces gouttes représentent 5 centigrammes (1 grain) d'opium pur. Une préparation analogue a été indiquée par M. le docteur Porter de Bristol. Cette préparation est la suivante : on prend, opium, 128 gram. (4 onces); acide citrique en cristaux, 64 grammes (2 onces). On broie le tout dans un mortier, on ajoute une pinte d'eau distillée chauffée à 100°, on mêle par agitation, on laisse en digestion pendant 24 heures, on filtre, et l'on conserve. Si l'on en croit les praticiens américains, cette préparation est d'un effet plus prompt, mais moins permanent que celui de l'extrait et de la teinture d'opium; on regarde son action comme trois fois plus grande que celle de l'opium. M. Porter considère cette préparation comme du *citrate de morphine,* et il prescrit d'éviter l'emploi des alcalis ou sels alcalins, lorsque l'on en fait usage. (*Monthly Journ. of med.,* New-Yorck, 1823.) (A. C.)

LAUDANUM OPIATUM. *Laudanum quasi laudatum.* On a donné ces noms à l'extrait d'opium préparé de la manière suivante : on coupe de l'opium par rouelles, on le met au bain-marie avec une petite quantité d'eau, on le délaie exactement, on passe le *solutum* avec expression; on laisse déposer; on décante la liqueur claire, on la fait ensuite évaporer au bain-marie pour l'amener en consistance pilulaire. La dose de cet extrait est de demi-grain à 2 grains. On prépare aussi un autre laudanum par le même procédé, mais on emploie le vin blanc au lieu d'eau. Ces médicamens sont peu usités.

(A. C.)

LAUDANUM DE ROUSSEAU. *V*. VIN D'OPIUM PRÉPARÉ PAR FERMENTATION.

LAUDANUM TUTISSIMUM. On avait donné ce nom à une teinture préparée avec l'alcool et la thériaque d'Andromaque. Ce médicament n'est plus usité. (A. C.)

LAURÉOLE. *V*. GAROU.

LAURIER. *Laurus*. Genre de plantes dont plusieurs espèces fournissent des produits éminemment utiles; tels sont principalement le camphre, la cannelle, le cassia lignea, le malabathrum, le sassafras, les baies et les feuilles de laurier commun, les baies de pichurim, etc. Le fruit d'une espèce de laurier est bon à manger, et on le cultive à cet effet dans les climats équatoriaux. *V*. AVOCATIER.

Des articles spéciaux étant consacrés à chacune de ces substances, nous ne traiterons, sous le titre de Laurier, que l'espèce commune, ainsi que les arbrisseaux qui, à raison de l'analogie de leurs feuilles avec celles du laurier ordinaire, sont connues depuis un temps immémorial sous les noms vulgaires de laurier-cerise et laurier rose, quoiqu'ils ne fassent pas partie du genre dont il est ici question. (G...N.)

LAURIER AMANDIER. *V*. LAURIER-CERISE.

LAURIER D'APOLLON, LAURIER COMMUN ET LAURIER FRANC. *Laurus nobilis*, L.—Rich. Bot. méd., t. I, p. 179. (Famille des Laurinées. Ennéandrie Monogynie, L.) Arbre élégant, indigène des contrées méridionales de l'Europe, et surtout de l'Orient. Il est aussi tellement abondant dans les îles Canaries, qu'il y forme l'essence des forêts. Maintenant on le cultive avec succès dans la France méridionale, où il s'est parfaitement naturalisé. Sous le climat de Paris, il souffre du froid, et ne prend qu'un accroissement médiocre; aussi le place-t-on contre des murs bien exposés au midi. Le laurier est un arbre si connu, que nous croyons superflu de le décrire minutieusement. Nous rappellerons seulement à nos lecteurs les principaux traits de son organisation. Il conserve toujours ses feuilles, qui sont alternes, elliptiques-lancéolées, sinueuses sur les bords, fermes, luisantes, glabres, d'un vert vif en-dessus, un peu plus pâle en-dessous. Les fleurs sont dioïques, et disposées par petits faisceaux de deux à quatre dans les aisselles des feuilles. Les fruits sont des drupes ovoïdes, de la grosseur d'une très petite cerise, d'une couleur rouge et presque noire à la maturité. Le laurier, célèbre chez les peuples de l'antiquité qui l'avaient consacré au dieu de la poésie et de la musique, et dont les feuilles ceignaient le front des triomphateurs dans tous les genres, n'est plus estimé aujourd'hui que sous des rapports d'utilité. Ses feuilles aromatiques, surtout quand on les froisse entre les mains, d'une saveur amère et piquante, sont employées à aromatiser divers comestibles. Les fruits sont également aromatiques et usités comme stimulans en Médecine; on leur donne dans les pharmacies le nom de *baies,* qui n'est pas convenable, puisque ce sont des fruits drupacés dont la pulpe n'est pas succulente, et dans laquelle les graines ne sont pas éparses. Tels qu'on les trouve dans le commerce, ils sont secs, noirs et ridés, composés, 1°. d'une partie externe qui, de charnue qu'elle était d'abord, est devenue, par la dessication, mince, sèche et friable; 2°. d'une amande assez grosse d'une couleur fauve, d'une apparence grasse, et qui se divise facilement en deux lobes; cette amande, ainsi que le brou desséché, ont conservé une grande partie de l'odeur aromatique dont ils étaient imprégnés à l'état frais.

M. Bonastre, à qui l'on doit une analyse de ces fruits, y a signalé, entre autres substances: de l'huile volatile, environ un centième du poids; une matière cristalline particulière, qu'il a nommée *laurine*, en même quantité que l'huile volatile; à peu près la neuvième partie d'une huile grasse de couleur verte;

de la stéarine ; plus du quart en poids de fécule ; un sixième d'extrait gommeux, et plusieurs autres substances moins importantes. C'est à l'huile volatile que les baies de laurier doivent leur propriété stimulante.

L'huile concrète et verte que l'on peut en retirer par expression ou ébullition dans l'eau, retient toujours une certaine quantité d'huile volatile qui la rend odorante ; mais l'huile grasse de laurier usitée dans les pharmacies, est une préparation onguentaire où l'on a fait dissoudre dans l'axonge le principe aromatique des feuilles et des fruits de laurier, et que l'on a colorée en vert. *V*. Onguent de laurier. Les fruits du laurier entrent dans la composition de plusieurs médicamens composés, rarement employés aujourd'hui ; tels sont, l'électuaire de baies de laurier, le baume de Fioraventi, l'eau thériacale, l'esprit carminatif de Sylvius, etc.

(G...n.)

LAURIER-AVOCATIER ou PERSEA. *V*. Avocatier.

LAURIER-CAMPHRIER. *V*. Camphre.

LAURIER-CANNELLIER. *V*. Cannelle.

LAURIER-CASSE. *V*. Cassia lignea.

LAURIER-CERISE ou LAURIER-AMANDIER. *Cerasus Lauro-cerasus*, Lam. — Rich. Bot. méd., t. II, p. 521. *Prunus Lauro-cerasus*, L. (Famille des Rosacées, tribu des Drupacées. Icosandrie Monogynie, L.) C'est un arbrisseau originaire des bords de la Mer Noire, et dont l'introduction dans les jardins d'Europe date de la fin du seizième siècle. Depuis cette époque, on le cultive avec facilité en Italie et en France, où il supporte le froid de nos hivers sans en souffrir notablement. Il s'élève à la hauteur de 15 à 25 pieds sur un tronc rameux, dont l'écorce est noirâtre, assez lisse, et le bois très dur et rougeâtre, surtout quand il a été exposé à l'air. Ses feuilles sont persistantes, presque sessiles, grandes, alternes, distiques, ovales-allongées, aiguës, dentées vers leur base, fermes, coriaces, très glabres, vertes et luisantes. Les fleurs sont blanches, petites, d'une odeur forte, et disposées en épis ou grappes simples qui pendent des aisselles supérieures des feuilles. À ces fleurs succèdent de petites drupes ovoïdes, de la forme des petites cerises noires des bois, mais plus petites, dont la chair est violette, pleine d'un suc fade, douceâtre. L'amande et le noyau sont, au contraire, très amers et imprégnés de l'odeur d'acide prussique, qui d'ailleurs est répandue dans presque toutes les parties de cette plante.

C'est principalement à cause de la beauté de son feuillage toujours vert que l'on cultive le laurier-cerise dans les jardins et dans les parcs. Il est en outre employé à des usages économiques et thérapeutiques, à raison de l'odeur forte qu'exhalent surtout ses feuilles, et qui est due à l'acide hydro-cyanique tout formé et à l'huile volatile qu'elles contiennent. On connaît l'action énergique de ces principes sur l'économie animale (*V.* Acide hydro-cyanique, t. Ier, p. 107); aussi les feuilles de laurier-cerise et leurs diverses préparations sont-elles considérées comme des poisons lorsqu'elles sont employées à une dose élevée.

L'eau distillée de laurier-cerise a été employée comme un médicament très efficace contre un grand nombre de maladies nerveuses qui ont un type intermittent. Les médecins italiens de l'école de Razori la rangent parmi les médicamens contro-stimulans, c'est-à-dire qu'ils l'emploient dans les cas de fièvre et d'irritation. En un mot, son emploi a lieu dans tous les cas où l'acide hydro-cyanique a été mis en usage. Les opinions des médecins varient sur le mode d'action et l'énergie de ce médicament. Les résultats obtenus par M. Fouquier, à la Charité, sont pour ainsi dire négatifs ; ils nécessitent donc de nouvelles recherches de la part des praticiens qui voudront éclaircir ce point important de la science.

Dans quelques maisons, on se sert de l'eau distillée de laurier-cerise comme condiment, à la dose de quelques gouttes, pour aromatiser les divers comestibles, et particulièrement les crèmes et autres préparations culinaires dont le lait fait la base ; mais cet emploi, confié à des cuisiniers imprudens et inattentifs, peut occasioner de graves accidens, si, par mégarde, on en met une trop forte dose. Il vaut mieux se servir directement des feuilles, dont on fait infuser une ou deux feuilles seulement dans environ une pinte de lait.

L'huile volatile retirée des feuilles et des noyaux du laurier-cerise est d'une excessive âcreté et très analogue à celle des amandes amères. L'extrait aqueux préparé avec les mêmes feuilles ne jouit pas de propriétés actives, d'après les expériences de Fontana et de M. Orfila, qui l'ont fait prendre intérieurement à des doses très élevées, et appliqué sur le tissu cellulaire des animaux. (A. R.)

LAURIER COMMUN. *V.* LAURIER D'APOLLON.

LAURIER CULILAWAN. *Laurus Culilawan*, L. Arbre des Moluques, qui fournit l'*écorce de Culilawan*. *V.* ce mot, t. II, p. 233.

LAURIER PICHURIM. (*Ocotea Pichurim*, Kunth.) Arbre de l'Amérique équinoxiale, dont la graine a reçu, dans la Droguerie, le nom de *fève Pichurim*. *V.* ce mot, t. II, p. 545.

LAURIER ROSE. *Nerium Oleander*, L. — Rich. Bot. méd., t. I, p. 321. (Famille des Apocynées, Juss. Pentandrie Digynie, L.) Arbrisseau toujours vert, qui croît naturellement sur toutes les côtes de la Méditerranée, d'où il s'étend jusque dans l'Inde orientale et en Chine. Sa culture est maintenant répandue dans l'Europe entière; mais il exige, dans les contrées froides, qu'on le rentre en serre tempérée pendant l'hiver. Le laurier rose est très rameux, et ne s'élève qu'à la hauteur de 2 à 3 mètres. Ses feuilles sont lancéolées, étroites, aiguës, entières, glabres, coriaces, disposées par verticilles de trois, d'un vert foncé avec une nervure blanche et proéminente en dessous. De belles fleurs roses ou purpurines sont disposées au sommet des rameaux en cimes ombellées; elles s'épanouissent, sous le climat de Paris, dans les mois de juillet et d'août. Leur calice est très petit, à cinq divisions profondes; leur corolle infundibuliforme et régulière, ayant le limbe à cinq lobes obtus, et l'orifice du tube garni de cinq appendices pétaloïdes et frangés. Les cinq étamines ont les antères sagittées et terminées par une longue pointe toute couverte de poils longs et laineux. Le fruit consiste en deux follicules accolés, ovoïdes, terminés en pointe, et remplis de graines aigrettées.

Le laurier rose est un des plus charmans arbrisseaux cultivés pour l'ornement des jardins. Quoique son suc ne soit point laiteux comme celui de la plupart des Apocynées, il a cependant une âcreté et une causticité qui le font participer aux propriétés générales de cette famille. Ses feuilles desséchées et réduites en poudre sont violemment sternutatoires. L'écorce, et même le bois de cet arbrisseau, sont délétères; mais le principe nuisible s'affaiblit considérablement par la culture. M. Orfila a fait beaucoup d'expériences sur les animaux avec l'extrait de laurier rose; elles ont confirmé pleinement ce que l'on avait dit de l'activité extrême de cet arbrisseau vénéneux, et ce savant professeur l'a placé parmi les poisons narcotico-âcres. Il en résulte que l'on ne peut administrer à l'intérieur avec trop de prudence l'extrait de laurier rose comme médicament. Cependant, on en a recommandé l'usage interne et l'application à l'extérieur sous forme de liniment, contre la gale, les dartres et les autres maladies cutanées chroniques. La dose était d'un scrupule d'extrait pour un liniment de 3 onces. Plusieurs médecins distingués, et entre autres M. Loiseleur Deslongchamps, ont fait des essais dans le but d'éclaircir ce point douteux de Thérapeutique; mais les résultats qu'ils ont obtenus n'ont pas été plus positifs, en sorte que l'usage du laurier rose, comme médicament, est à peu près abandonné.

(G.. N.)

LAURIER SASSAFRAS. *V.* SASSAFRAS.

LAURINÉES. *Laurineæ.* Famille de plantes dicotylédones apétales, à étamines périgynes, qui tire son nom et ses principaux caractères du genre Laurier. Les plantes dont elle se compose sont des arbres ou des arbrisseaux d'un port très élégant, conservant en général, dans toutes les saisons, leurs feuilles qui sont presque toujours alternes, entières et coriaces.

Leurs fleurs sont peu apparentes, incomplètement unisexuées, monoïques ou dioïques. Elles se composent d'un périanthe à quatre ou six divisions; de six à neuf étamines dont les anthères s'ouvrent au moyen de valves ou panneaux, caractère qui ne se présente que dans un petit nombre de plantes. Le fruit est charnu, entouré à la base du calice persistant, et contenant une seule graine.

Les plantes de la famille des Laurinées offrent beaucoup d'uniformité dans leur organisation ainsi que dans leurs propriétés médicales; plusieurs d'entre elles fournissent des médicamens fort employés. Nous ne répéterons pas ce qui a été dit à l'article LAURIER, parce que c'est l'unique genre de la famille des Laurinées où se trouvent toutes les espèces remarquables sous le rapport de leurs produits. *V.* d'ailleurs les mots AVOCATIER, CAMPHRE, CANNELLE, CASSIA LIGNEA, FÈVE PICHURIM, MALABATHRUM, et SASSAFRAS. (A. R.)

LAVANDE. *Lavandula.* Genre de plantes de la famille des Labiées et de la Didynamie Gymnospermie, L., renfermant une douzaine d'espèces qui croissent dans les contrées que baigne la Méditerranée, et qui sont généralement sous-frutescentes, très odorantes, munies de feuilles entières ou plus ou moins crénelées et découpées, et de fleurs violacées, disposées en épis cylindriques et longuement pédonculés. Trois espèces, dont nous allons donner une courte description, sont remarquables par leur emploi en Médecine, et sont cultivées à cet effet dans les jardins.

La LAVANDE OFFICINALE ou LAVANDE DES JARDINS, *Lavandula vera*, D.C., Flore française, suppl., p. 398, est un petit arbuste qui ne s'élève qu'à la hauteur de 1 à 2 pieds. Sa tige est ligneuse à la base, divisée au sommet en rameaux herbacés, dressés, grêles, pubescens et blanchâtres, garnis inférieurement de feuilles opposées, sessiles, lancéolées, linéaires, aiguës, pubescentes. Les pédoncules longs et nus portent supérieurement des verticilles très rapprochés de petites fleurs violettes formant un épi cylindrique; chaque verticille est accompagné de deux bractées. Cette plante est très commune dans le midi de la France, de l'Italie et de l'Espagne, où elle couvre de vastes espaces de terrains arides. Les anciens botanistes l'avaient fort bien distinguée de l'espèce que nous allons décrire à la suite, mais Linné les confondit en une seule.

Toutes les parties de la lavande officinale, et surtout les fleurs, exhalent une odeur agréable, quoique forte, et qui se conserve long-temps après la dessication. Elle contient en abondance de l'huile volatile qui laisse souvent déposer des cristaux considérés par Proust comme du camphre. Cette huile est renfermée dans une multitude de vaisseaux propres d'une extrême petitesse et fort rapprochés les uns des autres. C'est, à notre avis, ce qui rend si persistante l'odeur des lavandes; car nous avons remarqué que plus les glandes vésiculaires des plantes étaient grosses et écartées, plus l'huile volatile se dissipait promptement. La lavande est cultivée dans les pays tempérés de l'Europe, comme plante d'agrément; on en fait des bordures assez agréables.

Outre l'odeur et la saveur aromatiques qui caractérisent cette plante, elle se fait encore remarquer par une forte amertume, mais qui, à la première impression, n'est pas fort sensible, parce que le principe aromatique, âcre et chaud l'emporte sur le principe amer. En vertu de ces principes, la lavande jouit à un haut degré de propriétés excitantes. Néanmoins, elle est fort rarement usitée à l'intérieur, si ce n'est comme ingrédient de plusieurs préparations officinales, telles que l'orviétan, les divers alcoolats et vinaigres aromatiques, etc. L'huile volatile de lavande est fréquemment employée par les parfumeurs, qui en aromatisent une foule de cosmétiques.

La Lavande Spic ou Grande Lavande, *Lavandula Spica,* D.C., *loc. cit.* C'est un petit arbuste qui ressemble tellement au précédent, que Linné et plusieurs botanistes modernes les avaient réunis en une seule espèce. Il est très commun dans les départemens les plus méridionaux de la France. La lavande spic se distingue par ses feuilles élargies au sommet et comme spatulées, par ses calices à peine cotonneux, par ses épis interrompus, c'est-à-dire dont les verticilles sont distans les uns des autres, et par ses bractées linéaires presque sétacées. C'est de cette espèce que les parfumeurs-distillateurs du midi de la

France extraient la véritable huile de spic ou d'aspic. Les propriétés de cette espèce sont les mêmes et à un égal degré d'énergie, que la lavande officinale.

La Lavande Stæchas, *Lavandula Stæchas*, L. C'est un petit arbuste un peu plus élevé que les précédens, et qui croît abondamment dans les pays méridionaux de l'Europe. Ses tiges sont droites, peu rameuses, garnies de feuilles linéaires-étroites, roulées en dessous et persistantes. Ses fleurs sont disposées en épis ovoïdes et couronnés par une touffe de bractées colorées en violet et plus grandes que les fleurs. On employait beaucoup autrefois les fleurs de cette plante sous le nom de *Stæchas arabique*, parce que l'on faisait venir à grands frais, d'Arabie, cette plante dont on avait, pour ainsi dire, des moissons sous la main; mais à cette époque, on attachait un grand prix aux drogues exotiques. Elle faisait la base du sirop de stæchas composé, et elle entrait dans d'autres préparations officinales.

(G...n.)

LAVEMENS, *Clystères*. On a donné ces noms à des médicamens liquides destinés à être injectés dans le gros intestin, à une distance plus ou moins profonde, mais qui ne dépasse pas la valvule iléo-cœcale. Ces médicamens s'administrent ordinairement après avoir été chauffés; mais la chaleur qu'on leur donne ne doit pas être supérieure au 32° du thermomètre de Réaumur, température ordinaire de l'intérieur du corps humain. Les lavemens ont été divisés en simples, en alimentaires et en médicamenteux. Leur composition et leur volume sont différens, selon la nature de la maladie et l'âge des malades. 4 onces de liquide suffisent pour un enfant; 8 sont nécessaires pour un adolescent; enfin 12 pour un adulte. Les lavemens furent d'abord administrés à l'aide de vessies, de cannes creuses, de bouteilles de gomme élastique, de l'intestin du bœuf vidé, nettoyé et huilé. On emploie maintenant des instrumens connus sous le nom de *seringues*, qui sont plus commodes, et qui permettent d'administrer ce médicament avec facilité.

L'injection des lavemens a été pendant long-temps le

sujet d'une foule de mauvaises plaisanteries dirigées contre les pharmaciens; mais ces jeux de mots ne sont plus de mode, et l'on a établi d'une manière positive, que pour déterminer les cas dans lesquels ces remèdes conviennent, il était nécessaire d'avoir des connaissances médicales, et des connaissances chirurgicales pour les administrer convenablement. D'après cela la ligne à suivre est tracée: la prescription du remède appartient au médecin, la préparation au pharmacien et l'administration au chirurgien. En résumé, on a le plus grand tort de jeter du ridicule sur une opération nécessaire, qui a pour but le soulagement des malades.

Les règles générales à suivre pour la préparation de ces remèdes consistent :

1°. A diviser, à l'aide d'un jaune d'œuf, le camphre et le musc qu'on y fait entrer;

2°. A agir de même pour l'assa-fœtida et pour les gommes-résines, mais à passer le mélange bien homogène à travers un linge serré;

3°. A délayer, dans un mortier, avec une certaine quantité d'eau, les poudres et les électuaires, puis à les faire entrer dans le remède qui doit être donné trouble;

4°. A faire entrer dans ces liquides, par dissolution, les sels, les extraits, les sirops, les miels;

5°. A n'ajouter qu'à l'instant même de l'administration les huiles simples ou composées;

6°. A ne faire chauffer qu'au bain-marie les remèdes dans lesquels le jaune d'œuf entre comme intermède. Cette précaution a pour but d'empêcher l'émulsion animale de se coaguler.

Lavement adoucissant simple. On le prépare en faisant bouillir, dans une pinte d'eau, une poignée d'herbes émollientes, passant avec expression, laissant déposer la colature et tirant à clair.

Lavement adoucissant. Décoction de graines de lin, quantité suffisante, huile d'olive ou d'amande douce, de 16 à 32 gram. (4 gros à 1 once).

Lavement antiseptique. Écorce de chène, 32 gram. (1 once).

Faites bouillir dans suffisante quantité d'eau ; passez ; ajoutez à la colature claire, camphre (divisé dans un jaune d'œuf), 4 grammes (1 gros).

Lavement antisyphilitique. Deuto-chlorure de mercure, 1 décigram. (2 grains) ; eau distillée, 64 grammes (2 onces) ; décoction de graines de lin, 500 grammes (1 livre). On a recours à ce lavement, quand l'emploi du sublimé, par d'autres voies, n'a été suivi d'aucun résultat. On peut cependant en tirer un bon parti, quand l'intestin *rectum* est devenu, à la suite de désordres honteux, le siége de quelques symptômes vénériens.

Lavement astringent. Espèces astringentes, 32 grammes (1 once) ; têtes de pavots, 12 grammes (3 gros). On fait une décoction avec eau, 1 kilogramme (2 livres). On fait réduire à 500 grammes (1 livre) ; on laisse déposer, on tire ensuite à clair la quantité de liquide nécessaire.

Lavement cathartique. On prend, décoction de camomille, 384 grammes (12 onces) ; manne, 32 grammes (1 once) ; sulfate de magnésie, 16 grammes (4 gros). On fait dissoudre la manne et le sel dans la décoction ; on passe, on ajoute ensuite huile d'olives, 32 grammes (1 once).

Lavement cathartique antispasmodique. Au lavement précédent, ajoutez, teinture d'assa-fœtida, 8 grammes (2 gros). On administre cette préparation contre les coliques, l'hystérie.

Lavement laxatif. A une suffisante quantité de décoction émolliente, ajoutez, séné, 16 grammes (4 gros). On fait bouillir pendant quelques minutes ; on fait ensuite dissoudre, sulfate de soude, 18 grammes (3 gros). On passe, on laisse déposer et l'on tire à clair.

Lavement laxatif (*de l'hôpital des Vénériens*). A une décoction émolliente simple, ajoutez, miel mercurial (de 64 à 96 grammes (de 2 à 3 onces).

Lavement purgatif des peintres. On prend séné, sulfate de soude ou de magnésie, de chaque, 16 grammes (4 gros) ; eau bouillante, 500 grammes (1 livre). On fait bouillir légèrement ; on ajoute ensuite, miel commun, 128 grammes (4 onces). On passe ; à la colature décantée on mêle, tartrate antimonié de potasse (émétique), 2 décigrammes (4 grains).

Lavement de tabac (*Hôtel-Dieu*). Feuilles sèches de tabac, 32 grammes (1 once) ; eau, 1 kilogramme (2 livre) ; émétique, 6 décigrammes (12 grains). Ce lavement est administré dans les cas où l'on a besoin d'une violente action sur le tube intestinal ; on doit cependant ne l'administrer qu'avec précaution, et il y a des exemples d'empoisonnement dus à l'emploi du tabac ; nous avons eu l'occasion tout récemment de faire connaître un cas de cette nature. La dose de tabac qui détermina la mort d'un individu était d'une once. (*Journ. de Chimie méd.*, décembre 1827.)

Une foule d'autres préparations semblables ont été indiquées dans les formulaires ; nous ne les rapporterons pas ici, par la raison que ces formules peuvent subir diverses modifications, indiquées au praticien par la nature du sujet et par celle de la maladie. (A. C.)

LAWSONIA INERMIS. *V.* Henné.

LAXATIFS. On donne ce nom aux médicamens qui déterminent les purgations sans irriter : la casse, la manne, le miel sont des laxatifs.

LÉGUME ou GOUSSE. *Legumen*. Fruit capsulaire bivalve, portant les graines attachées à l'une des sutures longitudinales, et propre à la famille des Légumineuses. *V.* ce mot.

(A. R.)

LÉGUMINEUSES. *Leguminosæ*. L'une des plus vastes familles du règne végétal ; car on y compte aujourd'hui plus de trois mille espèces, réparties en un nombre aussi très considérable de genres. Elle appartient à la classe des Dicotylédones polypétales à étamines périgynes. Quoiqu'au premier coup d'œil, cette famille semble très naturelle, c'est-à-dire quoiqu'il paraisse très facile de reconnaître les plantes qui en font partie, cependant lorsque l'on étudie en détail leur organisation particulière, on est frappé des différences remarquables qu'elles présentent. Ce n'est pas dans les Légumineuses de nos climats que ces modifications de structure sont très sensibles, mais dans celles des contrées équinoxiales. Aussi les botanistes ont-ils formé plusieurs groupes pour leur arrangement méthodique. M. De Candolle (1) a proposé l'établissement des quatre principaux sous-ordres, sous les noms de *Papilionacées*, *Swartziées*, *Mimosées* et *Cæsalpiniées*, qu'il a subdivisés en plusieurs tribus ou sous-tribus. Ces divisions, fort bonnes sans doute pour la Botanique proprement dite, ne peuvent être appliquées à l'étude des végétaux sous le rapport médical et économique, parce que plusieurs des subdivisions établies par l'illustre professeur de Genève ne renferment aucune plante usuelle. Nous nous bornerons donc à exposer l'organisation générale des trois groupes principaux auxquels on peut rapporter toutes les Légumineuses qui intéressent par elles-mêmes ou par leurs divers produits, la Médecine et les Arts.

Ier sous-ordre. PAPILIONACÉES. Le nom de ce groupe est tiré de la forme générale de la corolle, qui offre l'image grossière d'un papillon ou d'un insecte ailé. En effet, le calice est tubuleux, petit, et divisé en plusieurs segmens plus ou moins profonds. La corolle est formée de cinq pétales inégaux, irréguliers, qui ont reçu des noms particuliers, savoir : le supérieur, ordinairement plus grand que les autres qu'il embrasse avant l'épanouissement de la fleur, nommé l'ÉTENDART (*Vexillum*); deux latéraux, égaux et semblables, tantôt appliqués contre les deux inférieurs, tantôt étalés, ce sont les AILES (*Alæ*); enfin deux inférieurs de même forme, rapprochés, souvent soudés par leur bord interne, et qui constituent la CARÈNE (*Carina*). Les étamines, au nombre de dix, sont le plus souvent diadelphes, c'est-à-dire que neuf sont soudées en tube par leurs filets, tandis que la dixième est libre; quelquefois les étamines sont monadelphes, c'est-à-dire que tous leurs filets sont soudés en un seul faisceau tubuleux ; mais telle est la grande affinité des genres qui présentent ces deux modifications de structure, que Linné n'a pas osé les distribuer dans deux diffé-

(1) *V. Prodromus Syst. nat. veget.*, t. II, Paris, 1825; et Mémoires sur la famille des Légumineuses, 1 vol. in-4° avec figures; Paris 1826.

rentes classes de son système, et qu'il a préféré laisser dans la Diadelphie, avec la plupart des autres Papilionacées, celles qui offraient le caractère d'être monadelphes. L'insertion de la corolle et des étamines, quoique ordinairement périgynique, c'est-à-dire sur la paroi interne du tube allongé du calice, est dans plusieurs graines évidemment hypogynique. Le fruit est, comme dans les autres groupes dont nous parlerons plus bas, toujours une gousse, c'est-à-dire une capsule à deux valves, portant les graines le long d'une seule de ses sutures. Les formes, la structure interne, et même la consistance du fruit des Papilionacées étant excessivement variées, c'est principalement d'après cet organe que sont établis les genres de cette famille.

Les gousses sont en général allongées, comprimées, uniloculaires, polyspermes et bivalves ; mais quelquefois elles sont globuleuses et monospermes ; d'autrefois cylindriques et presque filiformes. Dans certains genres, elles offrent plusieurs articulations qui se séparent les unes des autres à l'époque de la maturité ; dans d'autres, elles sont divisées en deux ou plusieurs loges par des fausses cloisons. Leur intérieur est quelquefois rempli d'une substance pulpeuse et charnue. Enfin il en est qui restent indéhiscentes, et dont les valves sont analogues au brou des fruits drupacés. Les graines sont ou globuleuses, ou lenticulaires, ou réniformes, ou anguleuses. Elles se composent d'un tégument propre qui recouvre une amande formée ordinairement de deux gros cotylédons farineux.

Toutes les Légumineuses de nos climats tempérés appartiennent au groupe des Papilionacées. Quelques-unes sont employées en nature, à titre de médicamens : telles sont les feuilles des diverses espèces de genêt, de mélilot, les racines d'arrête-bœuf, de réglisse, etc. Les graines de plusieurs d'entre elles, comme les fèves, les haricots, les pois, les lentilles, etc., sont comestibles. La gomme adraganthe est fournie par divers astragales. L'indigo est retiré des *Indigofera ;* les baumes de Tolu et du Pérou, de deux espèces de *Myrospermum,* arbres et arbustes qui font partie des Papilionacées. Une foule d'autres plantes de ce groupe, qu'il serait trop long d'énumérer ici et dont il sera traité à leurs articles respectifs, sont usitées dans la Médecine et dans l'Économie domestique.

IIe sous-ordre. CÆSALPINIÉES. On a donné ce nom à un groupe de Légumineuses indigènes des contrées situées entre les tropiques, et dont les plus remarquables sont les plantes du genre *Cæsalpinia*, qui fournissent les bois de Brésil et de Sappan. D'autres plantes appartenant à ce groupe sont encore fort intéressantes sous le rapport de leurs usages : telles sont les diverses espèces de casses, les sénés, l'*Arachis hypogæa*, le *Moringa aptera* qui fournit l'huile de ben, etc. La corolle des Cæsalpiniées ne ressemble presque pas à celles des Papilionacées ; souvent les cinq pétales dont elle se compose sont à peine inégaux et simulent presque une fleur de Rosacées. Quelquefois les pétales manquent entièrement. Les étamines, au nombre de dix, ont leurs filets distincts, et quelques-unes d'entre elles n'existent souvent qu'à l'état rudimentaire. Le fruit est une gousse dont la forme et la consistance varient beaucoup ; dans les sénés, elle est aplatie, foliacée-membraneuse, et on lui donne le nom de follicule.

IIIe sous-ordre. MIMOSÉES. Les plantes de cette subdivision offrent un petit calice à quatre ou cinq dents, une corolle tubuleuse ou campanulée, régulière, à quatre ou cinq divisions régulières très profondes. Les étamines sont très nombreuses, rarement au nombre de cinq ou de dix, ayant leurs filets soudés par la base ou entièrement libres. Le fruit est une gousse. Les Mimosées tirent leur nom du genre *Mimosa* de Linné, divisé maintenant en deux genres très rapprochés l'un de l'autre, et dont le second est nommé *Acacia*. Ces plantes fournissent la gomme arabique, et leurs gousses sont employées dans la teinture en noir, à raison de l'abondance du principe astringent qu'elles contiennent.

En comparant les caractères que nous venons d'exposer, et qui sont fournis principalement par les fleurs des trois groupes de Légumineuses, on voit que ces groupes peuvent facilement être distingués entre eux ; mais si l'on fait attention à leurs fruits qui, bien que très variables dans leurs formes, ont cependant une structure semblable et particulière à la famille des Légumineuses, on ne peut disconvenir que ces groupes sont liés étroitement et de manière à ne pouvoir être séparés complètement. Les Légumineuses ont toutes des feuilles alternes, munies à leur base de deux stipules, et généralement composées de plusieurs folioles dont les pétioles sont articulés. L'articulation flexible de ces pétioles permet aux folioles et aux feuilles de se ployer ou déployer, selon que la plante est soumise ou soustraite à l'influence de la lumière, phénomène que Linné a nommé *sommeil des plantes*. Plusieurs Légumineuses, particulièrement la sensitive (*Mimosa pudica*, L.) et l'*Hedysarum gyrans*, L., exécutent des mouvemens d'irritabilité dont la cause n'est pas encore bien connue. C'est encore ici le lieu de faire remarquer l'accord que Linné le premier, et ensuite MM. De Jussieu et De Candolle ont signalé entre les affinités botaniques et les propriétés générales des végétaux. Les Légumineuses contiennent en général un principe nauséabond purgatif, plus abondamment répandu dans les feuilles que dans les autres organes. Ce principe actif domine surtout dans les différentes sortes de séné; il a été isolé par MM. Lassaigne et Feneulle, qui lui ont donné le nom de *cathartine*. Mais un grand nombre de Légumineuses offrent encore une foule de principes qui semblent rompre cette uniformité de propriétés que nous venons de faire remarquer. Les unes sont simplement nourrissantes, en raison de la fécule qui compose leurs cotylédons; les autres sont médicamenteuses, remarquables par leurs divers produits, résines, baumes, huiles, matières colorantes, gommes, etc. Ces substances si variées sont fournies ou sécrétées par les différens organes, et présentent seulement des spécialités exceptionnelles qui, à notre avis, ne détruisent pas la règle générale; car au lieu de comparer entre elles les Légumineuses dans l'ensemble de leurs organes, il faudrait étudier les propriétés de leurs organes respectifs, et l'on verrait que les mêmes organes des Légumineuses analogues par leurs caractères botaniques, donnent des produits aussi très analogues. Ainsi les fleurs des mélilots, les graines des fenu-grecs, développent certaines odeurs particulières qui font reconnaître facilement ces plantes ; les racines de réglisse sont douces et comme sucrées, qualités que présentent encore les racines de l'*Abrus precatorius,* qui porte le nom de *réglisse des Antilles ;* la gomme arabique exsude des branches de diverses sortes d'acacias ; la gomme adraganthe découle de plusieurs astragales ; l'indigo est fort abondant, non-seulement dans les feuilles des *Indigofera,* mais encore dans celles de quelques espèces de *Galega,* genre de plantes très rapproché des *Indigofera,* etc., etc. Nous pourrions citer, à l'appui de cette assertion, une foule d'autres faits tirés de la famille des Légumineuses ; mais la question nous semble assez résolue pour n'avoir pas besoin de preuves plus multipliées. (G...N.)

LÉNITIF. *V.* ÉLECTUAIRE LÉNITIF.

LENTILLE. *Ervum Lens,* L. — Rich. Bot. méd., t. II, p. 561. (Famille des Légumineuses. Diadelphie Décandrie, L.) Petite plante annuelle qui croît abondamment dans le midi de l'Europe, parmi les moissons, et que l'on cultive aujourd'hui dans les pays du Nord, pour les usages domestiques. Sa tige faible, haute d'environ un pied, porte des feuilles alternes, imparipinnées, composées d'environ douze folioles, terminées par une vrille roulée. Ses fleurs sont d'un gris de lin, petites, réunies au nombre de deux ou trois à l'aisselle des feuilles, et portées sur des pédoncules grêles. A ces fleurs succèdent de petites gousses planes contenant en général deux graines fauves, planes, comprimées-convexes, auxquelles on donne le nom de *lentilles,* et dont on fait une grande consommation comme aliment. Elles sont farineuses, d'un goût qui plaît généralement, faciles à digérer, mais, comme la plupart des autres graines de Légumineuses, elles ont l'inconvénient de provoquer abondamment la sécrétion des gaz intestinaux. Les anciens médecins arabes ont introduit les lentilles dans la Thérapeutique ; ils en prescrivaient fréquemment la décoction pour faciliter l'éruption de la variole et de la rougeole, usage qui s'est conservé de nos jours dans la Médecine populaire. Cette décoction est purement adoucissante, et n'a pas la saveur astringente que beaucoup d'auteurs lui attribuent.

On fait, avec la farine de lentilles, des cataplasmes émolliens et résolutifs; mais aujourd'hui elles sont peu employées sous ce rapport.

L'analyse des lentilles a été faite par Einhoff, qui a reconnu que ces semences desséchées contiennent : extrait doux, 3,12; gomme 5,99; amidon, 32,81; matières membraneuses, fibre amilacée, 18,75; gliadine, 37,32; albumine soluble, 1,15; phosphate acide de chaux, 0,57; perte 0,29. D'après MM. Fourcroy et Vauquelin, les lentilles fournissent une huile épaisse de couleur verte et du tannin. Cette huile se trouve dans l'enveloppe membraneuse. (A. R.)

LENTISQUE. *Pistacia Lentiscus*, L. — Rich. Bot. méd., t. II, p. 598. (Famille des Térébinthacées. Dioecie Pentandrie, L.) C'est un petit arbrisseau qui croît dans les contrées que baigne la Méditerranée, et particulièrement dans les îles de l'archipel grec. Ses feuilles, dont le pétiole est plane et comme ailé, se composent de huit à douze petites folioles ordinairement alternes, à l'exception des deux supérieures qui sont opposées. Elles sont ovales, lancéolées, obtuses, souvent mucronées, entières et tout-à-fait glabres. Les fleurs sont fort petites, en panicules axillaires, souvent géminées, dioïques, comme dans les autres espèces de Pistachiers. Les fruits sont très petits, pisiformes, rougeâtres à l'époque de leur maturité.

Le bois de Lentisque (*Lignum Lentisci* officin.) était autrefois usité en Pharmacie. A l'état sec, il est solide, très compacte, pesant, cendré extérieurement, blanc à l'intérieur, d'une odeur assez agréable, et d'une saveur astringente. On ne l'emploie plus aujourd'hui.

C'est de cet arbre que découle, par incision, la résine connue sous le nom de MASTIC. *V.* ce mot. Mais il est à remarquer que le *Pistacia lentiscus* n'en fournit que dans les contrées de l'Orient, et particulièrement dans l'île de Chio.

(A. R.)

LEONTODON TARAXACUM. *V.* PISSENLIT.

LEPIDIUM SATIVUM. *V.* CRESSON ALÉNOIS.

LÉPIDOPTÈRES. Dixième ordre de la classe des Insectes,

dans la méthode de M. Latreille. A l'article Insectes, nous avons exposé les caractères essentiels de cet ordre qui se compose d'animaux remarquables par l'élégance de leurs formes, la variété et l'éclat de leurs couleurs, comme, par exemple, les papillons, mais qui n'offrent que peu d'importance sous le rapport de l'utilité. Il faut en excepter le bombyce à soie (*Bombyx mori*), que l'on élève avec soin pour obtenir cette précieuse substance. *V*. Soie. (G...n.)

LESSIVE. On donne ce nom à des liquides qui tiennent en dissolution des sels, et particulièrement des sels alcalins. La liqueur que l'on obtient en traitant par l'eau le résidu de la combustion du bois est la *lessive de cendres ;* celle que l'on prépare en faisant bouillir le sous-carbonate de soude avec la chaux, est connue sous le nom de *lessive des savonniers*. *V*. Carbonate de soude. On donne à la dissolution de sous-carbonate de potasse obtenue de la combustion du tartre le nom de *lessive de tartre*. (A. C.)

LEUCINE. On a donné ce nom à une substance qui se forme par la décomposition de la chair musculaire et de la laine, opérée à l'aide de l'acide sulfurique. Ce produit est blanc, grenu, croquant sous la dent, surnageant l'eau; ses cristaux ont la saveur du bouillon. Soumise à l'action de la chaleur dans une cornue, elle ne se fond qu'au-dessus de 100°; chauffée plus fortement, elle se sublime en partie, sans se décomposer; la partie qui change de nature donne lieu à une liqueur qui contient de l'ammoniaque et de l'huile empyreumatique. La leucine est soluble dans l'acide nitrique; dans l'eau, elle se dissout à chaud; dans l'alcool, le proto-nitrate de mercure la précipite de sa dissolution aqueuse sous forme de flocons blancs. (Braconnot.) (A. C.)

LEVAIN. Le levain est de la pâte aigrie que l'on mêle à la pâte destinée à faire le pain, dans le but de déterminer la fermentation panaire. (A. C.)

LÉVIGATION. On a donné ce nom à une opération rangée parmi les modes de pulvérisation, mais qui n'est à proprement parler qu'une espèce de *tamisation* opérée par l'intermède de l'eau. Cette opération est mise en usage lorsque l'on veut séparer d'une poudre plus ou moins fine la partie la plus ténue de celle qui l'est le moins. La lévigation s'opère de la manière suivante : on forme une pâte avec les substances que l'on veut traiter, on délaie cette pâte dans une très grande quantité d'eau, on agite pendant quelque temps, on laisse reposer quelques instans. Les parties les plus pesantes se précipitent au fond du vase ; on fait passer le liquide trouble tenant les parties les plus légères en suspension, à travers un tamis très serré, on laisse déposer ; on broie le dépôt qui s'est formé, et duquel on a séparé le liquide trouble ; on le traite une seconde fois de la même manière ; on laisse reposer de nouveau, on fait ensuite passer l'eau à travers le tamis. On répète cette opération jusqu'à ce que le résidu ne fournisse plus rien à l'eau, c'est-à-dire jusqu'à ce que l'eau agitée avec ce résidu ne soit plus trouble. On réunit alors les parties solides enlevées par l'eau, on les met à égoutter sur un filtre. On les réduit ensuite en trochisques que l'on fait sécher à l'étuve, ou encore on en fait une poudre. (A. C.)

LEVURE. La levûre est une substance écumeuse qui se rassemble à la surface de la bière lors de la fermentation. Les brasseurs la mettent dans des sacs et la lavent à grande eau pour la priver de la bière et du principe amer du houblon ; elle est ensuite soumise à la presse, privée d'eau et amenée à l'état solide. A cet état, elle est sous forme d'une pâte cassante d'un blanc jaunâtre. Abandonnée à elle-même dans un vase clos à une température de 15 à 20°, la levûre se décompose en passant à la fermentation putride ; mise en contact avec le gaz oxigène, dans une cloche placée sur le mercure, à une température de 15 à 18°, elle absorbe promptement ce gaz, et il résulte de cette absorption du gaz acide carbonique. Exposée à une douce chaleur, la levûre perd les deux tiers de son poids, devient dure et cassante ; elle peut alors se conserver pendant très long-temps. A une plus forte chaleur, elle se décompose complètement en fournissant des produits analogues à ceux qui proviennent de la décomposition des matières animales.

La levûre est insoluble dans l'eau et dans l'alcool ; l'eau bouillante la prive pour quelque temps de sa propriété fermentescible. Plusieurs chimistes se sont occupés de recherches sur la nature de ce produit. Westrumb, qui en fit l'analyse, reconnut que 15360 parties de levûre contenaient : 1°. potasse, 13 ; 2°. acide carbonique, 15 ; 3°. acide acétique, 10 ; 4°. acide malique, 45 ; 5°. chaux, 69 ; 6°. alcool, 240 ; 7°. extractif, 120 ; 8°. mucilage, 240 ; 9°. matière sucrée, 315 ; 10°. gluten, 480 ; 11°. eau, 13595 ; 12°. quelques traces de silice et d'acide phosphorique. D'après les expériences de ce chimiste, il paraît que lorsque la levûre est privée par le filtre d'une substance qui a la plus grande analogie avec le gluten, elle perd la propriété de déterminer la fermentation, propriété qu'elle reprend de nouveau si on lui restitue le gluten. Ces expériences concordent avec les résultats annoncés par M. Collin, à l'Institut.

Un procédé particulier pour fabriquer facilement de la levûre a été annoncé, il y a plus de trente ans, dans les journaux anglais. Ce procédé consiste à faire bouillir, pendant l'espace de dix minutes, une pinte de malt mêlé à une pinte et demie d'eau, à tirer à clair le décoctum, à le laisser refroidir, puis à l'exposer à une chaleur convenable pour déterminer la fermentation, à ajouter ensuite une pinte d'un semblable décoctum, agitant le tout dans une cuve. Cette opération peut fournir assez de levûre pour un brassin de 100 pintes. Les résultats de cette expérience ont été certifiés exacts par quelques membres de la Société d'Encouragement de Londres, qui répétèrent l'expérience, et qui obtinrent les mêmes résultats que ceux annoncés.

La levûre est employée pour déterminer la fermentation alcoolique, et pour remplacer le levain dans la préparation du pain. (A. C.)

LÉZARD. *Lacerta.* Sous le nom de *Lacerta agilis*, Linné confondit plusieurs petits reptiles de l'ordre des Sauriens, fort communs dans les lieux rocailleux et chauds de l'Europe. Ce nom s'applique plus particulièrement au *lézard gris des murailles*, animal presque domestique, et vivant dans les murs de toutes nos habitations. Il n'est sorte de fables que l'on n'ait débitées sur les propriétés merveilleuses de ce petit reptile, principalement contre les maladies que l'on croyait produites par un sang vicié, comme les maladies cancéreuses, psoriques, les bubons, etc. On les faisait avaler tout crus aux malades, ce qui leur causait sans doute assez de dégoût pour produire quelque changement bon ou mauvais dans leur situation. Aujourd'hui, de tels médicamens sont, à juste titre, proscrits de la Thérapeutique.

Quelques médecins ignares ou charlatans ont donné le nom de lézard à d'autres sauriens, dont ils ont vanté les vertus contre une foule de maladies, et précisément contre celles qui sont les plus rebelles aux ressources de l'art. Nous serions bien fâchés de perdre quelques lignes à reproduire leurs absurdités. (G...N.)

LICHENS. On donne ce nom à des végétaux cryptogames qui affectent une foule de formes diverses, mais qui sont facilement reconnaissables à leur consistance particulière, sèche et coriace, jamais charnue ni véritablement foliacée; consistance qui sert quelquefois de terme de comparaison, et que l'on a nommée *lichénoïde*. Il en est pourtant quelques-uns de mous et gélatineux; cette consistance molle provient de la grande hygroscopicité de ces végétaux qui absorbent promptement l'humidité de l'air, et qui la laissent échapper avec la même facilité; aussi les lichens sont-ils généralement très secs et friables par un temps sec, et très flexibles lorsqu'il fait humide. Ces singuliers végétaux se présentent tantôt sous la forme de croûtes épaisses, pulvérulentes; tantôt ce sont des expansions membraneuses qui ressemblent à des feuilles sèches, tantôt des sortes de tiges simples ou rameuses, et quelquefois fistuleuses; en un mot, les Lichens sont, avec les Champignons et les Algues, les plus polymorphes des Cryptogames.

On distingue, dans un lichen, deux parties: 1°. le THALLE (*Thallus*) ou la partie foliacée, composé lui-même de deux parties, l'une supérieure ou corticale, l'autre inférieure ou médullaire; cette dernière partie manque dans les lichens crustacés uniformes. Le thalle ne peut être assimilé aux tiges des autres plantes ; c'est une espèce de réceptacle général qui supporte ou dans lequel sont immergés les organes que l'on croit servir à la reproduction. Ses formes ainsi que ses couleurs sont excessivement variées ; quelquefois on trouve des lichens dont le thalle soit vert, mais il est ordinairement jaunâtre ou d'un gris plus ou moins foncé. 2°. L'Apothécion (*Apothecium*) ou la partie qui est regardée par les botanistes comme le fruit, mais qui n'est que le conceptacle des *propagules* ou *gongyles ;* c'est ainsi que l'on nomme les organes destinés à la reproduction des Lichens et des autres Cryptogames qui en sont rapprochés. Ces gongyles sont des corps globuleux, opaques, d'une extrême ténuité, auxquels on a refusé le nom de séminules, parce que ce mot suppose la fécondation par le concours des sexes ; or, rien n'est moins prouvé que l'existence des organes sexuels dans les Cryptogames. Les apothécions sont souvent embellis des plus vives couleurs ; quelques-uns sont rouges-pourpres ; d'autres sont orangés, jaunes ou roses. Ces couleurs ressortent avec élégance sur le fond ordinairement pâle du thalle. La forme la plus générale des apothécions est celle d'un petit écusson concave ; d'où le nom de *scutelles* sous lequel ces organes sont fréquemment décrits dans les ouvrages de Botanique.

Les Lichens végètent sur les troncs des arbres, les pierres, la terre humide, les vieux bois, en un mot, sur toutes les surfaces humides ; ils y sont fixés par des sortes de crampons et non par de véritables racines, car celles-ci supposent une succion des sucs contenus dans le sol, ce qui ne peut être prouvé d'une manière absolue, à l'égard des Lichens, puisque quelques-uns habitent exclusivement sur des corps tout-à-fait inaltérables, comme les roches granitiques. Au contraire, les Lichens vivent par absorption des fluides de l'atmosphère ; ils ne sont point de véritables parasites des corps qui leur servent de support, mais ils leur causent des dommages considérables, et surtout aux écorces des arbres, par l'humidité qu'ils entretiennent, et par la foule d'autres petits végétaux et même d'animaux qui se développent dans ces foyers de création. Considérés sous ce point de vue, les Lichens sont des êtres dignes d'intérêt en ce qu'ils présentent les premiers matériaux avec lesquels la nature ébauche son admirable édifice ; et peut-être ne serait-il pas téméraire d'avancer qu'il suffit d'une surface humide et d'un lichen pour faire développer successivement tout le règne organique. Si de ces hautes considérations, nous descendons à celles de l'utilité immédiate qu'offrent les Lichens pour les besoins de l'homme, nous ne leur accorderons pas une très grande importance. Cependant, quelques-uns d'entre eux sont usités dans la Médecine et dans la teinture ; tels sont le lichen d'Islande (*Cetraria Islandica*), l'orseille (*Roccella tinctoria*), la parelle (*Lecanora Parella*), et plusieurs autres espèces qui fournissent des matières colorantes rouges. Nous traiterons aux articles Orseille et Parelle, des divers lichens tinctoriaux , et à l'article Lichen d'Islande , nous parlerons des diverses espèces de Lichens usitées en Médecine.

Linné ne formait qu'un seul genre parmi les Lichens, quoique Dillen et Micheli les eussent déjà distingués en plusieurs genres ou sous-genres. Les botanistes postérieurs à Linné ont trouvé des caractères suffisans pour partager ces végétaux en un grand nombre de genres qui constituent maintenant une famille naturelle, intermédiaire entre les Hypoxylées, les Champignons, et les Hépatiques. Mais dans ces derniers temps, on a peut-être poussé un peu trop loin le système de subdiviser , et l'on a établi des groupes trop peu caractérisés et qui doivent être replacés dans les subdivisions précédemment établies. Il n'entre point dans le plan de cet ouvrage de faire connaître les travaux des savans lichénographes de notre époque, car ce serait empiéter sans utilité sur le domaine de la Botanique proprement dite. Nous nous bornerons donc à indiquer les ouvrages d'Hoffmann (1), d'Acharius (2), de MM. Eschwei-

(1) *Enumeratio Lichenum*, in-4°. Erlang., 1784.

(2) *Lichenographiæ suecicæ prodromus*; 1 vol. in-8°. 1798. — *Lichenographia universalis*; 1 vol. in-4°. Gottingue, 1810.

ler (1) et Fée (2), comme pouvant offrir tous les détails que l'on voudrait acquérir sur cette partie de la science. (G...N.)

LICHEN D'ISLANDE. *Lichen Islandicus*, L. *Cetraria Islandica*, Achar. — Rich. Bot. méd., t. I, p. 34. *Physcia Islandica*, D.C. Flore française. Ce lichen croît en abondance, non-seulement en Islande et dans les contrées arctiques, mais encore sur les montagnes élevées de l'Europe méridionale, les Alpes, les Pyrénées, les Cévennes, le Jura, les montagnes d'Auvergne, etc. Il forme sur la terre des touffes plus ou moins serrées, tantôt sur les rochers et dans les lieux arides, tantôt au milieu des prairies, où il acquiert un grand développement. Le lichen d'Islande est en lames foliacées, divisées en lanières irrégulières, rameuses, presque canaliculées, étalées ou dressées, bordées de cils courts, d'une consistance sèche et cartilagineuse, d'un rouge foncé à leur base, d'un gris blanchâtre ou quelquefois brunâtre à la partie supérieure. Les apothécions, qui se rencontrent rarement sur les échantillons du lichen d'Islande du commerce, sont des espèces d'écussons situés obliquement sur le bord des feuilles et d'une couleur brune-rougeâtre.

Le lichen d'Islande n'a pas d'odeur sensible ; sa saveur est très amère, sans mélange d'astringence. Plusieurs chimistes se sont occupés de son analyse. M. Berzélius en a retiré les principes suivans : sirop, 3,6 ; principe amer, 3,0 ; tartrate acidule de potasse et de chaux, joints à une très petite quantité de phosphate de chaux, 1,9 ; matière extractive colorante soluble dans l'eau, 7,0 ; cire verte, 4,6 ; gomme, 3,7 ; fécule, 44,6 ; squelette insoluble, 36,6 ; acide gallique, des traces. D'après M. John, ce lichen est formé de résine verte, 1,5 ; matière extractive soluble dans l'eau et dans l'alcool, 10 ; inuline, 8 ; inuline modifiée, 40 ; parties insolubles, 37,5 ; acétate de potasse et sel végétal à base de potasse, 1,5 ; ammoniaque, chaux, magnésie, silice fer et manganèse, 0,51. (John, *Écrits*

---

(1) *Systema Lichenum*, 1824.

(2) Essai sur les Cryptogames des écorces officinales ; 1 vol. in-4°. Paris, 1826.

chimiques, t. VI, 41.) La grande quantité de fécule ou d'inuline, de matière extractive et de gomme nous explique suffisamment l'action du lichen, soit comme aliment, soit comme médicament. Mais le principe amer est tellement soluble dans les divers véhicules, et en même temps tellement tenace, qu'il est très difficile d'en priver absolument le lichen d'Islande. Depuis long-temps les Islandais et les misérables habitans des contrées les plus septentrionales du globe, se nourrissent de cette plante. Après l'avoir fait macérer ou bouillir dans l'eau pour lui enlever un peu de son amertume, ils la font sécher, la réduisent en farine, et en forment des sortes de pâtes ou de bouillies cuites au lait. Ils emploient aussi comme aliment une autre espèce de lichen très abondant dans les pays septentrionaux de l'Europe : c'est le *Lichen rangiferinus*, L.; qui a été ainsi nommé parce que les rennes en font leur pâture.

MM. Westring et Berzélius (1) ont proposé le procédé suivant pour priver, autant que possible, le lichen d'Islande de son principe amer : sur 500 grammes de lichen moulus, on verse 12 kilogrammes d'une solution aqueuse d'un sous-carbonate de soude ou de potasse; on abandonne le mélange à lui-même pendant 24 heures; on décante, on fait macérer de nouveau dans de l'eau pendant le même espace de temps, et l'on fait sécher.

Le lichen d'Islande a été vanté, il y a plus de 200 ans, comme un excellent remède contre les maladies de poitrine; il fut ensuite totalement négligé, parce qu'on s'aperçut bientôt qu'un médicament aussi innocent ne pouvait guère avoir d'action contre ces redoutables maladies, surtout lorsqu'on les traitait à leur période avancée. Néanmoins, malgré le discrédit où sont tombées les drogues depuis le commencement de ce siècle, c'est précisément à cette époque que le lichen d'Islande a repris une grande faveur parmi les médecins. Fort con-

(1) *V.* Ann. de Chimie, t. XC, p. 277.

tens de pouvoir prescrire un remède simplement adoucissant, et à peine nourrissant, qui, sans entraîner aucune suite fâcheuse, inspire encore de l'espoir à des malades découragés, ils ont en quelque sorte réhabilité sa réputation d'excellent pectoral; ils l'ont administré de toutes sortes de manières, et principalement sous forme de décoction, de sirop, de pâtes et de gelées. En vertu du principe amer et un peu astringent que le lichen d'Islande contient, on a cru lui reconnaître des propriétés contre la dyssenterie, la diarrhée chronique, etc. La décoction se prépare ordinairement avec 1 à 2 onces de lichen que l'on fait d'abord bouillir avec 2 ou 3 livres d'eau pendant quelques minutes; on rejette cette première eau, et l'on en verse de nouveau 3 livres que l'on fait réduire d'un tiers; quelquefois on ajoute, dans la première décoction, une petite quantité de sous-carbonate alcalin pour enlever l'amertume. Cette boisson s'édulcore avec du sirop, et souvent on la coupe avec un tiers ou moitié de lait.

Nous avons déjà dit que les médecins prescrivent le lichen d'Islande, sous forme de sirop, de pâte ou tablettes et de gelée. (*V.* pour la préparation de ces médicamens composés, leurs articles respectifs.) Le lichen est encore administré en poudre, à la dose de 1 scrupule à 1 gros, délayé dans du lait ou dans une boisson sucrée. Quelquefois on fait bouillir cette poudre dans du bouillon gras pour en former un potage analeptique. C'est aussi dans le but de rendre le chocolat plus propre à rétablir les forces épuisées, qu'on y incorpore une certaine dose de lichen d'Islande; mais la foi est pour beaucoup dans l'efficacité de ces moyens.

Un grand nombre d'espèces de lichens peuvent être substituées au lichen d'Islande, et quelques-unes lui ont même été préférées pour l'usage médical. Laissant à dessein dans l'oubli l'*usnée du crâne humain*, qui était une espèce de lichen croissant quelquefois sur le crâne des pendus et auquel on attribuait ridiculement des propriétés contre les maladies du cerveau, nous nous bornerons à mentionner ici les deux lichens suivans, qui contiennent beaucoup de principes gélatiniformes, et qui sont en même temps assez communs en plusieurs localités.

Un grand nombre d'expériences faites sur le lichen d'Islande, par M. Chevallier, sont encore inédites ; nous savons cependant qu'il a retiré de ce lichen une substance grasse, brillante, ayant une forme régulière. Des essais sur la matière amère isolée ont été tentés, mais les résultats obtenus ne permettent pas encore la publication de ce travail.

1°. Le LICHEN PYXIDÉ, *Bæomyces pyxidatus*, Ach., *Scyphophorus pyxidatus*, D.C., Flore franç. Les fructifications de ce petit lichen sont placées sur des supports allongés, quelquefois superposés les uns sur les autres, et évasés à leur partie supérieure en forme de petits entonnoirs. On trouve cette petite plante sur la terre, dans les bois, et sur les vieux murs. Elle est beaucoup moins usitée que le lichen d'Islande, quoiqu'elle lui ait été préférée par quelques praticiens, à cause de sa moindre amertume.

2°. Le LICHEN PULMONAIRE, *Sticta pulmonacea*, Ach. et Delise (1), *Lichen pulmonarius*, L. ; *Lobaria pulmonaria*, D. C. On le trouve au pied des vieux troncs d'arbres et surtout des chênes, dans les forêts de hautes futaies : voilà pourquoi on lui donnait anciennement le nom de *pulmonaire de chêne*. Son thalle est cartilagineux, coriace, très lacuneux, réticulé, profondément découpé en lobes allongés, d'un vert brillant lorsqu'ils sont humectés, et d'un cendré olivâtre à l'état sec. Les apothécions, en forme de petits écussons d'un brun rouge, sont répandus près des bords et sur la face supérieure du thalle. Ce lichen offre une ressemblance grossière avec les poumons des animaux ; ce qui a plutôt déterminé, chez les vieux médecins, son emploi contre les maladies pulmonaires que l'abondance du principe gélatiniforme qu'il contient. On pourrait s'en servir avec avantage pour teindre la laine en brun et orangé.

L'analyse de ce lichen, consignée dans les écrits chimiques

---

(1) Histoire des Lichens, Monographie du genre Sticta. Caen 1825.

de John, a offert pour résultats : chlorophylle, 2 ; matière extractive amère, 8 ; inuline modifiée, 7 ; partie insoluble, 80 ; ammoniaque, potasse, chaux, silice, fer, unis à des acides végétaux et à de l'acide phosphorique, 3,1.

(G...N.)

LICHEN FRANÇAIS. *V.* Tournesol en pain.

LIÉGE. *Suber.* Substance éminemment utile dans les arts, à raison de sa consistance fongueuse, élastique, de sa légèreté et de son imperméabilité. C'est la partie externe de l'écorce d'une espèce de chêne (*Quercus suber,* L.) qui croît abondamment dans la région méditerranéenne, principalement en Espagne, en Languedoc, en Provence et sur les côtes de Barbarie. Cet arbre ressemble beaucoup à l'yeuse ou chêne-vert ; il est, comme ce dernier, muni de feuilles petites, coriaces, persistantes, blanchâtres et tomenteuses à leur face inférieure. Ses glands sont également doux et bons à manger, surtout lorsqu'ils ont été grillés. Les individus de chêne-liége sont généralement isolés et non réunis en forêts ; ils se plaisent dans les terrains secs et rocailleux, ou dans les sables arides ; jamais on ne les voit dans les terres substantielles et profondes.

La récolte du liége se fait tous les huit ou dix ans sur le même arbre. A cet effet, on fend la partie externe de l'écorce que l'on détache soigneusement ; on n'enlève ainsi que l'épiderme et l'enveloppe herbacée qui est très considérable dans cet arbre ; il reste encore les couches corticales avec le liber, organes indispensables à la vie de l'arbre. On peut faire une douzaine de récoltes sur le même individu.

Fourcroy avait considéré le liége comme un principe immédiat ; mais en réalité, il est composé de plusieurs matériaux où domine une substance particulière à laquelle M. Chevreul a donné le nom de *subérine*, et qui, traitée par l'acide nitrique, donne naissance à un acide particulier nommé *acide subérique.* La subérine est le squelette du liége privé des autres principes par l'action des dissolvans. Nous donnons ici l'énumération des produits de l'analyse du liége, que M. Chevreul (1) a obtenus en faisant d'abord dessécher parfaitement cette substance, la traitant ensuite par l'eau dans le digesteur distillatoire, examinant ensuite la liqueur distillée et celle du résidu, traitant de nouveau par l'alcool le résidu insoluble dans l'eau, et soumettant la liqueur alcoolique à diverses manipulations chimiques pour obtenir les principes qu'elle avait dissous. Ces diverses opérations ont fourni :

	Eau obtenue par la dessication......	0,0400,
Produits de l'action de l'eau.	Huile volatile odorante et acide acétique; principe colorant jaune; principe astringent; matière azotée; acide gallique; autre acide végétal; gallate de fer, et chaux; en tout......................	0,1425,
Produits particuliers de l'action de l'alcool.	Matière analogue à la cire, mais cristallisable (*cérine*); résine molle (combinaison de cérine avec une matière qui l'empêche de cristalliser); plus, deux autres matières qui paraissent contenir de la cérine unie à des principes non déterminés; en tout.............	0,1575,
	Subérine ou liége épuisé par l'alcool, et différant peu par les qualités physiques du liége naturel.......	0,7000,
		0,10000

Le liége se vend, dans le commerce, sous la forme de grandes plaques carrées que l'on a façonnées ainsi en déroulant l'écorce, la chauffant et la chargeant de poids pour lui faire prendre une surface plane pendant la dessication. Ces plaques ou tablettes sont épaisses, d'une porosité fine, et d'une cou-

(1) Ann. de Chimie, t. XCVI, p. 141.

leur rougeâtre ; on doit rejeter celles qui ont une consistance ligneuse.

Le principal usage du liége est pour la fabrication des bouchons. En vertu de son excessive légèreté, les pêcheurs l'emploient pour soutenir leurs filets à la surface de l'eau. Son imperméabilité le rend très propre à faire des semelles minces que l'on met dans les chaussures pour garantir les pieds de l'humidité. Il sert à fabriquer divers instrumens de Chirurgie et particulièrement des pessaires. Enfin, on réduit en charbon les rognures par leur combustion dans des vases clos. Ce charbon est très noir, d'une grande légèreté, et fort estimé dans la peinture. Quelques anciens thérapeutistes ont vanté son usage contre les hémorrhoïdes douloureuses ; et à cet effet, on l'incorpore dans l'axonge, l'huile d'olive ou le beurre de cacao.

M. Virey a rapporté au chêne-liége le médicament connu sous le nom d'*écorce d'Alcornoque*. *V.* ce mot, t. I, p. 264.

(G...N.)

LIERRE GRIMPANT. *Hedera Helix*, L. — Rich. Bot. méd., t. II, p. 450. (Famille des Hédéracées, Rich., section des Caprifoliacées, Juss. Pentandrie Monogynie, L.) Arbuste sarmenteux grimpant, qui croît sur les troncs d'arbres dans les bois ombragés, sur les murs et les vieux édifices. Il s'y accroche au moyen de crampons qui naissent sur la tige et ses ramifications. Ses feuilles sont alternes, pétiolées, persistantes, de formes très variées ; celles des jeunes branches sont ovales, aiguës, entières ; celles de la partie supérieure des ramifications, profondément lobées ; toutes sont d'un vert sombre et luisantes en dessus, plus pâles à leur face inférieure. Les fleurs sont verdâtres, petites, pédicellées, formant, au sommet des rameaux, de petites ombelles simples. A ces fleurs, qui offrent un ovaire infère, cinq pétales sessiles et cinq étamines, succèdent des fruits globuleux, ombiliqués au sommet, charnus, et renfermant cinq petits noyaux.

Les fruits du lierre ont une saveur un peu amère et jouissent de propriétés purgatives analogues à celles des baies de sureau, avec lequel le lierre a des affinités botaniques. On les prescrivait autrefois dans l'hydropisie, l'ictère, etc. ; mais leur usage est à peu près abandonné, parce qu'on a sous la main une foule de purgatifs dont l'action est plus certaine. Les feuilles de lierre servent au pansement des cautères et des vésicatoires d'une petite étendue ; elles entretiennent une fraîcheur agréable, sans exercer aucune action médicale sur ces exutoires.

Dans les contrées chaudes du midi de l'Europe et surtout dans l'Orient, il découle des vieux troncs de lierre une matière gommo-résineuse, dont on facilite l'exsudation par des incisions profondes pratiquées à cet arbre. Cette matière est connue dans le commerce sous le nom impropre de *gomme de lierre*, car sa composition et ses caractères physiques sont très variables. La quantité de résine qu'elle contient prédomine sur les autres matières, mais pourtant on ne peut l'assimiler aux résines proprement dites, qui sont ordinairement presque pures.

En triant la gomme de lierre, on y trouve : 1°. des morceaux dont la couche superficielle est d'un brun noir opaque, et qui intérieurement sont transparens, inodores, d'une couleur orangée ou rougeâtre, d'une cassure vitreuse et d'une saveur mucilagineuse ; leur poudre, qui est presque blanche, se gonfle considérablement dans l'eau sans s'y dissoudre, ou du moins en s'y dissolvant très incomplètement, ce qui indique l'analogie de cette substance avec la gomme insoluble de Bassora ; 2°. des morceaux d'un brun noirâtre, parsemés de taches rougeâtres qui sont dues à des débris de l'écorce du lierre ; on aperçoit les mêmes taches dans l'intérieur, et l'on distingue, à l'aide de la loupe, dans les cavités, de petits points brillans qui sont de la résine ; mais la substance de ces morceaux est en général formée de matière gommeuse semblable à la gomme insoluble dont nous venons de parler et mélangée de débris ligneux ; 3°. des morceaux d'un brun noirâtre et comme salis extérieurement par une poudre jaunâtre. Ils sont rarement mélangés de débris d'écorce ; leur cassure est tout-à-fait vitreuse, leur transparence parfaite à l'intérieur, et leur couleur d'un rouge de rubis foncé. L'odeur et la saveur de ces morceaux sont désagréables; elles offrent quelque chose de la résine tacamaque mêlée à un goût de graisse rance. La poudre est jaune, très odorante. C'est la seule portion qui, dans la gomme de lierre, possède des propriétés médicales, et conséquemment on doit la monder des morceaux qui ne renferment que la gomme. Il résulte d'un essai d'analyse que M. Guibourt (1) a faite sur les morceaux triés, qu'ils sont composés d'une résine, et d'une autre substance insoluble dans l'eau et l'alcool, inaltérable par l'acide nitrique, dont la nature n'est point déterminée, mais qui n'est ni une résine, ni une gomme, ni du ligneux.

L'analyse que M. Pelletier a publiée dans le Bulletin de Pharmacie, t. IV, p. 504, paraît avoir été faite sur de la gomme de lierre non triée, renfermant les trois sortes de morceaux dont nous avons parlé. Comme le mélange de ces diverses matières ne peut offrir de proportions constantes, on ne peut se régler sur l'analyse de M. Pelletier, pour fixer la composition de la gomme de lierre. Néanmoins, nous en consignons ici les résultats : gomme, 7 ; résine, 23 ; acide malique, etc., 10,30 ; ligneux, 60,70. Total, 100.

La gomme-résine de lierre était autrefois employée en Médecine comme excitante, emménagogue, etc.; mais son usage est presque complètement négligé aujourd'hui, car, malgré quelques qualités assez actives, on ne lui a pas reconnu positivement de propriétés spéciales; elle est inférieure à plusieurs autres gommes-résines qui sont elles-mêmes tombées dans un discrédit complet. Elle faisait partie de plusieurs préparations emplastiques, et particulièrement de l'onguent d'althæa. (G...N.)

LIERRE TERRESTRE. *Glechoma hederacea*, L. — Rich. Bot. méd., t. I, p. 258. (Famille des Labiées. Didynamie gymnospermie, L.) Vulgairement *rondote*, *herbe de Saint-Jean*, etc. Cette petite plante croît en abondance dans les buissons, le long des murs et des fossés de toute l'Europe, où elle fleurit

(1) Hist. des Drogues simples, t. II, p. 327.

dès les premiers jours du printemps. Sa tige est rampante à la base, dressée à la partie supérieure, un peu rude et velue, haute d'environ 2 à 3 mètres. Ses feuilles sont opposées, pétiolées, cordiformes, arrondies, obtuses et crénelées. Ses fleurs sont d'une couleur ordinairement violacée, quelquefois rose ou blanche, portées, au nombre de deux ou trois, sur des pédoncules dans l'aisselle de chaque feuille. Le calice est strié, à cinq dents aiguës, un peu inégales. La corolle est tubuleuse, trois fois plus longue que le calice; son limbe offre deux lèvres, dont la supérieure est courte et bifide, l'inférieure plus longue et à trois lobes, celui du milieu le plus large et échancré. Les quatre étamines sont rapprochées sous la lèvre supérieure et les anthères disposées en croix.

Le lierre terrestre a une saveur un peu amère, et il exhale, dans toutes ses parties, une odeur aromatique assez agréable. Ce sont surtout ses feuilles qui en sont imprégnées, et conséquemment usitées en infusion théiforme. Comme toutes les autres Labiées, cette plante est excitante et jouit d'une réputation populaire dans le traitement des catarrhes pulmonaires chroniques. (A. R.)

LIGNITE. *V*. Houille et Jayet.

LIGUSTICUM LEVISTICUM. *V*. Livèche.

LILAS ou LILAC ORDINAIRE. *Syringa vulgaris*, L. — Rich. Bot. méd., t. I, p. 306. (Famille des Jasminées. Diandrie Monogynie, L.) Arbrisseau originaire d'Orient, et cultivé en Europe dans tous les bosquets d'agrément. Sa tige est rameuse et s'élève ordinairement à une hauteur de 3 à 4 mètres. Ses rameaux portent des feuilles opposées, pétiolées, cordiformes, aiguës entières et très glabres. Les fleurs sont d'une couleur violette extrêmement claire, nuance dont on se sert pour terme de comparaison et qui est désignée sous le nom de couleur *lilas*. Quelquefois la couleur de ces fleurs est d'un blanc pur ou d'un rose tendre. Elles forment des thyrses dressés, conoïdes, composés d'une multitude de fleurs serrées qui exhalent une odeur délicieuse. Celles d'une espèce importée de Perse et maintenant très répandue dans les jardins sous le nom de *lilas de Perse*, ont une odeur encore plus suave. C'est cette dernière espèce qui, aux premiers jours de mai, parfume les jardins publics du Luxembourg et des Tuileries, où l'on en voit de superbes plantations. Le lilas supporte les froids les plus rigoureux de nos climats. Il est extrêmement rustique et s'accommode presque également bien de tous les terrains et de toutes les expositions. On le multiplie par tous les procédés, par greffe, par marcottes et surtout par éclats.

Les capsules vertes du lilas ordinaire ont une saveur amère très franche, sans aucun mélange d'âcreté, d'où résultent des propriétés toniques et fébrifuges qui ont été constatées par M. le professeur Cruveilhier. Il en a fait préparer un extrait mou qu'il a administré à la dose d'un gros, continuée pendant deux ou trois jours. Six malades atteints de fièvres intermittentes plus ou moins invétérées, et traités par ce remède, ont tous été guéris.

L'analyse des fruits du lilas a été faite par MM. Pétroz et Robinet qui ont isolé : 1°. une matière résineuse ; 2°. une matière sucrée ; 3°. une matière qui précipite le fer en gris ; 4°. une matière amère ; 5°. une matière insoluble ayant l'apparence d'une gelée ; 6°. de l'acide malique ; 7°. du malate acide de chaux ; 8°. du nitrate de potasse ; 9°. quelques sels que l'on rencontre ordinairement dans les végétaux. (*Journ. de Pharm.*, 1824, t. X, p. 139.) (A. R.)

LILIACÉES. *Liliaceæ*. Famille naturelle de plantes monocotylédones à étamines périgynes, dont les genres Lis, Tulipe, Aloès, et Asphodèle, peuvent être considérés comme les types. Nous réunissons par conséquent en un seul groupe les Liliacées et les Asphodélées de Jussieu, qui n'offrent pas des différences assez importantes pour mériter d'être séparées. Dans les Liliacées, telles que nous les entendons ici, le périgone ou calice est coloré, pétaloïde, formé de six sépales souvent disposés sur deux rangs, trois internes et trois externes, quelquefois soudés par la base ; il y a six étamines dont l'insertion est le plus souvent périgynique, c'est-à-dire que les filets sont attachés sur les folioles du périgone, tantôt vers leur base, tantôt vers leur partie supérieure ; mais dans plusieurs genres, comme le Lis, l'Ail, l'Aloès, les filets sont insérés sous l'ovaire. Celui-ci est libre, de forme variée, à trois loges renfermant un nombre variable d'ovules disposés en deux rangées longitudinales. Le style est simple, marqué de trois sillons longitudinaux ; le stigmate, qui est quelquefois sessile, est toujours à trois lobes plus ou moins prononcés.

Le fruit est une capsule à trois loges et à trois valves, renfermant des graines nombreuses. Les racines sont souvent bulbifères, quelquefois fibreuses et fasciculées. Les tiges sont herbacées, simples, rarement garnies de feuilles; dans un grand nombre de genres et surtout dans ceux dont les bulbes sont écailleux, la tige n'existe pas réellement, ou du moins elle est réduite au plateau garni d'écailles qui forme la base de ces bulbes, et ce qu'on nomme vulgairement la tige n'est que le hampe ou pédoncule floral. Les feuilles sont alors toutes radicales, planes et rubanées, ou cylindriques et creuses.

A l'exception du genre Aloès, dont les feuilles contiennent des principes amers et purgatifs, ce sont les bulbes des Liliacées que l'on emploie, soit en Médecine, soit dans l'Économie domestique. Or, les écailles charnues qui les composent sont réellement des feuilles rudimentaires, et conséquemment, c'est toujours le même organe qui, dans toutes les Liliacées, recèle les principes actifs. Quand les matières amilacées ou sucrées y prédominent sur les principes âcres et volatils, et surtout quand on a dissipé ceux-ci par la cuisson, les bulbes des Liliacées peuvent servir d'alimens, et sont employés comme émolliens en cataplasmes. Mais plusieurs plantes de cette famille ont des bulbes où le principe âcre est si abondant lorsqu'on les emploie à l'état frais, qu'appliqués sur la peau, ils peuvent en déterminer la rubéfaction. Le principe amer n'est pas le même dans toutes les Liliacées; il diffère beaucoup, par exemple, dans la scille et l'aloès, et jouit de propriétés médicales qui ne sont pas analogues.

Les genres de cette famille qui fournissent des produits utiles sont : le Lis (*Lilium*, L.) ; l'Ail (*Allium*, L.), dont plusieurs espèces ont reçu des noms particuliers, tels que *poireau*, *ciboule*, *oignon*, etc.; la Scille (*Scilla*, L.), et l'Aloès (*Aloe*, L.) *V.* ces mots. (A. R.)

LILIUM CANDIDUM. *V.* Lis blanc.

LILIUM DE PARACELSE, *Teinture des métaux*. Le médicament connu sous ce nom se préparait en faisant fondre 128 grammes (4 onces) d'alliage d'antimoine et de fer, une semblable quantité d'alliage d'antimoine et de cuivre et d'alliage d'antimoine et d'étain, avec 564 grammes (18 onces) de nitrate de potasse et 564 grammes de tartre. Lorsque la masse était liquide, on la coulait, on la laissait refroidir, puis on la traitait par l'alcool, qui dissolvait la potasse et peut-être quelque peu d'oxide. Ce médicament était donné comme cordial; il est aujourd'hui tout-à-fait inusité. (A. C.)

LIMAÇON DES VIGNES. Synonyme d'escargot. *V.* ce mot.

LIMAILLE DE FER. *V.* Fer, t. II, p. 532.

LIMATION. La limation est une opération qui a pour but la division des métaux, à l'aide d'un instrument nommé *lime*. Les produits obtenus à l'aide de la lime peuvent ensuite être réduits en poudres plus ténues, à l'aide du pilon.

LIMONADE. La limonade est une boisson rafraîchissante qui se prépare de plusieurs manières. On donne le nom de *limonade cuite*, à celle préparée en versant sur le citron coupé, de l'eau bouillante. On appelle *limonade alcoolique*, celle où l'on fait entrer des spiritueux; *limonade vineuse*, celle à laquelle on ajoute du vin; *limonade sèche*, un mélange de poudres qui, mêlées avec l'eau, donnent lieu à une boisson agréable, analogue à celle préparée avec le citron; *limonade végétale*, ce produit préparé avec l'acide tartrique; *limonade minérale*, celle où l'on fait entrer l'acide sulfurique.

Limonade simple. On prend, citrons ou limons, n° 1; eau, 1 kilogramme (2 livres); sucre blanc, 64 grammes (2 onces). On coupe le citron transversalement après l'avoir roulé dans les mains pendant quelques secondes; on met les morceaux du citron dans un vase convenable, on ajoute le sucre, et l'on verse l'eau froide; on laisse macérer pendant quelques heures avant de la prendre. Si l'on veut faire la limonade cuite, au lieu d'eau froide, on verse l'eau chauffée à 100°. La *limonade alcoolique* est cette même limonade à laquelle on ajoute de l'alcool dans la proportion indiquée par le médecin, de 8 à 24 grammes (de 2 à 6 gros). La *limonade vineuse* se prépare en additionnant la limonade simple ou la *limonade végétale*, d'une quantité de vin déterminée, un quart ou un tiers de l'eau employée. Elle se donne dans les cas de débilité.

Limonade tartrique, *Limonade végétale*. Elle se prépare en dissolvant, dans 1 litre d'eau, 64 grammes (2 onces) de sucre blanc, et en acidulant cette eau sucrée à l'aide d'une solution d'acide tartrique ou oxalique pur; on la prépare aussi en mêlant ensemble, eau, 1 kilogramme (2 livres); sirop tartareux, 64 grammes (2 onces). Cette limonade s'administre comme antiseptique, rafraîchissant, diurétique; on la donne dans les cas de scorbut, de fièvres aiguës, d'hémorrhagies, etc.

Limonade minérale, *Limonade sulfurique*. On la prépare en dissolvant dans un litre d'eau (2 livres), sucre blanc, 64 grammes (2 onces), et en acidulant convenablement l'eau sucrée. On prépare de la même manière une limonade avec l'acide nitrique dulcifié.

La limonade sulfurique est donnée comme rafraîchissant, tonique et astringent. On doit avoir soin de ne pas tenir ces préparations dans des vases de métal qui pussent être attaqués par l'acide qu'elles contiennent, les suites pourraient en être très fâcheuses.

Limonade acétique. *V*. Oximel et Oxicrat.

Limonade sèche. Les proportions indiquées et les acides employés pour obtenir cette préparation sont très nombreux, nous allons en indiquer un que nous avons mis en usage et qui nous a paru assez agréable. Cependant on peut changer les proportions, selon que l'on veut obtenir une limonade plus ou moins douce, plus ou moins acide, et plus ou moins aromatisée.

Limonade sèche avec l'acide citrique. On prend, acide citrique, 8 grammes (2 gros); sucre, 250 gram. (8 onces);

essence de citron récente, 18 gouttes. Faites, avec une partie du sucre et l'huile, un oléo-saccharum, réduisez le sucre en poudre, et mêlez-le exactement aux autres substances aussi pulvérisées; conservez dans un flacon bien fermé. Lorsque l'on veut se servir de cette préparation, on en délaie dans un verre d'eau la quantité suffisante pour donner à ce liquide une saveur agréable. Quelques personnes, et nous l'avons fait, ajoutent au mélange une petite quantité de gomme arabique en poudre; cette addition donne une saveur plus douce et plus agréable à la limonade.

On peut préparer des limonades sèches avec les acides oxalique et tartrique : dans ce cas, on remplace l'acide citrique par l'un ou l'autre de ces deux acides en même quantité, et l'on agit de la même manière. La limonade sèche pouvant être conservée dans des boîtes et transportée de la sorte, elle est d'un usage des plus commodes. Nous nous en sommes parfaitement trouvé lors de notre dernier voyage dans le midi de la France, voyage fait dans les plus fortes chaleur de l'été. (A. C.)

LIMONS. Fruits acides et comestibles d'un arbre de la famille des Orangers, qui a été décrit dans cet ouvrage sous le nom de citronnier, parce que ces fruits sont généralement nommés *citrons* par les médecins. *V*. CITRONNIER. (A. R.)

LIN CATHARTIQUE. *Linum catharticum*, L. (Famille des Linacées. Pentandrie Pentagynie.) Cette espèce de lin est une plante très exiguë, qui croît en abondance sur les pelouses humides. Sa tige est filiforme, et dichotome à son sommet; ses feuilles sont ovales, entières; ses fleurs blanches et très petites. Malgré le nom spécifique qui lui a été imposé par Linné, le lin cathartique ne possède pas des propriétés purgatives très marquées; aussi est-il, de nos jours, inusité.

(A. R.)

LIN CULTIVÉ. *Linum usitatissimum*, L.—Rich. Bot. méd., t. II, p. 781. (Famille des Linacées, Caryophyllées de Jussieu. Pentandrie Pentagynie, L.) Petite plante annuelle que l'on prétend originaire du grand plateau de la haute Asie, mais qui est aujourd'hui cultivée abondamment dans les diverses contrées de l'Europe, où elle s'est parfaitement naturalisée. Sa tige est grêle, haute d'un à deux pieds, rameuse seulement à son sommet, tout-à-fait glabre, ainsi que les autres parties de la plante. Les feuilles sont éparses, sessiles, lancéolées-aiguës, d'un vert pâle. Les fleurs sont d'un bleu tendre, terminales au sommet des ramifications de la tige. Le calice est persistant, à cinq sépales membraneux sur les bords; la corolle à cinq sépales égaux, extrêmement caducs; les étamines, au nombre de cinq, ont leurs filets soudés par la base. L'ovaire est surmonté de cinq styles grêles, terminés chacun par un stigmate obtus. Le fruit est une capsule globuleuse environnée à sa base par le calice, à dix valves dont les bords rentrans forment autant de cloisons; chacune des loges contient une seule graine brune, ovoïde, lenticulaire, comprimée, très lisse et luisante.

Le lin est une plante d'un grand intérêt, à raison de ses tiges fibreuses, avec lesquelles on fabrique des fils et des tissus très fins. Ses graines servent, en outre, à plusieurs usages économiques et médicaux. Lorsque l'on cultive le lin sous le premier de ces points de vue, on doit choisir les variétés qui produisent les tiges les plus longues; dans le second cas, le cultivateur doit chercher à obtenir le plus grand nombre de capsules. Parmi les principales variétés de lins, nous mentionnerons les suivantes :

1°. Lin froid ou grand lin. Ses tiges acquièrent la plus grande hauteur, mais ne donnent qu'un petit nombre de capsules. C'est la variété la plus estimée comme substance textile; aussi est-elle cultivée de préférence dans plusieurs contrées, notamment en Belgique et en Flandre aux environs de Lille, où la récolte d'un hectare rapporte quelquefois plus de 6000 francs. 2°. Lin chaud ou têtard. Ses tiges sont rameuses, moins élevées que dans la précédente variété, mais elles portent un grand nombre de capsules, ce qui la fait préférer lorsqu'on se propose d'en récolter les graines. 3°. Lin moyen. Variété intermédiaire entre le grand lin et le têtard, c'est-à-dire moins élevée que le premier, mais plus riche en graines. On la cultive principalement dans les provinces méridionales.

La culture du lin est très chanceuse; elle exige un terrain substantiel et fertile, frais, mais pas trop humide, préparé par de nombreux labours, et où les engrais doivent être renouvelés à chaque récolte. Selon la nature du terrain et le climat, on sème le lin à deux époques, avant ou après l'hiver, ce qui le fait distinguer en lin d'hiver et lin d'été. On doit en outre faire choix, pour semer, des meilleures graines, de celles qui sont les plus saines et les plus grosses, et les renouveler chaque année; car c'est un préjugé plus ou moins fondé, mais généralement répandu chez les agronomes, que le lin dégénère lorsque l'on sème plusieurs années de suite les graines provenant de plantes qui ont crû dans le même terrain. Lorsque le lin est parvenu à sa maturité, époque reconnaissable au dessèchement des tiges et des feuilles, ainsi qu'à la déhiscence des capsules, on arrache à la main et par poignées, les tiges dont on fait de petites bottes qu'on laisse quelque temps sur le terrain, en ayant soin de les placer debout. On bat ensuite ces tiges sur de grands draps pour recueillir les graines. Enfin celles-ci doivent être vannées et criblées, pour les débarrasser des fragmens de capsules et des corps étrangers qui y sont mêlés. Les tiges du lin se préparent par le rouissage comme celle du chanvre; on les fait ensuite sécher, et on les peigne pour obtenir la filasse.

Les graines de lin contiennent une huile grasse, siccative, très employée dans les arts et surtout dans la peinture. *V.* HUILE DE LIN. Cette huile existe surtout dans l'amande intérieure, tandis que le tégument lisse extérieur recèle une grande quantité de mucilage qui, dissous dans l'eau, est épais, visqueux, filant à la manière du blanc d'œuf. M. Vauquelin (1) ayant soumis à l'analyse ce mucilage, en a retiré une substance gommeuse, une matière animale, de l'acide acétique libre, de l'acétate de potasse et de chaux, du sulfate et du muriate

(1) *V.* Bull. de Pharm, t. IV, p. 93, et Annales de Chimie, t. LXXX, p. 314.

de potasse, du phosphate de potasse et de chaux, et une petite quantité de silice.

La décoction de graines de lin est éminemment émolliente; on l'emploie à l'intérieur et à l'extérieur dans tous les cas d'inflammation. Ainsi on en fait des tisanes, des gargarismes, des collyres, des injections. La tisane de graines de lin est en outre usitée comme diurétique, propriété qu'elle doit probablement aux divers sels à base de potasse que renferme le mucilage.

La farine de graine de lin est fréquemment employée pour faire des cataplasmes émolliens. Dans les laboratoires de Chimie, on fait, avec cette farine et de la colle d'amidon, un lut très siccatif, qui convient parfaitement pour cimenter les diverses pièces des appareils distillatoires de verre, et empêcher l'issue des vapeurs éthérées et alcooliques. (G...N.)

LIE. Ce mot, en général, est employé pour désigner les dépôts qui se forment au fond d'un liquide. Le dépôt qui se forme dans le vin prend le nom de *lie de vin;* on en extrait par pression du vin d'une qualité inférieure. On se sert ensuite du résidu dans les arts; ou bien, par la combustion, on le réduit en un produit connu sous le nom de *cendres gravelées*. *V.* ce mot et TARTRE ROUGE. Les lies ont été considérées comme formées de tartre, de matière colorante et d'extractif.

(A. C.)

LINIMENS. Préparations onctueuses, de consistance moyenne entre celle de l'huile et de l'axonge. Elles sont destinées à être étendues à la surface de la peau, pour combattre les accidens qui affligent cette membrane ou les parties qui sont recouvertes par ce tissu. Les linimens sont préparés avec les huiles, dans lesquelles on fait entrer des substances solubles. La plupart des linimens sont prescrits extemporanément, et préparés de même suivant l'occasion; ils varient dans leur composition, selon l'intention du praticien.

LINIMENT AMMONIACAL, *Liniment volatil.* Huile d'amandes douces, 128 gram. (4 onces); alcali volatil liquide, marquant 22°, 16 gram. (4 gros). On met l'huile dans une fiole;

on ajoute l'alcali, on mêle bien par agitation, et l'on conserve dans une fiole bien bouchée. Ce liniment est employé comme stimulant, résolutif. On l'emploie avec succès contre les douleurs rhumatismales. On prépare un liniment plus actif contre les faiblesses paralytiques, avec les mêmes substances; mais, au lieu d'employer 8 parties d'huile pour une partie d'ammoniaque, on emploie ce liquide dans les proportions de 2 ou de 4 parties d'huile pour une d'ammoniaque. Ce médicament, appliqué sur le tissu cutané, détermine la rubéfaction.

LINIMENT AMMONIACAL CALMANT. Ce liniment, employé pour calmer les douleurs locales, se prépare avec savon dur ratissé, 128 gram. (4 onces); opium, 32 gram. (1 once); camphre, 64 grammes (2 onces); huile volatile de romarin, 16 grammes (4 gros); alcool à 36°, 1 kilogramme (2 livres). Faites suivant l'art.

LINIMENT CALCAIRE, *Savon calcaire*. Eau de chaux préparée avec la chaux vive délitée, 250 gram. (8 onces); huile d'amandes douces, 32 gram. (1 once). On mêle intimement en agitant fortement; il se forme de cette manière un savon liquide, qui peut être employé avec succès contre la brûlure, et surtout dans le cas où cet accident est causé par les acides, le phosphore, etc. On prépare le liniment calcaire, en agitant de l'eau de chaux et de l'huile de lin mêlées ensemble à parties égales.

LINIMENT CAMPHRÉ. Huile d'olives, 64 gram. (2 onces); camphre, de 2 à 8 grammes (de demi-gros à 2 gros); divisez le camphre, dissolvez-le dans l'huile. On emploie quelquefois, d'après des formules fournies par le praticien, les huiles médicinales de camomille, de jusquiame, etc.

LINIMENT DE CANTHARIDES CAMPHRÉ. Teinture de cantharides, 16 gram. (4 gros); huile d'amandes douces, 128 gram. (4 onces); savon amygdalin, 32 grammes (1 once); camphre, 2 grammes (36 grains). On divise le camphre; on le fait dissoudre dans l'huile; on mêle par trituration l'huile camphrée au savon qu'on a fait dissoudre dans la teinture. Ce liniment est employé comme rubéfiant et résolutif; on s'en sert contre les paralysies. On prépare de la même manière des linimens dans lesquels on fait entrer des teintures de *digitale pourprée, de belladone, de scille,* etc.

LINIMENT CONTRE LES ENGELURES. Huile d'olives, 160 gram. (5 onces); huile volatile de térébenthine, 64 gram. (2 onces); acide sulfurique, 16 gr. (4 gros); on mêle exactement. On n'emploie ce liniment que lorsque la peau n'est pas entamée.

LINIMENT CONTRE LES ENGELURES. Huile d'olives, 64 gram. (2 onces); baume du Pérou, 4 gram. (1 gros); blanc de baleine, cire blanche, acide hydro-chlorique, de chaque, 8 grammes (2 gros); eau commune, 24 grammes (6 gros). Faites suivant l'art.

LINIMENT HYDRO-SULFUREUX SAVONNEUX (*du docteur Jadelot*). Ce médicament, qui est employé contre la gale, peut être préparé par le procédé suivant, dû à M. O. Henry. On prend savon ordinaire, 500 gr. (1 liv.); on le fait ramollir avec une certaine quantité d'eau; on fait évaporer cette eau presque en totalité, et lorsque le savon devient très épais et un peu sec, on y ajoute, par portion, huile de graines de pavots, 1000 grammes (2 livres). Lorsque toute l'huile est mêlée avec le savon et que le tout est homogène, on verse dans une terrine vernissée et l'on y incorpore, par petites portions et en agitant, du sulfure de potasse réduit en poudre, 100 grammes (3 onces 1 gros). On triture long-temps pour rendre le mélange plus homogène. Ce médicament s'emploie dans le traitement des maladies cutanées, les dartres, le prurigo; on l'administre en frictions, à des doses variables, suivant les circonstances. Ce liniment s'altérant par vétusté, il est convenable de n'en préparer que de petites quantités à la fois.

LINIMENT MERCURIEL (*Londres*). Onguent mercuriel double, axonge préparée, de chaque, 128 grammes (4 onces); camphre, 32 gram. (1 once); alcali volatil, 128 gram. (4 onces); alcool rectifié, 15 gouttes. On divise le camphre à l'aide de l'alcool; on le mêle ensuite avec l'axonge et l'onguent mercuriel; on ajoute peu à peu l'ammoniaque en triturant, on fait du tout un mélange exact. Ce liniment est employé comme stimulant et discussif dans les cas d'engorgemens indolens, et pour exciter les plaies qui suppurent difficilement. Cette préparation, administrée à des doses assez grandes, détermine rapidement la salivation.

LINIMENT MERCURIEL (*de l'hôpital des Vénériens*). Ce liniment se prépare avec l'huile d'olives, 32 gram (1 once); ammoniaque, 4 gram. (1 gros); onguent mercuriel double, 4 grammes (1 gros).

LINIMENT NARCOTIQUE (*de l'Hôtel-Dieu*). Ce liniment est employé avec avantage contre les douleurs vives avec peu d'inflammation. On le prépare, en mêlant ensemble 32 grammes (1 once) de baume de Fioraventi; 16 grammes (4 gros) de baume tranquille, et 4 grammes (1 gros) de laudanum de Sydenham.

LINIMENT SAVONNEUX COMPOSÉ (*Dublin*). S'obtient avec les produits suivans: savon, 96 gram. (3 onces); camphre, 32 gram. (1 once); esprit de romarin, 1 pinte. Faites suivant l'art. Le même liniment est consigné dans la Pharmacopée de Londres.

LINIMENT SAVONNEUX OPIACÉ. Teinture alcoolique d'opium, 32 gram. (1 once); savon amygdalin, 16 gram. (demi-once); huile d'amandes douces ou d'olives, 64 gram. (2 onces). On fait dissoudre le savon dans la teinture, et l'on ajoute la solution dans l'huile, en prenant la précaution de faire le mélange dans un mortier et en triturant. Ce liniment est employé comme calmant.

LINIMENT TÉRÉBENTHINÉ (*Londres*). Cérat de résine, 500 gram. (1 livre); essence de térébenthine, 1 demi-pinte; on ajoute l'huile volatile au cérat fondu, et l'on mêle exactement. Ce liniment est très usité pour faire des frictions sur les parties affectées de douleurs rhumatismales et dans les cas d'entorses.

(A. C.)

LIQUATION. On a donné ce nom à une opération métallurgique, qui consiste à exposer à l'action de la chaleur des alliages métalliques, dans le but de séparer les métaux les plus fusibles de ceux qui le sont moins.

(A. C.)

LIQUEUR. On a donné ce nom à beaucoup de liquides composés de matières diverses : ainsi on a donné le nom de *liqueur des cailloux* à une solution de silice dans la potasse ; celui de *liqueur minérale anodine d'Hoffmann*, à un mélange d'alcool et d'éther (*V.* ÉTHER HYDRATIQUE) ; celui de *liqueur de Wan-Swieten,* à une solution de 8 grains de per-chlorure de mercure dans demi-once d'alcool, solution qu'on mêle ensuite à 14 onces et demie d'eau. On donne aussi le nom de liqueurs à des produits qui résultent du mélange de l'alcool avec le sucre et les eaux aromatiques. (A. C.)

LIQUIDAMBAR, *Résine* ou *Baume copalme, Karabé* ou *Succin liquide.* Baume produit par le *Liquidambar styraciflua*, L., arbre originaire du Mexique et des États-Unis de l'Amérique septentrionale, qui appartient à la nouvelle famille des Myricées de Richard et à la Monoecie Polyandrie, L. On obtient ce baume, soit par incision du tronc, soit par la décoction des rameaux, ce qui donne deux sortes de substances répandues dans le commerce. La première, ou le *liquidambar mou ou blanc*, a la consistance du miel ou celle d'une térébenthine très épaisse; sa couleur est blanchâtre, demi-transparente; son odeur forte; sa saveur aromatique, chaude et âcre. Il se solidifie et devient presque transparent par une longue exposition à l'air. Ce baume se compose de résine unie à de l'huile volatile dont la plus ou moins grande proportion augmente ou diminue la fluidité de cette substance; il renferme encore une quantité assez notable d'acide benzoïque qui quelquefois devient efflorescent à sa surface, et dont la présence est toujours indiquée parce que le liquidambar rougit fortement le papier de tournesol. Ce que l'on nomme *huile de liquidambar,* est une variété du *liquidambar blanc;* c'est une substance également obtenue par incision et qui renferme plus de matière fluide ; elle est transparente, d'un jaune ambré, d'une odeur plus forte que dans la précédente variété, et d'une saveur aromatique qui prend à la gorge. Le baume de liquidambar a été vendu quelquefois comme *baume blanc du Pérou ;* il en possède à peu près les propriétés, si ce n'est qu'il est moins suave et par conséquent d'une moindre valeur commerciale. Pendant quelque temps on s'en est servi pour parfumer les gants.

La seconde sorte de liquidambar a une couleur brune-rougeâtre, une odeur forte et désagréable, quoiqu'elle retienne encore un peu d'huile volatile et d'acide benzoïque. Cette sorte de liquidambar s'obtient par décoction des branches de l'arbre. Elle ressemble tellement au *styrax liquide,* qu'on la trouve souvent sous ce nom dans le commerce, et altérée par des substances étrangères. Au reste, de telles substitutions n'ont rien de dangereux ; car ces sortes de baumes jouissent de propriétés semblables, et on ne les emploie guère que dans certaines préparations onguentaires destinées à l'usage externe. *V.* STYRAX LIQUIDE. (G...N.)

LIQUIDES. On a donné ce nom à des corps dont les molécules se meuvent librement et en tous sens, et cèdent à la plus légère pression, sans être sensiblement compressibles. (A. C.)

LIQUIRITIA. *V.* RÉGLISSE.

LIRIODENDRON TULIPIFERA. *V.* TULIPIER.

LIS BLANC. *Lilium candidum,* L. — Redouté, Liliacées, tab. 199. — Rich. Bot. méd., t. I, p. 88. (Famille des Liliacées. Hexandrie Monogynie, L.) Cette belle plante est originaire d'Orient ; mais depuis long-temps elle est tellement commune dans les jardins de l'Europe, qu'elle s'y est en quelque sorte naturalisée. Son bulbe est arrondi, de la grosseur du poing, formé d'écailles imbriquées, charnues, et dont les plus extérieures se terminent supérieurement en une feuille radicale. La tige qui naît du centre du bulbe est haute d'environ un mètre, simple, garnie de feuilles sessiles, éparses, très rapprochées, lancéolées, aiguës, et d'un vert clair. Les fleurs sont grandes et forment un épi très élégant au sommet de la tige ; leur blancheur éclatante est l'emblème de la pureté virginale, et elles répandent une odeur agréable, mais un peu forte, qui, lorsqu'on les enferme dans un appartement, occasione des maux de tête et même des accidens graves aux personnes nerveuses. Le lis blanc fleurit dans les jardins aux mois de juin et de juillet. On en cultive plusieurs variétés, dont les plus remarquables sont : 1°. le *lis à fleurs doubles ;* 2°. le *lis ensanglanté,* dont les fleurs, la tige, les feuilles et même les écailles du bulbe sont marquées de taches linéaires purpurines ; 3°. le *lis à feuilles panachées.* La culture du lis est fort simple et n'exige pas beaucoup de soins. La terre de bruyère lui convient le mieux, mais il réussit dans plusieurs autres sortes de terrain.

Les écailles épaisses ou charnues qui composent le bulbe ou *oignon de lis,* renferment beaucoup de mucilage, d'amidon, et un peu d'huile volatile âcre. Celle-ci se dissipe facilement par la cuisson, soit dans l'eau, soit sous la cendre. De cette manière on en fait des cataplasmes émolliens, usités fréquemment dans la Médecine populaire pour accélérer la suppuration des abcès sous-cutanés. On emploie aussi en quelques pays, les fleurs de lis macérées dans l'huile ou l'eau-de-vie pour guérir les coupures ; mais ce topique doit plutôt ses propriétés à l'huile ou à la liqueur alcoolique qu'au lis lui-même. L'eau distillée de fleurs de lis n'est plus employée ; elle passait autrefois pour antispasmodique. (A. R.)

LISERON. *Convolvulus.* Genre de plantes dicotylédones qui forme le type de la famille des Convolvulacées, et qui se compose d'un grand nombre d'espèces, la plupart volubiles et rampantes, dont plusieurs ont des racines tubéreuses, charnues, douées de propriétés purgatives très énergiques. Tels sont les *Convolvulus Jalapa, Scammonia, Mechoacan et Turpethum,* qui fournissent le jalap, la scammonée, le méchoacan et le turbith végétal. *V.* ces mots.

La propriété drastique que nous venons de signaler dans les espèces de liserons exotiques, existe également dans plusieurs des liserons qui croissent naturellement en Europe. Elle dépend de la plus ou moins grande quantité de résine qu'ils renferment. Ainsi le LISERON DES CHAMPS (*Convolvulus arvensis,* L.), plante excessivement commune dans les champs et fort nuisible aux moissons par ses tiges qui s'entortillent autour des chaumes de céréales, a des racines renfermant cinq pour cent d'une résine analogue à celle du jalap. C'est ce qui résulte de l'analyse de cette racine publiée par notre collaborateur M. Chevallier, dans le Journal de Pharmacie, juillet et août 1823. Les racines du Liseron des haies (*Convolvulus sepium*), plante à belles fleurs blanches très abondante dans les haies ; celles du Liseron soldanelle (*C. soldanella*), espèce à fleurs rouges et à feuilles réniformes, qui croît en abondance dans les sables maritimes ; enfin celles de plusieurs autres liserons que l'on trouve dans les provinces méridionales de l'Europe, possèdent à un degré moins énergique les propriétés purgatives du jalap, de la scammonée, etc.

Il résulte des analyses de M. Chevallier que les racines des *Convolvulus sepium et arvensis*, renferment les principes suivans :

Convolvulus sepium.	*Convolvulus arvensis.*
1°. Une matière grasse soluble dans l'éther.	1°. De l'eau.
2°. Une matière de même nature soluble dans l'alcool bouillant.	2°. De la fécule amilacée.
3°. 5,02 pour 100 d'une résine purgative analogue à la résine de jalap.	3°. De l'albumine.
4°. De l'albumine.	4°. Du sulfate de chaux.
5°. Du sucre.	5°. Du sucre cristallisable.
6°. De la gomme.	6°. De la résine semblable à celle de jalap.
7°. De l'acétate et de l'hydro-chlorate d'ammoniaque.	7°. Un extrait gommeux.
8°. Du sulfate de chaux.	8°. Des sels solubles et insolubles.
9°. Du fer, du soufre et de la silice.	9°. De l'oxide de fer.

Deux espèces de liserons présentent une exception remarquable dans les propriétés de leurs racines. La Patate (*Convolvulus Batatas*, L.) et le Liseron comestible (*C. edulis*) sont pourvus de racines épaisses charnues, d'une saveur douce et agréable, et qui servent d'aliment en plusieurs contrées d'Amérique, et même en Europe, où leur culture a été essayée avec succès. Ces racines ne contiennent point de résine ; mais en revanche, le principe amilacé y est fort abondant. *V.* Patate. (A. R.)

LITHARGE. *V*. OXIDE DE PLOMB.

LITHINE. Oxide métallique analogue à la soude et à la potasse, qui a été découvert par un jeune chimiste suédois, M. Arfredson, dans la pétalite. Peu de temps après la découverte de cet oxide, sir H. Davy démontra, à l'aide de la pile voltaïque, que la base de cet alcali était un métal auquel on a donné le nom de *lithium*, *lithion*. Parmi les chimistes qui se sont occupés de la lithine, on doit citer MM. Berzélius, Davy, Gmelin et Vauquelin. La lithine s'obtient de la manière suivante. On fait fondre la pétalite avec suffisante quantité de potasse, dans un creuset d'argent; lorsque la masse est bien fondue, on retire du feu, on laisse refroidir; on fait dissoudre le tout dans l'acide hydro-chlorique. On fait ensuite évaporer à siccité. L'évaporation étant complète, on traite le résidu par l'alcool, qui dissout le muriate de lithine; on filtre, on fait évaporer à siccité; on traite de nouveau par l'alcool, on filtre et l'on fait évaporer. Le produit de l'évaporation de cette seconde solution alcoolique est l'hydro-chlorate de lithine. On décompose ce sel par le carbonate d'argent; on sépare le chlorure d'argent insoluble, du carbonate de lithine soluble; on décompose celui-ci par de la chaux, comme on le fait pour la potasse; on fait évaporer; on obtient ainsi la lithine pure. Ce produit jouit des propriétés suivantes : sa saveur est brûlante, très acerbe; mise sur la langue, elle en détruit l'épiderme; elle se dissout dans l'eau, mais avec difficulté; elle ne paraît pas être plus soluble à chaud qu'à froid. Exposée à l'air, la lithine n'attire pas l'humidité, mais elle en absorbe l'acide carbonique; alors elle devient opaque. Exposée à une très haute température, dans un creuset de platine couvert, elle ne diminue pas de volume, mais elle absorbe l'acide carbonique; traitée par l'alcool, elle ne se dissout qu'en très petite quantité dans ce liquide. Elle peut être précipitée par l'eau de sa solution dans l'alcool : ce phénomène n'a lieu qu'au bout de quelques heures. La lithine s'unit au soufre, et le sulfure obtenu se conduit comme les autres sulfures alcalins. Elle s'unit aux acides, et forme des sels, qui ont été étudiés par M. Arfredson, Vauquelin et Gmelin. Le lithine a été considérée comme le résultat de la combinaison du lithion avec l'oxigène, dans les proportions suivantes : lithion 58,05 ; oxigène 41,95 (Gmelin); ou lithion 56,05; oxigène 43,05 (Vauquelin). La petite quantité de ce produite obtenu jusqu'à présent n'a pas encore permis d'examiner quel serait l'usage qu'on pourrait en faire. (A. C.)

LITHIUM, LITHION. Ce nom a été donné à un corps simple métallique qui, combiné avec l'oxigène, forme la *lithine*, oxide alcalin découvert par M. Arfredson dans la *pétalite*, minéral de la mine d'Uto en Suède. Le lithium ni ses propriétés ne sont pas bien connus. (A. C.)

LITHOSPERMUM ARVENSE. *V.* Grémil.

LITHOSPERMUM TINCTORIUM. *V.* Orcanette.

LITMUS. *V.* Lacmus et Orseille.

LIVÈCHE ou ACHE DE MONTAGNE. *Ligusticum Levisticum*, L. *Angelica Levisticum*, Lam. et D.C., Flore française. (Famille des Ombellifères. Pentandrie Digynie, L.) Cette plante croît spontanément dans les pays montueux de l'Europe méridionale, et on la cultive dans les jardins à raison de ses usages pharmacologiques. Elle s'élève à la hauteur de l'homme. Sa racine est épaisse, noirâtre en dehors, blanche en dedans, d'une odeur forte et d'une saveur âcre et aromatique, comme les autres parties de la plante. Ses feuilles sont très grandes, deux fois ailées, et composées de folioles cunéiformes, incisées vers le sommet, planes et luisantes. Les fleurs sont jaunâtres, et forment une ombelle dont le diamètre est peu considérable. Les fruits sont grands, ovales-oblongs, formés de deux akènes (fausses graines) accolés et relevés chacun de cinq côtes saillantes.

Sa racine desséchée est employée généralement en Pharmacie sous le nom de *racine d'ache de montagne*. En cet état, elle est à peu près grosse comme le pouce, grise extérieurement, offrant des rides transversales ou longitudinales, et à sa partie supérieure des renflemens formés par les collets qui se sont développés successivement chaque année. L'intérieur de cette racine est jaunâtre, spongieux, d'une saveur aromatique, légèrement âcre et sucrée. Son odeur tient un peu de celle d'angélique, avec laquelle la livèche offre beaucoup d'analogie, soit sous le rapport des affinités botaniques, soit sous celui des propriétés médicales. Ses racines et ses graines sont également un peu âcres et stimulantes; mais leur usage est aujourd'hui bien moins fréquent qu'autrefois. Elles faisaient partie de quelques préparations pharmaceutiques, et particulièrement du sirop d'armoise composé. (G...N.)

LIXIVIATION. Opération chimique qui consiste à faire macérer des cendres dans l'eau, et à séparer ensuite le produit liquide qui contient les sels solubles. On donnait autrefois aux alcalis fixes obtenus du lavage de la cendre des végétaux le nom de *sels lixiviels*. Ces dénominations sont peu usitées; mais comme elles se rencontrent encore dans des auteurs qu'on est obligé de consulter, nous avons cru devoir en faire mention. (A. C.)

LOBÉLIE SYPHILITIQUE. *Lobelia syphilitica*, L. — Rich. Bot. méd., t. I, p. 346. (Famille des Lobéliacées. Syngénésie Monogamie, L.) Plante vivace originaire de l'Amérique septentrionale, et que l'on cultive dans les jardins d'Europe sous le nom de *cardinale bleue*.

Sa tige, droite et simple, peut atteindre une hauteur d'un demi-mètre et au-delà. Ses feuilles sont alternes, sessiles, rapprochées, lancéolées, sinueuses-denticulées sur les bords, et légèrement pubescentes. Les fleurs, dont la couleur est d'un bleu violet, forment un long épi au sommet de la tige. Leur corolle est monopétale irrégulière, bilabiée; le tube est fendu jusqu'à la base; les cinq étamines sont soudées ensemble par leurs filets et leurs anthères; le stigmate est formé de deux lames glanduleuses, offrant à leur base un anneau de petits poils blancs et soyeux. La capsule est globuleuse, couronnée par le limbe du calice, à deux valves et à deux loges polyspermes.

La lobélie syphilitique est lactescente dans toutes ses parties, et répand, lorsqu'on la froisse entre les mains, une odeur vireuse. Depuis long-temps les habitans du Canada se servent de sa racine pour guérir la syphilis ; et ce médicament, dont le secret fut acheté et répandu en Europe vers l'année 1756, a été prôné par Kalm et Linné en Suède, par Havermann en Allemagne, et par Dupau en France. Mais ce sont surtout les médecins américains qui ont accordé une grande confiance aux propriétés spécifiques de cette racine, confiance qui ne nous semble pas appuyée sur des faits assez nombreux et décisifs. Souvent on a fait prendre la décoction de lobélie avec le mercure, et peut-être a-t-on attribué à la première des effets qui étaient dus à ce dernier médicament, dont la vertu antisyphilitique, de quelque manière que l'on entende ce mot, est incontestable. Administrée à une petite dose, cette décoction excite la transpiration cutanée ; à plus forte dose, elle occasione des déjections alvines et même détermine le vomissement. Néanmoins ce dernier effet n'a pas toujours lieu, car on l'a vainement donné à des chats, sur lesquels il n'a rien produit de semblable. Quoi qu'il en soit, la racine sèche de lobélie syphilitique, telle qu'on l'apporte du nord de l'Amérique, est grosse comme une plume à écrire, et souvent comme le petit doigt, d'une teinte grise cendrée, marquée de stries longitudinales et transversales qui lui donnent un aspect ridé que l'on a comparé à la peau d'un lézard. Sa cassure est jaune, comme feuilletée, offrant beaucoup de cavités rayonnantes du centre à la circonférence. Sa saveur est d'abord légèrement sucrée, puis un peu âcre, et son odeur faiblement aromatique. On emploie cette racine en décoction, à la dose d'une demi-once à une once pour 2 livres d'eau.

L'analyse de la racine de lobélie syphilitique, par M. Boissel (1), a donné les résultats suivans : 1°. une matière grasse de consistance butyreuse ; 2°. une matière sucrée, mais incristallisable et infermentescible ; 3°. du mucilage ; 4°. du malate acide de chaux et du malate de potasse ; 5°. des traces d'une

(1) *V.* Journ. de Pharm., décembre 1824, t. X, p. 623.

matière amère très fugace ; 6°. quelques sels inertes et du ligneux. (A. R.)

LOOCHS. Le mot arabe *looch* a été employé pour désigner des médicamens liquides, de la consistance d'un sirop épais. Ces préparations sont principalement formées d'une émulsion épaissie par un mucilage. L'émulsion peut être obtenue des amandes émulsives, ou formée par l'huile tenue en suspension à l'aide d'un mucilage, ou encore prise dans le jaune d'œuf. Dans le premier cas, le looch préparé s'appelle *looch blanc*; dans le second, *looch gommeux;* dans le troisième, *looch d'œuf.* Autrefois on faisait sucer les loochs aux malades, au bout d'un morceau de réglisse effilé en forme de pinceau; aujourd'hui, on les administre par cuillerées.

LOOCH AMYGDALIN, *Looch blanc*. Ce looch se prépare avec les substances suivantes: amandes douces n° 12, environ 16 grain. (4 gros); amandes, amères, n° 2; sucre blanc, 16 grammes (4 gros); eau commune, 128 grammes (4 onces); eau de fleurs d'oranger, 8 grammes (2 gros); gomme adraganthe, 6 décigr. (12 grains). On pile les amandes avec du sucre pour les diviser; on ajoute ensuite une petite quantité d'eau, on piste long-temps, on fait du tout une pâte bien homogène; on la délaie ensuite dans de l'eau, on passe ce liquide avec expression. On met ensuite dans un mortier le reste du sucre, on l'écrase, on ajoute la gomme, on triture exactement. On ajoute alors un peu d'émulsion, et l'on incorpore le tout, à l'aide de la trituration long-temps prolongée. Lorsque le mucilage est bien consistant, on ajoute le reste de l'émulsion; on triture pendant quelque temps, puis on ajoute l'eau de fleurs d'oranger. Ce looch, se donne contre la toux, comme adoucissant et expectorant, il est plus agréable que le looch blanc du Codex, qui contient de l'huile d'amandes douces : celle-ci ôte quelque chose de son agrément à cette préparation ; aussi le praticien doit-il, sur la formule, indiquer si le looch qu'il ordonne doit ou non être préparé avec addition d'huile d'amandes douces.

LOOCH AMYGDALIN (avec huile), *Looch blanc de Paris*. Il se prépare avec les mêmes substances, plus, huile d'amandes douces, 8 grammes (2 gros), et sucre, 24 grammes (6 gros), au lieu de 16 grammes (4 gros). L'émulsion étant préparée, on prend la gomme adraganthe, on la triture avec le sucre qui n'a pas été employé à diviser les amandes; on ajoute une suffisante quantité d'émulsion, pour amener la gomme à l'état de mucilage; on incorpore par trituration. Lorsque le mucilage est d'une bonne consistance, on incorpore l'huile, en l'ajoutant peu à peu et en triturant. Lorsque toute l'huile a complètement disparu, on ajoute le reste de l'émulsion, on remue bien, puis on ajoute l'eau de fleurs d'oranger. Ce looch s'administre par cuillerée à bouche, de demi-heure en demi-heure; on le donne comme adoucissant, calmant et expectorant. Quelquefois le praticien fait entrer dans ce looch du kermès ou d'autres poudres; on doit alors triturer ces poudres avec la gomme, et les incorporer dans le mucilage. Si l'on prescrit d'y faire entrer le beurre de cacao, le blanc de baleine, on fait fondre ces substances dans l'huile, à une douce chaleur, et on les mêle au mucilage, comme nous l'avons dit.

LOOCH CALMANT. On le prépare en mêlant ensemble, looch blanc simple, 128 grammes (4 onces); eau de fleurs d'oranger, 8 grammes (2 gros); laudanum liquide, de 12 à 24 gouttes. Dans les pharmacies, on ajoute souvent au looch blanc du Codex, et d'après l'ordonnance des praticiens, du sirop diacode et du sirop de karabé. Les loochs ainsi additionnés prennent le nom de *loochs calmans*.

LOOCH COMPOSÉ (*Hôtel-Dieu*). Looch blanc de Paris, 128 gram. (4 onces); extrait d'opium, 5 centigrammes (1 grain); extrait de quinquina, 2 décigrammes (4 grains); camphre 3 décigram. (6 grains). On l'emploie contre les affections catarrhales dans lesquelles une toux violente est accompagnée de mucosités. Son action est de calmer et d'aider à l'expectoration.

LOOCH GOMMEUX, *préparé sans émulsion*. On l'obtient avec les substances suivantes : gomme adraganthe, de 8 à 16 décigrammes (16 à 32 grains); huile d'amandes douces (1),

---

(1) Il faut que cette huile soit très récente.

16 grammes (4 gros); sucre blanc, 32 grammes (1 once); eau simple, 96 grammes (3 onces); eau de fleurs d'oranger, 8 grammes (2 gros). Faites selon l'art.

LOOCH DE GOMME, *Looch anglais*. Il se compose de gomme arabique, 12 grammes (3 gros); huile d'amandes douces, 16 grammes (4 gros); sirop de sucre, 32 grammes (1 once); eau commune, 96 grammes (3 onces); eau de fleurs d'oranger, 4 grammes (1 gros).

LOOCH DE MANNE. Huile d'amandes douces, sirop de guimauve, manne en larmes, de chaque, 32 grammes (1 once); eau de fleurs d'oranger, 8 grammes (2 gros); eau ordinaire, 16 grammes (4 gros). La manne doit être fondue dans l'eau à une douce chaleur; la dissolution passée doit être ajoutée au sirop et à l'huile qu'on a mêlés ensemble.

LOOCH D'OEUF. Jaune d'œuf frais, n° 1, 16 gram. (4 gros); huiles d'amandes douces, 48 grammes (1 once 4 gros); sirop de guimauve, 32 grammes (1 once); eau distillée de fleurs d'oranger, 32 grammes (1 once); eau distillée de coquelicot, 64 grammes (2 onces). On commence par délayer le jaune d'œuf dans un mortier de marbre avec une petite quantité de l'une des eaux distillées; on ajoute peu à peu l'huile, et l'on forme par trituration une masse bien homogène, à laquelle on ajoute en triturant, le sirop et le reste des eaux distillées.

LOOCH VERT, *Looch avec le safran et les pistaches*. Ce looch, qui se prépare de la même manière que le looch blanc, se fait avec les substances suivantes: pistaches sèches, 24 gram. (6 gros); gomme adraganthe, de 6 à 8 décigram. (12 à 16 grains); eau simple 128 grammes (4 onces); huile d'amandes douces, 16 grammes (4 gros); eau de fleurs d'oranger, 8 grammes (2 gros); sirop de violettes, 32 grammes (1 once); teinture de safran, 1 gramme (18 grains). On mêle le sirop de violettes et la teinture de safran avec l'eau simple, et avec ce mélange et les amandes, on prépare, selon les règles de l'art, une émulsion qui sert ensuite à faire le mucilage destiné à l'incorporation de l'huile. Comme le looch blanc, cette préparation est adoucissante et calmante ; les propriétés de ce looch (selon quelques praticiens) sont plus sensibles. (A. C.)

LOOK (GOMME, ou plutôt RÉSINE). Sous le nom de *gomme look*, Murray, dans son *Apparatus Medicaminum*, décrit une substance résineuse apportée du Japon, qui, à la première vue, ressemble au succin ; elle est assez dure pour ne pouvoir être entamée par l'ongle, transparente, jaunâtre, à cassure vitreuse et ordinairement conchoïde. Ces caractères conviennent, selon M. Guibourt, au *copal tendre de l'Inde*. *V*. Résine copal. (G...n.)

LOTIONS. On a donné ce nom à des médicamens liquides externes qui sont employés pour laver différentes parties du corps. On prépare les lotions avec l'eau, le vin, le lait, l'alcool, l'éther, les décoctions, les huiles, les solutions salines, etc. On a donné au mot *lotion* une autre signification, mais elle est peu usitée en Pharmacie ; on l'a employé pour désigner le lavage que l'on fait subir à diverses substances solides, dans le but de les priver des matières étrangères qu'elles pourraient contenir, et qui sont solubles dans le liquide employé. (A. C.)

LUMIES. On donne ce nom aux orangers qui ont le port et le caractère des limoniers, les fleurs rouges en dehors, mais dont la pulpe est douce, plus ou moins sucrée, au lieu d'être acide. (A. R.)

LUPIN BLANC. *Lupinus albus*, L. — Rich. Bot. méd., t. II, p. 545. (Famille des Légumineuses. Diadelphie Décandrie, L.) On ne connaît pas positivement la patrie de cette plante qui est cultivée en abondance dans les contrées australes de l'Europe. Sa tige s'élève à peu près à la hauteur d'un demi-mètre ; elle est annuelle, herbacée, droite, cylindrique, un peu rameuse supérieurement, et recouverte, ainsi que les feuilles, de poils doux et argentés. Les feuilles sont alternes, composées de cinq à sept folioles oblongues, lancéolées, divergentes en forme d'éventail. Les fleurs sont blanches, assez grandes, alternes, et disposées sur des pédicelles en épis terminaux.

Le lupin blanc a l'avantage de réussir dans les terrains maigres, pierreux et sablonneux. Les graines étaient un mets assez recherché des anciens, et leurs poètes en ont célébré l'excellence, quoique, si nous ne consultons que notre goût, ce soit un aliment grossier et difficile à digérer. Cependant les lupins jouissent encore, en Italie, de toute l'estime qu'ils avaient dans l'antiquité ; c'est une friandise très recherchée des Florentins, qui les mangent après les avoir fait légèrement bouillir et détremper dans de l'eau salée. Quelques médecins ont employé les lupins en poudre, dans le traitement des vers intestinaux ; mais c'est à l'extérieur que l'on en fait principalement usage. Leur farine faisait partie des *quatre farines résolutives* des anciennes Pharmacopées. On en composait des cataplasmes maturatifs qui n'offraient pas beaucoup d'avantages sur la plupart des autres farines de Légumineuses. Leur décoction, qui est fort amère, a été administrée contre les maladies psoriques. On cultive, dans les provinces méridionales de la France et de l'Italie, le lupin blanc et quelques espèces du même genre, pour obtenir un excellent fourrage que l'on fait manger en vert aux chevaux. (G...N.)

LUPULINE, LUPULIN, *Matière jaune du houblon.* La lupuline est une sécrétion particulière qui se trouve à la base des écailles du houblon, et qui paraît être la matière active de ce végétal. Cette sécrétion fut étudiée d'abord par M. Planche, puis par MM. Ives de New-Yorck, Chevallier et Payen, Lebaillif, Raspail et G. Pelletan ; le travail le plus complet sur ce produit est dû à MM. Chevallier et Payen. Ces chimistes isolèrent parfaitement cette matière, et par l'analyse ils reconnurent que ce corps, que quelques personnes considéraient comme simple, était un composé, duquel on pouvait, par l'analyse, séparer seize produits bien connus. Cependant, comme la lupuline a une propriété active, énergique, il est convenable de la préférer au houblon, qui peut être regardé comme inerte lorsqu'il est privé de cette sécrétion. On se procure la lupuline en prenant du houblon de l'année précédente, effeuillant les cônes, remuant sur un tamis, qui permet à la poudre jaune de passer ; on la reçoit sur une feuille de papier. La matière jaune doit être séparée d'une certaine quantité de sable qui s'y trouve mêlée : on emploie, pour cette séparation, le tamis ou le lavage. Ce deuxième procédé est dû à M. Planche. A cet effet, on délaie la matière jaune dans l'eau froide; on l'agite pendant quelques instans, on décante; la lupuline surnage, le sable se dépose au fond du vase dans lequel on opère ce lavage : on répète cette opération, afin de bien priver ce produit de tout le sable qu'il contient : on le laisse ensuite égoutter, et on le fait sécher, en l'exposant, sur du papier non collé, à une température de 25°. Lorsque la lupuline est sèche, on l'enferme dans un flacon à col droit, fermé en liége. D'après un grand nombre d'essais faits sur les houblons français et étrangers, et sur la matière active qui s'y trouve, MM. Payen et Chevallier ont reconnu que la lupuline forme (donnée moyenne) la dixième partie des houblons de bonne qualité. Ils ont pensé qu'il était utile de consigner ce fait, afin que le praticien qui voudrait ordonner ce médicament, pût le faire avec sécurité et d'après des données connues. De leur examen, il est résulté qu'un sirop qui devrait être préparé avec 500 grammes (1 livre) de houblon, pourrait être obtenu avec son équivalent en lupuline, c'est-à-dire avec 50 grammes (12 gros et demi). Plusieurs praticiens ont publié des formules pour l'emploi de cette sécrétion. Ces formules peuvent être modifiées par les médecins, en raison de la quantité de houblon qu'ils veulent administrer. Les principales formules sont les suivantes. *Poudre de lupuline*, 1 partie (représentant 10 parties de houblon); sucre, 2 parties. On en fait un mélange, en suivant les règles de l'art. *Pilules de lupuline.* Elles peuvent être obtenues en contusant la lupuline dans un mortier et en réduisant en pilules la masse qu'on obtient par ce moyen. *Teinture de lupuline.* Lupuline, 32 grammes (1 once, équivalent à 320 grammes) (10 onces de houblon); alcool à 36°, 64 grammes (2 onces). On fait digérer pendant 10 jours, en vase clos. On passe en exprimant; on filtre, on ajoute ensuite de l'alcool à 36°, en quantité nécessaire pour que la liqueur pèse 96 gramm. (3onces). *Sirop de lupuline par la teinture.* Teinture alcoolique de lupuline, 1 partie; sirop simple, 7 parties; mêlez exactement. *Pommade de lupuline* (1). Lupuline contusée, 1 partie; axonge récente, 3 parties. On fait chauffer au bain-marie et en vase clos, pendant six heures; on coule, on laisse refroidir, on racle pour séparer le dépôt qui s'est formé; on fait ensuite liquéfier de nouveau. La pommade ainsi obtenue est d'une belle couleur jaune; elle a l'odeur de la lupuline. On prépare encore des infusions et des décoctions avec cette substance. Déjà des médecins français l'ont mise en usage pour la préparation d'un vin qui est regardé comme un excellent dépuratif. La lupuline peut être administrée comme succédanée du houblon; elle peut être employée dans les arts pour la fabrication de la bière. Un agriculteur distingué, M. le général Marie de Vittouville, Meurthe, a isolé des houblons qu'il récolte la lupuline; et son mode d'agir, s'il était suivi, offrirait de grands avantages, 1°. en offrant, sous un petit volume, les principes conservateurs qu'on recherche dans le houblon; 2°. en permettant de conserver ce principe, lors des bonnes récoltes, avec plus de facilité qu'il n'est possible de le faire pour le houblon; 3°. en en diminuant les frais de transport; 4°. en favorisant l'agriculteur qui, dans certaines années, se trouve dans la nécessité de vendre ses produits à bas prix, faute de moyens faciles de les conserver. Des expériences faites, par M. Magendie, sur la lupuline, lui font regarder ce produit comme non vénéneux. Elle peut être administrée sans danger. Un nouveau travail, fait par M. G. Pelletan sur le houblon, n'a fait que confirmer les faits avancés par MM. Planches, Ives, Payen, Chevalier; mais M. Pelletan a reconnu que la partie herbacée, les racines, les tiges, les bractées, les fleurs, contiennent une matière végétale styptique, astringente âpre, nullement amère.

(A. C.)

---

(1) Cette pommade a été préconisée contre le cancer, dans la dernière période et lorsque les autres médicamens n'ont aucune action efficace contre les progrès de cette maladie.

LUTS. On a donné ce nom à des pâtes tenaces et ductiles, qui deviennent solides en se desséchant, et qui sont mises en usage par les chimistes et par les pharmaciens, 1°. pour fermer les jointures des appareils, afin d'empêcher la sortie des substances volatiles ou gazeuses; 2°. pour recouvrir les vases que l'on veut soumettre à l'action d'une forte chaleur; 3°. pour résister aux fractures qui se sont opérées, ou pour réparer celles qui existent dans divers vases. La composition des luts varie en raison de l'usage que l'on se propose d'en faire, et de la force avec laquelle ils résistent à l'action du feu ou des vapeurs.

LUT AVEC LE BORAX, *Lut de Willis.* Ce lut, destiné à rendre les cornues de terre imperméables à l'air ou aux vapeurs, se prépare en faisant dissoudre 32 grammes (1 once) de sous-borate de soude, dans 500 grammes (1 livre) d'eau bouillante; en ajoutant ensuite autant de chaux éteinte qu'il en faut pour faire une pâte d'une moyenne consistance. On étend le lut ainsi préparé sur la cornue, avec une brosse : lorsqu'il est sec, on applique une couche de chaux délayée dans l'huile. On bat le mélange, jusqu'à ce qu'il soit devenu plastique. Ce lut sèche suffisamment en deux jours. Les cornues enduites de ce lut peuvent, dit-on, être employées sans crainte plusieurs fois.

LUT ARGILEUX. On le prépare de plusieurs manières, en se basant sur ses usages. Dans les fabriques où il doit résister aux vapeurs acides, on recouvre les parties qui doivent être lutées avec de la terre glaise en pâte bien ferme; on enveloppe cette première couche d'une seconde, préparée avec l'argile malaxée mêlée à du crottin de cheval. Ce lut résiste bien aux acides; mais il faut que sa dessication ne puisse s'opérer. Lorsqu'elle a lieu, le lut se fendille, et offre alors des fissures qui laissent échapper les substances gazeuses. C'est pour éviter cet inconvénient qu'on recouvre la première couche d'une seconde, dont l'effet est de retenir l'humidité et de soutenir le lut. Le mélange destiné à enduire et à recouvrir les cornues est ordinairement composé d'argile réfractaire, une partie, dans laquelle on incorpore un quart de son volume de crottin de cheval, puis le plus possible de sable tamisé; on recouvre la cornue de cette pâte, on la laisse sécher à l'ombre; on finit cette dessication à l'étuve. Une partie de terre, provenant des débris de creuset, mêlée à deux parties de terre de *forge*, amenée à l'état de pâte, fournit un excellent lut; mais il a besoin d'être travaillé : pour cela, on le frappe avec la main pendant qu'il sèche sur des cornues ou autres vases; cette précaution l'empêche de se fendiller.

LUT DE BLANC DE PLOMB. Ce lut se prépare en broyant avec de l'huile le carbonate de plomb, étendant le mélange sur des bandes de toile qui servent à réunir des tubes de métal ou de verre, des jointures, etc. Il faut, lorsqu'on se sert de ce lut, que le blanc de plomb huileux ait bien imprégné la toile et que les bandes soient fortement serrées. Quelquefois, au lieu de toile, on emploie la filasse; mais il est plus difficile de se servir du lut fait de cette manière. On doit l'appliquer de manière à ce que les fibres se croisent obliquement, afin de lui donner plus de force et plus de solidité.

LUT DE CHAUX ET DE BLANC D'OEUF. On le prépare en triturant ensemble, de la chaux délitée en poudre fine, des blancs d'œufs, ou le sérum du sang, en quantité convenable pour faire une bouillie peu épaisse; on en imprègne des bandes de toile qui servent à recouvrir les jointures, et quelquefois le lut préparé avec la farine de lin et la colle. Ce lut doit être préparé au moment même de s'en servir; il durcit promptement, et ne peut plus être employé. On se sert encore de la chaux et du blanc d'œuf de la manière suivante: on étend le blanc d'œuf sur des bandes de toiles, on saupoudre de chaux, et l'on applique ces bandes. On prépare un lut analogue avec la chaux et la matière caséeuse.

LUT AVEC LA COLLE ET LE PAPIER. Ce lut est employé pour fermer les jointures des pièces d'un alambic, d'une cornue, etc. Le mode d'agir consiste à étendre de la bonne colle de pâte sur des bandes de papier, et à appliquer ces bandes enduites convenablement sur ces jointures. Le papier gris et le papier brouillard qui s'imprègnent mieux de la colle, sont les plus convenables; mais il faut alors, à cause de la porosité, mettre deux bandes au lieu d'une. On se sert aussi du papier enduit de colle forte dissoute dans l'eau, et l'on recouvre la bande appliquée d'une couche d'huile siccative.

LUT DE FARINE DE LIN OU DE TOURTEAU D'AMANDES. Pour le préparer, on broie ensemble, dans un mortier, de la farine de lin (ou de la poudre de tourteau d'amandes) avec de la colle de pâte préparée avec de la farine de blé, en proportion telle que le mélange forme une pâte peu solide. Ce lut est commode à employer; il est aussi facile à préparer. On l'applique en grande partie pour joindre les appareils, et pour plus de solidité, on le recouvre, lorsqu'il est presque sec, de bandes de toile recouvertes de lut à la chaux et au blanc d'œuf. Ce lut résiste moins aux vapeurs acides que le lut gras.

LUT GRAS. Ce lut se prépare avec l'argile calcinée réduite en poudre et passée au tamis; on la pile dans un mortier de fer, avec la quantité convenable d'huile de lin rendue siccative; on en fait une pâte consistante, qui doit être pistée pendant très long-temps; il faut, lorsqu'on applique ce lut, éviter de le faire sur un endroit humide.

L'huile de lin que l'on emploie doit être rendue siccative; à cet effet on la fait bouillir avec un vingtième de son poids de litharge. Le lut gras se conserve dans un vase de verre ou de grès hermétiquement fermé.

LUT RÉSINEUX. Ce lut, destiné à assembler les ajutages et à clore les joints qui ne doivent subir qu'une chaleur modérée, est employé pour fixer les garnitures à robinet sur les cloches; il se prépare en prenant 5 parties de résine, une partie de cire jaune, une partie d'ocre rouge. On fait fondre ensemble la cire et la résine; on y incorpore ensuite l'ocre par petites portions; on agite fortement pour former un tout homogène, et l'on ne cesse de remuer que lorsque le mastic est refroidi.

(A. C.)

LYCOPERDON. Genre de champignons angiocarpes, ordinairement terrestres, globuleux, s'ouvrant par le sommet, et renfermant une poussière noire ou verte, abondante et entremêlée de filamens. L'effet qu'ils produisent, lorsqu'on les écrase après la maturité, leur a fait donner par les Latins le nom de *Crepitus lupi*, que l'on a depuis traduit en grec et en français par les mots de *lycoperdon* et *vesse de loup*. Ces plantes ne sont pas utiles; leur consistance sèche et coriace, ainsi que la poussière noire qu'elles renferment, empêche qu'on puisse s'en servir comme aliment. Cependant le *Lycoperdon giganteum* de Batsh, *Bovista gigantea* de Nees, peut, selon Paulet, se manger impunément dans son jeune âge: lorsqu'il est vieux et sec, il fournit un assez bon amadou. Ce champignon est presque sans pédicule, globuleux, grand, d'un blanc pâle et couvert de petites écailles éparses. On le trouve en automne parmi les gazons, dans les prairies et sur les collines.

Le *Lycoperdon Tuber*, L., ou la *truffe comestible*, a été érigé, par les mycologues modernes, en un genre particulier, sous le nom de *Tuber*, et l'on en distingue aujourd'hui plusieurs espèces. *V.* TRUFFE. (G...N.)

LYCOPODE ou SOUFRE VÉGÉTAL. Poussière extrêmement fine, très légère, d'un jaune tendre, sans saveur ni odeur, prenant feu avec la rapidité de la poudre à canon lorsqu'on la jette sur un corps enflammé. Elle est contenue dans les coques ou capsules, qui sont considérées comme les organes de la fructification des diverses espèces de *Lycopodium*, et particulièrement du *Lycopodium clavatum*, L., plante de la famille des Lycopodiacées et de la Cryptogamie de Linné. Cette espèce croît dans les bois un peu montueux de l'Europe. Ses tiges sont très longues, rameuses, rampantes à la surface du sol, émettant çà et là quelques rameaux dressés, hauts de 4 à 6 pouces et terminés par un ou plus fréquemment deux épis un peu renflés en massue à leur extrémité. C'est dans les aisselles des petites feuilles qui couvrent les épis que se trouvent les coques ou capsules réniformes, sessiles, bivalves, renfermant la poudre connue sous le nom de *Lycopode*, et dont les fonctions physiologiques ne sont pas encore bien déterminées par les botanistes ; car les uns considèrent cette poudre comme un véritable pollen, les autres comme des propagules destinés à reproduire la plante par leur développement. La première de ces opinions nous semble la plus probable, d'après la structure propre et même d'après la composition chimique de cette poussière ; structure parfaitement analogue à celle du pollen, car le lycopode s'ouvre également avec élasticité lorsqu'on le projette sur l'eau et qu'on l'observe au microscope. D'ailleurs on a découvert d'autres organes de formes différentes et qui sont considérés maintenant comme des organes femelles.

Lorsqu'on fait bouillir le lycopode dans l'eau, celle-ci acquiert une saveur cireuse, et dissout une quantité considérable de mucilage capable de se prendre en gelée par la concentration, comme le lichen d'Islande. L'alcool dissout également, à l'aide de l'ébullition, quelques principes résineux, cireux et sucrés. La liqueur alcoolique précipite par l'eau ; évaporée en consistance d'extrait, puis reprise par l'eau, elle est susceptible de fermentation, si l'on y ajoute de la levûre. L'éther dans lequel on met infuser du lycopode se colore en jaune-verdâtre, et laisse précipiter, par l'affusion de l'eau, une matière micacée qui est de la cire. Il résulte de ces essais, publiés par Cadet de Gassicourt (1), que le lycopode contient, entre autres principes, de la cire, probablement aussi de la résine, du sucre, et de la fécule analogue à celle du lichen. L'analyse du *Lycopodium clavatum* a fourni d'un autre côté à Bucholz les résultats suivans : huile grasse, 6 ; sucre 3 ; extractif muqueux, 1,5 ; pollénine, 89,5. La grande inflammabilité de cette poussière dépend de l'abondance des matières cireuses et résineuses ; aussi est-elle employée avec profusion dans les pièces de théâtre où l'on veut produire des effets fantasmagoriques. C'est avec le lycopode qu'on fait naître ces flammes vives et subites qui n'ont rien de dangereux, mais qui ne laissent pas que d'être effrayantes pour les spectateurs.

(1) Bulletin de Pharm., 1811, p. 31.

La poudre de lycopode sert en Pharmacie pour rouler les pilules, et pour conserver long-temps celles qui sont susceptibles de s'agglutiner entre elles ou de se dessécher promptement après leur préparation. On l'emploie aussi contre les écorchures qui se forment dans les plis des cuisses des jeunes enfans.

Quant aux propriétés diurétiques et anti-arthritiques que des médecins ont attribuées à la décoction de la plante entière du *Lycopodium clavatum*, il y a long-temps qu'on n'y a plus de confiance. Selon Westring, ce lycopode est employé en Suède pour teindre les laines en bleu, en traitant celles-ci, conjointement avec le lycopode, par la décoction du bois de Brésil.

On vend dans le commerce beaucoup de lycopode falsifié, soit avec le pollen des pins et des sapins, soit avec du talc et de l'amidon. La première de ces fraudes n'offre pas de graves inconvéniens, puisque le pollen des fleurs jouit à peu près de propriétés semblables à celles du lycopode ; mais la seconde, qui est assez fréquente, altère et dénature totalement le lycopode, quand on veut l'employer comme substance inflammable. M. Chevallier a proposé un moyen fort simple de reconnaître le talc mélangé au lycopode, c'est d'en former une pâte avec l'eau et de la délayer ensuite dans une grande quantité de ce liquide : en vertu de sa plus grande pesanteur spécifique, le talc vient occuper le fond du verre d'expérience. Quant à l'amidon, il suffit de faire bouillir le lycopode dans l'eau, de passer la liqueur et d'essayer celle-ci par la teinture d'iode qui la colore instantanément en bleu. (A. R.)

M

MACÉRATION. Opération qui consiste à laisser le liquide en contact pendant un jour ou deux, et plus long-temps encore à la température ordinaire, avec la substance soumise à la macération. On l'emploie pour préparer les vins, les vinaigres médicinaux, les teintures alcooliques et éthérées. (A. C.)

MACERON COMMUN. *Smyrnium Olusastrum*, L. (Famille

des Ombellifères. Pentandrie Digynie, L.) Cette plante, vulgairement nommée *gros persil de Macédoine*, croît dans les lieux humides du midi de l'Europe. De sa racine grosse, blanchâtre et bisannuelle, s'élève une tige rameuse, haute de près d'un mètre, garnie à sa base de feuilles triternées, à folioles ovales, arrondies, dentées et lobées; celles de la partie supérieure sont simplement ternées et à folioles lancéolées. Les ombelles des fleurs sont d'un blanc jaunâtre, et à ces fleurs succèdent des fruits en forme de croissant, cannelés et noirâtres.

Toutes les parties du maceron exhalent une odeur très aromatique. On en faisait autrefois usage comme plante potagère, mais aujourd'hui on lui préfère, soit les feuilles de persil, soit les jeunes pousses de céleri qui ont une saveur très analogue, mais plus agréable. Quant aux propriétés antiscorbutiques de ses feuilles et à la vertu cordiale et carminative de ses akènes, elles n'ont rien de spécial, et elles le cèdent même en énergie à la plupart des autres Ombellifères. (G...N.)

MACHE CULTIVÉE. *Valeriana olitoria*, L. *Valerianella olitoria*, Mœnch. — D.C. — Rich. Bot. méd., t. I, p. 411. (Famille des Valérianées. Diandrie Monogynie, L) Cette petite plante annuelle est très commune dans les champs de toute l'Europe; on la cultive dans les jardins potagers où on lui donne les noms vulgaires de *blanchette*, *boursette*, *clairette*, *doucette*, etc. Sa tige est dressée, haute de 2 à 3 décimètres, dichotome, cylindrique, glabre, un peu cannelée. Ses feuilles sont opposées, allongées, sessiles, étroites, entières ou dentées; les radicales sont obovales très obtuses, rétrécies à leur base et comme spatulées. Les fleurs sont très petites, violacées ou blanchâtres, réunies en petits bouquets au sommet des ramifications de la tige. Le fruit est arrondi, glabre, légèrement comprimé.

Cette plante offre plusieurs variétés que les botanistes modernes ont élevées, peut-être à juste titre, au rang d'espèces, mais qui ont le même port et les mêmes usages. On mange en salade leurs jeunes feuilles radicales, surtout en hiver, avant que la tige ne se soit développée. C'est un aliment fade, inodore, peu nourrissant, et entièrement destitué de propriétés médicales. (A. R.)

MACIS. On appelle ainsi l'arille lacinié, épais, d'une belle couleur rouge lorsqu'il est récent, qui recouvre la graine du muscadier. Cette partie jouit de propriétés semblables à celles de la muscade. *V*. Muscadier. (A. R.)

MADÉFACTION. On emploie ce mot pour désigner l'action de rendre humide ou d'humecter.

MAGDALÉONS. Ce mot se dit pour désigner des masses d'emplâtre ou des masses pilulaires qu'on a réduites en petits cylindres tronqués à leurs extrémités. (A. C.)

MAGISTÈRE. On désigne par ce nom, 1°. toute préparation secrète d'un médicament; 2°. les précipités obtenus des dissolutions salines. On donnait au sous-nitrate de bismuth le nom de magistère de bismuth ; au soufre précipité des hydro-sulfates par un acide, le nom de magistère de soufre (1). (A. C.)

MAGISTRAL. Ce mot se dit des prescriptions médicamenteuses préparées extemporanément.

MAGMA. Ce mot est employé pour désigner un liquide de consistance gélatineuse.

MAGNÉSIE CALCINÉE, *Oxide de Magnesium, magnésie pure, Magnésie décarbonatée*. Ce produit est le résultat de la combinaison de l'oxigène avec le magnésium. On l'obtient en calcinant le sous-carbonate de magnésie pour en dégager l'eau et l'acide carbonique qui se trouvaient unis à l'oxide (2). L'oxide de magnésium bien préparé doit être d'une belle couleur blanche, d'une grande légèreté ; il ne doit pas faire effervescence avec les acides. Pour remplir toutes ces conditions, il faut, 1°. que les sels magnésiens employés à la préparation du carbonate soient purs ; 2°. que le carbonate ait été bien lavé ; 3°. que la calcination soit faite à une haute tempé-

(1) Le soufre ainsi précipité et bien lavé, est à un état de division extrême.

(2) La quantité de magnésie fournie par 100 grammes de sous-carbonate est de 40 grammes. L'analyse du carbonate a fourni les résultats suivans : oxide de magnésium, 40 ; eau, 27 ; acide carbonique, 33.

rature ; 4°. que le carbonate ne soit pas tassé dans des creusets, mais placé dans des pots assez grands pour qu'ils puissent contenir une grande quantité de carbonate, sans avoir besoin de comprimer. M. Planche, en 1811, a donné la description d'un appareil convenable pour cette préparation. Cet appareil consiste à joindre ensemble une série de pots non vernissés et qu'on appelle *camions*, en agissant de la manière suivante. On use avec du sablon les bords supérieurs de chaque pot, on pratique à leur fond, un seul pot excepté, un trou circulaire très large, à l'aide d'un instrument. Lorsque ces trous sont pratiqués, on renverse sur le pot qui a conservé son fond intact un autre pot troué de manière que leurs bords se correspondent en tous points : on place ainsi les uns sur les autres quatre pots sans fond, on lutte les jointures avec un mastic préparé avec de la terre à four, de la bourre et de l'eau. Lorsque l'appareil est luté et que le lut est sec, on emplit ce creuset (formé de quatre pièces), de carbonate de magnésie léger, pulvérisé par frottement. Lorsque le creuset est plein, sans être tassé, on ferme le pot supérieur avec une calotte de terre percée d'un trou destiné à laisser dégager l'eau et l'acide carbonique ; on assujettit ensuite plus fortement le tout en plaçant sur le pot inférieur un anneau de fil de fer, et en faisant partir de cet anneau quatre fils de même métal qui des points opposés viennent se réunir en croix à la partie supérieure. Cet appareil étant ainsi disposé, on le place dans un fourneau, on l'entoure de charbon et l'on chauffe pendant trois heures. Au bout de ce temps, on laisse refroidir, on retire la magnésie qu'on obtient très légère et très pure. Pour s'assurer que la calcination est achevée et que la magnésie obtenue ne contient plus d'acide carbonique, on en délaie une petite quantité dans de l'eau, et l'on y verse de l'acide hydro-chlorique. La dissolution doit se faire sans effervescence; si elle donnait lieu à ce phénomène, il faudrait en conclure que la calcination n'a pas été portée assez loin. La magnésie est peu soluble dans l'eau. M. Fife a vu qu'une partie de cet oxide exigeait 5760 parties d'eau à 5° centigrades, 3600 d'eau à 100. Unie à 44 parties d'eau, elle donne naissance à un hydrate blanc et pulvérulent. Cet oxide est infusible. La magnésie calcinée doit être conservée dans un flacon bien fermé et mise ainsi à l'abri du contact de l'air. Si l'on ne prenait pas cette précaution, elle absorberait une nouvelle quantité d'acide carbonique, et la calcination qu'on lui aurait fait subir serait inutile. La magnésie est quelquefois sophistiquée par de la chaux vive; on peut s'appercevoir de ce mélange en traitant la magnésie par l'acide sulfurique, calcinant les sulfates formés et redissolvant le résidu avec de petites quantités d'eau distillée qui redissout le sulfate de magnésie en laissant pour résidu le sulfate de chaux. On a reconnu que la magnésie pure mise dans l'eau ne s'échauffe pas, et qu'il n'en est pas de même de la magnésie mêlée de chaux. M. Fischer a aussi recommandé de triturer la magnésie avec le sublimé corrosif: il a vu que lorsque ce produit est mêlé de chaux, il y a détermination d'une couleur jaune, phénomène que ne présente pas la magnésie pure.

La magnésie est employée comme un absorbant anti-acide; elle est, selon la dose à laquelle on la prend et le sujet, un excellent laxatif. La dose à laquelle on la donne est de 2 à 4 décigrammes (4 à 8 grains) pour les enfans, et de 6 décigrammes à 4 grammes (12 grains à 1 gros) pour les adultes. A la dose de 8 grammes (2 gros), divisée dans un looch blanc, elle agit comme laxatif. On l'associe au sucre, au chocolat et à une foule d'autres produits. La magnésie anglaise a une grande réputation; mais, d'après des expériences faites tout récemment, cette réputation paraît être un préjugé; car l'examen de ce produit a démontré que cet oxide calciné très fortement est devenu en partie insoluble. Cette modification des propriétés de la magnésie doit lui enlever une partie de son efficacité comme absorbant, et le praticien est induit en erreur, en ordonnant un médicament qui ne produit pas les résultats qu'il est en droit d'attendre de son emploi.

La magnésie est un excellent contre-poison des acides. En la combinant avec eux, elle les neutralise. Elle a été recommandée pour prévenir et combattre la formation des calculs vésicaux formés d'acide urique ; aussi l'ordonne-t-on aux calculeux. La dose est de 1 à 2 gram. (18 à 36 grains) deux fois par jour. (A. C.)

MAGNÉSIUM. Le magnésium est un corps combustible simple, métallique, qui paraît avoir été obtenu par M. Davy, en décomposant le sulfate de magnésie, au moyen de la pile voltaïque et du mercure. Ce métal est solide, d'une couleur blanche, analogue à celle de l'argent. Son poids spécifique est plus grand que celui de l'eau. Le magnésium décompose ce liquide avec moins d'énergie que le calcium, le strontium, le barium. On explique cette différence d'action en ce que l'oxide de magnésium qui résulte de cette décomposition est insoluble dans l'eau. Ce métal exposé au contact de l'air se décompose ; il se transforme en magnésie. Le magnésium est peu connu, et il n'est pas usité. (A. C.)

MAGNOLIA ACUMINATA, M. GLAUCA et M. PLUMIERI. *V*. Magnolier glauque.

MAGNOLIACÉES. *Magnoliaceæ*. Famille de plantes dicotylédones polypétales, à étamines hypogynes, composée d'arbres ou d'arbrisseaux élégans, tous originaires des pays éloignés, particulièrement de l'Amérique et de l'Inde. Leurs feuilles sont alternes, pétiolées, d'abord enveloppées dans une longue stipule foliacée. Les fleurs, qui ordinairement sont extrêmement grandes et exhalent une odeur suave, ont le calice formé de trois à six sépales caducs ; la corolle, composée de trois ou d'un grand nombre de pétales disposés sur plusieurs rangées ; les étamines fort nombreuses, ayant les anthères allongées et adnées au côté externe des filets ; les pistils nombreux, disposés en une sorte de cône ou d'épi plus ou moins allongé. Les fruits offrent des formes très variées ; ce sont quelquefois des espèces de capsules s'ouvrant en deux valves par une fente longitudinale ; tantôt des follicules minces, planes et indéhiscens ; tantôt des fruits légèrement charnus et toujours agrégés.

Les Magnoliacées sont des plantes remarquables par l'élégance de leur feuillage, par la grandeur, l'éclat et le parfum de leurs fleurs. Ce sont surtout les nombreuses espèces du genre *Magnolia* qui, sous ce rapport, fixent particulièrement l'attention, et qui ornent les serres des jardins de luxe. Mais ces plantes offrent un point de vue encore plus digne d'intérêt, par les médicamens utiles qu'elles fournissent. En général, on y rencontre deux principes : l'un volatil, aromatique, plus ou moins âcre et stimulant ; l'autre moins fréquent, doué d'une grande amertume. L'écorce de Winter (*Drymis Winteri*), les capsules de l'anis étoilé ou badiane (*Illicium anisatum*), les fleurs du *Magnolia Plumieri*, sont les principales substances où domine le principe aromatique, tandis que l'écorce du tulipier (*Liriodendron tulipifera*), celle du *Magnolia glauca*, etc., sont excessivement amères et jouissent de propriétés toniques et fébrifuges. (A. R.)

MAGNOLIER GLAUQUE. *Magnolia glauca*, L. ; Michaux, Arbr. amér. t. III, tab. 2. (Famille des Magnoliacées. Polyandrie Polygynie, L.) Petit arbre d'un port élégant, qui s'élève à la hauteur de 6 à 8 mètres, et qui croît dans les lieux humides de la Caroline et de la Virginie. On lui donne vulgairement les noms de *magnolier bleu*, *magnolier des marais* et d'*arbre de Castor*. Il est cultivé assez communément dans les jardins d'Europe, où il forme un arbrisseau buissonneux de 2 à 3 mètres seulement de hauteur. Il s'y multiplie de graines, et l'on a soin de le placer dans un lieu un peu abrité du soleil. Ses feuilles sont alternes, pétiolées, elliptiques, entières, glabres, d'un vert clair en dessus, entièrement glauques en dessous. Les fleurs sont blanches, nombreuses, et exhalent une odeur qui se rapproche de celle de la fleur d'oranger. Les fruits forment un capitule ovoïde de capsules appliquées en cône les unes contre les autres.

L'écorce de cet arbre est amère et aromatique, d'une odeur et d'une saveur analogues à celles du sassafras et du *Calamus aromaticus*. On en fait usage, dans l'Amérique septentrionale, comme tonique et fébrifuge. Son efficacité a été vantée par les médecins de ce pays, non-seulement contre les fièvres intermittentes, mais encore contre les rhumatismes chroniques. Comme cette plante est très répandue dans les jardins d'Europe, on devrait soumettre cette écorce à de nouvelles expériences. Pendant long-temps, on a cru que c'était l'arbre qui produit l'écorce d'angusture; mais on sait positivement aujourd'hui que celle-ci est fournie par un arbre de la famille des Rutacées, qui croît dans l'Amérique méridionale et auquel MM. de Humboldt et Bonpland ont donné le nom de *Cusparia febrifuga*. *V.* ANGUSTURE.

Une autre espèce de magnolier, *Magnolia acuminata*, L.; Mich. l. c. tab. 3, est aussi très remarquable par les propriétés toniques de ses fruits. Cet arbre, qui acquiert de grandes dimensions dans les régions montueuses de l'Amérique septentrionale où il croît spontanément, peut se cultiver en pleine terre dans nos climats méridionaux. Selon Michaux, les habitans des contrées situées au pied des monts Alleghanys, cueillent les cônes ou fruits de cette espèce, lorsqu'ils sont à moitié de leur maturité, et les font infuser dans de l'eau-de-vie de grains, à laquelle ces fruits communiquent une grande amertume. Ils sont dans l'habitude de prendre tous les matins un ou plusieurs petits verres de cette liqueur amère, qu'ils regardent comme un bon préservatif contre les fièvres d'automne.

Les fleurs de plusieurs autres magnoliers, et particulièrement celles du *Magnolia Plumieri*, L. dont M. de Jussieu a formé son genre *Talauma*, sont douées d'une odeur très agréable; c'est avec ces dernières qu'on aromatise les liqueurs des Antilles, et c'est ce qui leur donne ce parfum exquis que nous ne pouvons imiter en Europe avec nos plantes indigènes. (A. R.)

MAHAGONI ET MAHOGONI. Noms de pays de l'arbre qui fournit le bois d'acajou, et qui a été nommé *Swietenia Mahogoni* par Linné. *V.* ACAJOU (BOIS D'). (A. R.)

MAHALEB. Nom d'une espèce de cerisier (*Cerasus Mahaleb*) dont le bois rougeâtre, compacte, et d'une odeur agréable, porte vulgairement le nom de *bois de Sainte-Lucie*. *V.* BOIS DE MAHALEB. (A. R.)

MAIS CULTIVÉ ou BLÉ DE TURQUIE. *Zea Mais*, L. — Rich. Bot. méd., t. I, p. 70. (Famille des Graminées. Monoecie Triandrie, L.) Cette belle plante paraît originaire du continent américain, quoiqu'on lui donne vulgairement les noms de *blé de Turquie*, *blé de Guinée* et *blé d'Inde;* dénominations qui prouvent plutôt que cette graminée est cultivée abondamment dans les diverses parties du monde, qu'elle ne soit exclusivement originaire de l'une d'elles. Quelques érudits prétendent même que le nom de blé de Turquie, par corruption de *blé turc* qu'on lui donnait dans l'origine, vient de ce que les épis femelles sont surmontés d'une houppe de stigmates très longs et qui simulent la moustache ou peut-être la queue du cheval, signe d'autorité chez les Turcs. Quoi qu'il en soit, la culture du maïs est maintenant répandue dans tous les pays dont le climat est chaud ou tempéré. On en fait, en France, d'immenses moissons, surtout dans les départemens qui composent les anciennes provinces de Gascogne, de Languedoc, de Bourgogne, de Lorraine, d'Alsace, etc.

Le maïs est une plante annuelle dont le chaume s'élève de 1 à 2 mètres; il est cylindrique, noueux, légèrement comprimé, et marqué d'un sillon du côté de chaque feuille; souvent, des articulations les plus inférieures, naissent quelques radicelles blanches qui prennent un accroissement plus ou moins considérable, et qui se dirigent vers la terre. Les feuilles sont alternes, engaînantes, très longues et rubanées. Les fleurs sont monoïques; les mâles occupent la partie supérieure de la plante, où elles constituent une grande panicule rameuse et pyramidale; leurs épillets sont géminés, biflores, à valves concaves, chaque fleur renfermant trois étamines pendantes. Les fleurs femelles forment à l'aisselle des feuilles de gros épis solitaires, cylindroïdes, contenus dans des feuilles en forme de spathes. Ces épis se composent d'un axe cellulaire très épais, polygone, offrant de quatre à treize faces longitudinales portant chacune une double rangée d'épillets sessiles et géminés. Chaque épillet est d'abord constitué par deux petites fleurs dont l'une avorte constamment et reste rudimentaire; l'ovaire de l'autre fleur se développe, et il est surmonté d'un stigmate plumeux, très mou, long de 2 à 3 décimètres. C'est là réunion de ces stigmates qui forme la barbe épaisse, pendante en forme de chevelure blonde ou rougeâtre de la partie supérieure des épis. Le fruit est une caryopse ou fausse graine irrégulièrement arrondie, un peu déprimée et enveloppée par les écailles florales.

La culture du maïs a fait naître un assez grand nombre de variétés, les unes qui dépendent du développement plus ou moins hâtif de sa végétation, les autres de la couleur de son grain. Parmi les variétés hâtives, on distingue surtout le *maïs précoce*, nommé aussi *maïs de deux mois* et *maïs quarantain*, parce qu'il ne lui faut guère plus de deux mois pour arriver à une complète maturité. Ordinairement les grains sont d'une couleur blonde dorée, mais il y en a de blancs, de bruns, de violets, de rouges et de panachés. Les deux variétés les plus répandues sont le jaune et le blanc. Selon la plupart des agronomes, ce dernier fournit une farine moins savoureuse que le jaune. En général, le maïs a besoin d'un terrain profond, bien ameubli par les labours, et convenablement fumé. Quoiqu'il épuise considérablement le sol, on ne le plante ordinairement que dans les terres légères, mais cependant plutôt humides que sèches. Si on le sème dans une terre trop substantielle, il pousse beaucoup en herbe, et ses grains sont moins abondans et moins bien nourris. C'est surtout après le défrichement d'une prairie artificielle que le blé de Turquie réussit le mieux.

Il est peu de plantes d'une plus grande importance pour l'économie domestique que le maïs. La farine que l'on retire de ses graines est d'un jaune plus ou moins foncé et d'une odeur agréable; elle se compose de fécule, de matière sucrée, de mucilage et d'albumine. L'absence presque totale du gluten l'empêche de lever, et par conséquent on ne peut l'employer pour faire du pain, mais on en fait des bouillies et des gâteaux qui sont fort nourrissans. Cette farine, nommée *gaude* par les habitans de l'est de la France, *polenta* par les Piémontais et les peuples de l'Italie supérieure, varie pour la qualité, suivant la bonté du grain et les soins qu'on apporte dans sa préparation. Avant de réduire le grain en poudre, on le fait légèrement rôtir dans des fours. Il est certain que ce mode de préparation, selon qu'il a été plus ou moins bien conduit, influe puissamment sur la qualité de la farine. En certains pays de la Bourgogne, on pousse l'attention jusqu'à trier avec soin les grains et à rejeter ceux qui offrent la moindre chose de défectueux. On obtient ainsi une farine d'un beau jaune de soufre, d'une odeur fort suave et d'une saveur sucrée. Elle est très convenable pour préparer une bouillie dont la digestion est facile, et que plusieurs praticiens recommandent aux convalescens, surtout aux personnes affectées de maladies chroniques de l'estomac et du tube digestif, chez lesquelles les fonctions assimilatrices ne se font qu'avec beaucoup de difficultés. Nous ne dirons rien des autres usages thérapeutiques du maïs, parce que les propriétés merveilleuses contre l'épilepsie qu'on lui a attribuées ne reposent sur aucune donnée rationnelle, ni sur aucune observation positive. La farine de maïs fait la base de l'alimentation des paysans de plusieurs contrées de l'ancien et du nouveau continent. En France, par exemple, dans les départemens des Landes, des Basses-Pyrénées, de la Côte-d'Or, de Saône-et-Loire, de l'Ain, etc., le maïs tient la place du froment et du seigle pour la classe peu aisée du peuple.

Les grains de maïs concassés et légèrement bouillis dans l'eau fournissent, par la fermentation, une boisson spiritueuse à laquelle les Américains donnent le nom d'*atole*. Parmentier dit que cette céréale peut remplacer l'orge dans la préparation de la bière, et que lorsqu'on l'a torréfiée, elle fournit par infusion une liqueur analogue au café. Dans plusieurs contrées, on mange les grains de blé de Turquie avant leur maturité, lorsqu'ils contiennent un suc laiteux très sucré, et à cet effet, on fait légèrement rôtir les épis ; c'est un aliment de fantaisie pour les paysans du midi de l'Europe, tandis que chez les peuples d'Afrique on consomme de cette manière une grande quantité de maïs.

Les tiges ou chaumes du maïs contiennent une quantité assez considérable de matière sucrée. M. de Humboldt dit que les Mexicains en retirent du sucre avec avantage ; et M. Pictet de Genève a publié en 1811 les résultats d'essais tentés à cet égard. Il a obteuu des jeunes tiges de maïs, récoltées au moment où la graine commence à se former, un sirop d'un goût fort agréable, propre à remplacer le sucre de cannes pour le thé, le café et la plupart des préparations de la cuisine. Des essais analogues à ceux de M. Pictet ont été faits et publiés, par MM. Bouyer et Lapanouse. Leurs expériences ont été consignées dans le Bulletin de Pharmacie, t. III, p. 344.

L'analyse du maïs a été faite récemment par MM. Marcadieu et Lespés, et par M. Bizio, de Venise, qui ont obtenu les résultats suivans :

Analyse de MM. Lespés et Marcad.	
Eau	12,00
Matière sucrée légèrement azotée, ayant le goût du cacao	4,50
Matière mucilagineuse analogue à la gomme et au sucre	2,50
Albumine	0,30
Son	3,25
Fécule	75,35
Perte	2,10
	100,00

Analyse de M. Bizio.	
Amidon	80,920
Zéine	5,758
Principe extractif	1,092
Zumine	0,945
Gomme	2,283
Huile grasse	0,323
Hordéine	7,710
Matière sucrée	0,895
Sels, acide pectique et perte	0,074
	100,000

(G...N.)

MAJORANA. Nom officinal ancien de la marjolaine. *V.* ce mot.

MALABATHRUM. C'était le nom sous lequel on désignait, dans les anciennes pharmacopées, les feuilles d'une espèce de laurier qui a reçu de Lamarck le nom de *Laurus Malabathrum*, mais qui se distingue à peine du *Laurus Cassia*, L., espèce qui fournit l'écorce nommée *Cassia lignea*. Ces feuilles sont, de même que celles de cette dernière plante ainsi que celles du cannellier, marquées de trois fortes nervures longitudinales qui partent de la base et se réunissent au sommet; elles sont seulement plus larges et moins aromatiques, ou douées d'une odeur moins agréable, ce qui dépend ordinairement de leur vétusté; aussi ne sont-elles plus guère employées que dans la préparation de certaines drogues composées, comme, par exemple, la thériaque. (A. R.)

MALACHITE. On a donné ce nom au carbonate de cuivre natif.

MALAGUETTA ou GRAINE DE MALAGUETTE. Les Portugais donnèrent primitivement ce nom à la graine de paradis, qui par altération a été connue depuis sous celui de maniguette, plus généralement employé aujourd'hui. *V.* MANIGUETTE. (A. R.)

MALAMBO (ÉCORCE DE). Cette écorce, introduite dans le commerce de la Droguerie seulement depuis une quinzaine d'années, est celle d'un arbre qui croît dans les provinces occidentales de la république de Colombie, et surtout dans celles d'Antioquia, du Choco et du Popayan. On manque de renseignemens précis sur l'histoire naturelle de cet arbre; on présume seulement qu'il appartient à la famille des Magnoliacées, et qu'il est voisin du *Drymis Winteri*, qui fournit l'écorce de Winter. L'écorce de Malambo est, selon M. Guibourt, en morceaux longs de 18 pouces à 2 pieds, larges de 3 pouces, presque plats, épais de 5 à 6 lignes, d'un gris rougeâtre, filandreux quoique pesans et compactes, couverts d'un épiderme mince, membraneux, blancs avec des taches brunes ou rosées, parsemés de tubercules petits et très nombreux. L'odeur de cette écorce est analogue à celle du *Calamus aromaticus*, mais beaucoup plus forte. Sa saveur est âcre, amère et aromatique. M. Vauquelin en a publié une analyse dans les Annales de Chimie, t. XCV, p. 112, qui a offert pour principaux résultats: une huile volatile citrine, une résine très amère, et un extrait soluble dans l'eau. (G...N.)

MALATE. Les malates sont un genre de sels qui résultent

de l'union de l'acide malique ou sorbique avec les bases salifiables. Un seul de ces sels est employé dans l'art médical. Les malates sont décomposables par la chaleur; comme les sels végétaux, ils fournissent par cette décomposition des produits analogues, de l'eau, de l'acide carbonique, de l'huile, de l'hydrogène carboné, etc.

MALATE DE FER, *Proto-malate de fer, Sorbate de fer.* Ce sel sous forme d'extrait, d'une couleur brune, s'obtient de la manière suivante. On prend une partie de limaille de fer pure et porphyrisée, 4 parties de suc extrait des pommes acidules; on mêle exactement, on fait digérer pendant l'espace de trois jours, à une température de 37° centigrades, dans un matras fermé par un parchemin tendu et piqué d'un seul trou d'épingle; au bout de ce temps, on fait évaporer à une douce chaleur, jusqu'à réduction de moitié; on passe la liqueur, et l'on continue à faire évaporer à une basse température et en vase couvert, jusqu'en consistance d'extrait. Lorsque le tout est dans cet état, on le conserve dans un lieu sec et dans un vase de verre fermé exactement. Le malate, comme les sels de fer, est un tonique astringent; on le mêle à du sucre. On en fait des trochisques dans lesquels on fait entrer ce sel à la dose de 25 centigrammes à 6 décigrammes (5 à 12 grains). Ce médicament est convenable pour les enfans. (A. C.)

MALT. On donne ce nom à l'orge qu'on a fait germer pour le faire servir à la fabrication de la bière. (*V.* BIÈRE.)

MALTHE. *V.* GOUDRON MINÉRAL.

MALVA ROTUNDIFOLIA ET MALVA SYLVESTRIS. *V.* MAUVE.

MALVACÉES. Famille de plantes dicotylédones polypétales hypogynes, composée de végétaux herbacés dans nos climats, mais dont quelques-uns sont, dans les contrées chaudes du globe, les colosses du règne végétal. C'est en effet aux Malvacées qu'appartiennent ces énormes baobabs du Sénégal et de la Nubie, si remarquables par leurs troncs qui ont quelquefois un diamètre de plus de 30 pieds. Quoique les botanistes modernes aient détaché des Malvacées un assez grand nombre de plantes pour en former de petites familles distinctes, sous les noms de Bombacées, Sterculiacées et Byttnériacées, cette famille renferme encore un nombre fort considérable d'espèces qui présentent une grande uniformité, soit dans leur organisation, soit dans leurs propriétés. Leurs feuilles sont en général alternes, simples ou plus ou moins découpées, accompagnées à leur base de deux petites stipules. Les fleurs, qui acquièrent quelquefois de grandes dimensions et sont ornées des plus vives couleurs, sont diversement groupées, soit à l'aisselle des feuilles, soit à l'extrémité des ramifications de la tige. Leur calice est à cinq divisions plus ou moins profondes, souvent entouré d'un second calice ou calicule divisé en un nombre variable de segmens. La corolle se compose de cinq pétales ordinairement réunis entre eux par la base et avec les filets staminaux, de manière à ce que cette corolle tombe d'une seule pièce. Les étamines, généralement fort nombreuses, sont monadelphes, c'est-à-dire soudées par leurs filets en un tube cylindrique; leurs anthères sont constamment uniloculaires. Le fruit est ordinairement formé d'un grand nombre de coques ou capsules monospermes rangées circulairement, et surmontées d'un style et d'un stigmate simples.

Tous les organes des Malvacées contiennent en abondance un principe mucilagineux qui les rend émollientes et adoucissantes. On peut sans inconvénient substituer les unes aux autres plusieurs espèces de mauve et de guimauve qui, comme on sait, sont d'un usage journalier. Aucune Malvacée n'est vénéneuse.

Dans certaines contrées, on emploie quelques plantes de cette famille comme alimens ou plutôt comme excipiens de substances comestibles; car le mucilage qui domine chez ces végétaux est trop fade et trop peu substantiel pour qu'on puisse le regarder comme nutritif. Ce n'est qu'en y mêlant quelques aromates ainsi que de vrais mets solides qu'on en fait des substances alimentaires.

Plusieurs Malvacées exotiques fournissent des substances d'une grande utilité: tels sont, par exemple, l'ambrette, le cacao et le coton, la terre sigillée de Lemnos qui n'est autre chose que la pulpe acide du fruit des baobabs. *V.* ces mots. (A. R.)

MAMMIFÈRES. *Mammalia.* C'est le nom donné par Linné à la première classe des animaux vertébrés, et par conséquent à la première de tout le règne animal. Cette classe, en effet, renferme les animaux supérieurs, c'est-à-dire ceux dont l'organisation est la plus parfaite dans son ensemble, où l'intelligence est portée au suprême degré, puisque l'homme en fait partie. L'existence de mamelles destinées à l'allaitement des petits est le caractère le plus saillant que l'on y observe, celui que l'on regarde comme le plus important et comme le moins variable. Viennent ensuite plusieurs caractères fort remarquables qu'offrent les organes destinés aux fonctions de la circulation, de la respiration et de la génération. Ainsi, tous les Mammifères ont un cœur à deux ventricules et à deux oreillettes; le sang chaud et rouge; des poumons où la totalité du sang vient à chaque battement du cœur se rendre dans une multitude de vaisseaux, pour y subir l'action de l'oxigène de l'air avant que d'être renvoyé aux extrémités du corps; des mâchoires horizontales et cachées, soit par des muscles, soit par des tégumens; ordinairement des dents enchâssées; un pénis susceptible d'intromission; les femelles vivipares. A ces caractères généraux, on peut ajouter ceux du cerveau, qui est volumineux et à corps calleux; d'un diaphragme musculaire qui sépare la poitrine de l'abdomen; des organes des sens qui sont en général très complets, c'est-à-dire qui se composent d'une langue, d'yeux, d'oreilles, de narines, et de papilles nerveuses pour le toucher; des tégumens pileux, peu abondans chez les espèces des pays chauds et chez les aquatiques; des membres ou organes de préhension ou d'ambulation, ordinairement au nombre de quatre, lesquels sont rudimentaires, et surtout la paire postérieure, dans le grand ordre des Cétacés.

Les animaux qui composent cette classe sont les mieux connus, ceux sur lesquels les zoologistes ont établi le plus grand nombre de classifications. Ne pouvant exposer l'histoire de ces diverses méthodes sans nous laisser entraîner dans des longueurs qui seraient ici déplacées, nous nous bornerons à faire connaître celle proposée et perfectionnée par M. Cuvier (1).

Ire division. MAMMIFÈRES ONGUICULÉS.

A. *Trois sortes de dents : incisives, canines et molaires.*

Ordre 1er. Bimanes. Des mains aux extrémités antérieures seulement. Le genre humain compose à lui seul cet ordre.

Ordre 2e. Quadrumanes. Des mains aux quatre extrémités. Cet ordre renferme les divers genres de singes.

Ordre 3e. Carnassiers. Membres antérieurs manquant de pouce libre et opposable. Cet ordre est subdivisé en quatre sous-ordres, savoir : 1°. les *Chéiroptères*, caractérisés par un repli de la peau étendu entre les quatre membres et les doigts. Exemple : les chauves-souris. 2°. Les *Insectivores,* qui n'ont point de membranes latérales, et qui sont pourvus de dents mâchelières hérissées de pointes. Exemple : les hérissons, les musaraignes. 3°. Les *Carnivores,* qui ont des dents incisives, ordinairement au nombre de six, placées entre les canines; des molaires tranchantes au moins sur une partie de leur étendue. Cette section est elle-même subdivisée en animaux *plantigrades* et *digitigrades,* c'est-à-dire qui en marchant s'appuient sur la plante entière des pieds ou seulement sur l'extrémité. Parmi les premiers, on remarque les ours, les blaireaux, etc.; parmi les seconds, les putois, les martes, les loutres, les chiens, les chats, les civettes, etc. 4°. Les *Marsupiaux,* dont les mamelles sont ordinairement placées dans une poche soutenue par un os particulier, et dont les petits en naissant sont peu développés. Exemple : les sarigues, les kangurous, etc.

B. *Point de dents canines; de grandes incisives séparées des molaires par des intervalles vides.*

Ordre 4e. Rongeurs. Les plus remarquables de ces animaux

(1) *V.* Règne animal, t. I; 1817.

sont les castors, les rats, les loirs, les marmottes, les écureuils, les porcs-épics et les lièvres.

C. *Point d'incisives.*

Ordre 5ᵉ. Édentés. Cet ordre est subdivisé en trois groupes, savoir : 1°. les *Tardigrades,* à face courte; tel est le paresseux, animal de l'Amérique méridionale. 2°. Les *Édentés proprement dits,* à museau pointu. Exemple : les foumilliers, les tatous et autres animaux des pays chauds, vivant d'insectes qu'ils saisissent au moyen de leur langue très longue, papilleuse et gluante. 3°. Les *Monotrèmes,* groupe d'animaux qui forment le passage des Mammifères aux oiseaux, dont quelques-uns ont un bec de canard, et qui, comme les oiseaux, ont une seule ouverture extérieure pour la semence, l'urine et les excrémens. On n'a pas encore décidé absolument s'ils sont ovipares ou non. L'ornithorinque paradoxalde la Nouvelle-Hollande est l'animal le plus extraordinaire de ce groupe provisoire.

IIᵉ division. MAMMIFÈRES ONGULÉS.

Ordre 6ᵉ. Les Pachydermes, qui n'ont point la faculté de ruminer. Cet ordre est subdivisé en trois groupes, savoir : 1°. les *Proboscidiens,* munis d'une trompe, de défenses aux mâchoires, et de cinq doigts à tous les pieds. Exemple : l'éléphant. 2°. Les *Pachydermes proprement dits,* qui ont quatre, trois ou deux doigts : l'hippopotame, les cochons, les rhinocéros. 3°. Les *Solipèdes,* qui n'ont qu'un seul doigt apparent, ou plutôt qui ont leurs doigts soudés et renfermés dans un sabot non divisé : tel est le cheval.

Ordre 7ᵉ. Ruminans. Le nom de ces animaux indique leur caractère distinctif. Quelques-uns n'ont ni cornes ni bois : tels sont les chameaux, les lamas, les chevrotains; d'autres ont des bois, c'est-à-dire des cornes ramifiées qui ornent leur front, comme la girafe, les cerfs; enfin, il y en a qui ont des cornes simples; par exemple, les bœufs, les moutons, les chèvres.

IIIe DIVISION. MAMMIFÈRES A NAGEOIRES.

Ordre 8e. CÉTACÉS. Cet ordre, composé d'animaux amphibies, est subdivisé d'après la forme de leurs dents. Dans les *Cétacés herbivores,* comme les dauphins, les marsouins, etc., les dents sont à couronne plate; dans les *Cétacés ordinaires,* comme les cachalots et les baleines, il n'y a point de dents propres à la mastication.

Le tableau raccourci que nous venons de présenter doit suffire pour nous guider dans les recherches nécessaires à la classification des Mammifères qui sont intéressans à connaître, soit par eux-mêmes, soit par leurs divers produits. D'ailleurs, aux articles spéciaux, nous avons eu soin de compléter les renseignemens strictement indispensables pour la connaissance de leur organisation particulière. *Voyez* surtout les mots qui concernent la plupart des animaux que nous avons cités comme exemples dans le tableau précédent. *V.* aussi les articles généraux qui traitent de leurs produits, tels que BILE, CORNES, LAIT, OS, SANG, URINE, etc.

Parler longuement de l'utilité que les Mammifères offrent à l'homme, ce serait revenir inutilement sur un sujet rebattu et universellement consenti. En effet, combien d'espèces réduites en domesticité nous prêtent les secours de leurs forces puissantes pour les travaux de l'agriculture et de l'économie industrielle, ou nous aident à vaincre nos ennemis? Combien d'autres nous fournissent des alimens sains ou des substances économiques et médicinales? Nous employons leur chair, leur graisse, leur lait, leurs os, leurs dents, leurs cornes, leurs intestins, leurs peaux, leurs toisons, et jusqu'à leur sang, leur bile et leur urine; car rien n'est perdu dans le plus grand nombre de ces utiles animaux. Cependant, quelques-uns sont incommodes et même dangereux, soit parce qu'ils dévastent les champs ou les basses-cours, soit parce que leur force et leur naturel sanguinaire les rend audacieux au point d'attaquer l'homme et les animaux paisibles qui se sont, pour ainsi dire, associés à notre civilisation. Mais dans cet ouvrage, nous avons négligé l'étude, tout intéressante qu'elle est, de ces animaux destructeurs, parce que, nous le répétons, notre but principal est de faire connaître les êtres qui fournissent des produits utiles, et d'accumuler les notions les plus exactes et les plus nombreuses sur ces derniers objets.

(G...n.)

MANDRAGORE. *Atropa Mandragora*, L. *Mandragora officinalis*, Mill.—D.C. Flore française. (Famille des Solanées. Pentandrie Monogynie; L.) Cette plante croît dans les lieux humides de l'Europe méridionale. Sa racine est très longue, pivotante, épaisse, charnue, blanchâtre, ordinairement divisée en deux branches à peu près égales, que l'on a comparées, pour la forme, aux cuisses et au scrotum de l'homme; d'où le nom d'*antropomorphon* qui a été donné à cette racine. Ses feuilles sont toutes radicales, étalées à la surface du sol, ovales, allongées, très rétrécies à leur base en une sorte de pétiole, entières et ondulées sur leurs bords. Les fleurs, de couleur blanche ou purpurine, naissent au milieu des feuilles sur des pédoncules assez courts. Les fruits sont des baies charnues, tantôt grosses et globuleuses, tantôt petites et ovoïdes, ce qui faisait distinguer autrefois la mandragore en mâle et femelle. Ces fruits renferment des graines réniformes.

Dans les anciens temps, on attribuait à la mandragore des propriétés surnaturelles; il nous semble pour le moins inutile de rapporter les contes absurdes qui ont été débités sur ce végétal. C'est une plante qui a beaucoup d'affinité avec la belladonne, et dont l'action physiologique est à peu près semblable. On dit même qu'elle est plus vénéneuse, et que son emploi, qui d'ailleurs est assez rare aujourd'hui, peut avoir lieu dans les mêmes cas, en procédant d'abord par des doses plus faibles que celles auxquelles on administre la belladone. *V.* ce mot.

Les feuilles de mandragore sont prescrites dans la composition du baume tranquille. Sa racine est quelquefois employée, comme sédative, en cataplasme. (A. R.)

MANGANÈSE. Le manganèse est un corps combustible simple métallique qui existe dans la nature, jamais à l'état métallique (1), mais à celui de combinaison ; on le rencontre, 1°. à l'état d'*oxide*, c'est-à-dire en combinaison avec l'oxigène ; 2°. en combinaison avec l'*acide phosphorique*, à l'état de phosphate ; 3°. à l'état d'oxide en partie carbonaté ; 4°. à l'état de sulfate ; 5°. à l'état de tungstate. M. Vauquelin est le premier qui ait reconnu la présence de l'acide tungstique dans une mine d'oxide de manganèse de la Romanèche, et M. Chevallier a depuis obtenu les mêmes résultats, en s'occupant de l'analyse d'une mine de manganèse de Saint-Julien (Beaujolais). M. Laugier a obtenu des résultats analogues.

L'époque de la découverte du manganèse et de son emploi n'est pas bien connue; on employait depuis long-temps dans les verreries l'oxide de ce métal, sous le nom de *savon des verriers*, *de magnésie noire* ou *de manganèse ;* mais on n'avait aucune idée sur sa nature, et quelques naturalistes regardaient son minerai comme une mine de fer, pauvre en métal et réfractaire. Des minéralogistes en faisaient une mine de zinc. Westfeld s'occupa de ce minéral ; mais le travail qu'il publia mérite à peine d'être mentionné, si l'on en croit l'immortel auteur de la Philosophie chimique. Une autre foule de savans s'occupèrent de cet oxide, et de ce nombre sont Boyle, Glauber, Waiz Pott, Cronsted, Riuman, Kaim. En 1771, Scheèle et Bergmann entreprirent un travail suivi sur le manganèse. Scheèle, en 1774, fit paraître sa dissertation sur ce minéral, dans laquelle on trouve quelques erreurs, mais où il est positivement démontré que la *magnésie noire* est l'oxide d'un métal particulier différent des autres métaux connus. Outre cette découverte, Scheèle consigna aussi dans le même travail, ses travaux sur la nature particulière de l'oxide de barium et sur ses propriétés. Bergmann annonça, dans

(1) La présence du manganèse à l'état natif a été annoncée, et l'on a désigné la mine de Sem (dans la vallée de Vic Dessos, dans les Pyrénées), comme en fournissant. Un minéralogiste anglais avec lequel nous nous sommes entretenus, avait fait des essais sur ce prétendu métal natif ; il l'avait reconnu pour être de l'oxide.

la même année que le minéral appelé *manganèse* était un oxide métallique dont il n'avait pu opérer la réduction. Il avait remarqué que toute la masse se transformait en scories, à l'exception cependant, en quelques circonstances, de quelques petits globules attirables à l'aimant. Cette difficulté de fusion le porta à soupçonner de l'analogie entre le manganèse et le platine. Cependant le docteur Gahn (élève de Bergmann) qui avait fait des expériences sur le même minéral, parvint à en obtenir le métal par le procédé suivant : il remplit l'intérieur d'un creuset de poussier de charbon humecté d'eau. Il mit ensuite dans le milieu de ce creuset de poussier de charbon, un peu du minéral pulvérisé dont il avait fait une boule avec de l'huile, il acheva d'emplir le creuset de poussier de charbon ; il luta un autre creuset sur celui-ci, et exposa le tout pendant environ une heure à une chaleur très intense. Il trouva au fond du creuset un bouton métallique, ou plutôt un certain nombre de petits globules métalliques dont le poids correspondait aux 0,33 de celui du minéral employé. Dans ce cas, l'oxigène de l'oxide avait abandonné le métal et s'était porté sur le charbon, qu'il avait en partie converti en acide carbonique. Le manganèse ayant été obtenu, les chimistes s'occupèrent de l'étude de ses propriétés, et un grand nombre de travaux sur ce métal sont dus à MM. Ilseman, Hielm, Bindheim, John, Champy, Lapeyrouse, Morveau, Berzélius, Humphry Davy, Wollaston, Vauquelin, etc., etc. Le manganèse pur est d'une couleur blanche tirant sur le gris (couleur analogue à celle de la fonte). Son éclat est vif, sa texture est grenue ; il est sans odeur ni saveur ; son poids spécifique est de 8,013 ; il est plus mou que le fer fondu ; il peut être attaqué par la lime. Il est très cassant, et ne peut être ni écroui ni tiré en fils. On ne connaît pas sa ténacité ; sa cassure est inégale ; elle présente un tissu à grain serré. Le manganèse est fusible, selon Morveau, à la température de 160° Wedgewood. Il n'est pas attirable à l'aimant ; mais il acquiert cette propriété lorsqu'il est mêlé à une petite quantité de fer. Laissé en contact avec l'air atmosphérique, il perd promptement son éclat; il devient successivement gris, brun, violet et noir: ces altérations ont lieu plus promptement, si l'on chauffe le manganèse avec le contact de l'air. Mis en contact avec l'eau, il décompose ce liquide en s'unissant avec l'oxigène, et en donnant lieu à un dégagement d'hydrogène d'une odeur analogue à celle de l'*assa fœtida*. Cette odeur est attribuée à la solution d'une petite partie du métal dans l'hydrogène. Le manganèse oxidé s'unit aux oxides et donne naissance à des sels. En s'unissant avec le chlore, le phosphore, le charbon, le soufre, il donne lieu à des combinaisons nouvelles. Il s'unit au fer: l'alliage qui en résulte est cassant et d'une belle couleur blanche. Pour obtenir le manganèse métallique, au lieu de traiter le minéral comme nous l'avons dit, on traite l'oxide pur de ce métal. On conserve le manganèse métallique dans l'huile, pour le soustraire à l'action de l'air. Ce métal n'est pas employé jusqu'à présent, mais on utilise ses oxides et ses sels.

(A. C.)

MANGOSTAN GUTTIER. *Garcinia Cambogia*, Rich. Bot. méd., t. II, p. 687. — *Cambogia Gutta*, L. Arbre des Indes orientales, d'où découle la substance résineuse nommée vulgairement gomme-gutte. *V.* GUTTE (GOMME-RÉSINE). (G...N.)

MANGOSTAN ou MANGOUSTAN. On désigne vulgairement sous ce nom le *Garcinia Mangostana*, L., arbre indigène des îles de l'archipel indien, qui porte des fruits d'une saveur et d'un parfum exquis. Ces fruits sont doux et légèrement laxatifs après la maturité; ils sont au contraire acidules avant cette époque, et leur écorce passe pour astringente; on en fait usage pour arrêter les dyssenteries. (G...N.)

MANGUE. Fruit du manguier, *Mangifera indica*, L. — *Mangifera domestica*, Gærtner, *de Fruct.* 2, tab. 100, arbre de la famille des Térébinthacées et de la Pentandrie Monogynie, L., originaire des Indes orientales, mais cultivé maintenant dans toutes les colonies situées entre les tropiques, à l'Ile-de-France, aux Antilles, etc. La culture de cet arbre a fait développer plusieurs variétés de fruits qui ont été décrits autrefois par Rumph dans son *Herbarium amboinense*, t. I, p. 93, tab. 25, et plus tard par Gærtner, dans son ouvrage sur les fruits. Le docteur Hamilton a donné récemment de nouveaux détails sur les diverses espèces de manguiers cultivés dans l'Inde. Les mangues ont une grosseur qui varie depuis celle d'un abricot jusqu'à celle des plus fortes poires ; elles sont à peu près oblongues, réniformes, un peu plus grosses vers le pédoncule, marquées d'un léger sillon longitudinal. Leur peau est luisante, ordinairement verte, même après la maturité, mais d'un rouge vif ou jaune sur la partie exposée à la lumière ; elle s'enlève facilement, et l'on trouve dessous une chair d'un jaune orangé brillant, dans laquelle est un noyau grand et aplati, revêtu d'une enveloppe filandreuse qui s'étend dans la chair du fruit et le rend souvent désagréable à manger, en se prenant entre les dents. Malgré ce défaut et celui d'avoir un goût térébenthinacé, la mangue, quand elle est bien mûre et de bonne qualité, est un fruit délicieux, même pour les Européens nouvellement arrivés dans les colonies. (G...N.)

MANIGUETTE ou GRAINE DE PARADIS. *Malaguetta* officin. C'est la graine d'une espèce nommée par Linné *Amomum Grana-Paradisi*, qui appartient à la famille des Cannées ou Amomées, et à la Monandrie Monogynie, L.—Rhéede l'a figurée dans son *Hortus Malabaricus*, sous le nom d'*Elettari*. Cette plante croît dans l'Inde orientale, de même que les autres espèces d'*Amomum* qui fournissent les diverses sortes de graines connues dans la Droguerie sous le nom de cardamomes.

Les graines de paradis, telles qu'on les trouve dans le commerce, sont débarrassées de leur coque qui est rougeâtre et offre à sa surface les débris d'un brou filandreux desséché. Cette coque, longue de 10 à 15 lignes, épaisse de 5 à 7, a tantôt la forme d'un petit coco enveloppé de son brou, tantôt celle d'une gousse d'ail. Les graines sont anguleuses-arrondies, rouges et luisantes. Leur amande est très blanche, d'une saveur âcre et brûlante comme celle du poivre, et d'une odeur analogue à celle du *Calamus aromaticus*, lorsqu'on la réduit en poudre. Ces qualités actives n'existent pas dans l'enveloppe de l'amande, ce qui la fait paraître inodore lorsqu'elle n'est pas privée de cette enveloppe. La maniguette est âcre, chaude et stimulante, possédant en un mot les propriétés du poivre, avec lequel on la falsifie ; mais cette falsification n'a rien de nuisible, et nous doutons beaucoup qu'elle puisse être lucrative.

Le nom de maniguette a été aussi donné aux petits fruits de quelques plantes de la famille des Anonacées, et particulièrement de l'*Unona aromatica*, et de l'*Unona Æthiopica*, Dunal et D.C. Cette dernière espèce était anciennement connue dans les officines sous le nom de poivre d'Éthiopie. *V.* ce mot.

(G...N.)

MANIHOT ET MANIOC. *V.* CASSAVE.

MANILUVE. *V.* MANULUVE.

MANIPULATION. On donne ce nom à l'action d'exécuter diverses opérations manuelles en Chimie et en Pharmacie ; la manipulation est une des parties les plus essentielles de ces sciences, et l'on doit en faire le sujet d'une étude suivie. Cette étude devient plus facile par la publication d'un traité spécial sur cette matière, traité dû à un savant distingué, M. Faraday. Cet ouvrage a été traduit en français par M. Maiseau, et revu avec soin par un de nos collègues, M. Bussy.

(A. C.)

MANIPULE. Ce mot est employé, dans les formules, comme le synonyme de *poignée* ; il indique la quantité de ce qu'on doit prendre avec la main. Cette quantité se désigne dans les formules par la lettre M suivie d'un ou plusieurs chiffres indiquant le nombre de poignées que l'on doit prendre ; (exemple : M j, une poignée ; M vj, six poignées), etc. Cette manière d'indiquer la quantité d'un médicament à employer n'est pas exacte, car il est des mains plus ou moins grandes. Les auteurs du nouveau *Codex* français, pour obvier à cet inconvénient, ont indiqué le poids de la poignée de certains médicamens : en se basant sur ces données générales, on peut en faire l'application aux substances analogues à celles dont le poids a été déterminé, et qui sont les suivantes : la poignée de semence d'orge pèse 101 gram. 40 cent. (3 onces

2 gros et demi) ; celle des semences de lin, 47 gram. 60 cent. (1 once 4 gros) ; celle de farine de lin, 105 gram. (3 onces 2 gros) ; celle de feuilles sèches de mauve ou de chicorée, 43 gram. 90 cent. (1 once 2 gros) ; celle de fleurs de tilleul, 46 grammes 10 cent. (1 once 2 gros et demi). (A. C.)

MANNE. *Manna.* Matière concrète et sucrée qui exsude de plusieurs espèces de frênes, particulièrement du Frêne a fleurs, *Fraxinus Ornus*, L., et du Frêne a feuilles rondes, *F. rotundifolia*, Lam. Ces arbres, qui appartiennent à la famille des Jasminées et à la Polygamie Dioecie, L., croissent spontanément en Italie, en Sicile et probablement dans toute la région orientale méditerranéenne. On est parvenu à les acclimater parfaitement en France et dans les autres pays tempérés de l'Europe, mais il est à remarquer qu'ils n'y donnent point de manne ; il faut même s'avancer jusque vers le milieu de l'Italie pour leur voir fournir cette matière sucrée.

La manne s'écoule naturellement par les pores de l'épiderme et par les fentes de l'écorce ; mais comme ce procédé de la nature n'en fournit pas assez abondamment, on pratique à la partie supérieure et sur l'un des côtés du tronc des frênes, des incisions longitudinales profondes, par lesquelles s'échappe le suc propre ou la sève élaborée qui, en se concrétant, forme la manne. On en facilite quelquefois l'écoulement par de petits tuyaux de paille que l'on introduit dans le tronc de l'arbre. L'année suivante on fait des incisions sur l'autre côté du tronc, et ainsi successivement.

La manne varie beaucoup quant à sa couleur, sa pureté, sa saveur, son odeur, etc. Ces diverses qualités dépendent non-seulement des procédés d'extraction, mais encore de la saison sèche et chaude, ou au contraire froide et pluvieuse, pendant laquelle la récolte a été faite. Dans le commerce, on en distingue trois principales sortes.

1°. Manne en larmes ou en canon. On la recueille durant les plus grandes chaleurs de l'été, c'est-à-dire dans les mois de juillet et d'août. C'est la plus pure et celle dont le prix est le plus élevé, quoique son action purgative soit moindre que celle des autres sortes. Elle est en morceaux irréguliers, ou allongés en forme de stalactites, secs ou à peine enduits de matière sirupeuse, d'une couleur blanche légèrement jaunâtre, d'un aspect cristallin ou granuleux dans sa cassure, d'une saveur douce et sucrée. La manne en larmes, lorsqu'elle est très récente, a une saveur si peu nauséabonde, et sa vertu purgative est si faible, que les habitans des pays où on la recueille l'emploient aux mêmes usages que le sucre. Elle acquiert par la suite une odeur et une saveur particulières qui paraissent être l'effet de la fermentation, et elle devient laxative.

2°. Manne en sorte. Elle est recueillie dans le mois de septembre et au commencement d'octobre, époques de la saison où la température étant moins élevée, la manne se dessèche moins promptement, coule le long de l'arbre, s'y salit, et probablement y subit déjà un commencement de décomposition. Cette manne contient une grande quantité de petites larmes agglutinées en masses au moyen d'un liquide sirupeux, lesquelles petites masses sont pâles ou peu colorées, plus ou moins molles, visqueuses et sujettes à fermenter. La manne en sorte de Sicile se conserve un peu plus long-temps que la manne de Calabre. Cependant celle-ci, que l'on désigne dans le commerce sous le nom de *manne Capacy*, contient de plus belles larmes et en plus grande quantité que la manne de Sicile, qui est vulgairement nommée *manne Géracy*. La saveur de cette sorte de manne est très sucrée, mais en même temps plus nauséeuse que celle de la manne en larmes. C'est celle que l'on emploie le plus fréquemment en Pharmacie.

3°. Manne grasse. On la récolte dans les mois d'octobre et de novembre; elle ne se dessèche pas comme la manne qui exsude pendant les chaleurs de l'été, et elle se rassemble dans des petites fosses que l'on pratique au pied de l'arbre. On y distingue à peine quelques larmes grumeleuses; elle forme des masses poisseuses, plus ou moins mêlées d'impuretés. Son odeur est très nauséeuse, sa saveur sucrée et désagréable. Cette sorte de manne est employée dans les potions purgatives avec l'infusion de follicules de séné, ce qui donne une médecine noire d'un goût et d'un aspect rebutans, mais qui est plus fréquemment en usage chez les individus de la classe peu aisée du peuple, parce qu'elle revient à meilleur marché et qu'elle purge davantage. D'ailleurs, la manne grasse n'est prescrite qu'en lavemens par les médecins.

MM. Proust (1), Thénard (2) et Bouillon-Lagrange (3) ont examiné chimiquement la manne, et en ont isolé les divers principes constituans. D'après l'analyse de la manne en larmes, par M. Thénard, elle se compose : 1°. d'un principe sucré cristallisable, auquel on a donné le nom de *mannite*. (*V.* ce mot); 2°. de véritable sucre dont la quantité est si minime qu'elle n'excède pas un dixième ; 3°. d'un principe incristallisable, muqueux, dans lequel paraît résider la vertu purgative. Celle-ci augmente en effet dans la manne en sorte et dans la manne grasse, qui renferment moins de mannite et plus de principe incristallisable. L'odeur et la saveur nauséabondes dépendent peut-être d'un autre principe qui aurait échappé à l'analyse.

Nous avons dit plus haut que les habitans des pays où l'on récolte la manne emploient les belles larmes à des usages alimentaires; mais celle du commerce ne sert qu'en Médecine, comme excellent purgatif minoratif, et sous ce rapport, on en fait une énorme consommation. La manne en larmes peut être donnée impunément à une dose élevée (2, 3 et 4 onces), soit simplement dissoute dans du lait ou une émulsion, soit mélangée avec d'autres laxatifs, comme dans la marmelade de Tronchin, etc. C'est ainsi qu'on l'administre lorsque l'on se propose d'opérer une purgation sans provoquer ni coliques ni autres symptômes généraux. Mais lorsqu'on l'emploie dans les rhumes ou catarrhes bronchiques, il convient de la donner à petites doses ; elle agit alors en débarrassant l'estomac des mu-

(1) Ann. de Chim., t. LVII, p. 143.
(2) *Ibid.*, t. LIX, p. 51.
(3) Journ. de Pharm., t. III, p. 10.

cosités qui s'y amassent, surtout chez les jeunes enfans qui se débarrassent difficilement des produits de l'expectoration.

La manne en sorte est usitée fréquemment à la dose d'une once et demie à deux onces, associée au séné, à la rhubarbe et aux sels purgatifs. C'est la médecine la plus connue de tous les praticiens.

La manne grasse a été quelquefois sophistiquée par une composition de sucre et de miel mélangée avec un peu de scammonée ou de résine de jalap. On a aussi tenté d'imiter la manne en larmes, c'est-à-dire de composer une manne blanche et sèche, avec du sucre, un peu de manne et un ingrédient purgatif, le tout bouilli et rapproché en consistance convenable; mais il était facile de reconnaître cette falsification, à son poids, sa dureté et sa blancheur transparente, et à sa saveur qui diffère de celle de la manne véritable.

On a donné le nom de manne à plusieurs substances qui ont beaucoup d'analogie avec la manne des frênes, mais qui sont aujourd'hui d'usage en Europe.

La Manne de Briançon est ainsi nommée parce que dans les environs de cette ville, située au centre des Alpes, croît le mélèze (*Larix Europæa*, D. C. *Pinus Larix*, L.), arbre sur les feuilles duquel on trouve cette substance en grains petits, arrondis et jaunâtres. Cette manne est peu purgative, et maintenant inusitée.

La Manne Alhagi est un suc blanc concret qui se récolte sur un arbuste formant de petits buissons épineux, et qui croît dans les déserts, en Perse, en Arabie et en Nubie. C'est l'*Hedysarum Alhagi*, L., dont on a formé le type d'un genre nouveau et qui a été nommé *Alhagi Maurorum* par M. De Candolle, nom sous lequel Rauwolf l'avait anciennement décrit. D'après Rauwolf et M. Cailliaud, les Maures lui donnent le nom d'*agul* ou *agoul*. Les Persans nomment *trunschibin* la manne que l'on recueille sur ses feuilles, nom sans doute emprunté des Arabes, qui l'appellent *trungibin* ou *terniabin*. En conséquence, la manne liquide ou *téréniabin* d'Avicenne et de Sérapion ne paraît pas avoir été autre chose qu'une variété de cette manne;

elle serait à la manne concrète de l'alhagi ce que la manne grasse est à la manne en larmes. Tout porte à croire que cette substance est la manne dont se nourrirent les Hébreux dans le désert, quoique Moïse dise positivement, dans son texte (1), que la terre en était couverte, ce qui a été rendu ainsi dans la version latine, *operuisset superficiem terræ;* mais ce dernier mot (la terre) ne doit pas être pris rigoureusement à la lettre, car il signifie les arbustes rabougris et buissonneux qui rampaient à sa surface. Olivier, auteur d'un voyage dans l'empire Ottoman, a rapporté en France plusieurs livres de cette manne. Elle est en grains arrondis comme des fruits de coriandre, ou en fragmens inégaux, blancs, ne s'agglomérant en pâte que lorsqu'on les tient humides; on y trouve des débris d'épines et de branches de la plante. Niebuhr (*Descript. Arab.*, p. 129) dit que dans les grandes villes de la Perse, on ne se sert que de cette manne, au lieu de sucre, pour les pâtisseries et les divers mets de fantaisie.

Nous nous dispenserons de citer les autres substances auxquelles on a conféré le nom de manne, parce qu'elles ne sont aucunement employées, et qu'elles n'offrent pas même l'intérêt de la curiosité. (G...N.)

MANNITE. La mannite est une substance sucrée cristallisable qui a été découverte par Proust, et qui se trouve dans la manne du *Fraxinus excelsior* et du *F. Ornus,* dans les sucs fermentés de l'ognon, des betteraves, dans plusieurs espèces d'amidon, MM. Hübner et Vogel l'ont trouvé dans le céleri, *Apium dulce,* et M. A. Chevallier, dans des vins qui avaient été rehaussés avec le sirop de raisin et qui avaient ensuite subi la fermentation. Pour obtenir ce produit, on traite la manne en larmes par l'alcool bouillant, et l'on filtre; la mannite se dépose par refroidissement; on recueille le précipité, on le soumet à la presse entre des feuilles de papier joseph, on le fait redissoudre de nouveau dans l'alcool bouillant, pour l'obtenir à l'état de pureté. Le procédé suivant est aussi indiqué pour l'obtenir du

(1) Exode, chap. 16, vers. 13, 14 et 15.

suc de betteraves. On extrait le suc de ces racines, on l'abandonne à lui-même à une douce température : bientôt la fermentation vineuse se développe, le suc se convertit en une liqueur filante épaisse; on le fait évaporer à siccité; on traite le résidu par l'alcool bouillant, on filtre, et l'on obtient la mannite par refroidissement.

La mannite est blanche, inodore, d'une saveur douceâtre; elle cristallise en aiguilles blanches et transparentes; elle est soluble dans 5 parties d'eau froide, presque insoluble dans l'alcool froid, très soluble à chaud dans l'alcool aqueux, se précipitant de ce liquide par refroidissement. Mise dans des circonstances convenables et avec du ferment, elle n'éprouve pas d'altération et ne donne pas naissance à de l'alcool, comme le font les matières sucrées. La mannite, exposée à l'action de la chaleur, se ramollit d'abord, puis elle se décompose en donnant des produits analogues à ceux qu'on obtient de la décomposition des matières végétales azotées. Traitée par l'acide nitrique, elle se convertit en acide oxalique. L'analyse de la mannite, faite par M. Saussure, a fourni les résultats suivans : carbone, 47,82; hydrogène, 6,06; oxigène, 45,80; azote, 0,32. La mannite est peu employée en Médecine. On assure qu'elle fait la base du remède secret vendu sous le nom de pastilles de Calabre. Ce qu'il y a de sûr, c'est qu'elle est très efficace contre la toux; elle purge doucement, et l'on peut administrer sans inconvénient, aux femmes enceintes, les pastilles préparées avec le sucre et la mannite à parties égales, et faites avec un mucilage de gomme adraganthe aromatisé. Introduite dans les pommades, à la dose de 16 grammes (4 gros), pour 32 grammes (1 once) de cérat, elle fournit un médicament qui, appliqué en friction sur l'abdomen, donne lieu, sans coliques, à une douce purgation. Une seule fois j'ai eu à préparer ce médicament, et il a complètement réussi. Ce fait, s'il était confirmé par d'autres expériences, établirait d'une manière positive que la mannite est purgative, ce que des auteurs nient. (A. C.)

MANULUVE, *Maniluve*. On donne ce nom à des bains de

mains. Ces bains peuvent être préparés avec de l'eau à un assez haut degré de température, ou avec le même liquide tenant en solution du sel marin, un sel alcalin, un acide, de la moutarde; ils sont prescrits en quelques circonstances, dans l'intention d'exercer une action dérivative, comme on le fait par l'administration des pédiluves. (A. C.)

MARANTA. *V.* Galanga.

MARBRE. *V.* Carbonate de chaux.

MARC. On a donné le nom de marc au résidu solide qu'on obtient dans diverses opérations. Ainsi, on appelle *marc de café* le résidu insoluble du café obtenu par infusion ou par décoction; *marc de vin*, le tartre et la matière colorante précipitée qui se trouve au fond des tonneaux; *marc d'olives* et *marc de raisin*, la partie solide qui reste des olives et des raisins, après la fermentation et la séparation du suc de ces fruits, le marc de raisin et celui d'olives sont employés médicalement, comme bains excitans. Cet emploi a pour but l'emploi de la chaleur qui se développe pendant la fermentation. (A. C.)

MARGARATES. Nom générique des sels formés par la combinaison de l'acide margarique avec les bases salifiables. *V.* Acide margarique, t. I, p. 126. et Savons. (A. C.)

MARGARINE. M. Chevreul avait d'abord donné ce nom à l'acide margarique, à cause de sa blancheur et de son aspect nacré qui le fait ressembler à la perle. *V.* Acide margarique. (A. C.)

MARJOLAINE. *Origanum majoranoïdes*, Willd. — D.C., Flore française. (Famille des Labiées. Didynamie Gymnospermie, L.) Cette plante, originaire des contrées d'Afrique littorales de la Méditerranée, est cultivée dans les jardins d'Europe pour ses usages culinaires. On a cru pendant long-temps que l'*O. Majorana*, L. qui croît spontanément dans l'Andalousie et dans le Portugal, était le type de la marjolaine cultivée, mais il y a quelques différences, légères à la vérité, entre cette plante et la plante d'Afrique.

La marjolaine a une tige vivace, un peu ligneuse à sa base, munie de feuilles pétiolées, elliptiques, obtuses, entières, blanchâtres et un peu cotonneuses. Les fleurs, dont la corolle est blanche, forment des épis tétragones, arrondis au sommet, cotonneux et disposés par trois ou quatre à l'extrémité de chaque pédoncule. La marjolaine est douée d'une odeur particulière très forte, qu'elle doit à la présence d'une huile volatile très abondante et qui, selon Proust, contient beaucoup de camphre. On se sert de cette plante pour aromatiser différens mets. Elle entre dans quelques préparations pharmaceutiques, dont elle augmente les propriétés stimulantes et toniques. Sa poudre est légèrement sternutatoire. (G...N.)

MARMELADE. On a donné ce nom, 1°. à une confiture de fruits réduits en une sorte de bouillie; telle est la gelée de coings, celle d'abricots, etc.; 2°. à des mélanges magistraux de consistance molle, et formés le plus souvent d'huile, de manne et de sirop, auxquels on ajoute quelquefois des extraits ou des poudres. Les médicamens connus sous ce nom sont peu nombreux; celui qui a le plus de célébrité est dû au savant Tronchin, praticien de Genève.

MARMELADE DE TRONCHIN. On prend huile d'amandes douces récente, sirop de violettes, manne en larmes, pulpe de casse récente, de chaque, 64 gram. (2 onces); gomme adraganthe 8 décigrammes (16 grains); eau de fleurs d'oranger, 8 gram. (2 gros). On délaie la gomme dans le sirop; on ajoute l'huile et l'on fait un mélange dans lequel on incorpore la pulpe de casse; on fond la manne dans moitié de son poids d'eau, y compris celle de fleurs d'oranger. Lorsque cette solution, qui se fait à une douce chaleur, est achevée, on la passe à travers une étamine placée au-dessus du mortier; on agite promptement, et l'on obtient un médicament parfaitement homogène. La marmelade de Tronchin est d'une saveur agréable; cette préparation est pectorale, légèrement laxative; on la prend le matin par cuillerée à bouche et d'heure en heure. Elle ne se conserve pas; il faut donc la renouveler tous les deux jours.

MARMELADE DE ZANETTI. Ce médicament, qui a de plus que le précédent la propriété de faciliter l'expectoration, se prépare avec manne pure, 64 grammes (2 onces); sirop de guimauve, 48 grammes (1 once 4 gros) ; casse cuite, huile d'amandes douces, récente, de chaque, 32 grammes (1 once) ; beurre de cacao, 24 grammes (6 gros) ; eau de fleurs d'oranger, 16 grammes (4 gros); kermès minéral, 2 décigrammes (4 grains). On fait fondre le beurre de cacao dans l'huile d'amandes douces, puis on agite comme nous l'avons indiqué plus haut. La marmelade de Zanetti est un bon médicament à employer contre les catarrhes pulmonaires. (A. C.)

MARMITES AUTOCLAVES. Ces marmites sont des digesteurs analogues à la *marmite de Papin;* elles sont sujettes à causer des accidens. Pour ne pas renoncer à leur emploi, qui, dans une foule de circonstances, peut être de la plus grande utilité, on leur a fait subir des modifications qui consistent en des soupapes qui permettent à la vapeur de s'échapper lorsqu'elle est trop fortement comprimée, ou en des rondelles d'un metal fusible qui, à une certaine température, se fondent et donnent une libre issue à la vapeur. On se sert des marmites autoclaves pour opérer le ramollissement et la solution de divers principes par l'eau : ce liquide, appliqué de la sorte, jouit d'une action plus forte. Ce moyen est très économique. *V*. DIGESTEUR. (A. C.)

MARNE. La marne est un mélange de carbonate de chaux, d'argile et de silice, dans lequel la proportion du carbonate est souvent de beaucoup supérieure à celle de l'argile. Kirvan a fait deux classes de marnes : la première comprend celles qui contiennent plus de silice que d'alumine ; la deuxième, celles qui contiennent plus d'alumine que de silice ; il a donné à la première le nom de *marne silicée,* et à la seconde celui de *marne argileuse*. La marne est employée comme engrais ; on la répand sur les terres compactes et qui ont besoin d'être divisées. (A. C.)

MAROUTE. Nom vulgaire de la camomille puante. *V*. ce mot.

MARRONNIER D'INDE ou HIPPOCASTANE. *Æsculus Hippocastanum,* L. — Rich. Bot. méd., t. II, p. 682. (Famille des Hippocastanées, D.C.; Accrinées de Jussieu; Heptandrie

Monogynie, L.) Ce grand arbre est originaire des contrées septentrionales de l'Inde. Ce fut seulement vers le milieu du seizième siècle qu'il pénétra en Europe, d'abord à Constantinople, puis à Vienne, enfin à Paris, où le premier individu fut planté en 1615 à l'hôtel de Soubise, le second au Jardin du Roi, le troisième au Luxembourg. Il s'est ensuite tellement répandu dans le reste de l'Europe, et s'y est si bien acclimaté, qu'on le voit jusqu'en Suède, où il résiste à la rigueur des hivers, faculté qu'il doit à la nature de ses bourgeons. Ceux-ci sont, en effet, formés d'écailles nombreuses superposées, bourrées d'une laine épaisse et enduites d'un suc résineux qui abritent parfaitement les jeunes pousses. Le tronc du marronnier est droit, divisé supérieurement en branches qui s'élèvent à une très grande hauteur où elles forment une tête touffue, large, et pyramidale. Ses feuilles sont grandes, opposées, digitées, composées de cinq à sept folioles ovoïdes, oblongues, acuminées, irrégulièrement dentées en scie, et sessiles à l'extrémité d'un pétiole commun, long et cylindrique. Les fleurs, de couleur blanche panachée de rouge, forment des grappes pyramidales; elles ressortent avec élégance sur le fond vert du feuillage, et elles donnent à l'arbre un aspect charmant pendant leur épanouissement, au mois de mai. Le fruit est une grosse capsule coriace, globuleuse, hérissée de piquans, s'ouvant en trois valves inégales, et contenant une à quatre graines lisses de couleur brune-rougeâtre et marquées d'un hile très large. L'aspect de ces graines est fort analogue à celui des grosses châtaignes ou marrons; d'où le nom vulgaire de *marronnier d'Inde*, imposé très anciennement à l'arbre. Celui d'*Hippocastanum* (châtaignier de cheval) vient de l'emploi que l'on faisait de ses graines en Turquie: on les donnait, après les avoir réduites en farine et mélangées avec du son ou de l'avoine, aux chevaux attaqués de coliques et de toux.

Le marronnier d'Inde fait l'ornement des promenades publiques; il n'exige presque aucuns soins; toutes les expositions et même tous les terrains, à l'exception de ceux qui sont trop secs et trop peu profonds, paraissent lui convenir. Son rapide accroissement, la précocité de son feuillage, l'élégance de ses fleurs, l'ombrage impénétrable qu'il procure en été, tant de qualités, en un mot, auraient dû préserver cet arbre des caprices de la mode ; cependant il fut un temps où l'on s'en est ennuyé et où on lui reprochait de salir les allées des promenades par la chute de ses fleurs, de ses feuilles et de ses fruits. Mais on est revenu aujourd'hui d'une prévention aussi puérile, et la propagation de l'hippocastane commence à s'étendre davantage, depuis que des motifs d'utilité se sont joints à ceux de pur agrément, les seuls qu'on eût en vue autrefois.

Le bois du marronnier d'Inde n'est, à la vérité, que d'une qualité très inférieure, soit comme combustible, soit comme bois de construction, sa texture étant trop tendre, trop filandreuse pour se prêter à des emplois utiles. Son écorce, surtout celle des jeunes branches, a été proposée par Zanichelli pour remplacer le quinquina. Cette écorce est brune, rugueuse à l'extérieur, inodore, à cassure grenue et rosée, d'une saveur amère et astringente. L'infusion aqueuse de cette écorce rougit la teinture de tournesol, précipite la gélatine, ne précipite pas l'émétique, précipite par les acides, par la baryte et par la chaux, forme un précipité vert par le sulfate de fer; ne précipite pas par la potasse, qui lui donne une couleur bleue intense. Selon M. Henry (*Annales de Chimie*, t. LVII, p. 210), le nitrate d'argent y détermine un précipité gris passant de suite au noir. Ce réactif sert à distinguer, d'après M. Planche (*Bull. de Pharm.*, t. I, p. 35), l'infusion d'écorce de marronnier d'avec celle de quinquina, qui produit un précipité blanc permanent. Un nouvel examen analytique de cette écorce a fourni à MM. Pelletier et Caventou les principes suivans : 1°. huile grasse verdâtre; 2°. matière brune rougeâtre, de nature résineuse; 3°. matière colorante rouge; 4°. matière colorante jaune peu amère; 5°. tannin verdissant le fer et ne précipitant pas le tartrate de potasse et d'antimoine; 6°. gomme; 7°. fibre ligneuse; 8°. une petite quantité d'un acide libre qui forme avec la magnésie un sel peu soluble dans l'eau, insoluble dans l'esprit-de-vin.

Il résulte, de ces analyses, que le principe astringent (tannin et acide gallique) prédomine dans l'écorce de marronnier d'Inde, mais qu'on ne peut l'assimiler au quinquina qui agit, non pas par son principe astringent, mais par les substances alcaloïdes amères (quinine et cinchonine) qui lui sont propres. L'écorce de marronnier jouit de propriétés toniques et fébrifuges qui, dans l'origine de l'emploi de ce médicament, ont été fort exagérées. On peut l'administrer en poudre ou en décoction aux mêmes doses que le quinquina. On l'a encore employée à l'extérieur dans les cas de gangrène; mais les essais tentés à cet égard n'ont pas toujours été satisfaisans.

Les graines de l'hippocastane, vulgairement nommées *marrons d'Inde*, ont une saveur désagréable; elles renferment une grande quantité d'une sorte de fécule, combinée à un principe amer, soluble également dans l'eau et l'alcool, et dont il est difficile de les débarrasser par les procédés chimiques que l'on a proposés. Cependant M. Guilbert, professeur à l'École de Pharmacie de Paris, est, dit-on, parvenu à priver cette fécule de toute son amertume. Le meilleur procédé que nous connaissions, est de faire macérer la poudre de marrons d'Inde dans une eau légèrement alcaline. M. Canzonéri de Palerme avait signalé dans ces graines une substance nouvelle et particulière, pour laquelle il avait proposé le nom d'*esculine;* mais l'examen ultérieur de cette prétendue substance a fait voir que ce n'était qu'un sel inorganique (1).

Les économistes, qui voyaient avec peine que tant de matière amilacée contenue dans les marrons d'Inde était perdue, ont cherché à en tirer quelque parti; mais tant que l'on ne parviendra pas à les priver de leur amertume par des moyens simples et peu coûteux, il y a lieu de croire qu'ils ne serviront pas comme substance alibile, si ce n'est pour les animaux do-

(1) *V.* l'Essai sur le marronnier d'Inde, par M. Canzonéri, traduit de l'italien par M. Chéreau, *Journ. de Pharm.*, 1823, p. 529; et la note sur l'esculine par ce dernier, *ibid.*, janvier 1825, p. 47.

mestiques. Les chevaux, les bœufs, les moutons et les porcs les mangent avec avidité. On dit que la farine de marrons d'Inde est propre au blanchîment du lin et du chanvre. Parmentier a proposé d'en faire de la colle qui, à raison de son amertume, éloigne les insectes. On a fabriqué des pois à cautères avec les marrons d'Inde, mais ils sont inférieurs en qualités à ceux d'iris. Enfin, par l'incinération, ces graines fournissent une grande quantité de potasse.

L'analyse des diverses parties du marronnier a été faite par M. Vauquelin. Voici les résultats qu'il a obtenus :

Les écailles qui enveloppent les bourgeons sont composées : 1°. d'une huile grasse d'odeur rance ; 2°. de chlorophylle ; 3°. d'une résine de couleur rouge-brune ; 4°. de tannin ; 5°. d'un principe brun foncé, très amer ; 6°. d'un peu de sucre ; 7°. de mucilage, 8°. de fibre ligneuse.

Les bourgeons à feuilles privés d'écailles contiennent : 1°. une résine molle ; 2°. du tannin en partie libre, en partie combiné avec de l'acide gallique ; 3°. une combinaison qui paraît en partie formée de tannin et d'une matière végéto-animale ; 4°. de la fibre ligneuse ; 5°. de l'acétate de potasse ; 6°. du phosphate de chaux.

Les feuilles nouvellement développées ont fourni : 1°. de la cire ; 2°. de la chlorophylle ; 3°. du tannin et du principe amer ; 4°. une matière végéto-animale ; 5°. de la fibre ligneuse.

Les étamines ont donné : 1°. résine molle, rouge et amère ; 2°. une matière de saveur sucrée ; 3°. une matière mucilagineuse ; 4°. de la fibre ligneuse.

Les jeunes marrons avec leurs pistils, après la floraison, étaient composés : 1°. de résine verte d'une saveur amère ; 2°. de tannin ; 3°. d'une matière mucilagineuse ; 4°. de fibre ligneuse ; 5°. d'ammoniaque et de fer, avec de l'acide hydrochlorique en excès ; pas d'amidon.

L'enveloppe intérieure du fruit se compose : 1°. d'un principe amer ; 2°. de tannin ; 3°. de fibre ligneuse ; 4°. d'un acide libre ; 5°. de quelques sels à base de chaux.

L'enveloppe extérieure a fourni : 1°. une grande quantité de chlorophylle ; 2°. du tannin, 3°. un principe amer ; 4°. des sels.

L'incinération des différentes parties fournit : 1°. du carbonate et du phosphate de potasse ; 2°. du carbonate et du phosphate de chaux ; 3°. de la silice et de l'oxide de fer. (Vauquelin, *Annales de Chimie*, t. LXXXII et LXXXIII, p. 309 et 36.)

L'examen du suc d'un vieux marronnier est consigné dans les Écrits chimiques de John, t. VI, p. 18. Ce suc, qui s'était desséché sur l'écorce, avait l'aspect de la craie ; soumis à l'examen, il a fourni : 1°. un sel à base de magnésie ; 2°. du tannin verdissant les sels de fer ; 3°. de la gomme ; 4°. des traces de matière extractive ; 5°. du carbonate et de l'acétate de potasse ; 6°. du phosphate et de l'hydro-chlorate de potasse ; 7°. du carbonate de chaux ; 8°. du phosphate de chaux ; 9°. des traces d'oxide de fer ; 10°. du carbonate de magnésie ; 11°. de la silice ; 12°. de l'eau. (G...N.)

MARRUBE COMMUN ou MARRUBE BLANC. *Marrubium vulgare*, L. — Rich. Bot. méd., t. I, p. 261. (Famille des Labiées. Didynamie Gymnospermie, L.) Plante vivace, herbacée, très commune dans les lieux incultes, le long des routes, des murs et des fossés, où elle fleurit pendant tout l'été. Ses tiges sont dressées, longues d'un à deux pieds, rameuses, velues et blanchâtres. Ses feuilles sont opposées, pétiolées, ovales, aiguës, crénelées et crêpues. Ses fleurs sont petites, blanches, réunies en grand nombre dans les aisselles des feuilles supérieures, où elles forment des anneaux ou verticilles.

Le marrube blanc est doué d'une odeur forte, aromatique, comme musquée ; d'une saveur amère, âcre et chaude qui dénotent des propriétés excitantes, encore plus énergiques que dans un grand nombre d'autres Labiées. Aussi a-t-il été préconisé contre une foule de maladies ; mais ce que l'on peut dire de plus rationnel à son égard, c'est qu'on peut l'employer utilement dans certains cas où il est besoin de stimulans, par exemple, dans les diverses espèces de catarrhes chroniques, dans l'aménorrhée, etc. On l'administre en infusion théiforme. Quelquefois on extrait le suc de la plante, que l'on donne à la dose de 2 à 4 onces. Le marrube blanc est un des nombreux ingrédiens de la thériaque et du sirop d'armoise composé. (A. R.)

MARRUBE NOIR ET MARRUBIN. Noms vulgaires de la ballote noire. *V.* ce mot.

MARS. Nom donné au fer par les anciens chimistes.

MARTIAL. On donnait ce nom en Pharmacie aux préparations qui contiennent du fer, des oxides, ou des sels de ce métal; ainsi l'on donnait aux eaux minérales ferrugineuses les noms d'*eaux minérales martiales*. Ce mot n'est plus guère usité, mais on le trouve encore dans les anciens ouvrages. (A. C.)

MARUM OU GERMANDRÉE MARITIME. *Teucrium Marum*, L. — Rich. Bot. méd., t. I, p. 248. (Famille des Labiées. Didynamie Gymnospermie, L.) C'est un très petit arbuste qui croît dans les lieux stériles et rocailleux sur les bords de la Méditerranée. On le trouve abondamment aux îles d'Hyères. Sa tige et ses rameaux sont blanchâtres et pulvérulens. Ses feuilles sont petites, ovales-entières, d'un vert clair en dessus, tout-à-fait blanchâtres en dessous, rétrécies brusquement à la base en un court pétiole. Ses fleurs sont purpurines, axillaires, pédonculées, et solitaires à la partie supérieure des rameaux. Leur corolle est, comme celles des autres espèces de Germandrées, presque unilabiée, ou plutôt divisée en deux lèvres, dont la supérieure, à peine marquée, forme deux dents dressées. Le marum exhale dans toutes ses parties une odeur agréable qui rappelle celle de la mélisse et qui plaît singulièrement aux chats, d'où le nom d'*herbe aux chats* que cette espèce partage avec la cataire et plusieurs autres plantes. La saveur du marum est chaude et amère; en un mot, il jouit de propriétés excitantes communes à la plupart des Labiées. On faisait autrefois un grand usage de cette plante, et elle entrait dans la préparation de plusieurs médicamens composés; aujourd'hui, on la remplace facilement par une foule de Labiées odorantes et amères qui sont moins rares. (A. R.)

MASSICOT. *V.* OXIDE DE PLOMB.

MASSOY. Rumph (*Herb. amboin.*, vol. II, p. 62) a fait connaître avec beaucoup de détails l'écorce de ce nom, qu'il a aussi nommée *Cortex oninius*, et qui provient d'un grand arbre de la Nouvelle-Guinée, dont les affinités naturelles ne sont pas encore bien déterminées. Cependant il y a lieu de croire que cet arbre appartient au genre Laurier, ou au moins à la famille des Laurinées. Murray, dans son *Apparatus medicaminum*, cite aussi cette écorce qui est mince, plane, d'une couleur grise, et d'une saveur douce, agréable, analogue à celle de la cannelle. Les Indiens la réduisent en poudre et l'emploient comme un stimulant énergique.

M. Guibourt (1) a décrit le massoy sous le nom d'*écorce à odeur de sassafras*, et il a reconnu que ces écorces étaient identiques, en comparant les échantillons que l'on trouve dans le commerce sous le nom d'écorce de sassafras, avec ceux qui ont été rapportés des îles de l'archipel indien par M. Lesson, pharmacien et naturaliste de l'expédition de la corvette *la Coquille*. Outre les qualités de cette écorce décrite par Murray, M. Guibourt ajoute que son odeur et sa saveur sont celles du sassafras, mais plus faibles et plus suaves; que la surface intérieure offre souvent une sorte d'exsudation blanche, opaque, cristalline, analogue à celle que l'on trouve sur la fève pichurim. Les échantillons de massoy rapportés par M. Lesson étaient imprégnés d'une odeur de sassafras, plus forte que ceux du commerce, parce qu'étant plus récens, ils avaient moins perdu de leur huile volatile. (G...N.)

MASTIC. On donne ce nom à des enduits qui, de mous qu'ils étaient, deviennent solides. Ces produits ont beaucoup d'analogie avec les luts, et ils servent à revêtir les bassins, à souder les pierres, à recouvrir les terrasses, etc., etc. Nous avons cru devoir en indiquer quelques-uns : les pharmaciens étant souvent consultés pour ces préparations, il leur est utile de les connaître.

---

(1) *V.* Hist. des Drogues simples, t. I, p. 352, n. 257, et t. II, p. 178.

MASTIC POUR ENDUIRE LES JOINTURES DES TUYAUX DESTINÉS A CONDUIRE L'EAU. Ce mastic se prépare de la manière suivante. On fait fondre du suif, on y ajoute de la chaux vive en poudre, en assez grande quantité pour former une bouillie; on y trempe des étoupes, et on les applique en les arrêtant par une ligature sur le conduit ou tuyau de métal qui suinte et sur lequel la soudure ne peut prendre, à cause de l'humidité. L'expérience a prouvé que ce mastic, appliqué sur des tuyaux de fontaine, était d'une durée très longue, et qu'après dix ans, il n'avait subi aucune altération.

(A. C.)

MASTIC ou GOUDRON (*pour les bouteilles*). Il s'obtient de la manière suivante. On prend cire jaune, 128 gram. (4 onces); colophane et poix-résine, de chaque, 250 grammes (8 onces). On fait fondre la cire, on y ajoute les résines, et quand le tout est bien liquide, on y plonge le goulot de la bouteille, on la tourne horizontalement sur elle-même, afin que la couche de goudron s'étende également. (A. C.)

MASTIC POUR LES GRAVEURS. Il se prépare avec la résine jaune, 45; sable pur réduit en poudre fine, 37; oxide de fer, 11; chaux, 3. On incorpore ces diverses substances dans la résine fondue, et l'on agite jusqu'à entier refroidissement. Il est d'autre mastic où, au lieu de sable, on fait entrer de la brique pilée. (A. C.)

MASTIC INALTÉRABLE. Ce mastic est formé de 93 parties de brique en poudre fine, de 13 parties de litharge très ténue, et d'huile de lin. On mêle la brique et la litharge à une suffisante quantité d'huile pure, pour en former une pâte de consistance analogue au plâtre gâché; on l'applique ensuite à la manière du plâtre, après avoir mouillé avec une éponge le corps que l'on veut en recouvrir: lorsque ce mastic en séchant présente des gerçures, on les bouche avec une nouvelle quantité de mastic. Cette masse se solidifie en trois ou quatre jours. On peut employer cette préparation pour couvrir les terrasses, souder les pierres et pour s'opposer à l'infiltration des eaux. Ce mastic desséché devient tellement dur qu'il raie le fer.

MASTIC LITHOCOLLE. Ce mastic, dont la découverte est due à MM. Lesueur et Péron, peut être employé avec succès pour fermer les vases destinés à conserver les objets d'Histoire naturelle. On l'obtient avec de la résine ordinaire (brai sec), de l'ocre rouge (oxide rouge de fer), de la cire jaune et de l'huile de térébenthine; on ajoute plus ou moins de ces diverses substances, selon qu'on veut avoir ce mastic plus ou moins tenace. On fait fondre la cire et la résine, on ajoute l'ocre rouge, en remuant avec une spatule de bois; lorsque le mélange a bien bouilli pendant un quart d'heure, on ajoute l'huile de térébenthine, on mêle et l'on continue l'ébullition pendant huit à dix minutes; on retire le vase. On doit avoir le plus grand soin pour la conduite du feu, afin d'éviter que le mastic ne se gonfle, ne passe sur les bords de la bassine et ne s'enflamme; dans un cas semblable, on doit couvrir promptement ce vase avec un couvercle en fer, et jeter sur le mastic qui s'est répandu, du sable, de la terre, des cendres: on ne doit pas employer l'eau, qui augmenterait l'activité de l'incendie. Ces précautions s'appliquent en général aux substances grasses chauffées. (A. C.)

MASTIC. *Resina Mastiche*, officin. Substance résineuse fournie par une espèce de pistachier, *Pistacia Lentiscus*, L. — Rich. Bot. méd., t. II, p. 598. (Famille des Térébinthacées. Dioecie Pentandrie, L.) Cet arbrisseau, dont il a déjà été question à l'article Lentisque (*V.* ce mot), est fort commun dans tout l'Orient et sur les côtes de la Méditerranée en Espagne, en France et en Italie. Ses feuilles sont composées de huit à douze folioles petites, ovales, lancéolées, entières, portées sur un pétiole plan et comme ailé. Les fleurs sont fort petites, et disposées en panicules axillaires. Les fruits sont petits, globuleux et rougeâtres. Quoique le lentisque soit commun dans tout l'Archipel grec et même sur les côtes occidentales de la Méditerranée, on ne le cultive que dans l'île de Scio ou Chio pour en obtenir le mastic. Cette production était une source de richesses pour les habitans de cette île, avant qu'elle fût ravagée par les Turcs, dans la guerre actuelle de l'indépendance. C'était à sa culture qu'ils devaient plusieurs des priviléges que le sultan leur avait concédés. On recevait une partie de leur récolte de mastic en déduction de leurs impôts; mais l'aga, seul fermier de cette denrée, commençait par en prélever pour lui et par manière de dîmes, une certaine quantité; il payait, pour le reste, un prix fixé arbitrairement par les agens de la Porte (1). La meilleure qualité de mastic était envoyée à Constantinople pour le harem du grand-seigneur; la seconde était expédiée en Égypte, et les négocians obtenaient communément un mélange de la troisième et de la quatrième qualités. La tournure que les affaires d'Orient prennent en ce moment (janvier 1828) permet d'espérer que la culture du lentisque sera plus profitable par la suite aux habitans de Scio, puisqu'ils ne seront plus soumis à un odieux monopole. Pour obtenir le mastic, on fait, à la fin de juillet, de légères incisions au tronc et aux principales branches du lentisque; il en découle peu à peu un suc qui s'épaissit insensiblement, reste attaché à l'arbre, en larmes plus ou moins grosses, ou, lorsqu'il est trop abondant, tombe à terre et s'y dessèche. On le détache de l'arbre avec un instrument de fer tranchant; souvent on place des toiles au pied de l'arbre pour que celui qui en découle ne soit pas sali par la terre ou par les impuretés qui se trouvent à sa surface.

Le *mastic en larmes* est d'un jaune pâle, couvert d'une poussière blanchâtre occasionée par le frottement des larmes entre elles, d'une odeur suave, d'une saveur aromatique et térébenthinacée. Sa cassure est vitreuse, sa transparence un peu opaline, et il se ramollit sous la dent. Les plus grosses larmes sont aplaties et de formes irrégulières; les plus petites sont souvent sphériques. Le *mastic commun* est celui qui coule au pied de l'arbre et s'y rassemble en masses irrégulières.

La plus grande consommation du mastic se fait en Orient, où l'habitude de le mâcher est universellement répandue. C'est sans doute de l'emploi qu'on en fait comme masticatoire que son nom

(1) *V.* Olivier, Voyage dans l'empire Ottoman, t. I, p. 292.

est dérivé. On prétend qu'il blanchit les dents, fortifie les gencives et procure une haleine suave. Le mastic sert encore à la préparation de vernis très brillans, lorsqu'on le fait dissoudre dans l'alcool ou l'essence de térébenthine. Il ne se dissout pas complètement dans l'alcool, et la partie insoluble devient sèche et cassante après l'évaporation complète de l'alcool. On ne peut donc pas considérer cette substance comme une résine pure, mais comme de la résine unie à une huile volatile et à une matière particulière insoluble à froid dans l'alcool (*Masticine,* Math.), et que M. Guibourt a regardée comme très analogue avec une substance qui se trouve dans la résine animée, et qui se comporte dans l'alcool comme le gluten dans l'eau, c'est-à-dire qui s'y ramollit et s'y gonfle beaucoup sans s'y dissoudre. D'autres travaux chimiques ont été faits sur le mastic; on y a reconnu la présence d'une matière résineuse très fusible par la chaleur, demi-transparente, d'une odeur agréable. Traitée par l'acide nitrique, cette résine fournit du tannin; elle est soluble dans les alcalis, les huiles grasses et volatiles.

Le mastic faisait partie de plusieurs préparations pharmaceutiques. On lui attribuait autrefois des propriétés médicales auxquelles on n'a plus de confiance; car il ne peut agir comme stimulant et tonique que par l'huile volatile qn'il contient, et la quantité de celle-ci est trop faible pour avoir beaucoup d'énergie. (G...N.)

MASTICATOIRES. On donne ce nom à des substances qu'on mâche pour exciter l'excrétion de la salive. Les masticatoires sont tantôt pris parmi les substances inertes qui n'agissent que mécaniquement, tantôt ils sont pris dans la classe des stimulans, et dans celle des substances âcres, les racines d'angélique, d'impératoire, de livèche le bétel, le polygala, la pyrèthre, la scille, le tabac, etc. (A. C.)

MASTICINE. On a donné ce nom au résidu insoluble que l'on obtient lorsque l'on traite le mastic par l'alcool; elle fait ordinairement le cinquième de cette substance résineuse. (Mathews.) La masticine est blanche, visqueuse; soluble dans l'alcool absolu à chaud, insoluble à froid; soluble dans l'éther et dans l'huile de térébenthine. (Mathews.) M. Guibourt a reconnu dans la gomme animée une matière qui paraît avoir de l'analogie avec cette substance. (A. C.)

MATÉ. Nom vulgaire, dans l'Amérique méridionale, de l'arbre dont les feuilles y sont consommées en abondance sous le nom de *thé du Paraguay*. *V.* ce mot. (G...N.)

MATIÈRE COLORANTE DES FEUILLES. *V.* CHLOROPHYLLE.

MATIÈRE CRISTALLINE DE LA RÉGLISSE. Cette matière, dont la découverte est due à M. Robiquet, a été considérée par ce chimiste comme de l'asparagine ; mais la différence des cristaux de l'asparagine avec ceux de la réglisse qui sont octaédriques, le laissait dans le doute. M. Plisson vient de démontrer que ces deux substances étaient les mêmes. (A. C.)

MATIÈRE EXTRACTIVE DU BOUILLON. *V.* OSMAZONE.

MATIÈRE PERLÉE DE KERKRINGIUS. On a donné ce nom au précipité qu'on obtient en versant un acide dans l'eau de lavage de l'antimoine diaphorétique. On lui a donné le nom de Kerkrengius, qui le premier l'a obtenu. Ce précipité est de l'oxide d'antimoine, qui était tenu en dissolution par l'alcali, et qui est mis à nu par l'acide ajouté. *V.* OXIDE D'ANTIMOINE. (A. C.)

MATRAS, *Ballons*. On donne ce nom à des vases sphériques, en verre blanc, et dont les parois doivent être égales et minces ; leur col, ordinairement allongé, peut être ajusté à des tubes qui conduisent à un appareil de Woulf, ou sous des cloches placées sur une cuve pneumatique. Les matras à long col, ordinairement appelés *matras tubulés*, servent de récipient pour les produits liquides. Une tubulure, posée à angle droit avec le col, sert à ajuster un tube pour conduire les produits gazeux dans des flacons ou sous des cloches. Quelquefois une tubulure en pointe, effilée et placée du côté opposé à celle de dessus, est destinée à plonger dans un flacon à robinet. Ce flacon reçoit les produits liquides qui peuvent être fractionnés à volonté. Les matras et ballons doivent être choisis bien égaux dans toutes leurs parties ; ils sont alors moins sujets à se rompre lorsqu'on les expose à l'action de la chaleur. (A. C.)

MATRICAIRE CAMOMILLE. *Matricaria Chamomilla*, L. — Rich. Bot. méd., t. I, p. 385. *Chamœmelum vulgare* officin. (Famille des Synanthérées Corymbifères, de Jussieu. Syngénésie superflue, L.) Cette plante, que l'on désigne vulgairement sous le nom de *camomille commune*, croît dans les champs cultivés et parmi les moissons de toute l'Europe. Sa tige est dressée, glabre, rameuse dès sa base, haute d'environ 1 pied, garnie de feuilles sessiles, épaisses et charnues, profondément pinnatifides, à segmens linéaires écartés, bi ou trifides. Les fleurs sont assez petites, solitaires aux extrémités des ramifications de la tige; leurs rayons sont blancs, et le centre jaune. Le réceptacle sur lequel reposent les fleurons est conique, saillant, dépourvu de paillettes. C'est par ce dernier caractère que le genre *Matricaria* se distingue de l'*Anthemis* dont la camomille romaine est une espèce, et avec laquelle la plante dont il est question dans cet article a de grands rapports, tant pour les formes botaniques que pour les propriétés médicales. Autrefois on lui accordait même une certaine préférence, mais son arôme est moins suave et son amertume moins intense; en sorte que les praticiens modernes prescrivent plus fréquemment la camomille romaine, et n'emploient la camomille commune qu'à défaut de celle-ci. *V.* CAMOMILLE ROMAINE.

(A. R.)

MATRICAIRE OFFICINALE. *Matricaria Parthenium*, L. — Rich. Bot. méd., t. I, p. 384. — Bulliard Herb. de la France, tab. 205. (Famille des Synanthérées, Syngénésie superflue, L.) Cette plante est vivace et croît spontanément dans les lieux incultes près des habitations et sur les vieilles murailles. On la cultive dans les jardins, non-seulement comme plante médicinale, mais aussi pour l'ornement, et alors de pubescente qu'elle est à l'état sauvage, elle devient entièrement glabre. Ses tiges sont droites, rameuses vers le sommet, fermes, cylindriques et striées. Ses feuilles sont ailées, larges, à folioles pinnatifides, dentées et aiguës. Les fleurs sont radiées; les fleurons de la circonférence ont une couleur blanche; ceux du centre sont jaunes et courts.

La matricaire officinale est douée d'une odeur forte et aromatique, d'une saveur amère un peu âcre et chaude. Ces qualités actives sont l'indice de propriétés excitantes très énergiques qui, dès les plus anciens temps, ont été vantées par les médecins. Elle était spécialement usitée pour exciter les contractions de l'utérus, soit qu'on ne voulût la faire prendre que comme un simple emménagogue, soit qu'on l'administrât pour favoriser l'accouchement et l'expulsion du placenta. C'est là l'origine des noms de *Matricaria* et de *Parthenium*, sous lesquels elle a été décrite dans les vieux auteurs de Botanique et de Matière médicale.

En raison de son amertume et de sa forte odeur, la matricaire sert aux mêmes usages et s'administre de la même manière que la camomille romaine; mais elle est rarement employée aujourd'hui. Ainsi que beaucoup d autres plantes qui appartiennent aussi à la tribu des Corymbifères, la matricaire a été mise au nombre des médicamens vermifuges.

(A. R.)

MATURATIFS. On a donné ce nom aux topiques excitans qu'on emploie pour hâter la suppuration d'une tumeur phlegmoneuse : les cataplasmes, l'onguent basilicum, celui de la mère, sont des exemples de ces médicamens. (A. C.)

MAURELLE. C'est le nom que l'on donne vulgairement dans le midi de la France, au *Croton tinctorium*, avec le suc duquel on prépare le tournesol en drapeaux. Il ne faut pas confondre ce mot avec celui de *morelle*, qui désigne le genre de plantes nommées en latin *Solanum*, et qui renferme un grand nombre de plantes utiles, telles que la pomme de terre, l'aubergine, la douce-amère, etc. (G...N.)

MAUVE. *Malva*. Ce genre de plantes est le type de la famille des Malvacées et appartient à la Monadelphie Polyandrie, L. Il se compose d'un grand nombre d'espèces qui croissent dans les divers climats du globe, et qui sont toutes remarquables par leurs propriétés émollientes, de sorte que l'on peut, sans nul inconvénient, les substituer les unes aux autres dans leur emploi médical. Les deux espèces suivantes sont plus fréquemment usitées, parce qu'elles sont excessivement communes dans toute l'Europe.

La Mauve a feuilles rondes ou petite mauve, *Malva rotundifolia*, L. — Rich. Bot. méd., t. II, p. 732, a une tige légèrement pubescente, divisée en rameaux étalés, ascendans et longs d'environ 1 pied. Ses feuilles sont alternes, arrondies, presque réniformes, à cinq ou sept lobes dentés et obtus, pubescentes, munies à leur base de deux stipules velues, aiguës, entières ou denticulées. Les fleurs sont petites, blanchâtres ou purpurines, situées, au nombre de trois ou quatre, sur des pédoncules axillaires. Chacune de ces fleurs se compose : 1°. d'un calice double, l'intérieur à cinq divisions soudées par la base, l'extérieur ou calicule à trois petites folioles étroites ; 2°. d'une corolle à cinq pétales échancrés au sommet et presque cordiformes, adhérens par la base et avec le tube des étamines qui sont fort nombreuses ; 3°. d'un ovaire constitué par un grand nombre d'ovaires partiels, rangés circulairement à la base du style, et qui se changent en autant de petites coques ou capsules monospermes. Cette plante est très commune sur le bord des chemins et dans les champs ; elle fleurit pendant tout l'été.

La Mauve sauvage ou grande mauve, *Mentha sylvestris*, L. — Rich. *loc. cit.*, p. 731, se distingue facilement à ses tiges dressées, rameuses, hispides, hautes de 1 à 2 pieds, garnies de feuilles alternes, très longuement pétiolées, réniformes, à cinq ou sept lobes peu profonds, très obtus et crénelés. Ses fleurs sont assez grandes, purpurines, au nombre de trois à cinq dans les aisselles des feuilles, portées chacune sur un pétiole long, grêle et pubescent. L'organisation de chacune d'elles est absolument la même que dans la mauve à feuilles rondes.

La grande quantité de mucilage que les mauves renferment, les fait journellement employer comme plantes émollientes. On fait avec leur herbe entière, des décoctions destinées principalement à l'usage externe ; le résidu de la décoction sert à préparer des cataplasmes émolliens. Les fleurs, surtout celles de la mauve sauvage, comme étant les plus grandes et les plus faciles à récolter, sont administrées en infusion dans les irritations des organes respiratoires et digestifs. Elles font partie des espèces béchiques ou pectorales, et deviennent bleues par la dessication. Les infusions colorées qu'elles donnent avec l'eau et l'alcool passent avec la plus grande facilité au vert par l'action des alcalis, et au rouge par les acides; aussi s'en sert-on comme d'un réactif. Cette teinture et le papier coloré avec elle ont été reconnus par MM. Chevallier et Payen comme d'une extrême sensibilité pour faire reconnaître les acides et les alcalis. (A. R.)

MÉCHOACAN. *Radix Mechoacanæ* officin. Cette racine est produite par une espèce de liseron qui croît dans la province de Méchoacan au Mexique, et qui a été nommée par Linné, *Convolvulus Mechoacan.* C'est un purgatif faible qui n'a point d'action spéciale et qui le cède sous tous les rapports au jalap; aussi la racine de méchoacan est-elle peu usitée de nos jours. Telle qu'on la trouve dans le commerce, cette racine est en morceaux irrégulièrement globuleux de la grosseur du poing, ou coupée en rouelles ordinairement dépourvues de leur écorce, d'une couleur blanchâtre extérieurement, tout-à-fait blanches à l'intérieur, marquées quelquefois de lignes concentriques comme celles du jalap, inodores, d'une saveur d'abord fade ou presque nulle, puis faiblement âcre. Cette racine contient une grande proportion de fécule amilacée unie à une petite quantité de résine purgative analogue à celle du jalap. Celle de nos racines indigènes qui ressemble le plus au méchoacan et avec laquelle on peut le falsifier, est la racine de bryone, qui s'en distingue facilement en ce qu'elle est moins blanche, d'une odeur désagréable et d'une saveur amère et très âcre. Le méchoacan offre en outre, à l'extérieur, des taches brunes et des pointes ligneuses qui sont les débris des radicelles; ce qui ne s'observe pas sur la bryone.

Le jalap a reçu quelquefois le nom très impropre de *Méchoacan noir*. On a donné celui de *méchoacan du Canada* au *Phytolacca decandra*, L. (G...N.)

MÉCONATES. Genre de sels qui résultent de l'union de l'acide méconique avec les bases salifiables. Un de ces sels, le méconate acide de morphine, existe dans la nature, c'est à sa présence qu'est due l'efficacité de l'opium. (A. C.)

MECONIUM. Nom que l'on donnait anciennement à l'opium obtenu par expression de la plante pilée. *V.* OPIUM.

MÉDICAMENT. On donne ce nom à toute substance prise dans les trois règnes, qui a la vertu de modifier les propriétés vitales, et qui est employée d'une manière avantageuse dans le cours d'une maladie. Les médicamens ont été divisés, 1°. en médicamens *simples* et *composés :* simples, lorsqu'ils ne participent que d'une seule substance ; composés, lorsqu'ils participent de plusieurs. 2°. En médicamens *officinaux* et en médicamens *magistraux*. Les médicamens officinaux sont confectionnés dans la saison convenable, d'après les formules données dans les dispensaires ; les médicamens magistraux sont ceux qui se préparent journellement sur l'ordonnance du médecin, et pour ainsi dire au lit du malade. Le plus souvent, ces préparations ne se conservent pas ; elles doivent être employées sur-le-champ. 3°. En médicamens *internes* et *externes*. Par internes, on entend ceux administrés à l'intérieur, et par externes, ceux appliqués sur les parties externes. Cette dénomination est inexacte ; car souvent on emploie le même médicament et à l'intérieur et à l'extérieur. Du mot médicament sont dérivés les mots *médicamentaire*, qui concerne les médicamens ; *médicamenter*, administrer des médicamens ; *médicamenteux*, qui agit comme médicament. (A. C.)

MÉDICINIER. *Jatropha*. Genre de plantes de la famille des Euphorbiacées, composé d'arbustes, la plupart grimpans, laiteux, et originaires des contrées équatoriales. Parmi les nombreuses espèces de ce genre, il en est deux qui méritent une attention particulière, à raison des produits utiles qu'elles fournissent. L'une est le MÉDICINIER MANIOC, *Jatropha Manihot*, L., duquel on retire les diverses fécules appelées *cassave* ou *manioc* et *tapioka*. *V.* ces mots.

L'autre est le MÉDICINIER CURCAS, *Jatropha Curcas*, L., dont les fruits sont désignés dans les pharmacies sous les noms de *pignons d'Inde* et de *noix des Barbades*.

Une autre espèce de médicinier (*Jatropha multifida*, L.), qui a beaucoup de rapports avec le *Jatropha Curcas*, porte des fruits aussi très analogues aux pignons d'Inde, et qui sont connus aux Antilles sous le nom de *noisettes purgatives*. *V*. PIGNONS D'INDE. (A. R.)

MÉDULLAIRE (CANAL OU ÉTUI). Dans les végétaux dicotylédons, le centre du tronc et des branches est occupé par un canal ordinairement cylindrique, renfermant la moelle, et qui a reçu le nom de *canal médullaire*. *V*. MOELLE DES VÉGÉTAUX. (G...N.)

MÉDULLINE. John a donné ce nom au résidu qu'on obtient du traitement de la *moelle* des végétaux par l'eau et l'alcool. La médulline de John est blanche et élastique; surnageant l'alcool. La médulline de l'*Heliantus* (le soleil), soumise à l'action de la chaleur, dans une cornue, a fourni de l'acétate et une assez grande quantité de sous-carbonate d'ammoniaque et du charbon brun facile à incinérer. Mise en contact avec la flamme d'une bougie, la médulline s'enflamme; mais si l'on s'éloigne, bientôt elle s'éteint. Soumise à l'action de l'acide nitrique, elle se décompose; il y a formation d'acide oxalique. Ce produit est insoluble dans l'eau, la potasse pure et carbonatée, dans l'alcool, l'éther et les huiles. (A. C.)

MELALEUCA LEUCADADENDRON. Nom de l'arbre dont les feuilles fournissent à la distillation l'huile volatile de cajéput. *V*. ce mot. (G...N.)

MÉLANGES FRIGORIFIQUES. Plusieurs substances salines et acides, par leur solution dans l'eau ou mélangées avec la neige ou la glace pilée, produisent un abaissement de température plus ou moins considérable. Ces mélanges pouvant être de la plus grande utilité pour les chimistes, nous croyons devoir les rapporter ici. Fahrenheit est le premier qui ait fait des expériences sur ce sujet. Walker s'en est occupé ensuite d'une manière spéciale. Enfin, Lowitz et un grand nombre d'autres chimistes ont apporté des modifications aux connaissances acquises.

TABLEAU DE MÉLANGES FRIGORIFIQUES.

Mélanges sans glace.		Abaissement du thermomètre.	Degrés de froid produit.
1			
Hydro-chlor. d'amm..	5 part.	Le thermomètre de 10° au-dessus de 0° descend à 12° au-dessous de 0°.	22°
Nitrate de potasse....	5		
Eau................	16		
2			
Hydro-chlor. d'amm..	5	Le thermomètre de 10° au-dessus de 0° descend à 16° au-dessous de 0°.	26
Nitrate de potasse.....	5		
Sulfate de soude......	8		
Eau................	16		
3			
Nitrate d'ammoniaque.	1	Le th. de 10° au-dessus de 0° descend à 16° au-dessous de 0°.	26
Eau................	1		
4			
Nitrate d'ammoniaque.	1	Le thermomètre de 10° au-dessus de 0° descend à 22° au-dessous de 0°.	32
Carbonate de soude...	1		
Eau................	1		
5			
Sulfate de soude......	3	Le th. de 10° au-dessus de 0° descend à 19° au-dessous de 0°.	29
Acide nitrique étendu.	2		
6			
Sulfate de soude.....	6	Le thermomètre de 10° au-dessus de 0° descend à 23° au-dessous de 0°.	33
Hydro-chlor. d'amm..	4		
Nitrate de potasse.....	2		
Acide nitrique étendu.	4		
7			
Sulfate de soude......	6	Le thermomètre de 10° au-dessus de 0° descend à 26° au-dessous de 0°.	36
Nitrate d'ammoniaque.	5		
Acide nitrique étendu.	4		
8			
Phosphate de soude...	9	Le th. de 10° au-dessus de 0° descend à 24° au-dessous de 0°.	34
Acide nitrique étendu.	4		
9			
Phosphate de soude...	9	Le thermomètre marquant 10° au-dessus de 0° descend à 29° au-dessous de 0°.	39
Nitrate d'ammoniaque.	6		
Acide nitrique étendu.	4		
10			
Sulfate de soude......	8	Le th. de 10° au-dessus de 0° descend à 18° au-dessous de 0°.	28
Acide hydro-chlorique.	5		
11			
Sulfate de soude......	5	Le th. de 10° au-dessus de 0° descend à 16° au-dessous de 0°.	26
Acide sulfuriq. étendu.	4		

TABLEAU DE MÉLANGES AVEC GLACE.

Mélanges.		Degrés de froid produit.
1		
Neige ou glace	2 parties	20°
Hydro-chlorate de soude	1	
2		
Neige ou glace pilée	5	24
Hydro-chlorate de soude	2	
Hydro-chlorate d'ammoniaque	1	
3		
Neige ou glace pilée	24	28
Hydro-chlorate de soude	10	
Hydro-chlorate d'ammoniaque	5	
Nitrate de potasse	5	
4		
Neige	3	30
Acide sulfurique étendu	2	
5		
Neige ou glace pilée	12	31
Hydro-chlorate de soude	5	
Nitrate d'ammoniaque	5	
6		
Neige	8	33
Acide sulfurique étendu	2	
7		
Neige	7	34
Acide nitrique étendu	4	
8		
Neige	4	40
Hydro-chlorate de chaux	5	
9		
Neige	2	45
Hydro-chlorate de chaux	3	
10		
Neige	3	46
Potasse	4	

COMBINAISONS OU MÉLANGES FRIGORIFIQUES.

MÉLANGES.		Degrés de froid produits.
1		(1)
Phosphate de soude	5 parties	
Nitrate d'ammoniaque	3	4°
Acide nitrique étendu	4	
2		
Phosphate de soude	3	
Nitrate d'ammoniaque	2	10
Acides étendus mélangés	4	
3		
Neige	3	11
Acide nitrique étendu	2	
4		
Neige	8	
Acide sulfurique étendu	3	27
Acide nitrique étendu	3	
5		
Neige	1	44
Acide sulfurique étendu	1	
6		
Neige	2	37
Hydro-chlorate de chaux	3	
7		
Neige	2	46
Hydro-chlorate de chaux	3	
8		
Neige	1	18
Hydro-chlorate de chaux	3	
9		
Neige	8	13
Acide sulfurique étendu	10	
10		
Neige	2	82
Muriate de chaux cristallisé	3	

(1) Nous ne nous étendrons pas sur tout ce qui se rattache à ces divers mélanges, nous avons cru devoir les indiquer seulement, nous renverrons aux mémoires qui traitent spécialement de cette matière. *V.* les *Annales de Chimie*, t. XXII, p. 297, et XXIX, p. 281.

MÉLANOURINE. M. Braconnot de Nancy a donné ce nom à une matière d'un noir très foncé qu'il a reconnue dans des urines bleues. Cette matière, à laquelle il accorde la propriété de colorer les urines en noir, est accompagnée, dans ces urines, d'une autre matière d'un bleu tellement foncé qu'elle paraît noire d'abord. M. Braconnot a donné à ce produit le nom de *Cyanourine*. Une de ses propriétés les plus remarquables est de s'unir aux acides comme le font les alcalis faibles et de former des combinaisons qui sont brunes lorsqu'il y a peu d'acide, et d'un beau rouge de carmin lorsqu'elles en contiennent une plus grande quantité. L'examen approfondi de ces matières serait du plus grand intérêt pour la science, mais la rareté des urines qui seules peuvent les fournir, est telle, que l'on doit craindre de rester long-temps dans l'attente de travaux sur ce sujet. (A. C.)

MÉLASSE. Ce produit, qu'on obtient lors de la fabrication du sucre, est d'une couleur brune, d'une saveur sucrée; il contient du sucre, un acide, des acétates, du mucoso-sucré, une matière colorante, etc. *V.* SUCRE. (A. C.)

MÉLÈZE. *Larix europea*, D.C. Fl. française. — *Pinus Larix*, L. — *Abies Larix*, Lam. Illustr., tab. 785, *loc. cit.* — Rich. Conifères, tab. 13. (Famille des Conifères. Monoecie Polyandrie, L.) C'est un des arbres qui, parmi les Conifères, acquièrent les plus grandes dimensions. Il croît dans les Alpes de la France, de l'Allemagne et de l'Italie. Son tronc, extrêmement droit, s'élève souvent à plus de 100 pieds, sur un diamètre de 3 à 4 pieds à sa base. Ses branches sont horizontales; ses jeunes rameaux grêles et pendans, munis de feuilles courtes subulées, et naissant par petits faisceaux. Le mélèze est remarquable dans la famille des Conifères, composée d'arbres toujours verts, en ce qu'il perd et renouvelle ses feuilles chaque année. Ses fleurs sont monoïques et en chatons qui naissent du centre du faisceau de feuilles. Les cônes sont petits ovoïdes, composés d'écailles imbriquées, très obtuses, et ligneuses; ces fruits sont, en un mot, très semblables à ceux des sapins, avec lesquels le mélèze offre plusieurs autres similitudes génériques.

Le mélèze est fréquemment cultivé comme arbre d'ornement dans les jardins paysagers, où il fait un bel effet par le contraste de son feuillage, qui est d'un vert tendre, avec le vert sombre des autres Conifères. Son bois est rougeâtre et veiné, très léger, et cependant d'une grande solidité et de bonne conservation. L'écorce est astringente et très propre au tannage des peaux. Il suinte de cette écorce une résine liquide connue sous le nom de *térébenthine de Venise*. *V.* ce mot. Enfin c'est sur les feuilles et les jeunes rameaux du mélèze que l'on recueille une matière blanchâtre, d'une saveur sucrée, analogue à la manne, et nommée *manne de Briançon*, parce qu'on la récolte aux environs de cette ville. *V.* MANNE.

(A. R.)

MÉLIACÉES. *Meliaceæ*. Famille naturelle des plantes dicotylédones polypétales, à étamines hypogynes, qui se compose d'arbres et d'arbrisseaux élégans, ornés de feuilles alternes, simples ou composées. Ces végétaux sont tous originaires des climats chauds, et l'organisation de beaucoup d'entre eux n'est pas encore bien connue. D'ailleurs il n'y en a qu'un petit nombre qui fournissent des produits utiles. Sous ce rapport, nous mentionnerons particulièrement le *Winterania Cannella*, L., dont l'écorce est connue sous le nom de *Cannelle blanche*; le *Melia Azedarach*, dont la racine était autrefois très usitée comme anthelmintique; le *Swietenia febrifuga*, bel arbre de l'Inde qui a une écorce amère et tonique, rangée parmi les nombreux succédanés du quinquina; enfin, le *Swietenia Mahagoni*, qui fournit le bois d'acajou. *V.* les articles spéciaux qui traitent de ces diverses substances. (G...N.)

MÉLILOT. *Trifolium Melilotus*, L. — *Melilotus officinalis*, Lamarck. — Rich. Bot. méd., t. II, p. 550. — Bulliard, Herb. de la France, tab. 255. (Famille des Légumineuses. Diadelphie Décandrie, L.) Plante annuelle, commune dans les prés, les haies, les bois, où elle fleurit pendant presque tout l'été. Sa tige, dressée ou rameuse, s'élève à 2 pieds et au-delà; elle est glabre, cylindrique, striée, garnie de feuilles alternes, pétiolées, composées de trois folioles ovales, obtuses, denticulées. Le pétiole est accompagné à sa base de deux stipules sétacées. Les fleurs sont fort petites, jaunes, disposées en petites grappes unilatérales et très nombreuses aux extrémités des ramifications de la tige. Elles sont sessiles, un peu pendantes, et munies chacune d'une petite bractée linéaire. Les gousses sont petites, ovoïdes, obtuses, rugueuses, et contiennent une ou deux graines.

A l'état frais, le mélilot n'a qu'une légère odeur herbacée assez agréable ; mais par la dessication, cette odeur, qui offre de l'analogie avec celle de la fève tonka, se développe avec intensité et parfume le foin où le mélilot se trouve mélangé. L'examen chimique du mélilot a démontré que cette plante contenait de l'acide benzoïque. (Braconnot.) Autrefois, on l'employait beaucoup en Médecine, soit intérieurement, soit à l'extérieur. Il a même donné son nom à un emplâtre auquel on attribuait des propriétés qui ne dépendaient pourtant pas du mélilot. Aujourd'hui on n'en fait usage qu'en lotions ou en lavemens. La décoction est simplement adoucissante, car le principe volatil est si fugace qu'il n'influe presque point sur son mode d'action.

Une autre espèce de mélilot (*Melilotus cœruleus*, Lamck.) qui est plus petit que le mélilot officinal, et dont les fleurs d'un bleu pâle sont disposées en épis ovoïdes, conserve avec beaucoup de ténacité la forte odeur analogue à celle du fenugrec dont il est pénétré. Nous en avons vu des échantillons conservés dans des herbiers de plus de cent ans, qui annonçaient leur présence par cette odeur encore très intense malgré leur vétusté. On le nomme vulgairement *faux baume du Pérou, lotier odorant, trèfle musqué*, etc., et l'on emploie quelquefois son infusion comme excitante, mais cet usage est fort rare. Les paysans de quelques cantons de la Suisse s'en servent pour aromatiser une variété de fromage qu'ils nomment *chapsigre*.

(G...N.)

MÉLISSE OFFICINALE. *Melissa officinalis*, L. — Rich.

Bot. méd., t. I, p. 268. (Famille des Labiées. Didynamie Gymnospermie, L.) Cette plante, originaire des contrées méridionales de l'Europe, est cultivée dans les jardins, à cause de l'odeur suave, analogue à celle du citron, que toutes ses parties et surtout ses feuilles exhalent lorsqu'on les froisse entre les mains. On lui a donné, pour cette raison, les noms vulgaires de *citronelle, citronade* et *herbe de citron*. Sa tige est dressée, rameuse, haute de 2 pieds et au-delà, garnie de feuilles opposées, ovales, cordiformes, dentées, pubescentes, portées sur de courts pétioles. Ses fleurs sont blanches, verticillées, tournées du même côté, et placées sur des pédoncules rameux dans les aisselles des feuilles supérieures.

La mélisse possède à un haut degré les propriétés communes aux Labiées, c'est-à-dire qu'étant amère et très aromatique, elle agit comme excitant sur le système nerveux; c'est ainsi qu'on peut expliquer l'action antispasmodique de l'infusion théiforme de ses feuilles ainsi que de son eau distillée, que l'on administre fréquemment dans les potions, à la dose de 2 à 4 onces. La mélisse est un des principaux ingrédiens de l'*eau des Carmes* ou *alcoolat de mélisse composé*. *V*. ce mot.

On trouve, dans les bois ombragés, une très jolie plante qui a beaucoup de rapports avec la mélisse, et qui est nommée vulgairement *mélissot*; c'est le *Melittis melissophyllum*, L. Elle était autrefois usitée en Médecine; mais ses propriétés sont les mêmes et moins énergiques que celles de la mélisse.

(A. R.)

MELLITES. On a donné le nom de *mellites* à des sirops préparés avec le miel et qui doivent avoir la même consistance, la même densité que les sirops dans lesquels on fait entrer le sucre comme condiment. On les prépare de la même manière et en se servant, d'eau simple, des produits de l'infusion et de la décoction, des sucs des plantes, de vinaigre; mais, dans ce dernier cas, le sirop obtenu doit prendre le nom d'*oxymellite*, qui indique sa composition. Dans la préparation de ces produits, parmi lesquels on a rangé le médicament connu sous le nom d'*onguent égyptiac*, on doit avoir égard au choix du miel, qui doit être pris blanc, inodore, d'une saveur agréable, n'ayant subi ni altération naturelle ni artificielle. Les règles suivantes doivent être mises en pratique lors de la préparation des mellites et oxymellites : 1°. on doit choisir du miel de bonne qualité ; 2°. cuire promptement, afin d'éviter l'action prolongée de la chaleur, qui donnerait à ces préparations une couleur brune, une odeur et une saveur désagréables ; 3°. pour que la clarification soit plus facile, n'employer que des *infusum* ou des *decoctum* parfaitement limpides ; 4°. cuire les mellites au même degré que les sirops, en ayant soin de les concentrer davantage en été qu'en hiver ; 5°. ne les écumer que lorsqu'ils sont à moitié refroidis ; car la chaleur tuméfie constamment le miel ; 6°. ne les passer à la chausse que lorsqu'ils sont froids, par la raison que les plus beaux miels contiennent une petite quantité de cire qui, à l'aide de la chaleur, se divise dans le mellite, et lui enlève sa transparence ; 6°. dans la préparation des oxymellites, ne fondre le miel que dans une petite portion du vinaigre ; car si l'on chauffait le miel avec toute la quantité de vinaigre prescrite, on dissoudrait une matière mucoso-sucrée, qui rendrait la clarification impossible ; 7°. conserver les mellites de la même manière et avec les mêmes précautions que celles employées pour la conservation des sirops ; 8°. n'en préparer que de petites quantités à la fois. On a divisé ces produits en deux ordres, d'après la nature du liquide qui entre dans leur composition : le premier comprend les *mellites aqueux* ou mellites proprement dits ; le second, les *mellites acides* ou oxymellites.

Ier *Ordre*. MELLITES AQUEUX.

MELLITE AVEC LE BORAX. On le prépare avec miel clarifié, 32 gram. (1 once) ; sous-borate de soude pulvérisé, 4 gram. (1 gros). On mêle exactement. C'est un détersif employé avec succès contre les aphthes et les ulcères de la bouche.

MELLITE DE CONCOMBRE SAUVAGE. (*Elaterium.*) On prend fruits du concombre sauvage presque mûrs, 500 gram.

(1 livre); miel jaune, 1000 gram. (2 livres). On pile les concombres avec le miel, on renferme la pulpe dans un sac de toile, on suspend celui-ci dans un endroit frais, et l'on recueille, dans un vase de verre, la liqueur sirupeuse qui en découle; on exprime le marc, on fait ensuite évaporer la liqueur en un sirop épais. Le mellite ainsi préparé, était administré comme purgatif drastique dans les cas d'hydropisie. On ne le donnait qu'en lavemens, et à la dose de 4 à 16 grammes (1 à 4 gros).

On préparait aussi un *mellite d'ellébore* avec une *infusion* d'ellébore noir. Ce sirop, administré contre la manie, n'est plus usité de nos jours. (A. C.)

MELLITE DE MERCURIALE COMPOSÉ, *Sirop de mercuriale composé, Sirop de longue vie, Sirop de Calabre.* On prend suc clarifié de mercuriale, 1000 grammes (2 livres); de bourrache, 250 grammes (8 onces); de buglosse, 250 gram. (8 onces); racine d'iris *pseudo-acorus* fraîche, 64 grammes (2 onces); de gentiane sèche, 32 grammes (1 once); vin blanc, 375 grammes (12 onces); miel pur, 1500 grammes (3 livres). On fait macérer pendant 24 heures, dans le vin, les racines contusées; on filtre. D'une autre part on dissout le miel dans les sucs, on fait bouillir légèrement, on passe à la chausse; on mêle les deux liqueurs, on fait cuire en consistance de sirop; on ajoute à ce sirop, pour le rendre plus purgatif, une infusion préparée avec feuilles de séné mondées, 48 grammes (1 once 4 gros). Ce médicament est considéré comme purgatif, tonique, expectorant, emménagogue. On l'administrait autrefois, dans les embarras muqueux des premières voies, contre les vers, l'asthme, la suppression des menstrues. La dose varie selon l'âge et le tempérament du malade. (A. C.)

MELLITE DE MERCURIALE SIMPLE, *Miel mercurial simple.* On l'obtient en prenant parties égales de suc dépuré, de mercuriale et de miel choisi, mêlant, faisant cuire en consistance de sirop, laissant refroidir, passant et conservant pour l'usage. C'est un purgatif; on le donne en lavement, à la dose de 1 à 2 onces. (A. C.)

MELLITE DE ROMARIN (*Anthosat*). Ce médicament, qui était anciennement employé dans des lavemens, à la dose de 32 à 128 grammes (1 à 4 onces), comme carminatif, anti-hystérique, se prépare avec les substances suivantes : fleurs récentes de romarin avec leurs calices, 250 grammes (8 onces); feuilles de romarin récentes, 128 grammes (4 onces). On pile ces substances; on verse dessus miel clarifié 750 gram. (1 livre 8 onces). On laisse infuser en vase clos pendant 12 heures, on passe, on exprime, et l'on conserve dans des bouteilles pleines et bien fermées. (A. C.)

MELLITE DE ROSES, *Miel rosat*. On le prépare de la manière suivante : on prend pétales secs de roses rouges, 500 gram. (1 livre); on fait infuser pendant deux heures dans un *decoctum* préparé avec des calices séparés des pétales de ces mêmes roses, 2000 grammes (4 livres). On passe sans exprimer; on ajoute à la colature miel blanc, 3000 grammes (6 livres); on clarifie avec un blanc d'œuf, et l'on fait cuire en consistance de sirop. La quantité de roses employée nous paraît considérable pour la quantité de liquide employé. Il est probable qu'une partie des fleurs est employée en pure perte. M. Henry fils, dans la traduction du nouveau Codex, émet son opinion et sur l'emploi du *decoctum* préparé avec des calices et sur la clarification avec le blanc d'œuf. Il pense que le *decoctum*, contenant une grande quantité de tannin et d'acide gallique, n'est pas bien nécessaire, et que l'emploi du blanc d'œuf est nuisible. L'albumine s'unissant à une grande quantité de tannin, détruit une partie de la matière active du mellite. Le mellite de rose est employé comme détersif; il est faiblement astringent; on le fait entrer dans des gargarismes qu'on administre contre les inflammations et les ulcères de la bouche et des amygdales. Le miel rosat additionné d'acide hydrochlorique (20 gouttes par once) a été indiqué par Van-Swieten, comme une préparation très efficace contre les ulcères gangréneux ou scorbutiques de la bouche. On l'applique avec un pinceau, plusieurs fois par jour. (A. C.)

MELLITE AVEC LA SCILLE, *Miel scillitique*. On l'obtient

par le procédé suivant : on prend squames sèches de scille, 64 grammes (2 onces), on les pile dans un mortier de marbre ; on les met dans une bassine avec eau commune, 1500 gram. (3 livres) ; on fait bouillir légèrement pendant quelques minutes ; on laisse digérer pendant deux jours ; on passe avec expression, on ajoute ensuite à la colature, miel de bonne qualité, 750 grammes (1 livre 8 onces) ; on clarifie, et l'on fait cuire jusqu'en consistance de sirop, dans un vase d'argent ou de faïence. On prépare de la même manière le Miel de bulbes de colchiques. Le miel scillitique est administré à la dose de 2 à 8 grammes (de demi-gros à 2 gros). On le regarde comme convenable contre l'hydropisie, l'ictère, la péripneumonie, etc.

(A. C.)

MELLITE SIMPLE, *Sirop de miel.* On prend miel blanc, 3 kilogr. (6 livres) ; eau simple, 750 gram. (1 livre 8 onces) ; carbonate de chaux pulvérisé et lavé, 96 gram. (3 onces). On met l'eau, le miel et le carbonate dans une bassine ; on mêle exactement ; on fait bouillir pendant trois minutes, en ayant soin de remuer continuellement. On ajoute alors au mélange, du charbon végétal, ou mieux du charbon animal (1) pulvérisé et lavé, 96 grammes (3 onces). On fait bouillir pendant quelques minutes ; on ajoute alors deux blancs d'œufs délayés et battus dans 500 grammes (1 livre) d'eau simple ; on fait bouillir. Au premier bouillon, on retire la bassine de dessus le feu, on laisse refroidir pendant un quart d'heure ; on jette ensuite sur la chausse, on fait passer de nouveau les premières portions qui ne sont pas claires et qui peuvent contenir une petite quantité de charbon très divisé. Si le mellite obtenu n'a pas la consistance convenable (31° Baumé), on amène à ce degré, à l'aide d'une prompte ébullition ; on laisse refroidir et l'on conserve pour l'usage. M. Borde a proposé le moyen suivant pour obtenir du sirop de miel avec le miel de Bretagne. Son

---

(1) La force décolorante du charbon animal est à celle du charbon végétal, comme 10 est à 1, c'est-à-dire qu'une livre du premier décolore autant que 10 livres du second.

procédé a été approuvé par la Société de Pharmacie de Paris (1812). Ce procédé est le suivant: on prend miel de Bretagne commun, 5 kilogrammes (10 livres) ; charbon végétal en poudre, 320 grammes (10 onces); charbon animal pulvérisé, 160 grammes (5 onces); acide nitrique à 30 ou 32°, 40 grammes (10 gros); eau commune, 320 grammes (10 onces). On triture dans un mortier de porcelaine les deux charbons avec l'eau et l'acide, on ajoute ensuite le miel et l'on met le tout dans une *bassine étamée*. On laisse ce mélange sur le feu pendant huit ou dix minutes sans le faire bouillir; on ajoute ensuite 50 onces de lait, dans lequel on a battu un blanc d'œuf; on fait bouillir pendant quatre à cinq minutes, on retire du feu, on passe à travers d'une étamine placée dans un endroit chaud; on repasse les premières portions si elles ne sont pas claires. Par ce moyen, on obtient un sirop cuit, à 32°. L'acide nitrique n'existe pas dans ce sirop: une partie a été saturée par la chaux et par les sels contenus dans le charbon animal, l'autre en s'unissant au caséum, sert à coaguler le lait. L'emploi du charbon, dans ces deux cas, a pour but la décoloration; celui de la craie tend à saturer un acide libre contenu dans le miel. Le sirop de miel est un léger laxatif, on le donne comme relâchant. La dose est de 32 à 64 grammes (2 à 4 onces).

(A. C.)

IIe *Ordre*. MELLITES ACIDES, OXYMELLITES.

MELLITE D'ACÉTATE DE CUIVRE, *Oxymellite d'acétate de cuivre, Onguent égyptiac*. On a donné mal à propos le nom d'onguent égyptiac à cette préparation, qui s'obtient de la manière suivante: on prend miel blanc et pur, 448 gram. (14 onces); vinaigre fort et de bonne qualité, 224 gram. (7 onces); acétate de cuivre brut, 160 gram. (5 onces). On mêle toutes ces substances ensemble, et l'on fait bouillir jusqu'à ce que l'acétate soit dissous, et que le miel ait acquis une couleur pourpre et une consistance analogue à celle des onguens. M. Henry père, dans un travail sur ce composé, a fait voir que le cuivre y est à l'état métallique; il pense que ce métal a été revivifié par la décomposition du miel, ou de l'acide acétique. (A. C.)

MELLITE ACIDE SIMPLE, *Oxymel simple.* (*Procédé du Codex.*) On prend miel blanc et pur, 2000 grammes (4 livres); vinaigre blanc, 1000 grammes (2 livres). On fait cuire à une douce chaleur, dans un vase d'argent ou de porcelaine, jusqu'à consistance sirupeuse; on passe ensuite. Le procédé suivant a été proposé comme meilleur : on prend 2000 grammes (4 livres) de miel pur; 532 grammes (1 livre 1 once) de vinaigre blanc à 10°; on opère au bain-marie la solution du miel dans le vinaigre ; on verse le mellite sur un filtre placé dans un entonnoir à doubles parois, et qui contient de l'eau chauffée à 50°, qu'on renouvelle lorsqu'elle est un peu refroidie. On obtient ainsi un oxymellite simple incolore. En faisant l'application de ce moyen à la préparation de l'oxymel scillitique, on obtient ce produit très limpide et susceptible de se conserver longtemps sans s'altérer. On conçoit que l'application de ce dernier procédé est préférable. L'emploi du premier, en tenant le produit sur le feu, le colore; ce produit perd une certaine quantité d'acide acétique et tout l'alcool qu'il contient. De plus, on a remarqué que l'oxymellite n'était jamais limpide, et qu'il déposait au bout de quelque temps. M. Boullay (*Journal de Pharmacie* 1815) a proposé l'emploi du vinaigre concentré, et M. Étoc Demazi la solution à une douce chaleur. L'oxymel simple est employé comme rafraîchissant et comme provoquant l'expectoration. On le donne à la dose de 32 à 64 grammes (1 à 2 onces) délayé dans un véhicule convenable. On le fait entrer dans des gargarismes, etc. (A. C.)

MELLITE ACIDE AVEC LA SCILLE, *Oxymel scillitique.* On prend miel pur, 2000 gram. (4 livres) ; vinaigre scillitique filtré, 1000 grammes (2 livres). On fait dissoudre le miel dans l'acide et l'on amène à consistance sirupeuse, à une douce chaleur, dans un vase d'argent ou de porcelaine. Ce que nous avons dit pour l'oxymel simple s'applique à l'oxymel scillitique. On prépare de la même manière l'OXYMEL COLCHIQUE. L'oxymel scillitique est regardé comme expectorant, apéritif. On le donne contre l'asthme humide, la toux, les affections muqueuses. La dose est de 4 à 16 grammes (1 à 4 gros). (A. C.)

MÉLOE. Genre d'insectes de l'ordre des Coléoptères, section des Hétéromères, tribu des Cantharidies, remarquable par les propriétés vésicantes de plusieurs de ses espèces. La cantharide avait même été associée aux meloës par Linné, qui la nommait *Meloe vesicatorius*, mais les entomologistes modernes l'ont replacée dans le genre *Cantharis* de Geoffroy. *V.* CANTHARIDE. Deux espèces de vrais meloës ont été substituées aux cantharides ou mélangées avec elles ; ce sont les *Meloe proscarabeus* et *M. maialis*, L., qui portent les noms vulgaires d'*escarbots onctueux, vers de mai* et *proscarabées*. Le *Meloe proscarabeus*, L., est long d'environ 1 pouce, d'un noir luisant ; le corselet et la tête sont ponctués ; les élytres rugueuses, très ponctuées, nuancées de violet, ainsi que les côtés de la tête et du corselet, les pattes et les antennes. Celles-ci sont moniliformes, plus épaisses dans leur milieu, de la longueur de la tête et du corselet réunis. Cet insecte est commun dans toute l'Europe. Il se traîne à terre ou sur les herbes dont il mange les feuilles. Le *Meloe maialis* est d'un noir très foncé, uni, avec les bords supérieurs des anneaux de l'abdomen d'un rouge cuivreux. L'extrémité des antennes est échancrée. Il est plus petit que le *Meloe proscarabeus*, auquel d'ailleurs il ressemble beaucoup. Cet insecte n'est pas rare en Espagne.

Les Meloës laissent suinter de leurs articulations une humeur onctueuse qui teint en jaune le linge et qui exhale une odeur légèrement ambrée. On prétend que cette humeur est d'une grande âcreté, et qu'il est dangereux de toucher ces insectes avec les mains. M. Latreille présume que les meloës sont les insectes nommés *buprestes* par les anciens, qui leur attribuaient des effets très pernicieux, par exemple, celui de faire périr les bœufs lorsqu'ils en mangeaient avec l'herbe des prés.

Les anciens naturalistes et médecins se sont beaucoup étendus sur les propriétés médicales des proscarabées. Dans le siècle dernier (1777), le roi de Prusse acheta d'un paysan de Silésie, le secret d'un remède contre la rage qui n'était autre chose que le *Meloe proscarabeus;* mais la prétendue vertu de cet insecte contre une maladie aussi peu connue dans ses causes que désespérante par l'insuccès de sa guérison, avait déjà été annoncée par Schroeder, Hoffmann et d'autres anciens médecins. En Alsace, les vétérinaires emploient l'infusum huileux de meloë pour cautériser les chairs fongueuses des ulcères des chevaux. Au surplus, ces insectes possèdent, à un plus faible degré, les propriétés des cantharides. (G...N.)

MELON. *Cucumis Melo,* L.—Rich. Bot. méd., t. I, p. 354. (Famille des Cucurbitacées. Monoecie Syngénésie, L.) Le melon est originaire des contrées les plus chaudes de l'Asie; mais on le cultive en Europe depuis un temps immémorial. Il se distingue du concombre par ses feuilles plus grandes, à lobes arrondis et moins profonds, et par ses fruits plus gros, globuleux ou ovoïdes, ayant la chair rougeâtre, fondante, sucrée et d'un goût agréable. Sa tige est herbacée, couchée sur la terre ou s'accrochant par ses vrilles aux corps voisins, et couverte de poils très rudes. Ses fleurs sont jaunes, solitaires et monoïques; les mâles naissent dans les aisselles des feuilles, au nombre de quatre à cinq, portées sur de courts pédoncules; les femelles sont également axillaires, et offrent un ovaire adhérent avec le tube du calice, ovoïde, allongé, couvert de poils nombreux.

La culture a singulièrement multiplié les variétés de melons. Nous en indiquerons seulement les principales, qui peuvent se rapporter à trois types, savoir :

1°. Le MELON RÉTICULÉ. *C. Melo reticulatus.* Fruits oblongs ou arrondis, dont l'écorce est marquée d'un réseau de fibres grises. C'est à cette variété que se rapportent : le *melon maraicher,* dont la chair est très épaisse, aqueuse, à peine odorante; le *melon de Honfleur,* à fruit gros, ovoïde, marqué de côtes très prononcées, et dont la chair est sucrée; le *melon des Carmes,* dont la chair est pâle, aqueuse et sucrée; le *melon de Langeais,* de grandeur médiocre, marqué de côtes, et dont la chair est orangée, sucrée, parfumée; le *melon Sucrin de Tours*, très grand, à chair ferme, orangée et très sucrée.

2°. Le MELON CANTALOUP. *C. Melo Cantalupo.* Fruits très gros, dont les côtes sont fort saillantes, à surface verte ou jaune, ordinairement verruqueuse. Cette variété est la plus estimée de toutes; mais sa chair, quoique très épaisse, n'est seulement bonne à manger que dans une petite étendue de la partie intérieure. On en distingue plusieurs sous-variétés, dont les plus remarquables sont les suivantes : le *Cantaloup Orange*, précoce, petit, couvert de verrues grises, et dont la chair est ferme, orangée, musquée; le *Cantaloup hâtif d'Allemagne*, précoce, couvert d'une écorce d'un jaune verdâtre presque lisse, et dont la chair est médiocre; le *grand ou gros Prescott*, précoce, couvert d'une écorce d'un vert brun ou blanchâtre, et dont la chair est délicieuse; le *petit Prescott*, fruit déprimé, couronné au sommet, à côtes verruqueuses, et dont la chair est excellente; le *Cantaloup boule de Siam*, fruit extrêmement déprimé, à côtes larges, couvertes de grosses verrues, et à écorce d'un vert noir.

3°. Le MELON DE MALTHE. *C. Melo maltensis.* Fruits recouverts d'une écorce mince et lisse. Les sous-variétés en sont moins nombreuses que dans les deux précédentes. On les distingue en : *melon de Malthe blanc*, dont la chair est blanchâtre, aqueuse, sucrée, et *melon de Malthe jaune*, à cause de sa chair orangée odorante. Il y a aussi un *melon de Malthe d'hiver*, nommé aussi *melon de Morée ou de Candie*, dont le fruit mûrit en hiver.

Dans les départemens de la France méridionale, et même jusque près de la limite septentrionale des vignes, les melons se cultivent en plein champ, dans des terres bien labourées et convenablement fumées; mais à Paris et dans le nord, leur culture, celle des bonnes espèces surtout, est assez dispendieuse. Elle s'y pratique néanmoins avec beaucoup de succès, et l'on convient généralement que les cantaloups y sont, sinon meilleurs, du moins d'une aussi bonne qualité que dans les pays méridionaux. Cette culture a lieu sous châssis ou sous cloche, ou enfin dans des baches convenablement chaudes. On a soin de leur donner de temps en temps de l'air à mesure que la saison devient de plus en plus chaude ; enfin on les découvre tout-à-fait lorsque l'on n'a plus à redouter les gelées. On a soin de retrancher les branches gourmandes ou les fleurs mâles surabondantes qui fatiguent inutilement le sujet. Lorsque les fruits approchent de leur maturité, on les soulève et on les place sur une tuile ou sur un morceau de planche, ce qui permet la libre circulation de l'air autour du fruit, et facilite sa maturation.

Le melon est un des alimens les plus agréables et les plus appropriés à la saison où ils mûrissent. En effet, sa chair douce, fondante et sucrée (1) est beaucoup plus nourrissante que nutritive, et convient seulement comme hors-d'œuvre ou pour le dessert. L'usage de ce fruit, qui est indigeste pour beaucoup d'estomacs faibles, a eu souvent des effets avantageux chez des individus affectés de maladies chroniques, surtout de dartres ou d'affections des reins et de la vessie. La pulpe crue est quelquefois employée comme topique rafraîchissant sur les brûlures ; cuite, elle forme de fort bons cataplasmes émolliens. En un mot, le melon jouit de propriétés absolument semblables à celles de la courge et du concombre. Ses graines émulsives étaient placées au nombre des *semences froides majeures*.

(G...N.)

MÉLONGÈNE. C'est un des noms vulgaires d'une espèce de morelle (*Solanum esculentum*, Dunal.) dont le fruit est comestible. Elle porte encore plusieurs autres noms, dont le plus répandu est celui d'*aubergine*. Nous en parlerons à l'article Morelle. *V.* ce mot. (G...N.)

MÉNISPERMIQUE (Acide). En traitant dans notre Ier volume des recherches faites par M. Casa Sœca, nous avons dit que ce jeune chimiste avait annoncé que cet acide, découvert par M. Boullay, n'existait pas, et que le produit obtenu était un mélange d'acides malique et sulfurique. M. Boullay vient

(1) M. Payen y a reconnu la présence d'une petite quantité de sucre cristallisable et semblable à celui de la canne et de la betterave.

de faire de nouvelles expériences sur la coque du Levant, et il y a découvert une matière blanche cristallisant en aiguilles soyeuses, rougissant faiblement le papier de tournesol, très peu soluble dans l'alcool même à chaud, plus soluble à l'aide des acides, précipitable par les alcalis, mais soluble dans un excès de ces mêmes substances; on précipite cette solution par les acides. M. Boullay doit continuer ses recherches sur ce produit, qu'il croit être l'acide ménispermique. (*Journal de Ch. méd.*, janvier 1828.) (A. C.)

MENISPERMUM COCCULUS. *V*. Coque du Levant.

MENISPERMUM PALMATUM. *V*. Colombo.

MENTHE. *Mentha*. Ce genre de plantes est un des plus naturels de ceux qui constituent la famille des Labiées. La disposition des fleurs en verticilles ou en épis très denses; la presque régularité des parties de la fleur; l'odeur aromatique, pénétrante et particulière que les feuilles exhalent surtout quand on les froisse, font facilement distinguer les espèces de menthes des autres Labiées. Plusieurs ont été employées en Médecine, comme excitantes, et on les a substituées sans inconvénient les unes aux autres. Cependant quelques-unes méritent la préférence; ce sont celles où l'huile volatile est plus abondante et d'un arome plus agréable. La *menthe poivrée* tient, sans contredit, le premier rang; puis viennent les *menthes crêpue, aquatique, sauvage, commune* et *pouliot*. Parmi ces espèces, la menthe poivrée et la menthe pouliot sont les plus importantes à étudier, parce que leur usage est encore très fréquent. *V*. Menthe poivrée et Menthe pouliot.

On a étendu le nom de menthe à des plantes qui n'ont d'autres rapports avec les véritables menthes, que d'avoir une odeur fortement aromatique. Ainsi, par exemple, on a donné le nom de *menthe coq* ou *menthe Notre-Dame* à la balsamite. *V*. ce mot. (G...n.)

MENTHE POIVRÉE. *Mentha piperita*, — Smith, Flore brit., t. II, p. 613. — Rich. Bot. méd., t. I, p. 251. (Famille des Labiées. Didynamie Gymnospermie, L.) Cette plante, originaire d'Angleterre, est cultivée abondamment dans les jardins. Sa tige est quadrangulaire, dressée, rameuse, haute de 1 à 2 pieds, légèrement velue, à rameaux opposés et dressés. Ses feuilles sont ovales, lancéolées, aiguës, dentées en scie, portées sur des pétioles courts et canaliculés. Les fleurs, de couleur violacée, forment à l'extrémité des rameaux, un épi court, ovoïde et très serré.

L'odeur de cette plante est fort agréable, et sa saveur piquante laisse dans la bouche une vive impression de fraîcheur. Ces qualités sont dues à l'huile volatile qu elle renferme en abondance, et qui est très employée pour préparer des pastilles et pour aromatiser une foule de liqueurs agréables. La menthe poivrée est éminemment excitante; on l'administre comme antispasmodique et cordiale en infusion théiforme; mais on se sert plus fréquemment de l'eau distillée, qui entre dans les potions à la dose de 2 à 3 onces.

La menthe crêpue (*Mentha crispa*), la menthe aquatique (*Mentha aquatica*), et la menthe baume (*Mentha gentilis*), sont des espèces très ressemblantes à la menthe poivrée, mais pénétrées d'une odeur moins forte, et conséquemment douées de propriétés moins prononcées. (A. R.)

MENTHE-POULIOT ou simplement POULIOT. *Mentha Pulegium,* L. (Famille des Labiées. Didynamie Gymnospermie, L.) Plante très commune dans les localités humides de toute l'Europe. Sa tige est grêle, géniculée, rameuse, garnie de feuilles opposées, glabres, petites, ovales-obtuses, dentées en scie, et réfléchies. Les fleurs, d'une couleur rougeâtre, forment des verticilles axillaires, très serrés aux extrémités des tiges et des rameaux.

Le pouliot a une odeur forte, aromatique, camphrée, et en quelque sorte spiritueuse. Lorsqu'on mâche cette herbe, elle procure d'abord une sensation chaude, puis on éprouve une impression de fraîcheur, comme pour les autres espèces de menthe. Ses propriétés sont également excitantes. Considérée autrefois comme errhine, pectorale, stomachique, emménagogue, diurétique, on l'employait spécialement contre l'asthme et l'hystérie; mais son usage est de nos jours presque complètement abandonné. Cette plante entrait dans la composition d'un grand nombre de médicamens officinaux. (A. R.)

MENYANTHES TRIFOLIATA. *V.* TRÈFLE D'EAU.

MÉPHYTE. On donnait anciennement ce nom aux carbonates avec excès de base. Les sous-carbonates d'ammoniaque, de chaux, de fer, de magnésie, de plomb, étaient désignés par les noms de *méphyte d'ammoniaque, de chaux, de fer, de magnésie, de plomb.* (A. C.)

MERCURE, *Vif argent* (*Hydrargyrum*). Le mercure est un corps combustible simple, connue dès l'antiquité la plus reculée. Ce métal fut employé par les anciens pour appliquer l'or sur les autres métaux, et aussi pour l'enlever. Il a été pour les alchimistes (qui s'étaient imaginé pouvoir le solidifier) le sujet d'une foule d'expériences qui, au résumé, les conduisirent à la découverte de plusieurs préparations médicales, dont la plus importante est le per-chlorure de mercure, que Paracelse employa le premier à la guérison de maladies regardées jusque là comme incurables.

Le mercure se trouve dans la nature à plusieurs états, et d'abondantes mines de ce métal se trouvent en Espagne, à Almaden, dans le Frioul à Ydria, enfin dans le Palatinat et dans quelques contrées de l'Amérique. Les divers états sous lesquels on le rencontre sont : 1°. *natif,* à l'état métallique; 2°. *combiné au soufre,* à l'état de sulfure; 3°. *uni au soufre et à l'hydrogène;* 4°. *uni à l'argent et au cuivre,* à l'état d'alliage; 5°. *combiné au chlore,* formant un chlorure; 6°. *uni à l'acide sulfurique,* et formant un sulfate. Le mercure que l'on trouve dans le commerce en de très grandes quantités provient de la décomposition du sulfure, qui existe en de très grandes masses, et de la distillation d'une petite quantité de mercure natif que l'on recueille dans les diverses mines où il s'écoule, et s'amasse dans des cavités naturelles qui existent dans le sol, ou qui ont été pratiquées à dessein dans le but de réunir les globules de ce métal.

Le procédé de distillation pour la purification du mercure natif qui a été recueilli est très simple. Le mercure est intro duit dans un vase distillatoire en fer, et soumis à l'action de la chaleur qui le réduit en vapeurs; ces vapeurs, par leur condensation, fournissent le métal. La décomposition du sulfure, pour en séparer le métal, se fait à l'aide de la chaux ou du fer, elle s'opère dans des cornues en fer ou construites en maçonnerie. Par l'action de la chaleur, le fer ou la chaux s'unissent au soufre, le mercure est mis à nu; il passe alors à l'état de vapeurs qui se condensent dans des récipiens destinés à cet effet, et qui sont construits d'une manière différente selon les divers pays.

Le mercure est d'une couleur blanche éclatante, semblable à celle de l'argent; il est sans saveur, sans odeur; son poids spécifique est de 13,568 : il diffère des autres métaux par son état de fluidité à la température ordinaire de l'atmosphère. Exposé à une basse température de 39° à 40° au-dessous de 0°, il se solidifie (1); soumis alors à l'action du marteau, il peut s'étendre sans se rompre. Son degré de malléabilité n'a pas été déterminé; il en est de même de sa ductilité et de sa ténacité. Soumis à l'action de la chaleur, ce métal entre en ébullition à un degré de chaleur égal à 347° centigrades; en le chauffant à ce degré, on peut le réduire à l'état de vapeurs et le faire passer ainsi d'un vaisseau dans un autre, c'est sur cette propriété qu'est fondée sa purification par distillation. Ce métal, à l'état de vapeurs, est invisible comme l'air; il est élastique et indéfiniment expansible; il peut faire éclater les vases les plus forts. On peut en citer pour exemple l'expérience que fit Geoffroy, sur la demande d'un alchimiste: il renferma une certaine quantité de mercure dans un globe de fer fortement maintenu par des cercles de même métal, posés en croix, et il plaça ce vase dans un fourneau plein de feu; à peine ce globe fut-il devenu rouge, qu'il éclata avec la violence d'une bombe, des cloisons furent percées, et des murs furent pénétrés par

(1) Cette découverte date de 1759; elle est due au professeur Braun de Saint-Pétersbourg, qui la fit par hasard en voulant reconnaître le degré de froid produit par un mélange de sel et de neige.

les débris du vase lancés avec une force considérable. L'eau à froid n'a aucune action sur le mercure ; on assure que ce liquide, lorsqu'il a bouilli sur le mercure, acquiert des propriétés vermifuges, cependant des essais n'ont pas démontré dans ce liquide la présence du métal. Exposé au contact de l'air, le mercure se ternit, sa surface se recouvre d'une poudre noire que l'on a regardée comme une combinaison d'oxigène avec le métal. On peut achever cette conversion, en agitant le métal en contact avec l'air : l'oxide ainsi obtenu peut prendre une nouvelle quantité d'oxigène et passer à l'état d'oxide rouge. Le mercure s'unit au chlore, et donne naissance à des chlorures. Il s'unit aussi à l'iode, au soufre, au phosphore. (*V.* Chlorures, Iodures, Sulfures.) Avec les acides, il forme des sels qui sont employés. Le mercure entre dans la composition de diverses pommades ou onguens ; les chimistes s'en servent pour en faire un *bain* et recueillir les produits gazeux solubles dans l'eau. Les propriétés qu'il possède : 1°. de se dilater de $\frac{100}{5550}$ de son volume à 0° entre les termes de la glace fondante et de l'eau bouillante ; 2°. d'être liquide depuis 40° sous 0° jusqu'à 350° centigrades ; 3°. d'être très sensible aux impressions de la chaleur, le font employer à la construction des thermomètres ; il sert aussi à la confection des baromètres, à l'étamage des glaces, à l'extraction de l'or et de l'argent, etc. Le mercure est employé médicalement dans certaines constipations, et particulièrement dans les cas d'*ileus;* la dose est de 48 à 128 grammes (de 1 once et demie à 4). On l'administre aussi comme vermifuge : à cet effet, on fait bouillir 192 gram. (6 onces) de mercure dans 500 grammes (1 livre) d'eau pendant quinze minutes. Cette eau mercurielle se donne aux enfans à la dose de 32 à 64 grammes (1 ou 2 onces), deux fois le jour. Le mercure que l'on trouve dans le commerce est quelquefois sali par des matières étrangères, de la poussière, de l'oxide de fer, des matières grasses ; on le débarrasse de ces substances en le faisant passer à travers une peau de chamois, ou à travers un tissu très serré et que l'on a eu soin de mouiller. S'il est sali par des matières grasses, on saponifie celles-ci, on lave ensuite le mercure, et on le dessèche à l'aide du papier brouillard. Le mercure est quelquefois altéré par des métaux, du bismuth, de l'étain, du plomb; on reconnaît ces alliages en ce qu'ils salissent les doigts, à ce qu'ils ont un poids moindre que celui du mercure pur, en ce qu'ils sont odorans, et que si on les place sur du papier ou sur une assiette, au lieu de couler vivement et de présenter des globules d'une forme arrondie, ils laissent des globules allongés présentant un prolongement que l'on appelle *queue*. Le moyen de purifier le mercure consiste à le distiller; si l'on veut reconnaître les proportions dans lesquelles la falsification a été faite, on prend un poids déterminé, 100 grammes d'alliage, on l'introduit dans une cornue, et l'on procède à la distillation. Le mercure pur se volatilise, les métaux qui l'altéraient restent dans la cornue; on casse celle-ci, et l'on prend le poids du mercure qui se trouve dans le récipient, et celui du résidu, que l'on peut examiner pour en reconnaître la nature. (A. C.)

MERCURE ALCALIN. On a donné ce nom à une préparation que l'on obtient en triturant dans un mortier de pierre, 1 partie de mercure pur avec 2 parties d'yeux d'écrevisses préparés, continuant la trituration jusqu'à ce que le mercure soit tellement divisé que l'on ne puisse pas apercevoir le métal, même à l'aide d'une forte loupe. M. Hermbstaed a proposé, pour la préparation de ce produit, la trituration d'un mélange fait avec 1 partie de mercure soluble; d'Hahnemann, avec 2 parties d'yeux d'écrevisses; mais ces deux préparations ne se ressemblent pas. La première contient le métal divisé avec les yeux d'écrevisses, la seconde l'oxide divisé par le même produit. (A. C.)

MERCURE CENDRÉ DE BLACKE, *Oxide de mercure cendré de Blacke*. On obtient ce produit en précipitant du nitrate de mercure dissous dans l'eau par un excès de sous-carbonate d'ammoniaque liquide. Cette préparation n'est plus usitée. (A. C.)

MERCURE CENDRÉ DE MOSCATI, *Oxide noire de mercure de Moscati*. Cette préparation s'obtient en faisant digérer une partie de mercure doux en poudre fine dans 8 parties de dissolution de potasse caustique, lavant ensuite avec de l'eau bouillante le précipité vert-noirâtre. (A. C.)

MERCURE DISTILLÉ. On donne ce nom au mercure purifié par distillation : ce métal est employé à la préparation des différens produits mercuriels employés en Médecine. (A. C.)

MERCURE FULMINANT, *Mercure d'Howard, Poudre fulminante avec le mercure, Fulminate de mercure, Cyanate de mercure.* La découverte du mercure fulminant est due à M. Howard, et par suite de cette découverte, on fut conduit à faire celle d'une préparation analogue dont l'argent fait la base. *V.* ARGENT FULMINANT. Ce produit s'obtient de la manière suivante : on fait dissoudre, dans un matras, 1 partie de mercure dans 12 parties d'acide nitrique à 34° Baumé; lorsque la dissolution est opérée, on ajoute, alcool à 36°, 11 parties; on place le matras sur un bain de sable chaud, on élève la température, et lorsque l'on aperçoit des vapeurs très intenses qui se forment dans le matras, on l'enlève de dessus le feu, et on le met de côté; on aperçoit alors des petits cristaux qui se déposent, et leur masse augmente peu à peu (1). On purifie ce sel en le dissolvant dans l'eau bouillante, filtrant et laissant refroidir; le fulminate se dépose par refroidissement.

Le fulminate d'argent se présente sous la forme d'une poudre d'un blanc grisâtre. Placée entre des corps durs, elle détonne avec bruit; cet effet peut même avoir lieu par un choc très léger, aussi ne doit-on les toucher qu'avec les plus grandes précautions. Ce sel, projeté sur les charbons incandescens, brûle avec une flamme bleue en faisant entendre une légère détonation. Son odeur est nulle, sa saveur est métallique. L'action du cyanate d'argent sur le papier de tournesol est nulle. Ce produit est employé dans les arts pour faire les amorces des

(1) Il nous est quelquefois arrivé, en faisant cette opération, d'obtenir un mélange de fulminate de mercure et de métal; le mercure avait été revivifié.

fusils dits à pistons. Ces amorces, qui détonnent par le choc, sont du fulminate mêlé à un peu de cire. Ce mélange les rend plus maniables. On doit, lors de la préparation du mercure fulminant, prendre les plus grandes précautions, afin d'éviter les accidens qui pourraient arriver si l'on n'agissait pas ainsi. (A. C.)

MERCURE GOMMEUX DE PLENCK. On a donné ce nom à un mélange préparé avec le mercure, 4 grammes (1 gros); gomme arabique pulvérisée, 12 grammes (3 gros); sirop diacode, 16 grammes (4 gros); triturant le tout ensemble pour en former un mélange homogène dans lequel le mercure est divisé.

MERCURE REVIVIFIÉ DU CINABRE. On donne ce nom à un mercure obtenu de la décomposition du sulfure de mercure, à l'aide du fer. On l'obtient en mêlant ensemble 1000 parties de cinabre et 500 parties de chaux, introduisant le mélange dans une cornue et soumettant à la distillation. La plus grande partie du mercure qui se trouve dans le commerce a été obtenue d'une manière analogue. (A. C.)

MERCURE SOLUBLE DE HAHNEMANN. *V*. OXIDE NOIR DE MERCURE précipité par l'ammoniaque.

MERCURE TARTARISÉ. Il s'obtient en triturant ensemble 2 parties de crème de tartre et une partie de mercure pur, continuant la trituration, jusqu'à ce que la poudre que l'on obtient ne présente à la loupe aucune trace de métal. (A. C.)

MERCURE DE VIE. *V*. POUDRE D'ALGAROTH.

MERCURIALE ANNUELLE. *Mercurialis annua,* L.—Rich. Bot. méd., t. I, p. 209. (Famille des Euphorbiacées. Dioecie Ennéandrie, L.) Cette plante, nommée aussi vulgairement *foirole*, est une de ces mauvaises herbes trop communes dans les champs cultivés où on la trouve en fleurs pendant tout l'été. Sa tige est dressée, rameuse, haute d'environ 1 pied, très glabre, ainsi que tout le reste de la plante. Ses feuilles sont opposées, pétiolées, ovales-lancéolées, aiguës, dentées en scie. Les fleurs mâles et les fleurs femelles naissent sur des individus séparés; les premières sont très petites, rassemblées par glomérules ou petits groupes sessiles portés sur de longs pédoncules axillaires ; les fleurs femelles sont géminées aux extrémités des pédoncules, également longs et axillaires. Le fruit est une capsule à deux coques monospermes.

L'odeur de la mercuriale est désagréable, comme vireuse ; sa saveur légèrement amère et salée. Elle n'offre pas de suc laiteux, comme la plupart des autres Euphorbiacées ; mais son odeur nauséeuse décèle un principe volatil actif, qui, à la vérité, se dissipe facilement par la simple dessication ou par la coction. Aussi la mercuriale a-t-elle été considérée comme émolliente, et l'on s'en est servi pour faire des cataplasmes. On dit qu'en certains pays d'Allemagne, on mange son herbe bouillie, comme nous mangeons ici les épinards ; ce qui prouve évidemment que le principe actif de la mercuriale est de nature volatile et peu énergique. Cependant la mercuriale a été mise au rang des plantes laxatives. Elle a donné son nom à un sirop de miel que l'on fait prendre ordinairement en clystères.

L'analyse de la mercuriale commune, faite par M. H. Feneulle de Cambray, a présenté les résultats suivans : 1°. un principe amer purgatif ; 2°. du muqueux ; 3°. de la chlorophylle ; 4°. de l'albumine végétale ; 5°. une substance grasse blanche ; 6°. une huile volatile ; 7°. de la gelée de M. Braconnot ; 8°. du ligneux ; 9°. diverses substances salines.

La Mercuriale vivace ou des bois (*Mercurialis perennis*, L.), qui abonde dans les bois de certaines contrées d'Europe, et notamment aux environs de Paris, jouit de propriétés purgatives plus marquées que la mercuriale annuelle. Ses feuilles sont un peu rudes au toucher, d'une forme analogue à celles des cerisiers, et d'un vert sombre qui passe au bleu d'acier par la dessication. Cette couleur bleue est la même que celle du tournesol (*Croton tinctorium*), plante également de la famille des Euphorbiacées. Elle se développe aussi sur les racines de la mercuriale annuelle, mais elle est trop peu abondante dans ces plantes, pour qu'on puisse l'extraire avec avantage.

M. Vogler a reconnu que les racines du *Mercurialis perennis* contiennent deux substances colorantes, l'une susceptible de fournir une belle couleur bleue, l'autre une couleur rouge. (A. R.)

MERCURIAUX. On donne ce nom aux médicamens dans lesquels on fait entrer le mercure, ses oxides ou ses sels.

MERISIER. *Prunus avium*, L. *Cerasus avium*, Lam. et D. C. Flore française. (Famille des Rosacées. Icosandrie Monogynie, L.) Espèce de cerisier très commune dans les forêts de l'Europe, où elle atteint une hauteur d'environ 40 pieds. Ses rameaux sont redressés, et ses feuilles pubescentes en-dessous, plus étroites que dans le cerisier cultivé. Ses fruits, qui portent le nom de *merises*, sont petits, ovoïdes, d'un rouge foncé ou noirâtre, ayant la chair ferme, un peu amère avant la maturité, mais devenant sucrée par la suite. Quelques variétés de merises restent fades, même après leur complète maturité.

C'est avec les merises que l'on prépare, dans les Vosges, la Suisse et les environs de la Forêt-Noire, l'alcool connu sous le nom de *kirschwasser*. *V.* ce mot. Leur suc est encore employé pour préparer plusieurs liqueurs de table, particulièrement le ratafia de Grenoble. Le bois du merisier est rouge, compacte, à grain fin, et préféré par les ébénistes à celui du cerisier commun. (A. R.)

MÉRULE CHANTERELLE. *Merulius cantharellus*. *V.* CHANTERELLE.

MESUA FERREA. Nom scientifique imposé par Linné à l'arbre décrit par Rumph sous le nom de *Nagassarium*, qui fournit le *bois de nagas* ou *bois de fer de Ceylan*. *V.* NAGAS. (A. R.)

MÉTALLURGIE. La Métallurgie est une science qui fait partie de la Chimie. Elle embrasse tout ce qui concerne l'extraction des métaux, de leurs minerais. (A. C.)

MÉTAUX. Les métaux forment une classe de corps simples doués de propriétés caractéristiques qui servent à les faire distinguer des autres corps. Leurs propriétés physiques sont :

1°. *leur état;* tous les métaux sont solides à la température ordinaire, excepté le mercure qui ne se solidifie qu'à 39 ou 40° sous 0°. 2°. *Leur couleur,* qui est le blanc pour la plupart des métaux, le jaune et le jaune rougeâtre pour l'or, le cuivre et le titane. 3°. *L'éclat métallique,* qui consiste en un brillant très vif qui leur est particulier, et qui existe même dans les métaux réduits en poudre. Parmi les métaux les plus éclatans et qui réfléchissent le mieux la lumière, on distingue l'or, l'argent, le platine, le cuivre, l'acier (ou le fer carburé). 4°. *L'opacité,* qui est la propriété que les métaux ont de ne pas se laisser traverser par la lumière. Les métaux avaient été considérés pendant long-temps comme jouissant d'une opacité absolue ; mais depuis l'on s'est assuré qu'une feuille d'or très mince placée entre l'œil et la lumière du soleil, laissait passer quelques rayons lumineux ; on en a conclu, l'or étant le plus dense des métaux après le platine, qu'aucun métal n'est parfaitement opaque. 5°. *La densité* ou poids spécifique : tous les métaux connus, à l'exception du sodium, du potassium, et sans doute des métaux appartenans à la même section et qui sont peu connus, sont plus denses que les autres corps ; le platine forgé pèse 22 fois autant que l'eau distillée, l'or 19, le mercure 13, etc. Le sodium et le potassium sont à l'eau comme 0,972 et 0,865 sont à 1,000 (poids de l'eau). *Voir,* dans l'ouvrage de M. le baron Thénard, le Tableau du poids spécifique des métaux (t. Ier, p. 292). 6°. *La ductilité,* propriété que possèdent les métaux de se réduire en fils en passant à travers des trous percés dans une plaque rectangulaire nommée *filière.* 7°. *La malléabilité* ou la propriété de s'étendre sous le marteau, ou en éprouvant une pression déterminée en passant entre deux cylindres d'acier tournant dans le même sens et formant l'instrument connu sous le nom de *laminoir.* 8°. *La dureté,* qui varie dans ces corps : il est des métaux que l'on peut rayer avec l'ongle, le plomb, le sodium, le potassium ; il en est d'autres qui ont la plus grande dureté, le tungstène, le palladium, le fer, le manganèse, etc. 9°. *L'élasticité et la sonorité ;* les métaux jouissent d'autant plus de ces propriétés, qu'ils ont plus de dureté; on s'est basé sur ce fait pour augmenter la *dureté* des métaux et leur *sonorité* en les alliant avec d'autres corps qui les rendent plus durs, sans détruire le caractère métallique : l'*acier trempé*, *le métal de cloche*, sont des exemples de l'accroissement de ces propriétés déterminées par l'union des métaux à d'autres corps. 10°. *La ténacité* est la propriété qu'ont les métaux ductiles réduits en fils d'un petit diamètre de supporter un certain poids sans se rompre : la force de ténacité est d'autant plus grande que le poids supporté est plus considérable. 11°. *Dilatabilité*. La dilatabilité est la propriété qu'ont les métaux de s'étendre d'une manière uniforme depuis 0° jusqu'à 100°. 12°. *Odeur et saveur*. Ces propriétés sont particulières à quelques métaux, et elles sont tranchées dans le fer, le plomb, l'étain, le cuivre; on les rend plus sensibles par le frottement. 13°. *Structure ou tissu*. C'est la forme que présentent les parties intérieures des métaux : ce tissu est tantôt lamelleux, ex. l'antimoine, le bismuth; tantôt il est fibreux, ex. le fer. 14°. *Formes cristallines*. Quelques métaux ont naturellement des formes régulières; de ce nombre sont l'argent, le cuivre et l'or : d'autres métaux acquièrent ces formes à l'aide d'opérations convenables, qui sont la fusion et la décantation du métal non encore entièrement refroidi. Les formes qu'affectent les métaux sont l'octaèdre régulier, le cube, et toutes celles qui en dérivent.

Les propriétés chimiques des métaux résultent de l'action du feu, de celle de la lumière et du fluide magnétique, de celle du gaz oxigène sec ou humide, etc., etc. A chacun des métaux en particulier, nous nous sommes occupés de ces propriétés; nous croyons donc ne pas devoir en parler ici.

Les métaux connus jusqu'à présent sont au nombre de 40; on les a divisés en six sections, en se basant sur l'affinité que ces substances ont pour l'oxigène. Cette classification des plus parfaites est due à M. le professeur Thénard; elle a remplacé avec avantage celle proposée par Fourcroy.

La première section comprend : le magnésium, le glucinium, l'yttrium, l'aluminium, le zirconium, le silicium.

La deuxième section renferme : le calcium, le strontium, le barium, le lithium, le sodium, le potassium.

La troisième est formée par le manganèse, le zinc, le fer, l'étain, le cadmium.

La quatrième comprend : l'arsenic, le molybdène, le chrôme, le tungstène, le colombium, l'antimoine, l'urane, le cérium, le cobalt, le titane, le bismuth, le cuivre, le tellure, le nickel, le plomb.

Cette section se subdivise en deux groupes : l'un contient les métaux acidifiables, l'arsenic, le chrôme, le tungstène, le colombium et le molybdène ; l'autre, les métaux non acidifiables.

La cinquième renferme deux métaux seulement : le mercure, l'osmium.

La sixième contient : l'argent, le palladium, le rhodium, le platine, l'or, l'irridium.

Les métaux de la première section n'ont pas jusqu'à présent pu être séparés de l'oxigène et amenés à l'état de métal ; on ne les a donc classés parmi les métaux que par analogie, et aussi parce que les substances qui sont supposées les contenir ont les plus grands rapports avec les oxides métalliques. Les métaux de la deuxième section jouissent de la propriété d'absorber le gaz oxigène à la température la plus élevée, et de décomposer instantanément l'eau à la température ordinaire : dans ce cas, le métal s'empare de l'oxigène et met à nu l'hydrogène, qui se dégage avec une vive effervescence.

Les métaux formant la troisième section ont la propriété d'absorber le gaz oxigène à la température la plus élevée, et de ne donner lieu à la décomposition de l'eau qu'à l'aide de la chaleur rouge.

La quatrième section est formée des métaux qui peuvent, comme les métaux de la troisième, absorber l'oxigène à une température la plus élevée ; mais ils en diffèrent en ce qu'ils ne décomposent l'eau ni à froid ni à chaud.

La cinquième section renferme les substances métalliques qui ne peuvent absorber le gaz oxigène qu'à un certain degré de chaleur, et qui ne peuvent point opérer la décomposition de l'eau.

Enfin, la sixième section est formée des métaux qui ne peuvent absorber l'oxigène, ni décomposer l'eau à aucune température.

Des classifications avaient été faites par les chimistes et par les alchimistes d'une époque plus reculée. Ainsi les métaux avaient été classés en *métaux* et en *demi-métaux*, en métaux *parfaits* et *imparfaits*, etc. ; ils furent ensuite divisés en cinq classes renfermant : 1°. les *métaux fragiles et acidifiables ;* 2°. les *métaux fragiles et non acidifiables ;* 3°. *les métaux simplement oxidables ;* 4°. les *métaux ductiles et facilement oxidables ;* 5°. enfin les *métaux très ductiles et difficilement oxidables* (1).

Les métaux se rencontrent dans la nature sous divers états; on les trouve à l'état natif, unis avec des corps combustibles, à l'oxigène, à des acides, etc., etc. On les trouve en *filons*, en *amas*, en *couches*, dans les divers terrains; quelques-uns sont en masses considérables, et l'on cite le fer oxidé comme formant des montagnes entières. Ces métaux sont accompagnés de diverses substances terreuses, que l'on désigne sous le nom de *gangue*. Nous bornerons là cet article, renvoyant nos lecteurs, pour les procédés d'extraction et pour le détail sur les usages, aux articles qui traitent de chacun des métaux en particulier. (A. C.)

MÉUM OFFICINAL. *Athamanta Meum*, L. *Meum Athamanticum*, Jacq. Austr. 4, t. 303. *Meum vulgare*, Rich. Bot. méd., t. II, p. 464. (Famille des Ombellifères. Pentandrie Digynie, L.) Cette plante croît dans les prés des montagnes de l'Europe; elle est abondante dans les Vosges, et dans quelques localités des Alpes et des Pyrénées. Sa racine est vivace, allongée, rameuse, brunâtre extérieurement, d'une

(1) M. Ampère a publié une classification qui embrasse en même temps les métaux et les corps simples non métalliques.

odeur et d'une saveur aromatiques. Sa tige, un peu rameuse, s'élève ordinairement à la hauteur d'un pied à un pied et demi; elle porte des feuilles trois fois ailées, composées de folioles très nombreuses, d'un vert foncé, glabres, courtes et capillaires, exhalant une forte odeur de céleri lorsqu'on les froisse. Les fleurs sont blanches, disposées en ombelles de douze à vingt rayons à l'extrémité des ramifications de la tige.

La racine de méum est aromatique et légèrement excitante. Elle était autrefois beaucoup plus employée que de nos jours, et elle faisait partie de plusieurs préparations composées qui sont tombées dans l'oubli. On l'apporte sèche des pays de montagnes, où elle croît spontanément. En cet état, elle est de la grosseur du petit doigt, longue de 3 à 4 pouces, grise extérieurement, blanche et d'une texture lâche à l'intérieur, d'une odeur et d'une saveur communes à presque toutes les racines d'Ombellifères. Son collet est entouré d'un grand nombre de fibres dressées et raides; ce sont les débris des feuilles circulaires des années précédentes. Plusieurs autres racines, et entre autres celle de chardon roland, présentent aussi des fibres pétiolaires à leur sommet, mais on en distingue facilement la racine de méum à son odeur d'ombellifère.

(A. R.)

MÉZÉRÉON ou **MEZEREUM**. Nom officinal d'une espèce de *daphne*, dont l'écorce est épispastique. *V*. Garou.

MIASMES. On a donné ce nom à des émanations qui s'échappent d'un individu malade; quelquefois ces effluves insensibles à nos organes sont susceptibles d'influer d'une manière fâcheuse sur d'autres individus, en déterminant des maladies, ou en augmentant la gravité de celles dont ils sont affectés (1).

On a étendu l'acception de ce mot, et on l'a appliqué aux exhalaisons putrides qui proviennent de l'altération des substances végétales, végéto-animales et animales. Mais ces exhalaisons diffèrent des précédentes en ce qu'elles exercent une

(1) Voir la note sur le danger de certaines exhalaisons, Journal de Chimie médicale, t. III, p. 555.

impression plus ou moins sensible sur nos organes, et particulièrement sur l'odorat.

Les miasmes ont été divisés en *contagieux* ou non *contagieux*, suivant qu'ils servent ou non de moyen de transmission d'une maladie quelconque. Les moyens propres à combattre les miasmes sont, les vapeurs des acides, le chlore gazeux, obtenu, soit par l'action des acides sur l'oxide de manganèse, soit dégagé lentement du chlorure de chaux par l'acide carbonique contenu dans l'air. Ces vapeurs désorganisent les miasmes, qui perdent alors leur action délétère. (A. C.)

MIEL. *Mel.* Substance sucrée, plus ou moins épaisse et poisseuse, jaunâtre ou blanchâtre, et d'une odeur ordinairement suave, fournie par l'abeille (*Apis mellifica,* L.). Ce sont les individus nommés *abeilles ouvrières* qui, après avoir pompé les liqueurs sucrées des fleurs, déposent cette substance dans les alvéoles de leurs rayons. Les naturalistes n'ont pas encore déterminé si le miel existe tout formé dans les plantes, s'il est transmis par les abeilles dans les alvéoles sans altération, ou s'il est le produit d'une élaboration particulière en traversant le tube digestif de ces insectes. Quoi qu'il en soit, on peut regarder comme certain que les diverses plantes influent beaucoup sur la qualité des miels, non-seulement pour le parfum, mais encore pour la saveur et les autres propriétés. Tout le monde sait que lorsque les abeilles vont butiner sur les plantes de la famille des Labiées (le thym, la lavande, le romarin, les sauges, les menthes, etc.), si riches en principes volatils, le miel qui en résulte est d'une excellente qualité; il est, au contraire, fort mauvais lorsque les abeilles ont leurs ruches dans le voisinage des champs de sarrasin. D'un autre côté, l'empoisonnement d'un grand nombre de soldats grecs lors de la retraite des dix mille, par un miel dont ils s'étaient nourris en traversant des montagnes qui avoisinent Trébizonde et les bords méridionaux du Pont-Euxin, est un fait historique qui prouve l'influence de certaines plantes sur la qualité du miel. Tournefort, voyageant dans les mêmes contrées asiatiques plus de 2000 ans après Xénophon, s'est convaincu que les dangereuses propriétés du miel que les abeilles y fournissent, proviennent de ce qu'elles le récoltent sur les fleurs d'une belle plante (*Azalea pontica,* L.) qui couvre les montagnes de cette partie de l'Asie Mineure M. Auguste Saint-Hilaire, dans son voyage au Brésil, faillit être empoisonné en mangeant le miel produit par une espèce de guêpe nommée *lechenagua,* qui l'avait récolté probablement sur une plante de la famille des Apocinées, fort abondante dans le voisinage. Mais ce qui met hors de doute cette vérité, que les vegétaux ont une grande influence sur la nature des miels, c'est que leur qualité est absolument dépendante de la végétation des diverses contrées. Ainsi, les environs de Narbonne, le mont Ida en Crète, où les Labiées et autres plantes odorantes sont extrêmement communes, la vallée de Chamouny, qui semble un berceau de fleurs au milieu des neiges éternelles des Hautes-Alpes, fournissent un miel blanc d'une odeur suave et de la meilleure qualité. Le Gâtinais, où des champs de safran et d'autres fleurs odorantes donnent d'abondantes récoltes aux abeilles, en produit aussi d'excellent. Dans la Bretagne, au contraire, où le sarrasin est l'objet d'une grande culture, où les bruyères stériles et inodores envahissent d'immenses plaines, les miels sont en général de mauvaise qualité. D'autres circonstances, telles que l'état de l'atmosphère et le mode d'extraction, influent encore sur la qualité des miels; mais elles sont accidentelles et très faibles en comparaison de celle de la végétation.

Lorsque l'on a coupé les ruches (*V.* l'article Abeille), on expose les gâteaux sur des claies, au soleil ou à une douce chaleur artificielle. Le miel en découle peu à peu, et on le reçoit dans des vases placés au-dessous des claies; c'est la meilleure partie, celle que l'on nomme *miel vierge*. Lorsqu'il a cessé de couler, on brise les gâteaux; une seconde partie du miel se sépare de nouveau, en ayant soin d'augmenter insensiblement la chaleur. Enfin, on soumet ce qui reste à une pression graduée, et l'on extrait ainsi les dernières portions de miel, qui sont d'autant moins pures que la pression a été plus forte. Comme ces dernières portions tiennent en suspension des matières plus ou moins pesantes qui viennent occuper les unes le fond, les autres la partie supérieure, on a le soin de les écumer et de les décanter, après les avoir laissées reposer pendant quelque temps.

D'après ce que nous venons d'exposer, la nature des miels est fort variable. Leur odeur, leur couleur, leur aspect grenu ou sirupeux et térébenthinacé, dépendent de divers principes qui y existent en plus ou moins fortes proportions. Il y a dans les beaux miels, dans ceux de Narbonne et de Gâtinais, par exemple, une assez grande quantité de sucre cristallisable pour qu'on l'aperçoive sous forme de petits grains brillans. On peut l'en séparer en délayant le miel dans une petite quantité d'alcool, et en soumettant le mélange à la presse dans un sac de toile serrée ; l'alcool entraîne le sucre incristallisable, et laisse presque intacte la partie cristalline. Selon M. Guibourt, le miel renfermerait, en outre, une petite quantité de mannite. Dans les miels de qualité inférieure, la proportion du sucre incristallisable est beaucoup plus considérable que dans ceux de première qualité ; quelques acides végétaux s'y rencontrent aussi en plus grande abondance, et les principes volatils sont moins suaves. Les miels de Bretagne contiennent même du couvain, ce qui les rend susceptibles de putréfaction.

En vieillissant, le miel fermente facilement, se colore et acquiert une saveur piquante. Quelquefois, on trouve dans le commerce de ces miels fermentés auxquels on a donné de la consistance et de la blancheur en y incorporant de l'amidon. Mais cette fraude est facile à reconnaître par le dépôt que forme l'amidon lorsque l'on délaie le miel dans l'eau froide, et par la couleur bleue que la teinture d'iode détermine sur ce dépôt.

Considéré comme substance alimentaire, le miel est d'un emploi majeur ; mais son importance a beaucoup diminué depuis que le sucre de cannes et de betteraves est à bas prix. C'est avec le miel que l'on édulcore une foule de pâtisseries, de confitures et d'autres friandises ; les habitans peu fortunés des campagnes s'en servent en guise de sucre pour toutes les préparations culinaires où l'on emploie ordinairement cette dernière substance. Lorsque la guerre maritime privait le continent européen du sucre des colonies, on s'est beaucoup occupé en France des moyens de purifier le sirop de miel de manière à lui enlever les acides et les principes odorans qui le rendent inférieur au sirop de sucre. A l'aide du charbon, du carbonate de chaux, et de quelques autres substances d'une valeur minime, on est parvenu à préparer un sirop d'une excellente qualité, même en employant les miels de Bretagne. *V*. MELLITE SIMPLE.

Le miel de bonne qualité est émollient et légèrement laxatif. On s'en sert pour édulcorer les tisanes dans les phlegmasies de poitrine, et les gargarismes dans les affections de la gorge; quelquefois on l'applique sur les plaies pour en diminuer l'irritation et amener une bonne suppuration. On ne doit point faire usage de celui qui a vieilli, car, loin d'adoucir, il est irritant et détermine des flatuosités.

Les usages pharmaceutiques du miel sont assez nombreux; il sert d'excipient à plusieurs électuaires, à des bols purgatifs, surtout ceux qu'emploie la Médecine vétérinaire. Son emploi est préférable à celui du sucre pour certains électuaires, et surtout pour les sirops épais nommés *robs* en Pharmacie, parce qu'il les empêche de candir. On prépare avec le miel un genre de sirops maintenant désignés sous le nom de *mellites*. Les médicamens que l'on nommait autrefois *oxymels* rentrent parmi ceux-ci; ce sont des sirops de miel dont le vinaigre est le véhicule. *V*. MELLITES.

Enfin, c'est avec le miel délayé dans l'eau et soumis à la fermentation que l'on prépare une liqueur vineuse nommée *hydromel*. *V*. ce mot. (G...N.)

MIKANIA GUACO. Nom scientifique d'une plante de l'Amérique méridionale, qui a été préconisée contre la morsure des serpens venimeux. *V*. GUACO. (G...N.)

MIL OU MILLET. On a donné ce nom aux fruits de diverses graminées, surtout à ceux qui sont petits et arrondis. En France, il a désigné de tout temps celui du *Panicum milia-*

ceum, L., qui sert à nourrir les oiseaux que l'on élève en cage. *V.* Panic.

Dans les Antilles et à Cayenne, le Mil a chandelle se rapporte à une grande graminée, voisine du sorgho. En d'autres colonies, le mil est le fruit de cette dernière graminée, que l'on nomme *millet d'Afrique* et *millet d'Inde*. *V.* Sorgho.

(G...n.)

MILLEFEUILLE COMMUNE. *Achillea Millefolium*, L. — Rich. Bot. méd., t. I, p. 374. (Famille des Synanthérées, Corymbifères de Jussieu. Syngénésie superflue, L.) Plante excessivement commune dans les prés secs et dans les lieux incultes, où elle fleurit pendant presque tout l'été. Sa tige est haute d'un à deux pieds, simple inférieurement et dressée. Ses feuilles sont sessiles, velues, bipinnatifides; à segmens très rapprochés, allongés, nombreux et divisés en dents très aiguës. C'est cette extrême division des feuilles qui a valu à la plante le nom de *millefeuille*, employé très anciennement. Les fleurs sont blanches ou roses, radiées, disposées en corymbes à la partie supérieure de la tige.

Les feuilles de cette plante ont une saveur amère et astringente. Les sommités fleuries sont douées d'une odeur faiblement aromatique. Ces qualités ne sont pas assez actives pour déterminer des propriétés médicales aussi énergiques que celles qui étaient attribuées à la millefeuille par les anciens. Ils l'employaient dans plusieurs maladies contre lesquelles elle ne pouvait agir que bien faiblement, c'est-à-dire simplement comme tonique et excitante. Aujourd'hui la millefeuille est abandonnée, quant à son usage intérieur. Dans certains pays, les habitans des campagnes ont conservé un peu de foi en cette plante comme vulnéraire; après l'avoir pilée, ils l'appliquent sur les blessures récentes pour en obtenir la cicatrisation; mais ces topiques font souvent plus de mal que de bien. On a donné à la millefeuille, à cause de sa prétendue vertu vulnéraire, les noms d'*herbe à la coupure* et *d'herbe au charpentier*.

Sa racine est légèrement amère et astringente, de même que les feuilles; elle n'exhale pas une odeur camphrée, comme on l'a prétendu. Cependant on l'a proposée pour remplacer la *serpentaire de Virginie*, qui est au contraire fortement odorante et camphrée. Son usage est aujourd'hui complètement abandonné. (A. R.)

MILLEFEUILLE PTARMIQUE. *Achillœa Ptarmica*, L. — Rich. Bot. méd., t. I, p. 375. (Famille des Synanthérées, Corymbifères de Jussieu. Syngénésie superflue, L.) Vulgairement *ptarmique*, herbe à éternuer. Cette espèce est fort commune dans les prairies humides de toute l'Europe. Elle se distingue facilement des autres espèces de millefeuille, et surtout de la commune, par ses feuilles lancéolées, très étroites, dentées en scie, sessiles et glabres, assez semblables à celles de l'estragon; par ses fleurs, dont les rayons sont blancs et composés de demi-fleurons à limbe ovale, large et trilobé. Les feuilles de cette plante sont faiblement aromatiques et âcres; réduites en poudre, elles sont sternutatoires. La racine excite, lorsqu'on la mâche, l'action des glandes salivaires.

(A. R.)

MILLEPERTUIS VULGAIRE. *Hypericum perforatum*, L. — Rich. Bot. méd., t. II, p. 684. (Famille des Hypéricinées. Polyadelphie Polyandrie, L.) Plante fort commune dans les bois et les lieux incultes de toute l'Europe, où elle fleurit pendant presque tout l'été. Sa tige est glabre, cylindrique, avec deux lignes saillantes longitudinales, simple inférieurement, rameuse dans sa partie supérieure, garnie de feuilles opposées, sessiles, elliptiques, entières, marquées, quand on les observe entre l'œil et la lumière, de points translucides qui sont des glandes vésiculeuses remplies d'un suc huileux ou résineux, et non des pores, comme on le croyait autrefois. Le nom de millepertuis a même été tiré de cette particularité. Les fleurs sont jaunes, composées de cinq pétales et d'étamines nombreuses dont les filets sont réunis par la base en trois faisceaux.

Lorsque l'on froisse le millepertuis entre les doigts, il exhale une odeur un peu aromatique, due à l'huile volatile contenue dans ses petites glandes vésiculaires. Il contient deux principes colorans, l'un jaune, soluble dans l'eau, et qui réside dans les fleurs; l'autre rouge, soluble dans l'alcool et les huiles, de nature évidemment résineuse, et dont le siége est dans les glandes des feuilles, des fruits et des stigmates. Les sommités fleuries de cette plante entrent dans la thériaque, le baume du commandeur, et dans quelques autres médicamens composés. On leur attribuait autrefois de grandes propriétés médicales auxquelles on ne croit plus maintenant. Elles étaient surtout employées comme médicament fébrifuge et anthelmintique. L'huile d'hypéricum, c'est-à-dire l'huile dans laquelle on a fait infuser les sommités fleuries de millepertuis, et qui a acquis une belle couleur rouge, est encore quelquefois employée pour cicatriser les plaies et les ulcères.

Une autre espèce de millepertuis (*Hypericum Androsæmum*, L.), qui se distingue par son fruit bacciforme, et dont Tournefort faisait un genre particulier, jouissait autrefois d'une grande réputation dans le traitement d'une foule de maladies, ainsi que l'annonce le nom de *toute saine* sous lequel elle était vulgairement désignée. Cette plante n'a pas de propriétés supérieures à celles du millepertuis ordinaire.

(A. R.)

MILLEPIEDS. *V*. CLOPORTES.

MILLET. *V*. MIL, PANIC et SORGHO.

MIMOSA. Genre de la famille des Légumineuses, dont plusieurs espèces, toutes originaires des pays chauds, fournissent des produits utiles. Mais les botanistes ont établi, aux dépens du genre *Mimosa* de Linné, d'autres genres, tels que l'*acacia*, l'*inga*, etc., qui renferment la plupart de ces espèces. Ainsi les arbres qui fournissent la gomme arabique, le cachou, le bablah, sont des *acacia* et non des *mimosa*. *V*. les articles qui traitent de ces divers produits. (G...N.)

MIMOSÉES. Groupe ou tribu de la famille des Légumineuses dont le genre *Mimosa* de Linné est le type. *V*. LÉGUMINEUSES.

(G...N.)

MINE, MINÉRAI. On donne ces noms aux substances métalliques combinées à des matières étrangères et formant des couches plus ou moins épaisses que l'on appelle filons. On donne aussi le nom de *mine* aux lieux où existent les minéraux. (A. C.)

MINÉRALISATEUR On a donné ce nom à divers corps qui s'unissent aux substances métalliques, et qui en dénaturent les propriétés : le soufre, l'arsenic, le phosphore, peuvent être regardés comme les minéralisateurs des métaux auxquels ils s'unissent. (A. C.)

MINÉRALOGIE. La Minéralogie est une des parties de l'Histoire naturelle, qui traite des minéraux, explique leur origine, leur configuration, leur gissement, leurs propriétés et leurs usages. (A. C.)

MINÉRAUX. On donne ce nom à tous les corps inorganiques qui se trouvent dans le sein de la terre ; ces corps sont nombreux, ils ont été divisés en différentes classes par les minéralogistes. Haüy en a fait quatre groupes qui sont : les *substances acides*, les *substances terreuses*, les *substances combustibles* et les *substances métalliques*. Werner a rangé les minéraux d'après leurs caractères physiques. (A. C.)

MINIUM. *V*. DEUTOXIDE DE PLOMB.

MINORATIF. On a donné ce nom à des médicamens jouissant de la propriété de purger doucement ; on a étendu ce mot et l'on a donné le nom de minoration à une purgation douce, sans colique sensible. (A. C.)

MIRABILIS JALAPA. Nom sous lequel Linné a décrit la belle de nuit (*Nyctago jalapa*, D. C.), que l'on croyait être la plante qui fournit le jalap. *V*. ce mot et NYCTAGE. (G...N.)

MITHRIDATE. Nom donné à un électuaire qui a été, dit-on, inventé par Mithridate, roi de Pont et de Bithynie. (*V*. IIe vol., p. 370.) (A. C.)

MITTE. On a donné ce nom à une émanation qui s'élève des fosses d'aisance et qui irrite fortement les yeux. Cette émanation est une combinaison de l'alcali volatil en excès avec les acides carbonique et hydro-sulfurique. Elle incommode beaucoup les ouvriers vidangeurs. On peut combattre ses effets sur l'organe de la vue par un collyre préparé avec l'eau ordinaire, à laquelle on ajoute un peu d'eau vulnéraire et de la solution de sous-acétate de plomb. (A. C.)

MIXTION. La mixtion est l'action de mêler plusieurs substances ensemble pour en former un médicament. (A. C.)

MIXTURES. Ce nom a été donné à des médicamens formés de liquides, qui n'ont besoin que d'être agités pour être mêlés; ils ne se prennent qu'en petite quantité, souvent même par gouttes. Ces médicamens ayant de l'analogie avec les potions, nous donnerons, à l'article POTIONS les formules des mixtures qui se rapprochent de ces préparations. (A. C.)

MIXTURE D'AMMONIAQUE ET D'HUILE VOLATILE DE SUCCIN, *Eau de Luce*. Savonule qu'on obtient par le mélange de l'alcali volatil avec l'huile de succin rectifiée. On prépare ce produit de plusieurs manières; le procédé décrit dans le Codex est le suivant : on prend huile de succin rectifiée, 12 grammes (3 gros); baume de la Mecque, 8 grammes, (2 gros); alcool à 36°, 500 grammes (1 livre); on fait digérer pendant quatre jours; on prend ensuite 32 grammes (1 once) de cette liqueur, et on la mêle avec seize fois son poids d'ammoniaque liquide à 20°, 500 grammes (1 livre). On agite; le mélange devient laiteux. Quelques personnes recommandent d'ajouter à ce mélange une petite quantité de savon, afin de mieux combiner le savonule : ce procédé est consigné dans les Notes de Poulletier de la Salle, sur la traduction française de la Pharmacopée de Londres. L'auteur recommande le mode d'agir suivant : prenez alcool rectifié, 128 grammes (4 onces); savon blanc, 5 décigrammes (10 grains); huile de succin rectifiée, 8 grammes (2 gros); mêlez, et lorsque la solution est parfaite, ajoutez alcali volatil très concentré, suffisante quantité; agitez fortement le mélange, et conservez-le dans un flacon fermé à l'émeri. Cette eau était autrefois très employée; on la faisait respirer aux personnes évanouies ou qui étaient tombées en apoplexie; on l'appliquait sur les brûlures récentes, on l'administrait à l'intérieur contre les morsures des insectes, des serpens, etc. La dose était de 15 à 20 gouttes étendues dans 128 grammes (4 onces) d'eau. Ce médicament est très bon contre les brûlures, et surtout contre celles qui proviennent de la combustion du phosphore. (A. C.)

MIXTURE CATHÉRÉTIQUE, *Solution cathérétique, Collyre de Lanfranc.* Ce médicament se prépare de la manière suivante : on prend, vin blanc, 500 gramm. (1 livre); eau de plantin, eau de roses, de chaque, 96 gramm. (3 onces) ; sulfure d'arsenic jaune (orpin), 8 gramm. (2 gros) ; myrrhe, 2 gramm. 5 décigr. (46 grains) ; aloès, 2 gramm. 6 décigr. (48 grains); on divise le sulfure d'arsenic, on le mêle à l'aloès, à la myrrhe ; on ajoute les liquides, on triture pendant long-temps dans un mortier de verre, et l'on conserve pour l'usage. Ce collyre ne doit être employé que lorsqu'il est devenu transparent, par le repos. On l'emploie contre les taies et les ulcérations chroniques de l'œil ; on en fait alors entrer quelques gouttes dans cet organe. Le collyre de Lanfranc est aussi employé pour toucher les chancres et les ulcères de nature vénérienne, dans le but de les cicatriser : on se sert alors de cette préparation, qu'on a rendue trouble par agitation; on l'applique avec un pinceau fait avec de la charpie. Le collyre de Lanfranc doit être délivré avec précaution et étiqueté convenablement; il est vénéneux. (A. C.)

MOCHLIQUE. Ce mot a été employé pour désigner un purgatif violent.

MOELLE DES VÉGÉTAUX. Substance spongieuse, légère, diaphane, formée presqu'en totalité de tissu cellulaire, et qui, dans les végétaux dicotylédons, remplit le canal médullaire. Dans les plantes monocotylédones, au contraire, la moelle, au lieu d'être circonscrite par les parois de l'étui médullaire, forme en quelque sorte toute la tige dans laquelle ces fibres ligneuses sont éparses. Le tissu cellulaire qui compose la moelle est verdâtre dans la jeune branche, mais il devient bientôt sec, diaphane, et on l'a comparé à la mousse légère qui se forme sur l'eau de savon lorsqu'on l'agite. Le rôle physiologique de la moelle n'est pas encore bien déterminé. Il paraît certain qu'elle n'est importante pour le végétal, que dans la jeunesse de celui-ci, c'est-à-dire lorsqu'elle est verdâtre et pleine de sucs. M. Dutrochet lui attribue, à cette époque, une grande influence sur le développement des couches ligneuses; mais ce n'est pas ici le lieu de nous étendre sur ce point délicat de la Physiologie végétale.

La moelle sèche, celle du sureau, par exemple, est inerte, d'une grande légèreté, et d'une nature fort analogue à la lignine, c'est-à-dire au squelette des végétaux dépouillé de tous leurs principes actifs. John a donné le nom de *médulline* à la moelle épuisée par l'eau et l'alcool. *V.* MÉDULLINE. La moelle peut servir à quelques usages économiques; celle de certains joncs peut fournir de petites mèches pour les bougies nommées *veilleuses;* celle des grosses tiges de plantes annuelles (de l'*Helianthus annuus*) a été employée quelquefois pour faire des moxas. (G...N.)

MOFETTE, *Moufette.* On a donné ce nom aux gaz non respirables, mais particulièrement à l'azote. Les mineurs l'ont employé pour désigner les fluides élastiques permanens qui se dégagent des mines. Ils ont établi plusieurs distinctions entre ces exhalaisons, et ils ont donné le nom de *mofette suffocante* au gaz acide carbonique qui règne au fond des mines et qui éteint les chandelles et les corps en ignition; et celui de *mofette inflammable* au gaz hydrogène carboné qui occupe les espaces supérieurs, et qui, en s'enflammant par le contact d'un corps en ignition, donne lieu à de graves accidens. On a proposé l'emploi du chlorure de chaux pour opérer la décomposition de ce gaz. Déjà des essais faits en Angleterre par M. Fincham, avec ce chlorure, ont fourni des résultats satisfaisans. (*V. Journ. de Chim. méd*, nov. 1827.) On détruit encore la *mofette inflammable* en déterminant dans les mines l'inflammation du gaz hydrogène carboné, à l'aide d'une *horloge-briquet.* On choisit, pour faire cette opération, l'heure où les ouvriers sont absens de la mine; on dispose le mécanisme de manière à ce que l'inflammation ait lieu quelques instans après leur départ (Wood). (A. C.)

MOLÉCULES, *Atomes.* On donne ce nom à des particules

qui, par leur réunion, forment des corps simples ou composés. Les molécules sont de deux sortes, les molécules intégrantes et les molécules constituantes. Les *molécules intégrantes* sont toutes de la même nature que les corps dont elles font partie : les *molécules constituantes* sont, au contraire, de nature différente ; il en existe autant de sortes dans un corps, qu'il est formé de corps divers. Exemple, dans le sulfure de fer, il y a deux sortes de molécules, les molécules fer et les molécules cuivre. Dans un sulfure de fer et de cuivre, il y a trois sortes de molécules constituantes, soufre, fer, cuivre. Les corps simples sont donc formés de molécules intégrantes, et les corps composés de molécules constituantes. (A. C.)

MOLÈNE ou BOUILLON BLANC. *Verbascum Thapsus*, L. — Rich. Bot. méd., t. I, p. 294. (Famille des Solanées. Pentandrie Monogynie, L.) On rencontre fréquemment cette plante dans les lieux incultes et sur les bords des chemins de toute l'Europe, où elle commence à fleurir vers le milieu de l'été. Sa tige est simple, droite, effilée, très cotonneuse, haute de 2 à 4 pieds, garnie de feuilles grandes, ovales, aiguës, rétrécies à leur base, décurrentes, cotonneuses, blanchâtres et entières, les supérieures plus étroites et lancéolées. Les fleurs sont jaunes, grandes, disposées en épi simple, très allongé, situé à l'extrémité de la tige. Le calice est tomenteux, à cinq divisions aiguës ; la corolle en roue, à tube court, à limbe presque plan, divisé en cinq lobes arrondis et inégaux ; les cinq étamines sont inégales, à filets couverts de poils blancs, et à anthères réniformes et transversales ; l'ovaire est ovoïde, cotonneux, surmonté d'un style oblique plus long que les étamines ; le fruit est une capsule cotonneuse, ovoïde, biloculaire, et renfermant un grand nombre de graines petites, irrégulières et chagrinées.

Toutes les parties du bouillon blanc sont émollientes, et leur innocuité est un caractère exceptionnel fort remarquable dans la famille des Solanées ; mais les fleurs, que l'on désigne sous le nom vulgaire de *fleurs de bon homme*, sont particulièrement douées de qualités adoucissantes. L'odeur agréable et douce qu'elles exhalent augmente leurs propriétés béchiques. On en fait usage en infusion théiforme dans les catarrhes pulmonaires peu intenses. Il faut avoir soin de passer cette infusion dans un linge serré, pour en séparer les petits poils rudes qui couvrent la base des filets des étamines, et qui détermineraient mécaniquement une irritation dans la gorge. Les fleurs de bouillon blanc demandent à être desséchées promptement et à être conservées à l'abri de l'humidité de l'air atmosphérique. Sans ces précautions, elles perdent facilement et leur couleur et leur parfum, desquels dépendent leurs propriétés médicales. Les feuilles de cette plante sont quelquefois employées à faire des cataplasmes adoucissans.

Les fleurs de molène contiennent, d'après l'analyse de M. Morin, de Rouen (1) : 1°. une huile volatile jaunâtre; 2°. une matière grasse acide ayant quelque analogie avec l'acide oléique; 3°. des acides malique et phosphorique libres; 4°. du malate et du phosphate de chaux; 5°. de l'acétate de potasse; 6°. du sucre incristallisable; 7°. de la gomme; 8°. une matière grasse verte, ayant la plupart des caractères de la chlorophylle; 9°. un principe colorant jaune, qui par l'ensemble de ses propriétés, doit être regardé comme une matière particulière, et doit être classé parmi les substances colorantes de nature résineuse; 10°. enfin, quelques sels minéraux.

On peut substituer sans inconvénient aux fleurs du bouillon blanc, celles de la plupart des autres molènes, qui sont nombreuses et très répandues en certaines localités; tels sont, par exemple, les *Verbascum nigrum, lychnitis, phlomoides, pulverulentum,* et *Blattaria.* (A. R.)

MOLETTE. La molette est un morceau de pierre très dure taillée en forme de cône tronqué et polie convenablement à sa partie inférieure; elle sert à réduire en poudre diverses substances médicamenteuses qui ne peuvent l'être que sur le porphyre. (A. C.)

---

(1) *V.* Journal de Chimie méd., t. II, p. 223.

MOLLUSQUES. *Mollusca.* Parmi les animaux invertébrés, il est une grande classe d'êtres qui offrent des rapports si multipliés avec les animaux supérieurs, qu'aucun naturaliste n'a contesté leur prééminence sur les autres animaux sans vertèbres; aussi les a-t-on placés en tête de ceux-ci et à la suite des derniers échelons des Vertébrés. Le plan général de leur organisation n'est point parfaitement uniforme, du moins quant à la configuration extérieure des parties; mais on remarque toujours une analogie directe dans la structure et la formation de ces parties. Cette classe, qui a reçu le nom de MOLLUSQUES, offre des caractères généraux fort nombreux, qu'il n'entre point dans notre plan de détailler tous ici. Nous exposerons seulement, d'après M. Cuvier, les plus saillans de ces caractères. Le squelette est nul; les muscles sont attachés à la peau qui forme une enveloppe molle, contractile en divers sens, dans laquelle s'engendrent, chez la plupart des espèces, des plaques dures, appelées *coquilles*, dont la production et la position sont analogues à celles du corps muqueux. Le système nerveux est avec les viscères, dans une enveloppe générale, et se compose de plusieurs masses éparses, réunies par des filets nerveux, dont les principales, placées sur l'œsophage, portent le nom de cerveau. Les sens sont très obtus dans ces animaux ; celui de la vue manque dans un grand nombre ; une seule famille montre les organes de l'ouïe. Du reste, les systèmes de la circulation, de la respiration, de la digestion et des sécrétions sont à peu près aussi compliqués que dans les animaux vertébrés.

La classification des Mollusques a été l'objet d'études profondes pour plusieurs naturalistes célèbres, parmi lesquels, depuis Linné, on doit citer Adanson, Geoffroy, Bruguière, Cuvier, Lamarck, et De Blainville, sans parler d'une foule d'observateurs dont les travaux et les découvertes ont jeté un grand jour sur l'organisation de cette classe intéressante d'animaux. Ayant adopté, dans notre Dictionnaire, la méthode de M. Cuvier pour les diverses branches de la Zoologie, nous devons la suivre ici pour les Mollusques; mais nous ne contestons nullement les avantages qui résultent des perfectionnemens apportés par MM. De Lamarck, De Blainville, etc., dans la classification de ces animaux; et nous renvoyons à leurs ouvrages pour de plus amples renseignemens (1).

Ire Division. MOLLUSQUES CÉPHALOPODES. Les caractères de cette division ont été exposés à l'article CÉPHALOPODES de ce Dictionnaire. (*V.* ce mot, t. II, p. 5.) Nous rappellerons seulement que les seiches font partie de ce groupe. *V.* SEICHE.

IIe Division. MOLLUSQUES PTÉROPODES. Animaux marins dont le corps n'est point ouvert; la tête manque d'appendices ou n'en a que de très petites; les principaux organes de mouvement sont deux nageoires membraneuses en forme d'ailes, situées aux côtés du cou, et sur lesquelles est l'appareil branchial (2).

IIIe Division. MOLLUSQUES GASTÉROPODES. Ils rampent sur un disque charnu de leur ventre, quelquefois mais rarement comprimé en nageoire, et ils ont presque toujours en avant une tête distincte. La forme et la position de leurs branchies les a fait diviser par M. Cuvier, en sept ordres, savoir: 1°. les *Nudibranches,* qui sont dépourvus de coquilles, et qui ont des branchies à nu sur le dos. Ces animaux ainsi que les suivans sont hermaphrodites avec accouplement réciproque. 2°. Les *Inférobranches,* semblables aux précédens, mais portant des branchies sous le rebord de leur manteau. 3°. Les *Tectibranches,* dont les branchies, situées sur le dos ou sur le côté,

---

(1) *V.* le Système des animaux sans vertèbres, par M. De Lamarck, Paris 1801; la Philosophie zoologique du même auteur, 1809; l'Extrait d'un cours de Zoologie, par le même, 1812.

V. surtout l'article MOLLUSQUE du Dictionnaire des Sciences naturelles, par M. De Blainville, et le Manuel de Malacologie du même auteur, qui est une nouvelle édition publiée en 1825, de son article MOLLUSQUE.

V. encore le tableau systématique des MOLLUSQUES, par M. Latreille, dans son ouvrage intitulé: Familles du Règne animal. Paris 1825.

(2) Lorsque nous ne citons aucun genre d'animaux comme exemple, c'est que la subdivision n'en renferme point qui offrent d'utilité immédiate.

sont couvertes par une lame du manteau qui contient toujours une coquille plus ou moins développée. 4°. Les *Pulmonés*, que l'on divise en *terrestres* et en *aquatiques ;* ils respirent l'air en nature dans une cavité dont ils ouvrent et ferment à volonté l'étroite ouverture. La coquille d'un grand nombre d'entre eux est turbinée. Les limaces et les escargots employés en Médecine, appartiennent à l'ordre des Pulmonés terrestres. 5°. Les *Pectinibranches*, dont les sexes sont séparés; leurs branchies, presque toujours composées de lamelles réunies en forme de peignes, sont cachées dans une cavité dorsale, largement ouverte; leurs coquilles sont complètement turbinées, et le plus souvent operculées. A cet ordre, le plus nombreux des Gastéropodes, appartiennent les porcelaines, coquilles recherchées par les amateurs de collections à cause de leur beauté, et le mollusque qui fournissait la pourpre de Tyr, substance si célèbre et si précieuse dans l'antiquité. 6°. Les *Scutibranches*, qui ont des branchies analogues à celles des Pectinibranches, mais où les sexes sont réunis sur le même individu qui se féconde lui-même. Leur coquille est très ouverte, non operculée, recouvrant comme un bouclier l'animal et surtout ses branchies. 7°. Les *Cyclobranches*, hermaphrodites de même que les Scutibranches; leurs branchies sont attachées sur les rebords de leur manteau comme dans les Inférobranches; leur coquille est d'une ou de plusieurs pièces, mais jamais turbinée ni operculée.

IVe Division. MOLLUSQUES ACÉPHALES. Leur bouche est cachée dans le fond du manteau qui renferme aussi les branchies et les viscères, et s'ouvre, ou sur toute sa longueur comme la couverture d'un livre, ou à ses deux bouts comme un tube, ou à un seul comme un sac. Ils se fécondent eux-mêmes, et tous sont aquatiques. M. Cuvier a subdivisé ces Mollusques en deux ordres, savoir : les *Testacés*, c'est-à-dire à coquilles bivalves, parmi lesquels on distingue l'huître, la coquille dans laquelle se produisent les perles, et les moules ; 2°. les Acéphales *sans coquilles*, qui par leur organisation forment le passage des Mollusques aux Zoophytes.

Ve Division. MOLLUSQUES BRACHIOPODES. Ils sont renfermés

comme les précédens dans un manteau, mais ils ont la bouche en avant, et sont entourés de deux longs bras charnus et ciliés, qu'ils peuvent faire sortir pour saisir les objets. Tous sont revêtus de coquilles bivalves, fixés et dépourvus de locomotion.

VIe Division. MOLLUSQUES CIRRHOPODES. Ils diffèrent des autres mollusques par des membres nombreux, cornés, articulés, et par un système nerveux qui les rapproche des animaux articulés. Ils ont une coquille, et restent fixés à la même place.

Si l'on ne considère les Mollusques que sous le rapport de leurs emplois thérapeutiques, on ne leur accordera pas une grande importance. En effet, à l'exception de l'huître, de l'escargot, et d'autres mollusques qui contiennent abondamment une substance muqueuse ou gélatineuse, et qui servent à préparer quelques bouillons médicinaux, il n'en est aucun dont les parties soient douées de quelques propriétés. Leurs coquilles, où le sous-carbonate de chaux domine, ont été usitées comme médicamens absorbans, mais on peut les remplacer avantageusement par une foule de substances qui contiennent le même sel calcaire. Les Mollusques offrent de l'intérêt, en ce qu'ils peuvent servir d'alimens, à la vérité peu substantiels, mais néanmoins d'une grande utilité pour les peuples misérables qui habitent les côtes où ils sont abondans. Dans le tableau précédent, nous avons cité comme exemples certains mollusques dont les produits étaient recherchés dans les arts, ou destinés à quelques usages particuliers. Ainsi, la seiche fournit une substance pierreuse connue sous le nom d'os de seiche; la perle fine est engendrée dans la coquille d'un mollusque marin que l'on trouve dans les mers des climats tropiques, etc., etc. *V.* les articles spéciaux qui traitent de ces substances. (G...N.)

MOLYBDATES. Nom générique des sels qui résultent de l'union de l'acide molybdique avec les bases salifiables. (A. C.)

MOLYBDÈNE. Le *molybdène* est un corps simple combustible métallique, dont la nature fut soupçonnée par Bergman, mais qui fut positivement démontrée par Hielm, à qui Bergman avait fait part de ses soupçons. Ce métal se rencontre dans la nature, 1°. *combiné au soufre, à l'état de sulfure;* 2°. *uni à l'oxigène et au plomb,* formant le molybdate de plomb. La première de ces combinaisons (le sulfure) forme des filons et des amas dans quelques terrains; on la trouve en assez grande quantité dans les Alpes : la deuxième se rencontre particulièrement à Bleyberg, en Carinthie. On la trouve aussi en d'autres lieux ; mais ce minerai y est moins abondant.

Le molybdène et ses mines ont été le sujet de divers travaux dus à de savans chimistes. Quist le premier s'occupa de l'examen du sulfure de molybdène, désigné à cette époque sous le nom de *sulfure de plomb*. Schéèle, en 1778, en fit l'analyse; il obtint, pour résultat de ce travail, du soufre et une poudre blanche qu'il appelle *acide* du *molybdène*. Bergman ayant examiné cet acide, il en soupçonna la nature, et ses soupçons furent confirmés par Hielm. Les expériences de Schéèle furent depuis répétées par d'autres chimistes, parmi lesquels on compte Pelletier, Ilseman, Hayer, Hatchett, Bucholz, Berzélius, etc. On obtient le molybdène métallique en agissant de la manière suivante : on prend de l'acide molybdique, on en fait une pâte avec de l'huile, on expose ensuite ce mélange, placé dans un creuset, à un feu très violent; par cette manipulation, on obtient le métal en petits grains agglutinés les uns aux autres. On n'a pu encore, jusqu'à présent, l'obtenir en une seule masse ou *culot*.

Le molybdène, tel qu'on l'a obtenu, est en petits grains cassans; son éclat métallique n'est pas bien connu; il en est de même de sa couleur. Son poids spécifique est de 7,400 selon Hielm, et de 8,611 selon Bucholz. Exposé au feu de forge le plus violent, il ne se fond pas. A la température ordinaire de l'atmosphère, il paraît n'avoir aucune action sur le gaz oxigène sec, ni sur l'air privé d'humidité; son action sur ces gaz humides n'a pas été étudiée. Le molybdène chauffé au rouge à l'air libre, se convertit en un acide blanc qui se sublime : le même acide peut être obtenu en faisant passer sur du molybdène chauffé dans un tube, du gaz oxigène. Ce métal se combine au soufre, au phosphore, au chlore et à quelques métaux.

Des expériences sur l'action du molybdène amené à l'état salin, ont été faites, par M. Gmelin, sur les animaux. Il résulte de ces expériences, faites avec le molybdate d'ammoniaque, que ce sel introduit dans l'estomac d'un chien, agit en déterminant le vomissement et la diarrhée ; qu'ingéré dans les vaisseaux sanguins, dont il ne peut s'échapper promptement, il occasione des symptômes de paralysie qui durent long-temps ; que, donné en plus grande dose aux lapins par l'estomac, il excite dans ce viscère une violente inflammation, diminue les mouvemens du cœur, et produit la mort au milieu de convulsions : dans ce cas, il paraît y avoir désoxidation de l'acide molybdique. (*V.* Journ. de Chim. méd., t. I, p. 553.)

(A. C.)

MOMIES. On nomme ainsi les cadavres que les anciens Égyptiens conservaient par le moyen d'un embaumement particulier, et qui consistait principalement à les imprégner d'une dissolution d'asphalte et d'autres substances bitumineuses. *V.* Embaumement. Dans les siècles d'ignorance, on attribuait à ces cadavres ainsi desséchés et en quelque sorte confits, des vertus médicales qui, comme on le pense bien, étaient purement imaginaires. (G...n.)

MOMORDICA ELATERIUM. Linné nommait ainsi la plante dont le suc épaissi en consistance d'extrait est connu en Pharmacie sous le nom d'*Elaterium*. *V.* ce mot. (G...n.)

MONADELPHIE. Seizième classe du système sexuel de Linné, caractérisée par ses étamines plus ou moins nombreuses et réunies par leurs filets en un seul faisceau ou tube en forme de colonne. On la divise en cinq ordres, d'après le nombre des étamines, savoir : Monadelphie Pentandrie ; M. Ennéandrie ; M. Décandrie ; M. Dodécandrie, et M. Polyandrie. C'est à ce dernier ordre, le plus considérable des cinq, qu'appartiennent les Malvacées. (A. R.)

MONANDRIE. Première classe du système sexuel de Linné, composée des végétaux phanérogames dont les fleurs n'ont qu'une seule étamine. Cette classe est peu nombreuse, mais elle renferme quelques plantes fort intéressantes ; telles sont les Cannées ou Amomées, qui fournissent plusieurs substances aromatiques, comme les cardamomes, le galanga, la zédoaire, etc. (A. R.)

MONDÉ. Ce mot s'emploie pour désigner les substances médicinales privées des matières hétérogènes qui pourraient en altérer la pureté (exemple, séné mondé). On l'emploie aussi pour désigner des produits des végétaux privés de quelques-unes de leurs parties (exemple, l'orge mondé). (A. C.)

MONDER. On donne ce nom à une opération qui a pour but de priver les substances minérales, végétales et animales, des substances étrangères avec lesquelles elles pourraient être mêlées par des circonstances quelconques. (A. C.)

MONDIFICATIF. Ce mot est employé comme synonyme de détersif.

MONOCOTYLÉDONES (PLANTES). *Vegetabilia Monocotyledonea.* Dans la méthode naturelle, c'est le nom que porte une des trois grandes classes suivant lesquelles les végétaux sont distribués. Son principal caractère est tiré de la structure de l'embryon qui n'offre qu'un seul cotylédon indivis, tandis que dans l'autre division primordiale des plantes phanérogames, l'embryon se compose toujours de deux ou plusieurs cotylédons. Mais, quelle que soit l'importance de ce caractère, il n'est pas facile de l'employer, vu la petitesse des organes, qui souvent ne sont visibles qu'à la germination. On supplée à cette insuffisance du caractère principal, en portant l'attention sur d'autres caractères extérieurs qui traduisent, pour ainsi dire, à l'œil, l'organisation interne des Monocotylédones. Ainsi leurs fleurs n'ont ordinairement qu'un seul verticille d'organes sexuels, verticille qui simule tantôt une corolle, tantôt un calice, et dont le nombre des divisions est de trois ou d'un multiple de trois. Leurs feuilles, à l'exception de celles de quelques Aroïdées, sont munies de nervures longitudinales et non anastomosées. La structure de leur tige est toujours inverse de celle des Dicotylédones, c'est-à-dire qu'ils s'accroissent par l'intérieur, et non par couches concentriques autour d'un canal médullaire; la moelle, au contraire, y forme la presque totalité de la tige, et les fibres y sont éparses, les plus vieilles rejetées à la périphérie. M. Desfontaines a, le premier, prouvé la constance de cette organisation, et M. De Candolle a proposé le mot *Endogènes,* comme synonyme de Monocotylédones, lorsqu'on ne considère ces plantes que sous le seul rapport des organes de la végétation.

La grande et superbe famille des Palmiers appartient aux Monocotylédones. Elle se compose d'arbres élancés qui croissent tous dans les contrées tropicales. Les autres familles de cette classe ne renferment que des plantes herbacées, dont un grand nombre sont indigènes d'Europe. Ainsi, les Graminées, les Cypéracées, les Joncées, les Asparagées, les Liliacées, les Iridées, les Orchidées, etc., se composent de végétaux dont la plupart sont cultivés pour l'utilité ou l'agrément.

(G...N.)

MONOECIE. Vingt-unième classe du système sexuel de Linné, renfermant tous les végétaux phanérogames dont les fleurs offrent les sexes séparés, mais sont portées sur un même individu. On dit alors que ces végétaux sont monoïques; tels sont: le noyer, les pins, le maïs, etc. Cette classe est subdivisée en onze ordres, d'après le nombre, la cohérence et la position des étamines. (A. R.)

MORELLE. *Solanum.* Genre de plantes, type de la famille des Solanées, renfermant un grand nombre d'espèces, parmi lesquelles plusieurs sont fort remarquables par leur utilité. Ainsi la pomme de terre, la douce-amère, la tomate, l'aubergine ou mélongène, sont des espèces de morelles. Chacune de ces plantes a été ou sera décrite sous son nom vulgaire. *V.* DOUCE-AMÈRE, POMME DE TERRE et TOMATE. Nous ne parlerons donc ici que de la *morelle noire* usitée en Pharmacie; de la *morelle aubergine* ou *mélongène,* qui n'a pas été décrite sous l'une des deux dénominations qu'on lui donne ordinairement;

et de la *morelle faux-quinquina*, dont l'écorce est employée comme fébrifuge dans l'Amérique méridionale.

La Morelle noire, *Solanum nigrum*, L.—Rich. Bot. méd., t. I, p. 292, est une petite plante annuelle qui croît en abondance dans les champs et les haies des villages de l'Europe, et de presque toutes les contrées du monde. Sa tige est haute d'environ un pied, rameuse, pubescente ainsi que les feuilles qui sont éparses, pétiolées, presque triangulaires et inégalement lobées. Les fleurs sont blanches, réunies au nombre de six à huit; elles forment de petits bouquets auxquels succèdent des baies, d'abord vertes, puis rouges, et enfin presque noires à leur maturité.

Depuis long-temps on considère la morelle noire comme une plante narcotique, et c'est en cette qualité qu'elle fait partie de l'onguent populéum, du baume tranquille, et d'autres médicamens sédatifs externes. Les baies ont surtout la réputation d'être très vénéneuses, et l'on prétend que des accidens sont survenus à des enfans qui, trompés par la ressemblance de ces fruits avec des groseilles, en avaient mangé en petite quantité. Mais les qualités délétères de ces baies ont été fort exagérées. M. Dunal de Montpellier, auteur d'une Monographie du genre *Solanum*, pense que dans les cas d'empoisonnement attribués aux baies de morelle noire, les accidens ont été produits par les fruits de la belladone, qui est quelquefois désignée sous le nom vulgaire de morelle. D'ailleurs il a fait quelques expériences particulières, tant sur des animaux que sur lui-même, avec les baies de morelle, et il s'est assuré qu'elles n'étaient nullement dangereuses. Les feuilles de cette plante ont une saveur fade, analogue à celle des épinards, lorsqu'on les a fait bouillir; aussi les fait-on servir aux mêmes usages culinaires que ceux-ci, dans certaines provinces de France. Ce que l'on nomme *brèdes*, aux îles de France et de Bourbon, est un aliment dans lequel les feuilles de morelle entrent pour la plus grande partie. Ainsi les feuilles, de même que les fruits de la morelle noire, sont loin de posséder toutes les propriétés narcotiques et délétères qui leur étaient autrefois attribuées. Il ne faut pourtant pas conclure de cette innocuité de la morelle noire (1), que les autres morelles n'offrent également aucun danger. Plusieurs espèces sont au contraire excessivement narcotiques; à cet égard, on ne lira pas sans intérêt le récit que M. Desalleurs fils a fait, de l'empoisonnement volontaire et expérimental sur lui-même par les baies du *Solanum mammosum*. (*V. Journ. de Chim. méd.*, t. II, p. 30.)

Le suc des baies de morelle a été analysé par M. Desfosses, pharmacien de Besançon, qui y a constaté la présence d'un principe alcalin nouveau, combiné avec un excès d'acide malique, principe que ce chimiste a nommé *solanine*. D'après les expériences de l'auteur, cet alcali organique, qui existe aussi dans d'autres espèces de morelles (2), paraît être le principe actif de ces végétaux.

La Morelle aubergine ou mélongène. *Solanum esculentum*, Dunal; *Solanum Melongena*, L. — Rich. Bot. méd., t. I,

(1) Si la morelle noire paraît n'être pas un poison très actif pour l'homme, il n'en est pas de même pour certains animaux. M. Bourgogne, docteur médecin à Condé, a publié récemment (*Journ. de Chim. méd.*, novembre 1827) des observations qui tendent à prouver que cette plante est très dangereuse pour les moutons, et qu'elle cause la mort, non-seulement en agissant sur les centres nerveux, mais encore en déterminant parfois une phlogose violente des voies digestives et de la vessie. Ces effets, contradictoires à ceux obtenus par M. Dunal, demandent à être examinés de nouveau.

(2) M. Morin, pharmacien à Rouen, a publié (*Journ. de Chimie méd.*, t. I, p. 84) l'analyse des fruits du *Solanum mammosum*, L., qui possèdent des propriétés narcotiques très dangereuses. En voici les résultats: 1°. acide malique libre; 2°. malate de solanine; 3°. acide gallique; 4°. gomme; 5°. matière colorante jaune; 6°. principe nauséabond amer ayant quelque analogie avec le principe nauséeux des Légumineuses; 7°. de l'huile volatile en petite quantité; 8°. de la fibre ligneuse; 9°. quelques sels minéraux. D'un autre côté, MM. Payen et Chevallier ayant eu à leur disposition les baies du *Solanum verbascifolium*, rapportées d'Amérique, ont fait des recherches chimiques sur le principe, et y ont également reconnu la présence d'une matière alcaline qui, en brûlant avec le contact de l'air, n'a pas laissé de résidu. *V.* leur note à ce sujet, insérée dans le Journal de Chimie médicale, t. I, p. 517.

p. 291. Elle est originaire des climats chauds de l'ancien monde, probablement de l'Arabie; mais on la cultive en abondance dans le midi de l'Europe. On lui donne, dans la France méridionale, les noms vulgaires de *mayenne*, *béringène* et *véringeane*. Sa tige est herbacée, rameuse, haute de plus d'un pied, armée çà et là d'aiguillons courts, garnie de feuilles alternes, pétiolées, ovales-aiguës, sinueuses sur les bords et pubescentes. Les fleurs sont très grandes, violacées, solitaires et pédonculées. Les fruits sont ovoïdes, allongés, très gros, d'une couleur blanche ou violette et marbrée. Cette plante a beaucoup de rapports avec le *Solanum ovigerum*, espèce cultivée dans les jardins à cause de ses fruits qui ont la forme d'œufs de poule. La pulpe de ces derniers est dangereuse, tandis que l'aubergine, qui n'a pas de pulpe, est au contraire comestible. La saveur de l'aubergine crue est fade et insipide; aussi ne la mange-t-on qu'après l'avoir fait cuire et apprêtée avec de l'huile d'olives ou à diverses sauces, selon les goûts des différens peuples. Un usage aussi général atteste l'innocuité de ces fruits. Il semble pourtant, d'après leur nom ancien *melongena* (par corruption de *Mala insana*), qu'on les regardait comme dangereux; mais, selon M. Dunal, c'est que l'on confondait l'aubergine avec le *Solanum ovigerum*, qui a des qualités délétères. Peut-être aussi, l'aubergine n'est-elle qu'une variété de cette espèce, produite par la culture.

La Morelle faux-quinquina, *Solanum Pseudo-quina*, Aug. Saint-Hilaire. (Plantes usuelles des Brésiliens, cinquième livraison, tab. 21), croît en abondance dans les bois du district de Curitiba au Brésil. C'est un petit arbre droit, rameux, entièrement dépourvu d'aiguillons. Ses rameaux sont glabres; son écorce mince, peu ridée ou presque lisse, d'un jaune pâle et roussâtre. Ses feuilles sont alternes sans stipules, portées sur de courts pétioles, lancéolées, oblongues, étroites, très entières, et glabres en-dessus. Les fleurs sont inconnues. Les fruits sont peu nombreux, disposés en grappes fort courtes.

L'écorce de ce petit arbre est d'une extrême amertume; c'est un fébrifuge très employé par les habitans de la province de Saint-Paul, qui la nomment *quina*, parce qu'ils la croient identique avec l'écorce des vrais quinas du Pérou.

M. Vauquelin a fait l'analyse chimique de cette écorce, et l'a trouvée composée: 1°. d'un principe amer dans lequel paraît résider la propriété fébrifuge; 2°. d'une matière résinoïde, amère, légèrement soluble dans l'eau; 3°. d'une petite quantité de matière visqueuse grasse; 4°. d'une substance animale très abondante, combinée à la potasse et à la chaux; 5°. d'une petite quantité d'amidon; 6°. d'oxalate de chaux et d'autres sels à base de magnésie, de chaux, de fer et de manganèse. (G...N.)

MORILLE. *Morchella esculenta,* Persoon. *Phallus esculentus,* Bulliard, Champ., tab. 218. C'est un petit champignon assez commun au printemps et en été dans les endroits découverts des bois de plusieurs pays d'Europe, surtout dans les places où l'on a fait ou déposé du charbon. Il est en même temps un des plus faciles à reconnaître, des plus sains et des plus savoureux champignons. On prétend que les morilles étaient les *Boletus* des anciens, quoique Linné ait appliqué ce nom à des champignons fort différens. La forme et la couleur de la morille commune varient beaucoup, mais elle est le plus souvent à peu près elliptique, portée sur un pédoncule lisse, court et fistuleux. Le chapeau adhère complètement à ce pédicule; il est couvert de nervures anastomosées formant des alvéoles irrégulières très creuses, dont la couleur est d'un fauve clair. Les morilles ont une consistance sèche et une odeur fort agréable. On les emploie à des usages culinaires; à cet effet, on les fait sécher en les tenant enfilées en forme de chapelets, et on les conserve pour l'hiver, à l'abri de l'humidité. (G...N.)

MORINGA. Nom générique des plantes dont la graine fournit par expression l'huile de ben. *V.* ce mot et Ben (noix de). (G...N.)

MOROXYLIQUE. *V.* Acide morique, t. I, p. 133.

MORPHINE. La morphine est une base salifiable de nature végétale, qui existe dans l'opium, et qui s'y trouve combinée avec l'acide méconique, selon la plupart des auteurs, et avec l'acide sulfurique, selon M. Dupuis (Société Philomatique, séance du 12 mai 1827). La morphine fut découverte dans l'opium par Seguin, puis par Sertuerner, pharmacien allemand : cette découverte conduisit un grand nombre de chimistes à rechercher dans divers végétaux employés en Médecine, des principes analogues. Les procédés indiqués pour obtenir la morphine sont nombreux : nous en rapporterons quelques-uns ici.

Procédé de Sertuerner. On fait digérer à plusieurs reprises de l'opium du commerce avec de l'eau distillée; lorsque ce liquide n'enlève plus de parties solubles, on réunit les liqueurs, qui doivent marquer 8°. On les précipite alors par l'alcali volatil, dont on ajoute par petites portions jusqu'à ce qu'il y en ait en excès. Lors du mélange de l'ammoniaque à la liqueur, il y a précipitation d'une certaine quantité d'une matière gélatineuse, qu'on enlève promptement ; il se forme ensuite un second précipité grisâtre, brillant, qui se dépose au fond du vase. On recueille le précipité sur un filtre, on le lave avec de l'eau, jusqu'à ce que ce liquide en sorte sans couleur et sans saveur; lorsqu'il est lavé, on enlève le filtre, on détache le produit, on le délaie dans l'eau, et on le traite par l'acide sulfurique, en quantité convenable pour former un sulfate liquide; on décolore ce sel par le charbon animal privé, par les acides, des sels qu'il contient; on filtre la liqueur, on la décompose ensuite par l'alcali volatil, ajouté en excès. La morphine mise à nu se précipite; on la recueille sur un filtre, on la lave et on la fait sécher; lorsqu'elle est sèche, on la lave avec de l'alcool à 22°, pour lui enlever la matière colorante qu'elle retient : quand l'alcool à ce degré ne lui enlève plus de matière colorante, on fait bouillir sur la partie non dissoute, de l'alcool à 36°, et l'on filtre la liqueur bouillante ; par refroidissement, elle laisse déposer de la morphine ; on la recueille sur un filtre, et on la fait égoutter et sécher. On fait ensuite évaporer les eaux-mères, qui donnent une nouvelle quantité de produit, qu'on recueille de la même manière.

Procédé de M. Robiquet. On prend de l'opium du commerce choisi, et le plus sec possible, on le divise en petits morceaux au moyen d'un couteau à racine; on le met en contact avec de l'eau froide; on laisse en macération pendant cinq à six jours; au bout de ce temps, on sépare l'eau qui a servi à cette opération, et l'on malaxe la partie insoluble dans de l'eau ordinaire, dans le but d'épuiser l'opium de tout ce qu'il contient de soluble dans ce véhicule. On réunit le produit de la macération aux eaux de lavage; on y ajoute de la magnésie calcinée, dans la proportion de 5 parties de magnésie pour 100 d'opium employé (1); on fait bouillir pendant un quart d'heure. La magnésie décompose le méconate de morphine qui est dans le liquide; elle forme avec cet acide un sous-sel qui se précipite en même temps que la morphine, et une matière colorante; on recueille le précipité sur un filtre, on le lave à grande eau; on met le filtre à égoutter, ensuite on le fait sécher. On détache le précipité du filtre, on le réduit en poudre fine, et on le fait digérer à une douce chaleur, dans une quantité suffisante d'alcool à 22°. Lorsque l'alcool s'est chargé de matière colorante, on décante ce liquide : on renouvelle ce traitement jusqu'à ce que l'alcool à 22° n'enlève plus rien au précipité; on jette sur un filtre, on laisse égoutter; on traite le résidu détaché du filtre par l'alcool à 36° à l'aide de l'ébullition; on filtre le liquide bouillant; la solution laisse déposer la morphine par refroidissement; on épuise le précipité, à plusieurs reprises, avec une nouvelle quantité d'alcool. Lorsque les liqueurs alcooliques ne laissent plus déposer de morphine, on les fait éva-

---

(1) Quelques personnes emploient la chaux au lieu de la magnésie, et ils disent s'être bien trouvés de cet emploi. M. Robinet a remarqué que lorsqu'on précipite par la chaux une solution d'opium préparée avec l'acide hydrochlorique, une partie de la morphine échappe à la précipitation et reste en solution avec la chaux. Par l'acide carbonique ajouté en excès, on précipite la chaux à l'état de carbonate; mais ce sel est mêlé de morphine. Le même effet n'a-t-il pas lieu lorsque l'on précipite la morphine par la magnésie et par l'ammoniaque?

porer à une basse température ; elles fournissent par ce moyen une nouvelle quantité de produit. Si la morphine obtenue par ce moyen n'est pas entièrement blanche, on la fait redissoudre dans l'alcool ; on ajoute à la solution une petite quantité de charbon animal lavé, on fait bouillir, et l'on filtre le liquide bouillant.

Procédé de M. Hottot. Ce procédé a été présenté à la Société de Pharmacie comme une modification du procédé décrit par Thomson dans le journal anglais *Annals of Philosophy,* 1820. On prend un kilogramme d'opium du commerce pur et sec (1), on le fait macérer dans une quantité d'eau suffisante, on le malaxe ensuite dans une nouvelle quantité d'eau, pour épuiser. On réunit les liqueurs, on les amène à une densité de 2° à l'aréomètre ; on y verse alors de l'ammoniaque en assez grande quantité pour que la liqueur devienne neutre et peu alcaline. Cette addition d'alcali donne lieu à la précipitation d'une autre matière floconneuse, analogue au caoutchouc : on laisse déposer, on décante, on filtre ; on verse ensuite dans la liqueur filtrée 2 onces d'ammoniaque : cette nouvelle addition détermine la précipitation de la morphine. On fait jeter un bouillon à la liqueur ; on recueille le précipité qui s'est formé, on le lave à l'eau froide ; lorsqu'il est sec, on le traite par 3 kilogrammes d'alcool à 34° ; on ajoute au mélange 64 grammes de charbon animal ; on fait chauffer au bain-marie jusqu'à ce que l'alcool soit en ébullition ; on filtre l'alcool bouillant ; la morphine se précipite par refroidissement. Lorsque les *eaux-mères alcooliques* ne fournissent plus de morphine, on les soumet à la distillation pour en retirer l'alcool, qu'on fait servir à des opérations ultérieures. On obtient, par cette dernière opération, une nouvelle quantité de morphine. La morphine dans l'opium est accompagnée d'un autre principe auquel on a donné le nom de

(1) La quantité d'eau contenue dans l'opium est très variable ; nous nous en sommes assurés à plusieurs reprises. Cette remarque mérite d'être prise en considération.

narcotine. Pour obtenir la morphine pure, on traite l'extrait d'opium du commerce par l'éther, à plusieurs reprises. Ce véhicule dissout la narcotine sans toucher à la morphine. On peut encore (ce qui est plus économique) traiter la morphine elle-même par l'éther : le but qu'on se propose, dans ce cas, est d'obtenir la morphine pure, afin que ses effets ne soient pas modifiés par la présence d'une substance étrangère.

La présence de la morphine a été constatée dans l'opium indigène (obtenu par incision des pavots cultivés en France), par M. Vauquelin; dans les capsules des pavots indigènes cultivés en France, par M. Tilloy; dans les capsules du pavot d'Orient cultivé en France, par M. Petit; dans l'extrait de coquelicot préparé à Narbonne, par l'un de nous (1). Une discussion sur la priorité de la découverte de la morphine dans le pavot indigène, s'est élevée entre MM. Petit et Tilloy, sur la priorité d'extraction. Il est résulté que ces deux pharmaciens-chimistes, sans avoir connaissance de leurs travaux respectifs, avaient tous les deux atteints la solution du problème. Mais M. Tilloy a poussé plus loin ses expériences; il a livré au commerce de la morphine extraite du pavot indigène (2), et il a de plus indiqué le procédé à l'aide duquel il parvient à extraire ce produit pour le livrer au commerce à un prix raisonnable. Ce procédé est le suivant : on prépare un extrait avec les têtes de pavots; on traite cet extrait par l'alcool à 36°, pour en isoler la gomme; on sépare la solution alcoolique, que l'on soumet à la distillation pour en retirer l'alcool; on amène le résidu en consistance sirupeuse; on traite une deuxième fois par l'alcool, qui précipite de nouveau une certaine quantité de matière gommeuse, mêlée de nitrate de potasse; on sépare une seconde fois la liqueur, et on la soumet à la distillation. On fait dissoudre

(1) Des essais faits sur la plante entière du *Papaver Rheas* en 1827, ne nous ont fourni que de très petites quantités de morphine, le procédé suivi était celui de M. Tilloy. (A. C.)

(2) M. Tilloy a, dans les années 1825, 1826 et 1827, livré au commerce, plus de 8 livres de morphine provenant des capsules du pavot cultivé dans la Côte-d'Or et dans le département du Nord.

dans l'eau le résidu de cette seconde distillation, on filtre pour séparer les matières insolubles, on précipite la liqueur par la magnésie calcinée, on laisse en repos pendant vingt-quatre heures. On recueille le précipité sur un filtre, on le lave, on le fait sécher, puis on le traite par l'alcool bouillant, qui dissout la morphine et qui la laisse déposer par refroidissement; on sépare le produit, et l'on distille l'alcool pour retirer une certaine quantité de morphine qui reste encore en dissolution. M. Tilloy pense qu'on pourrait, au lieu de magnésie calcinée, employer, par but d'économie, les sous-carbonates de soude, de chaux ou de magnésie. Le procédé de M. Tilloy est analogue à celui employé par M. Dublanc jeune pour analyser l'extrait de pavot indigène.

M. Henry fils, connu par ses nombreux travaux, vient de donner connaissance à l'Académie royale de Médecine, d'un procédé pour l'extraction de la morphine, sans l'emploi de l'alcool. Ce procédé consiste à épuiser l'opium du commerce par de l'eau aiguisée d'acide hydro-chlorique, à concentrer les liqueurs aux deux tiers, à filtrer, à décomposer par l'alcali volatil, à recueillir le dépôt, à le laver, à le traiter par l'acide hydro-chlorique jusqu'à saturation, à faire bouillir la solution avec du charbon animal, à filtrer, à faire évaporer pour obtenir un hydro-chlorate de morphine qui, purifié à plusieurs reprises par cristallisation, est ensuite décomposé par l'ammoniaque. (*V. Journ. de Chim. méd.*, mars 1828.)

La morphine pure est une substance cristalline, blanche, se présentant sous la forme de prismes rectangulaires; mise dans la bouche, elle y cause, au bout de quelques instans, une saveur amère; elle est insoluble dans l'eau froide, soluble dans une grande quantité d'eau à 100° centigrades, soluble dans l'alcool froid, plus soluble dans l'alcool bouillant, d'où elle le précipite par refroidissement; elle bleuit le papier de tournesol rougi, s'unit aux acides, et forme des sels susceptibles de cristalliser. Parmi les caractères qui servent à faire reconnaître la morphine, on doit principalement considérer l'action de la chaleur, celle des acides et celle des sels de fer peroxidés. La morphine exposée à l'action de la chaleur, entre en fusion; par refroidissement, elle se prend en une masse transparente présentant des rayons. Les acides forment, avec la morphine, des sels qui sont décomposables par les alcalis, qui en précipitent la plus grande partie de la morphine; ces sels, mis en contact avec les sels de fer peroxidés, et particulièrement avec le per-hydrochlorate, donnent lieu au développement d'une belle couleur bleue; mise en contact avec l'acide nitrique, elle prend une couleur rouge de sang; mise en contact avec l'acide sulfurique concentré, cet acide la charbonne. Les sels de morphine le plus habituellement employés sont l'acétate et le sulfate : on les fait entrer dans des pilules, potions et sirops. La morphine, selon MM. Brande, Bussy, Dumas et Pelletier, Thomson, est composée :

De carbone..	69,0 (1)	72,0 (2)	72,02 (3)	45,28 (4)
D'hydrogène	6,5	5,5	7,61	5,55
D'azote.	4,5	5,5	5,53	49,17.
D'oxigène. ..	20	17,0	14,84	

L'action de la morphine sur l'économie animale a été le sujet de discussions scientifiques; ces discussions étaient dues particulièrement à ce que les savans qui avaient opéré l'avaient fait avec de la morphine à divers degrés de pureté. Introduite à l'état solide dans l'estomac de l'homme, elle paraît se transformer en sel, et elle agit comme le ferait l'acétate. On doit donc, si l'on voulait l'employer à cet état, la donner à la même dose que ce sel (d'un quart de grain à un grain en 24 heures); à de hautes doses, elle pourrait porter du trouble dans l'économie animale, déterminer des accidens graves, et même causer la mort.

Des recherches sur la possibilité de démontrer la présence de la morphine et de ses sels dans l'économie animale, ont été faites par MM. Orfila, Lassaigne et Dublanc. M. Orfila a vu que l'on

(1) Bussy. (2) Brande. (3) Pelletier et Dumas. (4) Thomson.

pouvait reconnaître la présence de la morphine dans un mélange fait avec 4 onces d'urine ou de sang et 1 grain de morphine, mais que l'on n'avait pu constater l'existence de ce principe dans le sang de trois chiens qui avaient pris 12, 15, et 18 grains de morphine. La morphine a cependant été démontrée dans l'urine de l'un de ces animaux. Les recherches de M. Lassaigne ont démontré que l'on pouvait séparer l'acétate de morphine des liquides animaux et des alimens avec lesquels il a été mêlé. Le procédé qu'il a prescrit est le suivant : on fait évaporer les liquides, et on les traite par l'alcool à 36°, bouillant ; on fait évaporer la solution alcoolique qui contient l'acétate de morphine et les matières grasses, jusqu'en consistance d'extrait ; on traite par l'eau distillée, qui dissout l'acétate sans toucher à la graisse ; on filtre la dissolution, et on la fait évaporer jusqu'à ce que l'on obtienne le sel cristallisé. On peut, à l'aide de ce procédé, découvrir l'acétate de morphine dans l'estomac et dans les intestins grêles des animaux qui en ont pris, ainsi que dans les matières rendues peu de temps après l'ingestion du poison (1).

Lorsque la dissolution qui doit fournir le sel cristallisé est colorée, on fait évaporer en consistance d'extrait. On dissout l'extrait dans l'eau ; on verse dans la dissolution de l'acétate de plomb liquide qui précipite les matières colorantes. La morphine reste en solution dans le liquide décoloré ; on débarrasse ce liquide par l'hydrogène sulfuré de l'excès de plomb qu'il peut retenir ; on chauffe pour chasser l'excès d'acide hydro-sulfurique ; on filtre à travers le charbon animal ; on fait évaporer la liqueur en la plaçant dans une capsule sous la cloche de la machine pneumatique, mettant à côté un vase qui contient de l'acide sulfurique concentré et faisant le vide ; de cette manière, on obtient l'acétate, sur lequel on peut tenter quelques essais afin de le reconnaître. Le procédé proposé par MM. Dublanc est le suivant : on fait évaporer la masse

---

(1) Il est probable que le même mode d'agir peut être appliqué pour rechercher la présence de la morphine dans l'économie animale ; cette substance, dans ce cas, passe à l'état de sel et devient soluble.

suspecte jusqu'à ce qu'elle ne contienne que le moins d'eau possible sans être altérée; on la traite à plusieurs reprises par l'alcool absolu, et à l'aide de la chaleur; on filtre la liqueur alcoolique, qui doit contenir de la morphine, des traces de matière animale et des sels; on verse dans cette solution de la teinture alcoolique de noix de galles, qui précipite la petite quantité de matière animale dissoute par l'alcool. Il reste en dissolution de la morphine et du tannin. On étend le liquide filtré d'un peu d'eau distillée, et on le mêle avec une assez grande quantité de dissolution de gélatine, qui décompose le tannate de morphine. On filtre pour séparer le précipité composé de tannin et de gélatine, et l'excès de gélatine, et l'alcool qui a passé à la filtration fournit la morphine par l'évaporation. Le procédé de Lassaigne est préféré à celui de M. Dublanc; les raisons de cette préférence sont exposées dans l'ouvrage de M. Orfila. (A. C.)

MORT AUX MOUCHES. *V.* Cobalt, Arsenic.

MORT AUX RATS. *V.* Sulfate de strontiane, Deutoxide d'arsenic.

MORTIERS. On a donné ce nom à des vases en verre, en porcelaine, en agathe, en fer, en cuivre, etc. Ces vases présentent à l'intérieur une forme hémisphérique plus ou moins parfaite, terminée par un cône renversé, dont les bords sont évasés. Quelquefois la partie supérieure des mortiers est garnie d'un goulot destiné à faciliter l'écoulement des liquides. Les mortiers sont destinés à contenir les substances que l'on veut réduire en poudre, et pour cela, on se sert d'un pilon de la même nature que le mortier, exception faite des mortiers de marbre. Il y a des mortiers en bois, en fer, en marbre, en alliage de cuivre et de zinc, en agathe, en verre, en porcelaine. On choisit, pour les diverses opérations que l'on a à faire, un mortier approprié, et qui ne soit pas susceptible d'être attaqué par les substances à pulvériser.

Les mortiers de verre, de porcelaine et d'agathe sont moins attaquables que les autres par les agens chimiques, mais d'une dureté moindre; ils ne souffrent pas les chocs violens. On doit s'en servir, non pour piler, mais pour triturer. Lorsque les substances que l'on pulvérise sont susceptibles de se volatiliser par les mouvemens que le pilon imprime à l'air, on enveloppe le mortier et son pilon d'une peau souple qui arrête la volatilisation de ces poudres sans empêcher le pilon d'agir.

(A. C.)

MORUE. *Gadus Morhua,* L. Poisson de l'ordre des Jugulaires et de la famille des Gadoïdes de Cuvier, parmi les Malacoptérigiens Subbrachiens. Il se trouve en grande abondance dans l'Océan boréal, surtout près du grand banc de Terre-Neuve, ainsi que dans l'espace compris entre les côtes d'Écosse, de Norwége et d'Islande. Il ne descend guère au-dessous du 40e degré de latitude nord, et ne remonte que jusqu'au 70e. On a remarqué que sa chair est d'autant plus savoureuse, qu'il a été pêché à de plus hautes latitudes. Nous ne décrirons pas la morue, que personne, excepté les pêcheurs, n'a occasion de voir vivante et entière, mais que tout le monde connaît telle qu'on la vend dans le commerce, découpée en gros morceaux. Les morues qui habitent sur des fonds de sable ou vaseux ont les parties inférieures du corps d'une nuance argentée, tandis que celles qui se trouvent entre les rochers ont ces parties rougeâtres et tachetées de marques jaunes. Comme la morue est très vorace, on la pêche à la ligne, et l'on se sert pour appât de ses propres entrailles et de ses débris. Les Anglais, les Français, les Hollandais et les Hambourgeois sont les peuples qui se livrent avec plus de succès à cette pêche qui occupe plus de 20000 matelots, et qui a lieu principalement dans les attérages de Terre-Neuve. On sale les morues par divers procédés dont un les rend si dures, que, dans cet état, elles portent le nom de *Stock fish,* c'est-à-dire bâton-poisson ou poisson de bois. On sait que la morue est consommée comme aliment, surtout aux jours d'abstinence, chez tous les peuples de la chrétienté. Sous le nom de *bacalado,* on en consomme, en Espagne, pendant le carême, une quantité presque aussi considérable que dans tout le reste de l'Europe. On obtient, de la vessie des morues, une colle aussi bonne que celle qui provient des esturgeons. Les œufs fournissent une sorte de caviar appelé *rogues* ou *raves*. Enfin les vertèbres, les arêtes et les têtes de morues ne restent pas sans utilité chez les pauvres habitans des côtes où abondent ces poissons. Le Kamtschadale en nourrit les chiens qu'il attache à ses traîneaux; le Norwégien les mêle à diverses plantes marines, et les fait manger à son bétail; singulier aliment qui, dit-on, donne au lait une qualité supérieure. (G...N.)

MORUS NIGRA. *V.* MURIER.

MORUS TINCTORIA. Arbre des Antilles, dont le bois est apporté en bûches, et connu dans la teinture sous le nom de *bois jaune*. *V.* ce mot.

MOSCH OU GRAINE D'AMBRETTE. *V.* ABEL-MOSCH.

MOSCHUS MOSCHIFERUS. Linné a ainsi nommé l'animal qui produit le musc. *V.* ce mot.

MOSCOUADE. C'est l'un des noms que l'on donne au sucre brut, tel qu'on l'envoie des colonies. *V.* SUCRE.

MOUFLE. On donne ce nom à une cavité semi-cylindrique qui fait partie du fourneau de coupellation, et dans lequel on place les coupelles contenant les métaux à essayer. (A. C.)

MOULE COMESTIBLE. *Mytilus edulis*, Lam. Animal mollusque de l'ordre des Acéphales testacés, facile à reconnaître à sa coquille bivalve, solide, close, oblongue, courbe et un peu anguleuse à son bord dorsal, renflée à la partie antérieure du bord ventral, d'une couleur bleue-noire, et munie de trois ou quatre dents cardinales. Le corps de l'animal est ovale, comprimé, enveloppé dans un manteau à bords épais, adhérens, non papillaires; ses branchies sont grandes et presque égales; son pied est linguiforme et canaliculé dans son milieu, uni par plusieurs muscles rétracteurs qui donnent attache à un byssus placé à la partie postérieure du pied.

La moule est très commune sur les côtes des mers d'Europe. On en fait la pêche toute l'année, mais particulièrement depuis le mois de septembre jusqu'au printemps. Elle est employée, depuis la plus haute antiquité, comme aliment, soit crue, soit cuite et assaisonnée de diverses manières. Sa chair, d'un blanc jaunâtre et d'une saveur agréable, est en général d'une difficile digestion, surtout en été, saison où elle donne quelquefois lieu à des accidens graves dont la cause n'a pas été déterminée avec certitude par les médecins. Les uns prétendent que les moules sont vénéneuses à cause des petites étoiles de mer qu'elles renferment, ou de leur frai qui est très abondant en été; les autres attribuent leurs effets délétères aux substances dont elles se nourrissent; enfin plusieurs croient que les accidens sont dus à une disposition particulière de l'estomac des consommateurs, ou à une affection morbide de l'animal lui-même. Quoi qu'il en soit, on combat les symptômes alarmans qui surviennent aux personnes empoisonnées par les moules, en favorisant les vomissemens, et en administrant ensuite de la thériaque, des cordiaux, du vinaigre, et d'autres acides végétaux, de l'éther, de l'eau-de-vie ou du rum.

(G...N.)

MOULINS. Les moulins sont des machines destinées à procurer la mouture en grand, et auxquelles on imprime, à l'aide d'une force quelconque, un mouvement de rotation qui donne lieu à une forte pression sur les corps exposés à son mouvement. Les moulins sont peu usités dans nos officines; on doit cependant faire mention des moulins qui servent à la préparation de substances médicamenteuses: de ce nombre sont le moulin décrit par M. Laubert dans le Bulletin de Pharmacie pour 1811, et qui sert à la préparation de la poudre de quinquina; celui décrit dans le même ouvrage par Parmentier, et qui, en Hollande, sert à couper et à pulvériser les substances solides; celui de M. Petit de Corbeil, qui a été décrit dans les Annales de l'Industrie nationale pour 1827; le moulin à perler l'orge, de M. Grignet de Paris, décrit dans le tome II des Brevets publiés, p. 78, etc. La description de ces moulins exigeant des détails dans lesquels il ne nous est pas permis d'entrer, nous croyons devoir renvoyer aux ouvrages où ces détails ont été consignés.

(A. C.)

MOURON. On donne vulgairement ce nom à diverses plantes dont les petits oiseaux sont très friands.

Le MOURON BLANC est la plante dont on fait la plus grande consommation pour nourrir ceux de ces oiseaux que l'on élève en cage. C'est la morgeline (*Alsine media*, L.) qui croît partout et en toute saison. Nous nous dispenserons d'en donner une description, parce que cette herbe est connue de tout le monde.

Le MOURON DES CHAMPS (*Anagallis arvensis*, L.) est une jolie petite plante de la famille des Primulacées, très commune parmi les moissons. On en distingue deux variétés, l'une à fleurs rouges, l'autre à fleurs bleues, et dont quelques auteurs ont fait deux espèces distinctes. Quelques médecins ont préconisé cette plante comme spécifique contre la rage ; mais nous sommes loin d'ajouter la moindre foi à une pareille propriété.

(G...N.)

MOUSSE DE CORSE. Ce que l'on désigne sous ce nom dans les pharmacies est un mélange de plantes marines et de polypiers flexibles articulés que l'on recueille sur les rochers des bords de la mer. Le littoral de la Corse est le pays où ces productions marines sont extrêmement abondantes, et d'où l'on tirait autrefois une grande partie de celles que la Médecine consommait ; mais aujourd'hui, non-seulement les côtes de la Méditerranée, mais encore celles de l'Océan, en fournissent bien au-delà de la consommation. M. De Candolle ayant examiné la mousse de Corse des officines, s'est assuré que le *Fucus Helminthocorton*, L., que l'on croyait être le seul végétal dont la mousse de Corse se compose, n'en forme à peu près que le tiers, tandis que d'autres fucus, et entre autres les *Fucus plumosus* et *purpureus*, des conferves, des ulves, des céramiums, et même des zoophytes, tels que la coralline officinale, des sertulaires et des flustres, constituent les deux autres tiers. Quoique le *Fucus Helminthocorton* puisse être considéré comme le corps le plus actif de ce mélange, on ne peut cependant contester la propriété vermifuge, moindre à la vérité, des autres substances ; elle dépend, à ce qu'il paraît, d'un principe marin dont l'analyse n'a pas encore révélé la nature, mais qui, par son odeur et quelques autres qualités physiques, est facile à reconnaître. La mousse de Corse étant un mélange de substances hétérogènes, les formes de ses parties ne peuvent être exprimées d'une manière générale. Le *Fucus Helminthocorton* qui y domine, est en petits filamens ou fibrilles, réunies par leur base à des parcelles de gravier au moyen desquelles elles adhéraient aux rochers, plusieurs fois dichotomes à leur sommet, et d'une couleur d'un gris brunâtre. Les céramiums sont irrégulièrement rameux, d'un brun rougeâtre; les ulves en lames irrégulières, membraneuses, colorées de diverses manières; enfin les polypiers, parmi lesquels domine la coralline officinale, offrent des petites tiges blanchâtres ou verdâtres, et articulées. Souvent on y trouve encore des graviers, de petits coquillages et d'autres matières étrangères. Il n'y a donc que l'odeur nauséeuse et la saveur âcre et amère qui soient communes à toutes ces productions de la mer. Analysée par M. Bouvier (1), la mousse de Corse contient sur 1000 parties : gélatine, 602; fibre végétale, 110; sulfate de chaux, 112; muriate de soude, 92; carbonate de chaux, 75; fer, silice, magnésie et phosphate de chaux, 17.

La mousse de Corse est un médicament vermifuge dont l'effet est assez certain, et par conséquent dont l'usage est très fréquent, surtout pour les enfans. On en fait infuser une pincée dans 4 à 6 onces d'eau bouillante; on administre ensuite cette infusion édulcorée en deux ou trois doses. Quelquefois on la donne en poudre à la dose d'un scrupule à un demi-gros, que l'on délaie dans une tasse d'eau sucrée ou dont on fait des bols avec du sirop. On en prépare aussi une gelée et un sirop qui sont assez fréquemment employés. Enfin on la fait entrer dans la préparation d'un pain d'épice et de certains biscuits que les petits enfans mangent sans répugnance. (G...N.)

MOUSSE D'ISLANDE. A une époque où la plupart des plantes cryptogames étaient confondues sous le nom de mousses, le mot de mousse d'Islande a été employé pour désigner la

(1) Annales de Chimie, t. IX.

plante connue généralement sous le nom de lichen d'Islande. *V.* ce mot. (G...N.)

MOUSSERON. Sous ce nom vulgaire, on désigne plusieurs espèces de champignons comestibles fort recherchés des amateurs de bonne chère, et qui croissent en général sur les pelouses parmi les mousses, en plusieurs contrées d'Europe. La distinction de ces mousserons est assez difficile, car la limite des variétés et des espèces est fort embarrassante dans des êtres aussi polymorphes que ces champignons.

Le MOUSSERON VÉRITABLE, *Agaricus Mousseron,* Bulliard, tab. 142, est commun au printemps dans les pays méridionaux d'Europe. Il est d'une couleur fauve claire, uniforme; son stipe est court, charnu, renflé, sans volva ni collier; son chapeau très convexe et épais a la chair blanche et de petits feuillets d'un jaune sale.

Le FAUX MOUSSERON, *Agaricus pseudo-mousseron,* Bulliard, tab. 144, pousse en automne, et diffère du précédent par son stipe grêle assez élevé, son chapeau plus plat et moins épais, et par ses feuillets beaucoup plus grands. On donne encore à cette espèce les noms vulgaires de *mousseron d'automne, mousseron godaille*, et *mousseron de Dieppe.*

L'un et l'autre de ces champignons ont un goût et un parfum très agréables; mais le premier est plus recherché que le second, parce qu'il est plus charnu et plus tendre. On les fait sécher, et on les conserve pour les mettre dans les sauces.

Les auteurs de Mycologie, et particulièrement Paulet, ont distingué plusieurs espèces parmi les vrais et les faux mousserons, espèces auxquelles on a imposé des noms fort bizarres; mais ces espèces ne sont que de simples variétés de couleur et d'odeur. (G...N.)

MOUSSES. Famille très considérable de plantes cryptogames très petites, pourvues de frondes d'une couleur en général d'un beau vert, ressemblant aux feuilles des plantes phanérogames, pourvues d'organes reproducteurs dont la structure est distincte de celles des autres cryptogames. Quelque intérêt que présente au naturaliste cette famille, elle ne doit pas fixer notre attention dans ce Dictionnaire, puisqu'elle ne renferme pas de plantes usuelles; car on a exclu de la matière médicale, le polytric commun (*Polytrichum commune*, L.) qui passait autrefois pour béchique et sudoritique. Nous ne mentionnerons ici que pour mémoire le *Fontinalis antipyretica*, dont on se sert dans quelques pays du nord pour garantir de l'incendie les habitations; cette mousse n'est pas plus susceptible qu'une autre de résister à l'action du feu, et c'est tout simplement l'humidité qu'elle retient qui l'empêche de s'enflammer. Plusieurs espèces de mousses, particulièrement celles du genre *Hypnum*, ont des tiges longues, foliacées, qui les font employer pour calfater les planches des bateaux de rivière, pour remplir des paillasses à coucher, etc. Enfin, dans l'économie générale de la nature, quelques mousses du genre *Sphagnum* jouent un rôle important; ce sont elles qui, amoncelées dans le fond de certains marais, finissent par le dessécher, et préparent la formation des tourbières.

(G...N.)

MOUSTACHES. On donne ce nom à des pinces allongées; on s'en sert dans les laboratoires, 1°. pour mettre du charbon dans les fourneaux; 2°. pour tenir un charbon allumé près d'une cornue, d'un tube; 3°. placer ou retirer un creuset du feu, etc. Les moustaches sont plus ou moins longues, recourbées de diverses manières, selon les usages auxquels on les destine.

(A. C.)

MOUT DE BIÈRE. On a donné le nom de moût de bière à un liquide destiné à la fabrication de la bière, et qui contient : 1°. une matière sucrée prise dans l'*orge malté*; 2°. une matière fermentescible lorsqu'elle a le contact de l'air; 3°. de l'albumine; 4°. du mucilage; 5°. de l'amidon modifié; 6°. du gluten; 7°. du tannin. Cette matière doit être évaporée et amenée à un certain état de densité, puis mêlée aux principes solubles du houblon, qui lui donnent la propriété de se conserver et de ne pas subir la fermentation acide. *V*. BIÈRE.

(A. C.)

MOUT DE RAISIN. On donne ce nom au jus de raisin qui

n'a pas encore fermenté. Ce produit est formé d'une grande quantité de sucre, d'une matière particulière dans l'eau, d'une petite quantité de mucilage, de tannin, de tartrate acide de potasse, de tartrate de chaux, de sel marin, de sulfate de potasse. Ce produit, lorsqu'il est privé du contact de l'air, ne fermente pas; il acquiert au contraire cette propriété lorsqu'il est en contact avec l'air atmosphérique, ou même avec une petite quantité de ce fluide. (*V.* les expériences de M. Gay-Lussac, *Annales de Chimie*, t. LXXVI, p. 245.) Par cette fermentation arrêtée à temps convenable, le moût de raisin passe à l'état vineux, et prend le nom de *vin*. (A. C.)

MOUTARDE NOIRE. *Sinapis nigra*, L.—Rich. Bot. méd., t. II, p. 669. (Famille des Crucifères. Tétradynamie siliqueuse, L.) C'est une plante excessivement commune dans les champs, les prés et sur le bord des rivières de plusieurs contrées d'Europe. Elle est annuelle; sa tige rameuse et glabre s'élève à près d'un mètre; ses feuilles sont alternes, sessiles, grandes, lyrées, un peu épaisses, les supérieures entières, lancéolées et étroites. Les fleurs sont petites, jaunes, pédonculées, et disposées en longs épis à la partie supérieure des tiges. A ces fleurs succèdent des siliques grêles, dressées contre la tige, et renfermant de petites graines jaunes à l'intérieur, noires à l'extérieur ou revêtues d'un enduit crétacé. Ce sont ces graines, désignées vulgairement sous le nom de *graines de senevé*, qui sont employées, soit comme condiment, soit en Thérapeutique. Leur saveur est extrêmement âcre, et leur odeur, lorsqu'elles sont écrasées et humectées, est forte, piquante, et détermine l'éternument.

Les graines de moutarde ont été analysées à diverses époques par les chimistes qui, dès les plus anciens temps, y avaient signalé l'existence de deux huiles, l'une fixe, l'autre volatile, du soufre et du phosphore. Il y a quelques années, M. Thiebierge (1) a publié une bonne analyse de ces graines. Si cette analyse n'a pas fait connaître de principes nouveaux, elle en

(1) *V.* Journ. de Pharm., année 1819.

a du moins fixé la quantité, et elle a déterminé l'action particulière de chacun de ces principes, qui sont : 1°. les deux espèces d'huiles dont nous venons de faire mention ; 2°. une matière albumineuse végétale ; 3°. une grande quantité de mucilage ; 4°. du soufre ; 5°. de l'azote.

L'huile fixe est semblable à celles des autres Crucifères, telles que la navette et le colza ; conséquemment elle pourrait être employée aux mêmes usages. L'huile volatile est extrêmement irritante ; appliquée sur la peau, elle fait naître une vésicule pleine de sérosité ; c'est en elle que résident les propriétés médicamenteuses de la moutarde. Comme cette substance a été omise dans la liste des huiles volatiles et dans le tableau comparatif que M. Recluz nous a communiqué, c'est ici le lieu de réparer cette omission. Elle est d'une couleur citrine, d'une odeur aussi pénétrante que celle de l'ammoniaque. Sa densité (10387) est un peu plus grande que celle de l'eau, par conséquent supérieure à la densité des huiles volatiles indigènes. M. Guibourt (1) pense que cette huile volatile n'existe pas toute formée dans les graines de moutarde ; car celles-ci, pilées à sec, n'ont point d'odeur, mais le contact de l'eau suffit pour développer en abondance le principe volatil. Elle se dissout parfaitement dans l'alcool, et un peu dans l'eau, c'est-à-dire dans la proportion de deux grammes sur un kilogramme. La solution aqueuse de cette huile, de même que l'eau distillée de moutarde, jouissent de propriétés très énergiques, et M. Julia Fontenelle a rappelé l'attention des praticiens sur leur emploi dans le traitement des maladies psoriques.

L'existence du phosphore dans les graines de moutarde avait été reconnue anciennement par Margraaf, qui en distillant celles-ci à feu nu, avait vu ce singulier combustible, produit sans doute par la décomposition des phosphates terreux qu'elles renferment. La présence du soufre y avait été constatée, ainsi que dans le raifort et le cochléaria, par plusieurs chimistes, entre autres par Baumé, qui regardait le soufre de

(1) V. Hist. des Drogues simples, t. II, p. 162.

ces Crucifères comme étant dans un état particulier. MM. Henry fils et Garot ont dirigé leurs recherches sur ce point d'analyse chimique, et ils ont reconnu que le soufre des graines de moutarde était l'élément principal d'un nouvel acide auquel ils ont donné le nom d'*acide sulfo-sinapique*. *V*. ce mot, t. I, p. 167.

Les feuilles de la moutarde noire contiennent aussi, mais en très petite quantité, le principe volatil qui domine dans les graines. Aussi sont-elles employées quelquefois comme anti-scorbutiques.

Tout le monde connaît l'action rubéfiante et même vésicante de la farine de moutarde, lorsqu'elle est appliquée sur la peau. C'est pour produire ces effets qu'on fait, en Médecine, un grand usage de la farine de moutarde, soit délayée simplement dans l'eau pour former des pédiluves et des manuluves, soit appliquée en cataplasmes que l'on nomme *sinapismes*. *V*. ce mot.

La préparation de moutarde si universellement en usage pour exciter l'appétit, était connue des anciens. L'étymologie du mot moutarde (*Mustum ardens*) indique qu'ils la préparaient avec du moût ou jus de raisin. C'est encore de cette manière qu'on la fabrique en beaucoup d'endroits; mais ordinairement on augmente ses qualités et l'on en varie l'odeur avec du vinaigre diversement aromatisé, en lui ajoutant d'autres assaisonnemens. Ce condiment relève le goût des viandes fades, mais son usage immodéré peut devenir funeste; il détruit les forces digestives de l'estomac, et produit souvent une maigreur qui paraît dépendre d'une altération dans les fonctions assimilatrices.

La farine de moutarde a été autrefois administrée à l'intérieur, dans les fièvres intermittentes, la chlorose, et l'hydropysie. Les praticiens modernes ont renoncé à l'emploi d'un médicament aussi irritant.

La Moutarde blanche, *Sinapis alba*, L., plante excessivement commune dans les champs cultivés, a des graines d'une couleur jaune, et plus grosses que celles de la moutarde noire, mais qui sont beaucoup moins riches en principes que cette dernière.

Depuis quelques années, on fait usage en Angleterre des grains de moutarde blanche, à la dose de deux à trois grandes cuillerées à café, que l'on avale sans mâcher, après les avoir fait infuser pendant une ou deux minutes dans l'eau chaude. Les gens du monde regardent cette graine comme une *panacée*, ce qui revient à dire que c'est un remède purement empirique, car ce qui est bon à tout, le plus souvent n'est bon à rien. M. Cadet de Gassicourt, qui a lu à la Société de Pharmacie des observations sur l'emploi de cette graine, a fait observer que ses effets sont dus à deux causes: d'abord au mucilage abondant qui revêt le tégument propre ou épisperme, ensuite aux graines entières, qui agissent comme corps indigeste. Enfin, on peut l'administrer dans les cas où les laxatifs sont indiqués. (G...N.)

MOUTON. *Ovis Aries*, L. C'est un mammifère ruminant, à cornes creusés, simples, et ridées transversalement, réduit en domesticité chez toutes les nations d'Europe, d'Asie et d'Afrique. Le mâle se nomme *bélier*, la femelle porte le nom de *brebis*, et l'individu privé des organes de la génération porte simplement celui de *mouton*. Ces deux derniers sont privés de cornes. On croit que le type primitif de cette espèce est le mouflon de Corse, ainsi nommé parce qu'il est principalement répandu dans les montagnes de cette île. Cet animal est remarquable par le peu de développement de ses facultés intellectuelles dans l'état sauvage, et par son peu de perfectibilité dans l'état de domesticité. Le nombre des races domestiques est très considérable, et plusieurs d'entre elles ont des formes si hétéroclites, un pelage tellement varié, que plusieurs naturalistes les regardent aujourd'hui comme de véritables espèces. Telle est surtout celle des *moutons à large queue* (*Ovis laticaudata*, L.) qui se distingue par la forme de sa queue, longue et renflée sur les côtés par une accumulation de graisse dans le tissu cellulaire.

Nous nous bornerons à indiquer ici les races les plus remarquables sous le rapport de leur toison ; car ce sujet fournirait matière à un traité spécial qui aurait encore une grande étendue. La Mammalogie de M. Desmarets et son article Mouton du Dictionnaire des Sciences naturelles, pourront fournir au besoin tous les détails suffisans sur les variétés des moutons domestiques.

1°. Mouton ordinaire. Cette variété et ses nombreuses sous-variétés sont tellement connues, qu'il serait superflu de nous y arrêter.

2°. Mouton mérinos. *Ovis hispanica,* L. Ses cornes sont très grosses, fortes, contournées en spirale régulière. Sa laine est contournée en manière de tirebouchon, d'un blanc sale et remarquable par sa finesse et son moelleux. Cette variété est répandue dans l'Espagne où elle a été importée, dit-on, de Barbarie. Aujourd'hui, elle est naturalisée en France, et jusque dans les pays les plus orientaux de l'Europe, par exemple, dans les provinces de Russie qui avoisinent la Mer Noire. Son croisement avec les moutons ordinaires a produit un grand nombre de sous-variétés dont les laines sont fort estimées.

3°. Mouton anglais. *Ovis anglica.* Ce mouton paraît tirer son origine du mérinos; il est caractérisé par l'absence des cornes, par la finesse de sa laine, et par la longueur de sa queue. On en distingue plusieurs sous-variétés : celle de Sussex a la laine courte, extrêmement fine ; d'autres présentent les qualités inverses.

4°. Mouton d'Astracan. Il paraît être une sous-variété du mouton à large queue, car sa queue présente en effet à sa base un renflement de grosseur variable. Il est couvert d'une laine longue mais grossière, et il manque souvent de cornes. C'est le jeune de cette variété qui donne la laine si connue sous le nom de *laine d'Astracan ;* il est, en naissant, revêtu d'une fourrure composée d'un mélange de poils blancs et noirs réunis en petites mèches très frisées, d'où résulte, pour l'ensemble du pelage, une couleur grise d'une nuance assez agréable à l'œil.

Le mouton est un de nos animaux domestiques les plus utiles par leurs produits. Sa laine est un fonds de richesses pour le cultivateur. Les emplois de cette laine, comme matière textile, sont trop connus pour que nous en parlions ici. Après la laine du mouton, son suif en est la partie la plus importante. Enfin, sa chair excellente à manger, sa peau, ses cornes et ses os, ont des emplois variés sur lesquels il serait superflu de nous étendre. Le lait de la brebis est doux, nourrissant, analogue à celui de la chèvre. (G...N.)

MOUTURE. La mouture est la division opérée à l'aide du moulin; c'est par cette opération qu'on amène à l'état de poudre toutes les céréales. En Pharmacie, on l'emploie pour la graine de lin, les amandes, les ricins. Lorsqu'on fait subir aux différentes graines cette opération, on doit avoir soin de les monder de leurs enveloppes, si elles sont ligneuses, et des petits graviers qui pourraient s'y trouver mêlés; sans cette précaution, on briserait les dents du moulin, ce qui occasionerait une perte de temps, une mouture moins prompte et un produit moins parfait.

(A. C.)

MOXA. On appelle ainsi de petites masses de matières combustibles de forme variable, destinées à être brûlées en contact avec la peau, dans l'intention de la cautériser. Cette médication est d'origine chinoise. Ces peuples l'opèrent au moyen d'un tissu cotonneux qu'ils extraient des feuilles de l'*Arthemisia arvensis*, par un moyen analogue à ceux que nous employons pour séparer la filasse des tiges du chanvre. Ils donnent, à cette espèce de coton, la forme de petits cônes qu'ils appliquent par leur base sur la peau des malades; on les enflamme ensuite par leur sommet.

Les moxas peuvent peuvent être faits de plusieurs manières. En roulant une bande de linge, on forme un cylindre que l'on allume par un bout, et dont on entretient la combustion par l'insufflation.

On peut, par un procédé analogue, former un cylindre de coton serré dans du linge; avec un rasoir, on coupe de ce cylindre, la longueur supposée nécessaire, et l'on procède comme pour le rouleau de linge.

On peut enfin prendre simplement du coton en cordes et en former de petites masses de diverses dimensions.

Tous ces moxas ne brûlent qu'autant que l'on entretient leur combustion par l'insufflation, ce qui est un grave inconvénient pour l'opérateur. On a proposé plusieurs moyens pour y remédier. Un de ceux qui paraissent les plus convenables, est d'employer, pour former les moxas, du coton nitré. Le célèbre Percy a proposé aussi l'emploi de la moelle du grand soleil (*Helianthus annuus*, L.), plante qui croît abondamment dans nos jardins. Cette moelle naturellement nitrée brûle sans insufflation. M. Robinet, chargé par M. Percy de la confection de ces moxas, a apporté plusieurs modifications au procédé primitif. Les nouveaux moxas consistent en un rouleau de coton préparé, ayant pour centre un cylindre de moelle. Ces moxas, dont le volume est aussi variable que peut le désirer le chirurgien, brûlent parfaitement seuls, sans insufflation, d'une manière uniforme et avec une vitesse proportionnée à leur dureté, de sorte qu'ils paraissent remplir toutes les conditions.

M. Percy faisait aussi préparer d'autres moxas, appelés *poupées de feu*. Ce sont de petits cônes creux dans leur centre. Il résulte de cette disposition que leur combustion est très vive. On les emploie pour brûler profondément et produire des escharres plus considérables que celles que l'on obtient avec les autres. M. Robinet a également apporté dans la fabrication de ces moxas, quelques modifications qui les rendent plus parfaits. (*Archives générales de Médecine*, 1826.) (A. C.)

MOZAMBRUN. C'était le nom donné à une sorte d'aloès de l'Inde qui, préconisée par quelques charlatans, avait acquis une excessive valeur. Cependant, ce produit était assez impur, ressemblant tantôt à de l'aloès hépatique, tantôt à de l'aloès caballin. (G...N.)

MUCATES. On a donné ce nom aux sels qui résultent de l'union de l'acide mucique avec les bases salifiables. Ces sels ne sont pas employés. (A. C.)

MUCILAGE. On a donné ce nom à une substance végétale qui a beaucoup d'analogie avec la gomme, et qui existe en grande quantité dans les végétaux, et particulièrement dans les racines des Malvacées, dans les oignons, famille des Liliacées, les semences de coings, de lin, de psyllium, de fenu grec, de thlaspi, de grémil, les orchis, les lichens, les fucus, etc. (1).

Le mucilage rend l'eau visqueuse; traité par l'acide nitrique, il se convertit comme la gomme en acide muqueux et oxalique; mis en contact d'une manière convenable avec les huiles, il donne lieu à une émulsion, lorsqu'on ajoute de l'eau. Soumis à la distillation, il fournit des produits analogues à ceux des végétaux, en outre des produits animalisés. Le mucilage est employé comme adoucissant et relâchant; il entre dans plusieurs préparations, l'huile, l'emplâtre, dit de *mucilage*, des pâtes, des tablettes, etc. L'analyse du mucilage de la graine de lin a été faite par M. Vauquelin, qui l'a trouvé composée : 1°. d'une substance gommeuse; 2°. d'une substance animale soupçonnée être du mucus; 3°. d'acide acétique libre; 4°. d'acétate de potasse; 5°. d'acétate de chaux; 6°. de muriate et de sulfate de potasse; 7°. de phosphates de potasse et de chaux; 8°. de silice. Par la distillation, ce produit fournit un charbon avec lequel on peut obtenir de l'acide prussique. (A. C.)

MUCILAGE DE SEMENCES DE COINGS. Semences fraîches de coings, 125 gramm. (4 onces); eau bouillante, 250 gramm. (8 onces). On concasse les graines, on verse dessus l'eau bouillante; on laisse en macération pendant huit heures, on passe avec expression. Ce mucilage est quelquefois ordonné comme adoucissant contre les cours de ventre : on se sert quelquefois d'eau qui a servi à faire cuire du riz, pour faire ce mucilage. On prépare d'une manière analogue les mucilages de semences de lin et de psyllium. (A. R.)

---

(1) Le mucilage des fucus est purgatif, celui des jacinthes est nauséeux et vomitif.

MUCIQUE. *V.* Acide mucique, t. I, p. 134.

MUCUS ANIMAL. L'étude de ce produit des animaux est due à MM. Bostock, Fourcroy et Vauquelin, Berzélius. Le mucus n'est renfermé dans aucun organe, mais il se forme sans cesse à la surface des membranes muqueuses, et paraît destiné à les lubrifier. On le trouve constamment dans les fosses nasales, la bouche, l'arrière-bouche, l'œsophage, l'estomac, les intestins, la membrane interne de la vésicule du fiel, etc. Ce mucus, en se desséchant à la surface de la peau, forme des petites écailles qu'on détache par le frottement; il forme une grande partie des matières cornées; il existe dans les cheveux, les poils, la laine, les plumes, les écailles de poisson.

Le mucus a été considéré par M. Vauquelin et par Fourcroy, comme un corps toujours identique; M. Berzélius, au contraire, le regarde comme un corps dont les propriétés chimiques varient suivant les fonctions qu'il doit remplir.

Selon M. Vauquelin et Fourcroy (Ann. de Chim., t. LXVII, p. 26), le mucus, tel qu'il existe dans les fosses nasales, est transparent, visqueux, filant, sans odeur ni saveur. Exposé à une douce chaleur, il perd l'eau qu'il contient, diminue de volume, se transforme en une masse cassante à demi-transparente. Mis sur des charbons ardens, il se boursouffle, brûle en répandant une odeur de corne brûlée : distillé dans une cornue, il fournit une grande quantité de sous-carbonate d'ammoniaque. Exposé au contact de l'air sec, il se dessèche et acquiert les mêmes propriétés que s'il avait été desséché à l'aide de la chaleur. A l'état humide, il est peu soluble dans l'eau, soluble dans les acides; à l'état sec, il est totalement insoluble dans l'eau; cette eau chauffée le gonfle et le ramollit seulement; les acides même ne le dissolvent qu'avec beaucoup de peine. Le mucus des narines est destiné à préserver la membrane muqueuse des fosses nasales de l'action de l'air; son analyse a démontré qu'il était formé, sur 1000 parties : 1°. d'eau, 933,9; 2°. de matière muqueuse, 53,3; 3°. d'hydro-chlorates de potasse et de soude, 5,6; 4°. d'acétate de soude uni à une matière animale, 3; 5°. de soude, 0,9; 6°. de phosphate de soude, d'albumine et d'une matière animale insoluble dans l'alcool, mais soluble dans l'eau, 3,5. Le mucus de la trachée a paru peu différent de celui des narines; celui qui recouvre les membranes de la vésicule du fiel est plus transparent, mais il conserve toujours une teinte jaune provenant du fluide avec lequel il se trouve en contact. Lorsqu'il est sec, il se ramollit dans l'eau, en perdant une partie de ses propriétés. Il est très soluble dans les alcalis; la solution alcaline est précipitée par les acides; l'alcool la coagule, et le coagulum est en masse grenue, jaunâtre, qui ne reprend pas les propriétés du mucus. Le mucus des intestins desséché, ne reprend pas par l'eau ses propriétés muqueuses; les alcalis lui donnent cette propriété, mais il n'est pas transparent. On a conseillé le mucus détaché des intestins du bœuf, comme un médicament propre à déterminer la guérison des ulcères chroniques. (A. C.)

MUGUET. *Convallaria maialis*, L. — Rich. Bot. méd., t. I, p. 84. (Famille des Asparaginées. Hexandrie Monogynie, L.) Cette jolie petite plante croît dans les bois ombragés, où ses fleurs paraissent au mois de mai. Celles-ci sont blanches, en forme de grelots, disposées en petites grappes, et exhalent une odeur délicieuse. L'eau distillée de ces fleurs était beaucoup employée autrefois comme antispasmodique. Les Allemands surtout en faisaient un grand usage sous le nom d'*eau d'or*.

La racine de muguet a une saveur âcre et amère. Réduite en poudre, elle est sternutatoire. La poudre des fleurs jouit de la même propriété. (A. R.)

MURAL, MURALE. Ce nom a été appliqué, en Botanique, aux plantes qui croissent sur les murs (*plantes murales*), et en Lithotomie, à désigner des calculs vésicaux durs, hérissés d'aspérités ou de tubercules, et qui sont formés d'oxalate de chaux. *V.* CALCULS MURAUX. (A. C.)

MURIATES. *V.* HYDRO-CHLORATES.

MURIATES SUR-OXIGÉNÉS. *V.* CHLORATES.

MURIATIQUE. *V*. Acide hydro-chlorique.

MURIATIQUE OXIGÉNÉ (ACIDE). *V*. Chlore.

MURIATIQUE SUR-OXIGÉNÉ (ACIDE). *V*. Acide chlorique, t. I, p. 65.

MURIDE, *Brôme*. Lors de la publication de notre premier volume, nous ne pûmes rendre compte à l'article *brôme* des propriétés de ce corps, ces propriétés n'étant pas encore bien connues, et la découverte étant toute récente. Nous eussions évité cette espèce de renvoi, si les savans n'eussent point changé le mot *muride*, donné à ce corps par M. Balard, pour lui faire prendre celui de *brôme*, qui peut se rapporter à beaucoup de substances autres que le muride, et qui désignait déjà un genre très connu de Graminées. Le mot *brôme* étant adopté, force est à nous de nous en servir; c'est donc sous ce mot que nous en parlerons dans cet article. La découverte du brôme est due à M. Balard, de Montpellier, qui l'obtint des eaux de la mer en 1826, et qui le fit connaître à l'Institut par un mémoire accompagné d'échantillons de brôme et de ses combinaisons. Depuis la découverte de ce corps, les savans se sont occupés de la recherche de ce corps, et MM. Roumier et Rousseau, Desfosses et Roumier, Gmelin, ont démontré la présence de ce corps dans les eaux-mères de la saline de Lons-le-Saulnier, dans les eaux minérales de Bourbonne-les-Bains, et dans les eaux de la mer Morte.

M. Balard ayant observé que l'eau de la mer concentrée, puis saturée de chlore, prenait une teinte rouge, acquérait une odeur forte, analogue à celle du chlore; qu'elle perdait cette couleur et cette odeur par toutes les substances susceptibles de céder directement leur hydrogène, il supposa que ces nouvelles propriétés étaient dues à une combinaison de chlore avec l'un des élémens existant déjà dans l'eau de la mer, ou qu'elles étaient celles d'un corps nouveau séparé par le chlore, auquel celui-ci se substituait. Ses recherches lui prouvèrent que cette dernière opinion était la seule admissible; le procédé suivant fut celui mis en usage pour obtenir ce produit. On sature de chlore l'*eau-mère* des salines, en ayant soin de n'en pas mettre en trop grand excès ; la liqueur est alors traitée par l'éther, et agitée dans un flacon rempli par ce mélange ; l'éther dissout la substance nouvelle. Cette dissolution éthérée séparée est saturée par la potasse. Il se forme alors du brômure de potassium, qui est séparé et purifié par cristallisation ; ce nouveau sel est ensuite traité par l'acide sulfurique et le peroxide de manganèse. La nouvelle substance se dégage, on la fait arriver en vapeur dans un vase entouré de glace ; elle se condense en un liquide de couleur rouge. On pourrait aussi faire arriver ces vapeurs au fond d'un vase plein d'eau ; là, elles se condenseraient et se réuniraient sous l'eau. On sépare le brôme de l'eau, et, pour le priver des dernières portions de ce liquide, on le distille sur du chlorure de calcium.

Le brôme est liquide à la température ordinaire ; il a l'apparence d'une liqueur éthérée ; sa couleur est d'un rouge très foncé ; son odeur est très pénétrante et insupportable ; elle a de l'analogie avec celle de l'oxide de chlore. Son poids spécifique est de 2,966 ; il est soluble dans l'eau, l'alcool, et surtout dans l'éther. Le brôme n'est pas conducteur de l'électricité ; il reste liquide à une température de 18° sous 0° ; il entre en ébullition à la température de 47°. La vapeur de brôme est d'une couleur rouge très intense : cette vapeur, exposée à une température très élevée, dans un vase de verre, n'éprouve aucune altération. Ce corps, à l'état liquide, ou à celui de vapeurs, mis en contact avec l'hydrogène, il n'y a pas de combinaison à la température ordinaire ; la lumière même n'aide pas cette combinaison, elle s'opère lorsque l'on plonge dans le mélange un fer rouge ; il y a formation d'un acide analogue à l'acide hydro-chlorique, et qu'on a appelé *acide hydro-brômique*. Pour obtenir cet acide, on décompose l'hydro-brômate de potasse par l'acide sulfurique, ou, ce qui vaut mieux, on l'obtient en mettant dans une cornue du brôme, du phosphore et de l'eau ; bientôt il y a décomposition et formation d'acide hydro-brômique, que l'on peut recueillir comme on le fait pour l'acide hydro-chlorique. L'acide hydro-brômique gazeux est fortement acide ; en contact avec l'air atmosphérique, il se comporte comme l'acide hydro-chlorique, il fournit des vapeurs plus épaisses encore que ne le sont celles de cet acide. Le gaz acide brômique jouit de la propriété caractéristique d'être décomposé par le chlore, et de donner lieu, au moment même du contact, à d'abondantes vapeurs rouges (du brôme). Si l'on opère dans une cloche, sur le mercure, on aperçoit bientôt ce corps qui se condense en gouttelettes, qui sont absorbées par le mercure; on obtient du brômure de mercure et de l'acide hydro-chlorique. L'iode n'a pas d'action sur l'acide hydro-brômique; le brôme, au contraire, décompose l'acide hydriodique, il s'unit à l'hydrogène de cet acide, et forme de l'acide hydro-brômique; l'iode alors se sépare (1).

L'acide hydro-brômique est aussi décomposé par plusieurs métaux. Mis en contact avec le potassium sous une cloche, il y a formation de brômure de potassium et de gaz hydrogène pur. L'étain, à une température peu élevée, donne lieu à un phénomène analogue. Le gaz acide brômique est très soluble dans l'eau; il augmente la densité et le volume de ce liquide. L'acide hydro-brômique liquide s'unit avec les bases salifiables: il donne alors naissance à des *hydro-brômates*. Ces sels calcinés passent à l'état de brômures. Le principal caractère des hydro-brômates est de donner de l'acide hydro-brômique par l'action de l'acide sulfurique, et du brôme par l'action du chlore. Le brômure de potassium cristallise en cube; c'est ce sel qui existe en solution dans les eaux de la mer. Selon M. Balard, le poids de l'atome de brôme est de 93,46, l'oxigène étant 10. Le brôme, traité par les solutions alcalines, présente des phénomènes analogues à ceux que le chlore produit dans les mêmes circonstances; il y a formation de deux genres de sels: des brômates, et des hydro-brômates. Les brômates, soumis à l'action de la chaleur, se conduisent comme les chlorates: il y a dégagement d'oxigène et formation de

(1) On peut employer le brôme comme réactif pour faire reconnaître l'acide hydriodique.

brômure. Les brômates forment, avec les corps combustibles, des mélanges susceptibles de détonner par le choc ou par la chaleur. On peut séparer de ces sels l'acide brômique par l'acide sulfurique, comme on le fait pour l'acide chlorique. Le brôme s'unit avec le chlore, l'iode, le soufre, le phosphore, l'arsenic, le sélénium, l'hydriodure de carbone ; quelques-unes de ces combinaisons ont été étudiées avec soin par l'un de nos plus habiles chimistes, M. Serrulas, à qui les sciences doivent déjà de nombreux travaux. Les expériences faites par ce savant, et les travaux et observations faites sur le brôme, ont été consignés dans les Annales de Chimie pour 1826, mois d'août et de novembre; pour 1827, mois de janvier, juin et août.

Le brôme n'a pas encore été employé en Médecine, mais il n'est pas douteux que l'étude de ses propriétés ne le fasse ranger par la suite dans la classe des substances qui peuvent être utilement employées par les praticiens. C'est aux pharmaciens-chimistes, placés près des salines, qu'on devra cet emploi; pour cela, ils n'ont qu'à extraire ce produit des eaux-mères des salines et le mettre dans le commerce. Les essais sur ce corps devenant moins coûteux, il n'y a nul doute que ce produit, analogue au chlore et à l'iode, ne soit bientôt employé.

(A. C.)

MURIER NOIR. *Morus nigra*, L. — Rich. Bot. méd., t. I, p. 197. (Famille des Urticées, tribu des Artocarpées. Monoecie Tétrandrie, L.) La patrie primitive de cet arbre, aujourd'hui assez commun dans les jardins, n'est pas positivement déterminée. On croit communément qu'il est originaire de la Chine, d'où il aurait été transporté en Perse, puis en Europe. Quelques-uns disent qu'il croît spontanément en Perse. Dans les jardins, le mûrier noir est un arbre de moyenne taille, dont le tronc est revêtu d'une écorce noirâtre. Ses feuilles sont alternes, pétiolées, cordiformes, aiguës, dentées en scie et pubescentes, quelquefois divisées plus ou moins profondément en trois ou cinq lobes. Les fleurs sont souvent dioïques, et dans les jardins on ne cultive ordinairement que les individus femelles. Les fruits, que l'on nomme *mûres*, sont ovoïdes-allongés, d'un rouge pourpré presque noir, mamelonnés comme les framboises, mais avec cette différence, que leur partie charnue est formée par le calice, tandis que dans la framboise, c'est le péricarpe lui-même qui est succulent. Les mûres ont une saveur mucilagineuse légèrement sucrée et aigrelette, et leurs propriétés sont les mêmes que celles des framboises et des cerises. Ainsi le suc abondant qu'elles contiennent sert à préparer des boissons rafraîchissantes et un sirop employé fréquemment dans les inflammations de la gorge. L'écorce de la racine de mûrier a une saveur amère, légèrement âcre. Quelques médecins en ont fait usage comme vermifuge contre le tænia; ils en administraient l'infusion à la dose d'un à deux gros pour huit onces d'eau bouillante.

Une autre espèce de mûrier offre beaucoup d'intérêt à cause de ses feuilles dont on nourrit la chenille qui fournit la soie. C'est le Murier blanc, *Morus alba*, L., arbre de la taille du précédent, originaire de la Chine, maintenant naturalisé dans toutes les contrées méridionales de l'Europe. Ses feuilles sont cordiformes, aiguës, simplement dentées ou plus ou moins profondément et irrégulièrement lobées, glabres et luisantes en dessus, pubescentes en dessous. Les fruits sont semblables à ceux du mûrier noir, mais blancs. Cet arbre offre plusieurs variétés qui se distinguent par la figure, la grandeur, la couleur de leurs feuilles, et par la grosseur de leurs fruits. Le mûrier blanc n'est pas difficile dans sa culture; néanmoins la nature du terrain et son exposition influent sur la qualité de la soie. Celle-ci est d'autant plus fine et plus résistante que les mûriers ont crû dans des terrains plus secs et plus élevés. La culture du mûrier blanc s'est propagée jusque dans les pays septentrionaux de l'Allemagne. Aux environs de Berlin, un roi de Prusse forma de grandes plantations de mûriers qui sont encore dans un état prospère. Le jardin des Tuileries, à Paris, au temps de Henri IV, était planté de mûriers qui ont tous disparu pour faire place aux superbes marronniers d'Inde que l'on y voit aujourd'hui. Nous ne doutons pas que l'on puisse acclimater le mûrier blanc dans presque toutes les parties de la France, et il serait à désirer que le gouvernement stimulât par des encouragemens les essais des agriculteurs à cet égard.

On donne vulgairement le nom de *mûres*, dans plusieurs pays, aux fruits de la ronce des haies, *Rubus fruticosus*, L. *V*. Ronce. (G...n.)

MUSC. *Moschus orientalis*, officin. Substance onctueuse, grumeleuse, d'un brun noirâtre, d'une saveur âcre légèrement amère, d'une odeur forte et extraordinairement diffusible. Il suffit d'une quantité minime de cette substance pour parfumer des corps d'une assez grande étendue, pendant un temps très long, et sans qu'elle paraisse perdre de son poids; aussi le musc est-il cité comme un des exemples les plus évidens de l'extrême divisibilité de la matière. L'animal qui fournit cette substance est une espèce de chevrotain, genre dont la différence avec les ruminans ordinaires, et même avec les cerfs, ne consiste que dans l'absence des cornes. Cet animal est nommé, par une sorte de métonymie, Musc (*Moschus moschiferus*, L., et Pallas, *Spicil. zool*, fasc. 12, p. 51). Il habite les montagnes boisées du Thibet, de la Daourie et la Tartarie, c'est-à-dire de tout le vaste espace asiatique compris entre l'Asie-Mineure, l'Inde, la mer du Nord et la Chine. Sa taille est celle d'un chevreuil de six mois; sa bouche est fendue jusqu'aux molaires; de chaque côté de la mâchoire supérieure des mâles, sort une longue canine qui n'est seulement que rudimentaire dans les femelles. Son pelage varie suivant les âges; mais un caractère constant de ce pelage, c'est d'avoir sous le cou, depuis la gorge jusqu'au poitrail, deux bandes blanches bordées de noir, enfermant entre elles une bande noire. La bourse à musc, de 5 à 6 pouces de tour et longue de 2 pouces et quelques lignes, s'étend au-dessus de la verge, entre celle-ci et le nombril, sans être nulle part adossée à la peau. Pallas, qui a donné des détails anatomiques très exacts sur cet animal, dit que la membrane exhalante de cette poche est sèche et raide comme l'épiderme humain; mais elle est entourée d'un tissu cellulaire rempli de vaisseaux. La surface exhalante de cette membrane est comme déchiquetée en petites languettes ou valvules inégales. Vers l'orifice, cette surface est lisse et projette quelques longs poils que l'on retrouve quelquefois dans le musc. Le pourtour de l'orifice est lubréfié par de petites glandes. Le musc, même sur l'animal vivant, forme une masse sèche, compacte en dehors, où l'on voit l'empreinte des petites valvules de la poche ; le centre de la masse est très peu compacte, quelquefois vide, le globule ou noyau ne se formant que par la compression concentrique des dernières couches exhalées. La bourse n'en contient pas plus de six drachmes dans les adultes, et de deux dans les vieux. Pallas suppose que l'utilité du musc, relativement à l'animal, est de servir de stimulant de volupté pour les femelles dans l'accouplement. La compression de la bourse en exprime alors une certaine quantité de musc non encore solidifié qui se répand sur la vulve de la femelle. Celle-ci manque de bourse musquée, quoiqu'on lui en ait attribué aussi bien qu'au mâle. M. Oken a, dans le second cahier de l'*Isis* pour 1826, donné une figure et une description de cette bourse, laquelle confirme les détails que nous avons empruntés à Pallas. La sécrétion du musc peut être assimilée, selon M. Oken, à la matière sébacée du prépuce chez les autres animaux.

Les chevrotains-muscs sont presque innombrables dans toutes les montagnes que nous avons dit être leur patrie ; cependant, comme ce sont des animaux nocturnes, on ne les rencontre pas facilement. Le musc qu'ils fournissent varie de qualité suivant les divers pays. Celui des Alpes voisines de la Sibérie et de la Daourie est peu odorant, tandis que celui de Tonquin est d'une excellente qualité; ce dernier est contenu dans des poches dont le poil tire plus ou moins sur le roux. Dans le commerce, on donne au musc du Thibet le nom de *musc kabardin ;* il est renfermé dans des poches dont le poil est blanchâtre et comme argenté. Il est en général plus sec que le musc de Tonquin, d'une odeur moins forte, moins tenace, et conséquemment moins estimé.

Le musc Tonquin a été analysé par MM. Blondeau et Guibourt, qui l'ont trouvé composé des principes suivans : 1°. d'eau ; 2°. d'ammoniaque ; 3°. de stéarine ; 4°. d'élaïne ; 5°. de cholestérine ; 6°. d'huile acide combinée avec l'ammoniaque ; 7°. d'huile volatile ; 8°. d'hydro-chlorates d'ammoniaque, de potasse et de chaux ; 9°. d'un acide indéterminé en partie saturé par les mêmes bases ; 10°. de gélatine ; 11°. d'albumine ; 12°. de fibrine ; 13°. d'une matière très carbonée soluble dans l'eau ; 14°. d'un sel calcaire soluble à acide combustible ; 15°. de carbonate et de phosphate de chaux ; 16°. de poils et de sable.

Cette analyse fait voir combien est compliquée la composition chimique du musc. La quantité d'eau et celle de l'ammoniaque libre varient selon la dessication plus ou moins grande de cette substance. Les matières grasses, c'est-à-dire la stéarine et l'élaïne, sont semblables à celles du mouton et des autres ruminans ; la cholestérine, à celle des calculs biliaires. En définitive, il résulte des recherches chimiques de MM. Guibourt et Blondeau, que le musc offre à la fois les principes que l'on rencontre dans les sécrétions et les excrétions animales. On ne peut l'assimiler simplement à ces dernières, vu la quantité de gélatine, d'albumine, et même de fibrine qu'il contient ; il doit donc être considéré plutôt comme une sécrétion ; d'ailleurs nous avons parlé plus haut de l'opinion de Pallas sur les fonctions qu'il remplit dans l'animal vivant.

Le musc éprouve, à l'aide du temps, une altération que favorise la manière dont les marchands ont coutume de le conserver. Ils le placent alternativement dans des lieux humides et dans des vases hermétiquement fermés. L'humidité développe l'ammoniaque, qui à son tour agit sur les matières grasses et les convertit en une sorte de savon ou d'adipocire. Mais cette altération n'est jamais assez forte pour enlever au musc les principes volatils d'où dérivent ses propriétés ; car, ainsi que nous l'avons exprimé au commencement de cet article, ces principes sont éminemment tenaces, quoique d'une extrême diffusibilité.

Le musc est un médicament très excitant, qui paraît agir principalement sur le système nerveux, et qui conséquemment est employé dans les névroses. Les cas où on en a obtenu le plus de succès, sont les maladies aiguës ataxiques, comme les fièvres typhoïdes accompagnées de délire ou d'affection spasmodique de quelque organe particulier. On l'administre en poudre délayée dans une potion appropriée, ou en pilules, à la dose de 2 à 8 grains, que l'on porte quelquefois à plus d'un demi-gros. Sa teinture est aussi une préparation usitée à la dose de 1 scrupule à un demi-gros. L'eau distillée du musc est fort odorante; on peut en donner de 1 à 3 onces. Tout le monde sait que le musc à très petite dose est un parfum fort en vogue chez certaines personnes qui ont intérêt à pallier quelques odeurs plus désagréables. D'autres l'emploient à des fins tout-à-fait différentes; car il passe pour un des meilleurs aphrodisiaques connus.

Le haut prix du musc est un puissant motif de sophistication. Afin d'en augmenter le poids, on introduit du sable, quelquefois même du plomb, dans les petites ouvertures des poches; souvent les falsificateurs ont l'art d'extraire de celles-ci le musc, qu'ils remplacent par un mélange de sang desséché, ou d'asphalte, avec un peu de musc. Ces fraudes sont faciles à reconnaître, pour peu qu'on y fasse attention. Le sang desséché devient très fétide lorsqu'on l'humecte et qu'on l'expose à une température suffisante; l'asphalte a une cassure luisante et brûle avec flamme, tandis que le musc est terne dans sa cassure et se convertit en charbon sans répandre de flamme.

(G...N.)

MUSC ARTIFICIEL. On connaît, en Allemagne, sous le nom de musc artificiel (*Moschus artificialis*) une résine jaune qui a l'odeur du musc, et qui s'obtient en traitant une partie d'huile de succin rectifiée avec 4 parties d'acide nitrique ajouté par petites portions, laissant le mélange en repos pendant quelques jours; il se précipite une matière qu'on lave ensuite à l'eau chaude. C'est cette matière qui est le musc artificiel.

(G...N.)

MUSC INDIGÈNE. On a donné ce nom à la fiente des vaches qui a été séchée au soleil et qui a acquis une odeur de musc. (Bouillon Lagrange, *Ann. de Chim.*, t. XLVII, p. 70.)

(A. C.)

MUSCADIER. *Myristica moschata*, Thunberg. — Rich. Bot. méd., t. I, p. 189. (Famille des Myristicées. Dioecie Monadelphie, L.) C'est un arbre qui croît dans les Moluques et particulièrement au groupe des îles de Banda. En 1796, les muscadiers étaient si communs dans les Moluques, qu'ils produisaient annuellement 163000 livres pesant de muscades, et 43000 livres de macis; mais un violent ouragan fit périr, en 1798, une grande partie de ces arbres précieux. Ils ont été transportés, en 1770 et 1772, dans les colonies françaises par les soins de Poivre, administrateur des îles de France et de Bourbon, où ils se sont parfaitement naturalisés. On cultive également le muscadier avec quelques succès à Cayenne et dans les Antilles; mais il n'y est pas encore assez répandu pour que ces pays puissent fournir des muscades au commerce.

Le muscadier s'élève à environ 30 pieds de haut; il porte des feuilles alternes, ovales-lancéolées, entières, acuminées, marquées de nervures latérales et régulières. Les fleurs sont dioïques, disposées en faisceaux solitaires aux aisselles des feuilles. Aux fleurs femelles succèdent des fruits drupacés en forme de poires, à peu près de la grosseur d'une pêche, marqués d'un sillon longitudinal, chacun renfermant une graine grosse, ovoïde, solide, dure, marbrée à l'intérieur, revêtue dans presque toute son étendue d'un arille inégalement découpé et de couleur rouge carnée. Cette graine est la *muscade*, et son arille le *macis*. Ces deux substances sont les seules parties usitées; le brou se dessèche, et on le rejette ordinairement. Il n'y a que dans les collections destinées aux études carpologiques que l'on trouve les fruits de muscadier complets; le commerce livrant toujours à part les muscades et le macis.

Les muscades du commerce sont tantôt ovoïdes, tantôt allongées, formes qui peuvent dépendre de deux espèces distinctes, ainsi que Thunberg l'a établi, ou de deux variétés de la même espèce, d'après l'opinion de Lamarck, qui a donné à celle-ci le nom de *Myristica aromatica*.

La muscade allongée ou elliptique est nommée *muscade mâle*, probablement parce qu'elle est plus grosse que l'autre; on lui donne encore le nom de *muscade sauvage*, parce qu'on ne se donne pas la peine de la cultiver, attendu qu'elle est inférieure sous plusieurs rapports à la muscade arrondie. Elle est longue d'un pouce et demi à deux pouces, plus légère et moins aromatique que l'autre sorte de muscade, et très sujette à être piquée des vers. Le brou est recouvert d'un épiderme cotonneux, tandis qu'il est glabre dans la muscade cultivée, et le macis, au lieu d'être lacinié, se divise simplement en trois ou quatre bandes régulières qui se réunissent au sommet de la graine.

La muscade ovoïde ou arrondie porte, par opposition avec la précédente sorte, les noms de *muscade femelle* et *muscade cultivée*. Elle est grosse comme une petite noix, ridée et sillonnée en tous sens, d'un gris rougeâtre sur les parties saillantes, et d'un gris cendré dans les sillons; sa consistance est dure et onctueuse; son odeur forte, aromatique et agréable; sa saveur huileuse, chaude et âcre. Le macis ou l'arille qui la recouvre est divisé en lanières profondes et irrégulières, d'une couleur de chair ou jaune-orangée claire; il est épais, sec, souple et onctueux, d'une odeur forte et d'une saveur âcre. La muscade est souvent rongée par des larves d'insectes ou par d'autres vers; pour cacher ces défauts, quelques commerçans en bouchent les trous avec une pâte composée de poudre et d'huile de muscade, restauration dont il est souvent difficile de s'apercevoir, si ce n'est en cassant la muscade.

Par expression à chaud, on extrait de la muscade et du macis une huile solide mixte, c'est-à-dire composée d'huile fixe et d'huile volatile qui la colore en jaune et lui communique une odeur fortement aromatique. On la prépare dans les pays où croît le muscadier, avec les fruits dont la qualité est inférieure. *V*. HUILE DE MUSCADE.

Selon M. Bonastre, 500 parties de muscade sont composées : 1°. de matière blanche insoluble (stéarine), 120; 2°. de matière butyreuse colorée soluble (élaïne), 38; 3°. d'huile volatile, 30; 4°. d'un acide, 4; 5°. de fécule, 12; 6°. de gomme, 6; résidu ligneux et perte, 290; total, 500.

On doit à M. Henry une analyse du macis; en voici les résultats : 1°. une petite quantité d'huile volatile; 2°. beaucoup d'huile fixe, odorante, jaune, soluble dans l'éther, insoluble dans l'alcool même bouillant; 3°. une quantité à peu près égale d'une autre huile fixe, odorante, colorée en rouge, soluble dans l'éther et l'alcool; 4°. une matière gommeuse particulière ayant des propriétés analogues à celles de l'amidine et de la gomme, et formant environ un tiers des principes constituans du macis.

La muscade est beaucoup plus employée comme aromate que comme médicament. Les alimens dans lesquels on la fait entrer, en même temps qu'ils sont plus sapides et plus agréables, se digèrent aussi plus facilement, ce qui résulte de la propriété excitante de cet aromate. Rarement on l'administre seule, mais elle fait partie de beaucoup de médicamens composés. Associée à l'alun, Cullen et Fr. Hoffmann ont vanté ses effets fébrifuges. (G...N.)

MYLABRE DE LA CHICORÉE. *Mylabris Cichorii*, Fabr. et Olivier. Insecte de l'ordre des Coléoptères, section des Hétéromères, tribu des Cantharidies, qui vit sur la chicorée, les chardons et d'autres plantes de la famille des Synanthérées, dans les contrées chaudes de l'Europe. Il est long de 6 à 7 lignes, noir, velu, avec trois bandes jaunes, dont la première est divisée en deux taches sur les étuis. Cet insecte possède des propriétés vésicantes comme les cantharides et les méloës; en Italie et particulièrement à Naples, il remplace ordinairement la cantharide. D'après quelques passages de Pline, il paraît que les anciens lui donnaient le nom de cantharides; car les meilleures cantharides étaient décrites comme marquées de bandes jaunes transverses. M. le docteur Bretonneau a fait récemment des essais sur le mylabre de la chicorée, et il a conclu de ces essais que ce mylabre contenait de la *cantharidine*. M. Robiquet a confirmé le fait annoncé par ce médecin ; il a présenté à l'Académie de la cantharidine extraite du mylabre ; cette substance est accompagnée d'une huile jaune qui la colore fortement.

D'autres espèces de mylabres sont, en divers pays, employées aux mêmes usages que le mylabre de la chicorée. Ainsi, le *Mylabris pustulata* d'Olivier est le vésicatoire des Chinois, qui en font une exportation assez considérable au Brésil. On dit qu'à Rio de Janéiro, on ne se sert pas d'autres vésicans.

(G...N.)

MYRIAPODES. *V.* INSECTES.

MYRICA. Genre de plantes, type d'une nouvelle famille proposée par Richard père, sous le nom de Myricées, et renfermant plusieurs espèces utiles. Telles sont principalement les deux suivantes : 1°. le *Myrica gale*, petit arbrisseau rameux qui croît dans le nord et l'ouest de l'Europe, et qui exsude une substance résineuse et aromatique. On connaît cet arbrisseau sous les noms de *galé odorant*, *piment royal*, et *piment aquatique*. *V.* ce dernier mot. 2°. Le *Myrica cerifera*, L., autre arbrisseau originaire de l'Amérique septentrionale, maintenant cultivé avec succès sous le climat de Paris, et dont les fruits sont recouverts d'une matière cireuse. *V.* CIRE VÉGÉTALE et MYRICINE. Le *Myrica cordifolia*, arbuste buissonneux très commun au Cap de Bonne-Espérance, fournit une grande quantité de cire, que l'on extrait de ses fruits absolument de la même manière qu'on le fait en Amérique de ceux du *Myrica cerifera*. La couleur de cette cire est d'un gris cendré. Les colons en font de la chandelle, et les Hottentots la mangent comme du fromage.

(G...N.)

MYRICINE. Nom donné par John à une substance particulière qu'il a isolée de la cire, et qui jouit des propriétés suivantes : elle est, suivant cet auteur, insoluble dans l'éther et dans l'alcool, soit à froid, soit à chaud ; elle se dissout dans les huiles fixes et volatiles ; elle n'est pas précipitée des huiles de la première espèce ; elle est fusible à une chaleur de 40 à

60° centigrades ; elle est un peu glutineuse, mais avec la consistance de la cire ; son poids spécifique est de 0,900. La myricine s'obtient en faisant bouillir la cire dans l'alcool, qui dissout une autre matière que John a désignée sous le nom de *cérine*, et la myricine reste seule. D'après un nouveau travail dû à MM. Boudet et Boissenot, la myricine est inaltérable par les alcalis caustiques ; elle est susceptible de se volatiliser en grande partie sans éprouver de décomposition ; elle se rapproche des corps gras du troisième genre, la *cholestérine*, l'*éthal*, etc. Selon ces mêmes auteurs, la myricine, au lieu d'être accompagnée de la cérine seulement, dans la cire, s'y trouve avec une autre substance que ces auteurs ont cru devoir nommer *céraïne*. *V*. le mot CIRE et le Mémoire de MM. Boudet fils et Boissenot. (*Journ. de Pharm.*, janv. 1827, p. 38.) (A. C.)

MYRISTICA MOSCHATA. *V*. MUSCADIER.

MYROBALANS, ou par corruption MYROBOLANS. *Fructus Myrobalani* officin. On faisait autrefois un grand cas en Médecine de ces fruits, qui subissent maintenant le sort d'une foule d'autres drogues vénérées par les anciens, c'est-à-dire qui sont tombées dans l'oubli le plus profond. Si nous consacrons un article aux myrobalans, ce n'est point parce que nous pensons qu'on doive réhabiliter leur réputation ; mais dans un Dictionnaire des Drogues, c'est une sorte d'hommage que leur antique célébrité rend obligatoire. Néanmoins, comme nous avons une foule de meilleures choses à dire sur des sujets d'une importance plus réelle, on nous pardonnera de nous borner à la description sommaire et à l'indication de l'origine des diverses espèces de myrobalans.

Ce furent les médecins arabes qui les premiers introduisirent ces fruits dans la Thérapeutique. On les tirait de l'Inde, et leur valeur était très considérable, surtout à une époque où ils étaient fort recherchés, à raison de leur origine en quelque sorte mystérieuse, ainsi que de leurs prétendues propriétés. Aujourd'hui que l'on n'en fait aucun usage, leur origine est parfaitement dévoilée, et l'on sait qu'ils proviennent de divers végétaux, principalement des espèces de *Terminalia*, nommés vulgairement badamiers, que nous allons indiquer successivement.

Myrobalans chébules. Ils sont ovoïdes, allongés, de la grosseur d'une datte, ordinairement en forme d'olive; leur longueur est de 15 à 18 lignes; leur plus grande épaisseur, d'environ 10 lignes. Extérieurement ils sont brunâtres, lisses, luisans, marqués de cinq côtes longitudinales peu apparentes. Coupés transversalement, ils offrent une partie charnue de 2 lignes environ d'épaisseur, brunâtre et comme marbrée, croquante et acide; un noyau allongé, marqué de dix côtes longitudinales, dont cinq sont plus saillantes. Ce noyau, dont l'épaisseur est d'environ 5 lignes, renferme dans sa cavité centrale, un embryon dont les cotylédons sont minces et roulés plusieurs fois sur eux-mêmes. Ces myrobalans sont certainement les fruits du *Terminalia Chebula*, Roxbugh, ou *Myrobalanus Chebula*, Gærtn., *De fruct.*, tab, 97, et non ceux du *Balanites ægyptiaca*, Delile, Flore d'Égypte, ainsi qu'on l'a répété, d'après quelques ouvrages, dans le nouveau Codex de la Faculté de Paris. A la vérité, les fruits du *Balanites* ont beaucoup de conformités avec les myrobalans, mais leur embryon n'est pas roulé comme dans les fruits des *Terminalia*.

Myrobalans citrins. Ils sont de moitié moins gros que les précédens, rarement en forme de poires; leur couleur varie du jaune au brun; leur partie charnue est sèche, jaunâtre, astringente et absolument conformée comme celle des myrobalans chébules. Ils ne sont qu'une variété des fruits de l'arbre qui produit ceux-ci, quoiqu'on en ait formé uue espèce particulière sous le nom de *Terminalia citrina*.

Myrobalans indiques. Leur forme est irrégulière et allongée; ils sont souvent terminés en pointe aux deux extrémités, noirâtres et ridés longitudinalement. Leur longueur n'est que de 4 à 8 lignes, conséquemment de la moitié des chébules. Leur cassure est noirâtre, compacte, n'offrant qu'une simple ébauche de noyau sans amande. En conséquence, ils paraissent être les fruits du *Terminalia Chebula*, cueillis avant la maturité. La saveur de ces myrobalans est beaucoup plus astringente que dans les précédentes sortes.

Myrobalans belliries. Ils sont noirâtres, ovoïdes, ou quelquefois entièrement globuleux, de la grosseur d'une petite noix, à cinq côtes peu marquées; leur surface est brunâtre, terne et comme terreuse; leur chair est peu épaisse, d'une saveur astringente légèrement aromatique; le noyau et l'amande sont plus gros que dans les autres myrobalans. Ces fruits sont encore produits par une espèce de *Terminalia* qui a pour synonyme le *Myrobalanus Bellirica* de Gærtener.

Myrobalans emblics. Ils se distinguent facilement des espèces dont nous venons de tracer la description par leur forme et leur structure. Ils tirent leur origine d'une plante qui n'a aucuns rapports avec les *Terminalia*. C'est le *Phyllanthus Emblica*, L., arbrisseau du Malabar, qui appartient à la famille des Euphorbiacées. Les myrobalans emblics sont noirâtres, globuleux, déprimés au centre, de la grosseur d'une cerise, offrant six côtes très obtuses séparées par des sillons profonds; leur partie extérieure est charnue, épaisse de 2 lignes au moins, se séparant en six valves; le noyau ou coque est également à six côtes et s'ouvre en six parties. On employait autrefois ces fruits comme purgatifs. On les fait servir dans l'Inde, au tannage des cuirs et à la teinture en noir.

La saveur astringente ou acidule des vrais myrobalans indique des propriétés qui peut-être ne sont pas sans énergie. Cependant, nous le répétons, ils sont aujourd'hui totalement négligés des médecins.

On a encore donné le nom de myrobalans à des fruits drupacés qui ont quelque analogie avec ceux des *Terminalia*. Ainsi deux espèces de *Spondias* (*S. lutea* et *S. purpurea*, L.), arbres de la Famille des Térébinthacées, fournissent des fruits que l'on connaît vulgairement sous le nom de *myrobalans* ou *prunes mombin*. Le fruit de l'icaquier (*Chrysobalanus Icaco*, L.) a aussi été considéré comme un myrobalan. *V*. Chrysobalanus. (A. R.)

MYROSPERMUM. C'est le nom générique proposé par Jacquin et admis par De Candolle (*Prodrom. Syst. veget. nat.*, v. II, p. 95) pour les deux arbres qui fournissent les baumes du Pérou et de Tolu. Mutis, Linné fils, MM. Kunth et Ach. Richard ont employé le mot *Myroxylon* ou *Myroxylum*. *V.* Baume de Pérou et Baume de Tolu. (G...n.)

MYROXYLON ou MYROXYLUM PERUIFERUM et TOLUIFERUM. *V.* Baume de Pérou et Baume de Tolu.

MYRRHE. *Myrrha.* Gomme-résine qui nous vient d'Arabie et d'Abyssinie, sans que l'on sache quel est le végétal qui la fournit. Quelques-uns veulent, d'après Bruce, que ce soit un *Mimosa;* d'autres, et c'est l'opinion la plus probable, attribuent la myrrhe à une espèce du genre *Amyris,* ou à une autre plante de la famille des Térébinthacées. Enfin, nous ajouterons que Loureiro a pensé que la myrrhe était fournie par un arbre de Chine, qu'il décrivit sous le nom de *Laurus Myrrha.* Cette question a paru assez importante à la Société Médico-Botanique de Londres pour qu'elle proposât dernièrement un prix à ce sujet; mais il nous semble que la décision de cette question n'est pas une affaire d'étude de cabinet, et qu'il faut l'attendre seulement d'un voyageur qui serait en même temps botaniste instruit. Or nous ne croyons pas que pour 600 francs et la gloire d'avoir trouvé l'arbre de la myrrhe, on veuille s'exposer aux dangers d'un voyage en Arabie.

La myrrhe est en larmes pesantes, rouges, irrégulières, comme efflorescentes, demi-transparentes, brillantes et vitreuses dans leur cassure. Les plus grosses offrent assez souvent des stries courtes et semi-circulaires que l'on a comparées à des coups d'ongle, et qui leur ont valu le nom de *myrrhe onguiculée.* Les stries paraissent être le résultat de la dessication de la myrrhe au moment où elle découle à l'état liquide de l'arbre. On trouve quelquefois une sorte de myrrhe en grosses larmes jaunâtres, lactescentes, dont l'odeur et la saveur ont de l'analogie avec celles du bdellium.

La saveur de la myrrhe est amère et résineuse; son odeur fortement aromatique, assez agréable. Elle est grasse et huileuse sous le pilon, ce qui tient à un peu d'huile volatile que retient sa résine. Voici les proportions des principes constituans de cette substance, selon M. Pelletier (*Ann. de Chim.*, t. LXXX, p. 45) : gomme soluble, 66; résine imprégnée d'une petite quantité d'huile volatile, 34. Cette proportion plus considérable de gomme fait que la myrrhe est plus soluble dans l'eau que dans l'alcool. C'est dans la résine odorante de cette substance que résident ses propriétés médicales. La gomme contenue dans la myrrhe diffère, selon M. Braconnot, de toutes les autres gommes par les propriétés suivantes : 1°. elle acquiert de la cohésion par la chaleur, qui la rend en partie insoluble dans l'eau, quand la solution est évaporée; 2°. elle fournit de l'ammoniaque par la distillation et donne de l'azote avec l'acide nitrique; 3°. elle précipite le plomb, le mercure et l'étain de leurs dissolutions.

Administrée à une petite dose (10 à 60 grains en poudre ou en pilules), la myrrhe est excitante et tonique; on l'employait beaucoup autrefois à l'intérieur comme emménagogue, et à l'extérieur, particulièrement dans les maladies des os, telles que la carie et la nécrose. La teinture alcoolique est la forme sous laquelle la myrrhe est le plus fréquemment mise en usage.

La myrrhe fait partie de plusieurs préparations officinales, telles que la thériaque, la confection d'hyacinthe, le baume de Fioraventi, les pilules de cynoglosse, etc.

M. Vauquelin a obtenu, en traitant par l'alcool la racine d'une graminée de l'Arabie et de l'Inde (*Andropagon Schœnanthus*, L.), une huile épaisse, d'une saveur très âcre, et qui a exactement l'odeur de la myrrhe. Unie à une substance gommeuse, cette huile forme une myrrhe artificielle qui imite parfaitement la myrrhe naturelle. (G...N.)

MYRTACÉES ou MYRTINÉES. *Myrtaceæ*. Famille naturelle de plantes dycotylédones à étamines périgynes, dont le myrte commun est le type. Elle se compose d'un grand nombre d'arbres et d'arbrisseaux, tous originaires des climats chauds, et remarquables par l'élégance de leur port et de leur feuillage. Les fleurs ont un calice adhérent avec l'ovaire, et terminé par quatre ou cinq dents persistantes; la corolle est à quatre ou cinq pétales ordinairement plissés et chiffonnés avant leur épanouissement; les étamines sont insérées sur le calice, ordinairement sur plusieurs séries en nombre multiple des pétales; le fruit est généralement une baie à une ou plusieurs loges qui renferment plusieurs graines.

Dans les vraies Myrtacées, les feuilles, les calices, et toutes les parties vertes, sont ordinairement criblées de glandes vésiculeuses pleines d'une huile volatile très odorante. Si dans quelques-unes les glandes ne sont pas visibles par transparence, c'est que le tissu de ces feuilles est trop coriace. Le grenadier qui était associé aux Myrtacées manque de glandes vésiculeuses, mais cet arbre fait maintenant partie d'une nouvelle famille naturelle, qui se distingue des Myrtacées, non-seulement par cette particularité, mais encore par d'autres caractères tirés des organes de la fructification.

Cette famille renferme plusieurs plantes intéressantes par leurs produits, telles que le *Melaleuca Leucadendron* qui fournit l'huile de cajéput, le giroflier, le myrte ordinaire, les *Myrtus Pimenta* et *caryophyllata*, le goyavier, le jambosier, etc. *V.* ces mots. (A. R.)

MYRTE COMMUN. *Myrtus communis*, L. — Rich. Bot. méd., t. II, p. 493. (Famille des Myrtacées. Icosandrie Monogynie, L.) Arbrisseau élégant qui, dans les pays où il croît spontanément, atteint une hauteur de 15 à 20 pieds. Il est très commun dans les parties méridionales de l'Europe, en Orient, en Asie et en Afrique dans le bassin de la Méditerranée. Ses feuilles sont opposées, presque sessiles, petites, ovales-aiguës et entières, fermes, d'un vert foncé, parsemées de glandes translucides. Ses fleurs sont blanches, pédonculées et solitaires aux aisselles des feuilles; elles doublent facilement par la culture. Le calice adhérent avec l'ovaire est ovoïde à cinq dents; la corolle a cinq pétales blancs, étalés, un peu concaves; les étamines nombreuses; le fruit en baie ovoïde, presque noire, couronnée par les dents du calice.

On distingue plusieurs variétés dans le myrte commun,

parmi lesquelles il en est quelques-unes dont les baies sont grosses comme des cerises et d'un goût agréable. Une variété remarquable par la petitesse de son feuillage est cultivée fréquemment dans les jardins.

Le myrte était, dans l'antiquité, consacré au culte de Vénus et de l'Amour; c'était le symbole des plaisirs dans tous les festins joyeux et dans les fêtes publiques. Son abondance dans les pays littoraux de la Méditerranée, son odeur suave et sa verdure perpétuelle furent les causes de la prédilection que l'on accordait à cet arbre, de même que dans nos fêtes religieuses, nous employons le feuillage des arbres toujours verts, tels que les sapins, les buis, les ifs, parce qu'ils sont plus abondans, et à défaut des palmiers qui étaient les arbres sacrés des Juifs et des premiers chrétiens. Toutes les parties du myrte, les feuilles surtout, contiennent en grande quantité un principe astringent dont on a tiré parti pour le tannage des peaux, et une huile volatile très odorante. Il était autrefois employé comme tonique et légèrement stimulant dans les diverses espèces de catarrhes chroniques. On en composait une eau distillée en usage chez les dames comme cosmétique sous le nom d'*eau d'ange*, ainsi qu'une pommade et une huile auxquelles on attribuait des propriétés surnaturelles. C'était avec ces eaux et ces pommades que l'on s'imaginait pouvoir restituer à la nature sa fraîcheur et sa fermeté flétrie par les ravages du temps ou par l'abus des voluptés.

Dans les pays chauds où le myrte croît spontanément, sa culture n'exige aucuns soins. On en fait des haies et des rideaux de verdure qu'il suffit de tondre tous les ans, pour qu'ils restent bien garnis. A Paris et dans les contrées septentrionales où cet arbrisseau est cultivé pour l'agrément, on le conserve dans des caisses que l'on rentre dans l'orangerie pendant l'hiver. Une terre substantielle lui convient; il faut l'arroser fréquemment pendant les chaleurs de l'été. On le multiplie généralement par boutures et par marcottes.

Plusieurs espèces de myrtes exotiques sont remarquables par leurs usages économiques. Ainsi le *Myrtus Ugni*, Lamck., arbrisseau qui croît dans l'Amérique méridionale, a des baies rouges, arrondies ou ovales, et de la grosseur d'une petite prune. Les habitans du Chili préparent avec ces fruits une liqueur aromatique qui a de l'analogie avec les meilleurs vins muscats. On emploie aux mêmes usages les *Myrtus Luma* et *maxima*, décrits par Molina (*Hist. nat. de Chili*) qui, en outre, fournissent un excellent bois de charronnage.

Le *Myrtus Pimenta*, L., que M. De Candolle place aujourd'hui parmi les *Eugenia*, est un grand arbre des Antilles dont les baies servent à préparer l'aromate connu sous les noms de *toute-épice*, *piment de la Jamaïque*, etc. *V.* ce dernier mot.

L'écorce aromatique, nommée cannelle giroflée dans la Droguerie, est celle du *Myrtus caryophyllata* qui croît dans les îles de l'Amérique et dans l'Inde orientale. *V.* Cannelle giroflée. (G...n.)

MYTILUS. Nom scientifique latin du genre Moule, dont une espèce est fréquemment consommée sur les tables. *V.* Moule comestible. Linné avait placé dans ce genre le mollusque qui fournit les perles. *V.* Perle. (G...n.)

N

NACRE. On nomme ainsi la coquille aplatie, parée et polie du mollusque qui fournit les perles. *V.* Perle. (G...n.)

NAGAS (BOIS DE) ou BOIS DE FER CEYLAN. Il est fourni par un arbre de la famille des Guttifères et de la Monadelphie Polyandrie, L., décrit anciennement sous le nom de *Nagassarium*, par Rumph., *Herb. amboin.*, 7, tab. II, et nommé *Mesua ferrea*, par Linné. Son diamètre est considérable; et sa pesanteur spécifique (1,094) est un peu plus considérable que celle de l'eau; il est très dur, noirâtre, avec un aubier jaune, susceptible d'un beau poli, et offrant alors sur un fond brun foncé, un pointillé blanc serré. Ce bois a une odeur et une saveur très fortes, analogues à celles du sassafras, qualités qui sont dues à la présence d'une grande quantité d'huile volatile contenue, non-seulement dans l'écorce, mais dans les couches ligneuses, quoique M. Lassaigne, qui a analysé ce bois (*Journ. de Pharm.*, t. X, p. 169) ait annoncé que l'écorce seule était imprégnée d'huile volatile.

Le bois de nagas n'est pas très connu en Europe; il serait pourtant d'un emploi fort avantageux, soit comme bois de marqueterie, à raison de sa dureté et de son beau poli, soit comme médicament, pour son odeur et sa saveur qui, comme nous l'avons déjà dit, se rapprochent beaucoup de celles du sassafras. (G...N.)

NANCÉATES. On a donné ce nom à un genre de sels résultant de l'union de l'acide nancéique avec les bases salifiables. Ces sels ne sont pas employés. *V.* Acide nancéique.

NAPEL. Nom vulgaire d'une espèce d'aconit employée en Médecine. *V.* Aconit napel.

NAPHA. Nom donné en Pharmacie à la fleur d'oranger. L'eau préparée avec ces fleurs est connue sous le nom d'*Aqua naphæ*.

NAPHTE. *V.* Huile de pétrole.

NARCÉINE. Nom donné à la morphine par M. Chaussier. On a donné le nom d'acétate de narcéine à l'acétate de morphine. (A. C.)

NARCISSE DES PRÉS. *Narcissus Pseudo-Narcissus*, L. — Rich. Bot. méd., t. I, p. 103. Orfila, Leçons de Méd. légale, tab. 2. (Famille des Amaryllidées. Hexandrie Monogynie, L.) Cette plante, à laquelle on donne les noms vulgaires de *porillon, aiault, narcisse sauvage, clochette des bois*, etc., est assez commune dans les localités humides, surtout dans les bois de l'Europe tempérée et méridionale. Aux environs de Paris, et notamment dans les bois de Vincennes, elle fleurit dès le mois de mars. Son bulbe est arrondi, composé de tuniques très serrées. Ses feuilles sont linéaires, aplaties, obtuses, un peu plus courtes que la hampe, qui est terminée par une seule fleur grande, jaune et légèrement inclinée; le limbe du périanthe est à six divisions ovales-aiguës; la couronne ou nectaire forme un tube très long, campaniforme et frangé sur ses bords.

Les bulbes de ce narcisse, ainsi que ceux d'autres espèces

(*N. poeticus, odorus, Tazetta*) qui croissent abondamment dans le Midi et que l'on cultive partout dans les jardins, ont une saveur amère, âcre et désagréable. Leur propriété émétique est connue depuis long-temps, et elle a été constatée de nouveau par les expériences de M. Loiseleur Deslongchamps. Selon ce praticien, les bulbes de narcisse réduits en poudre et administrés à la dose de 20 à 40 grains, et même un peu au-delà, provoquent, suivant la susceptibilité individuelle, d'abondans vomissemens.

Les fleurs de narcisse sont également vomitives, mais à un degré plus faible. On les administre en poudre, à la dose d'un demi-gros à un gros en suspension dans un véhicule édulcoré et aromatisé. D'après l'analyse qu'en a publiée M. Caventou (*Journ. de Pharm.*, 1816, p. 540), ces fleurs sont composées : 1°. de matière grasse odorante, 6 parties ; 2°. de matière colorante jaune, 44 ; de gomme, 24, et de fibre végétale, 26. MM. les docteurs Dufresnoy de Valenciennes, et Loiseleur Deslongschamps, ont fait intervenir ces fleurs dans le traitement de certaines affections spasmodiques ; ils ont prétendu en avoir obtenu quelque succès contre l'épilepsie, et surtout contre la coqueluche ; d'autres les ont vantées contre la dyssenterie et les fièvres intermittentes, mais ces derniers effets ne sont pas aussi constatés que l'efficacité de ces fleurs dans la coqueluche. Pour que les enfans prennent ce médicament sans répugnance, on en prépare une infusion, un sirop et un extrait, que l'on administre à des doses variées suivant l'âge du malade et l'intensité de la maladie. Les expériences de M. Orfila ont constaté que l'extrait des fleurs de narcisse, ingéré, à la dose d'un gros à un gros et demi, dans le système circulatoire d'un chien, et de 4 gros administrés par la bouche, cause sa mort dans l'espace de moins d'une journée. En conséquence, les fleurs de narcisse des prés, prises à haute dose, doivent être regardées comme un poison irritant dont le principe semble résider dans sa matière extractive. (G...N.)

NARCOTINE OPIANE, *Sel de Derosne, Sel cristallisable de l'opium, Substance cristalline de l'opium*. Ce produit particulier, dont la découverte est due à M. Derosne, qui l'obtint en 1802, n'a été trouvé jusqu'à présent que dans l'opium. On emploie le procédé suivant pour l'obtenir. On traite par l'acide acétique bouillant le résidu d'opium duquel on a retiré par l'eau les principes solubles; on filtre la solution acétique, on la décompose ensuite par un alcali qui précipite la narcotine; on la recueille sur un filtre; on lave, puis on fait redissoudre dans l'alcool pour la purifier. Si ce produit n'est pas à un état de pureté convenable, on répète la dissolution et la cristallisation.

On peut aussi obtenir ce principe en prenant de l'extrait d'opium divisé, le mettant en contact avec l'éther sulfurique, et faisant réagir. L'éther dissout la narcotine, une matière grasse et épaisse, de plus, une matière analogue au caoutchouc. On introduit la liqueur éthérée dans une cornue; on distille pour séparer l'éther; on décante la matière huileuse qui surnage; le résidu, qui est composé de narcotine et de caoutchouc, est traité par l'alcool bouillant, qui dissout la narcotine; celle-ci se précipite par refroidissement. On extrait encore la narcotine en traitant l'extrait aqueux d'opium par l'éther sulfurique, qui ne dissout que la narcotine, qu'on obtient par la volatilisation de l'éther. La narcotine pure est solide, blanche, inodore, insipide, cristallisant en prismes droits à bases rhomboïdales; chauffée graduellement dans un tube de verre, elle fond comme les graisses; à une température peu élevée, elle se décompose, répand des vapeurs épaisses ammoniacales. Très peu soluble dans l'eau, elle est soluble dans l'alcool, plus dans l'alcool bouillant, qui la laisse déposer par refroidissement; très soluble dans l'éther. Les huiles d'amandes douces et d'olives la dissolvent lentement, et à une température inférieure à celle de l'ébullition. Les diverses solutions que l'on obtient avec la narcotine ne jouissent pas de leurs propriétés alcalines; elles ne bleuissent pas le papier de tournesol rougi, ne verdissent pas celui de mauve, etc. Les acides acétique et nitrique la dissolvent; ce dernier la dissout à froid sans la colorer en rouge, et il donne naissance à une solution de couleur jaune. L'analyse de la narcotine, faite par MM. Pelletier et Dumas, a fourni les résultats suivans : carbone, 68,88; azote, 7,21 ; hydrogène, 5,91 ; oxigène, 18.

D'après diverses expériences, il est démontré que la narcotine n'est pas le principe excitant de l'opium. M. Orfila a prouvé qu'elle est loin d'être aussi énergique qu'on l'avait cru, et qu'elle agissait plutôt sur l'économie animale comme stupéfiant que comme excitant. Administrée à de hautes doses par M. Bailly (jusqu'à 60 grains à la fois), à l'état solide ou à l'état de dissolution hydro-chlorique, ce praticien dit n'en avoir obtenu aucun effet notable. Ces assertions ont été combattues par M. Orfila, qui pense que la différence d'action était due à une différence de pureté dans les produits employés. M. Orfila a déduit de ses expériences, 1°. que la narcotine à l'état solide ou dissoute dans l'acide hydro-chlorique, peut être prise sans crainte, par l'homme, à de très fortes doses; 2°. que 30 grains de ce principe dissous dans l'acide acétique ont fourni une dissolution qui n'a produit aucun effet sur plusieurs malades qui l'ont prise; 3°. qu'elle est sans action sur les chiens lorsqu'elle est introduite dans l'estomac, même à la dose de 40 à 60 grains, en solution dans les acides hydrochlorique et nitrique; 4°. qu'elle détermine la plus vive excitation et même la mort de ces animaux lorsqu'on leur administre 30 ou 40 grains de ce produit en dissolution dans les acides acétique ou sulfurique; 5°. qu'elle occasione la mort de ces mêmes animaux lorsqu'on la fait prendre à la dose de 30 grains, en dissolution dans l'huile d'olives ; dans ce dernier cas, ces animaux, au lieu d'être frappés d'excitation, présentent un phénomène contraire; 6°. qu'elle n'agit pas lorsqu'on l'applique sur le tissu cellulaire, à la dose de 12 grains, en solution dans l'acide acétique ; 7°. qu'elle tue promptement les chiens quand on l'injecte dans la veine jugulaire, à la dose de 3 grains, et en solution dans l'huile ; 8°. qu'il est impossible de décider actuellement si elle exerce sur l'homme la même action que sur les animaux ; car d'une part les effets sont semblables lorsqu'elle est administrée en poudre ou dans l'acide hydro-chlorique, tandis qu'ils semblent différer quand on la donne en solution dans l'acide acétique ; mais le défaut d'action de la solution acétique chez l'homme ne tiendrait-il pas à ce qu'il a été administré à de trop petites doses, eu égard à la structure et à la force de l'homme, comparées à celle du chien? 9°. que dans tous les cas, elle produit sur ces derniers animaux l'excitation ou la stupeur, suivant qu'elle a été dissoute dans l'acide acétique ou dans l'huile, et qu'il importe par conséquent, avant d'assigner le rôle qu'elle joue dans l'extrait aqueux d'opium, de déterminer si elle y est tenue en dissolution par un acide ou par une matière grasse, comme cela paraît probable. (*Toxicologie générale,* t. II, p. 73.) La narcotine n'est pas employée comme médicament. (A. C.)

NARCOTIQUE. On a donné le nom de narcotiques aux substances qui ont la propriété de déterminer l'assoupissement. Parmi les principaux narcotiques sont rangés l'opium, la jusquiame, la belladone, etc. Les narcotiques ont été divisés, 1°. en *sédatifs* ou *calmans*, quand ils servent à modérer une excitation pathologique, à ralentir la circulation et les mouvemens trop vifs des organes; 2°. en *anodins,* quand ils déterminent la cessation de la douleur ; 3°. en *hypnotiques*, quand ils déterminent le sommeil. (A. C.)

NARCOTISME. Nom donné à l'ensemble des effets produits par les narcotiques. Quelquefois ces effets se bornent à un assoupissement plus ou moins long, utile au sujet qui l'éprouve ; d'autres fois ces effets sont suivis de nausées, de vertiges, et d'un état d'apoplexie, d'ivresse, de délire, de mouvemens convulsifs, etc. Le narcotisme, dans ce cas, est un véritable état d'empoisonnement, et l'on doit avoir recours aux excitans, à l'émétique, aux purgatifs, aux boissons acidulées et excitantes. *V.* Opium. (A. C.)

NARD. Ce mot signifiait, chez les anciens, la racine de plusieurs plantes aromatiques qu'ils employaient, soit comme médicament, soit comme parfum. La plupart de ces racines étant tombées en désuétude, nous nous bornerons à mentionner ici celles qui ont eu le plus de vogue.

Nard celtique. Racine d'une espèce de valériane nommée par Linné *Valeriana celtica*, petite plante qui croît dans les Alpes de la Suisse, de la Savoie et du Tyrol. On la trouve fréquemment mélangée avec celle d'une autre espèce de valériane qui possède les mêmes propriétés, et qui se trouve dans les mêmes localités; c'est le *Valeriana Saliunca* d'Allioni. Cette racine se compose d'une petite souche encore munie de vestiges des feuilles radicales, offrant à l'extrémité plusieurs radicelles brunâtres, et mêlée de beaucoup de terre sablonneuse. Elle a une saveur très amère, une odeur assez forte, surtout quand on la froisse entre les doigts, fort analogue à celle de la racine de valériane officinale. Elle possède les propriétés de celle-ci, mais, vu sa rareté, on ne l'emploie plus que dans quelques vieilles préparations dont elle est un des nombreux ingrédiens.

Nard de Crète ou Nard de montagne. C'était la racine de la grande valériane (*Valeriana Phu*, L.), plante que l'on cultive dans les jardins, et dont les propriétés sont les mêmes que celles de la valériane officinale. *V.* ce mot.

Nard indien ou spicanard. L'origine de la racine connue sous ces deux noms est assez obscure. Les uns veulent qu'elle soit produite par une espèce de valériane (*Valeriana Jatamansi*, Jones) qui croît dans les montagnes de l'Inde. M. Lambert a donné une figure qui représente assez exactement le spicanard, à la suite de son Illustration du genre *Cinchona;* mais il est fort douteux que cette plante soit véritablement une valériane. La plupart des auteurs pensent que le spicanard des anciens est produit par une graminée fort abondante dans l'Inde, et connue des botanistes sous le nom d'*Andropogon Nardus*. Nous ne nous arrêterons pas à déterminer quelle est, de ces deux plantes, celle qui fournit le vrai ou le faux spicanard des anciens; cette question n'a plus d'importance dès lors que l'emploi de ces racines est complètement abandonné. Le nard indien que l'on trouve ordinairement dans le commerce présente une souche souvent divisée supérieurement en trois ou quatre parties accolées, garnies de fibres brunes, droites, qui sont les vestiges des feuilles radicales. Son odeur et sa saveur sont faibles, probablement à cause de la vétusté et de l'état détérioré sous lequel cette racine nous est apportée. Le spicanard que l'on suppose produit par le *Valeriana Jatamansi*, a une odeur agréable quoique forte, et une saveur amère et aromatique.

On a encore donné le nom de *spicanard* au bulbe chevelu de l'*Allium victorialis*, L., plante assez commune dans les Alpes et les montagnes secondaires du midi de l'Europe. Ce bulbe est entouré de tuniques fibreuses réticulées, qui lui donnent quelque ressemblance avec les nards des anciens.

NARD SAUVAGE. Un des noms anciens de la racine d'*Asarum europœum*, L. *V.* ASARET. (G...N.)

NASITORT. Synonyme vulgaire de cresson alénois. *V.* ce mot.

NASTURTIUM OFFICINALE. *V.* CRESSON DE FONTAINE.

NATIF. Ce mot s'applique aux métaux que l'on trouve à l'état métallique, dans le sein de la terre.

NATRON, *Natrum*. On donne ces noms au sous-carbonate de soude naturel que l'on rencontre dans différentes contrées et particulièrement en Égypte. Ce sel est un mélange de sous-carbonate, de muriate de soude et de divers autres sels terreux. D'après Hérodote, ce produit était employé à la conservation des corps. Des expériences sont entreprises dans ce moment à Marseille sur la manière d'agir de ce produit. Le natron d'Égypte nous arrive par la voie de Marseille, et des quantités considérables de natron ont été livrées au commerce. L'examen de ce sel, pour sa valeur, peut être fait de la même manière que celui des soudes et potasses. (A. C.)

NAUCLEA GAMBIR. *V.* KINO.

NAUSÉABOND, *Nauséeux*. On donne ce nom aux substances qui causent des *nausées* ou des envies de vomir.

NAVET ET NAVETTE. *Brassica Napus*, L. — Rich. Bot. méd., t. II, p. 663. (Famille des Crucifères. Tétradynamie siliqueuse, L.) Cette plante est abondamment cultivée dans toute l'Europe, à raison des usages alimentaires de sa racine, qui est charnue, blanche, d'une forme très variée, d'une saveur douce, un peu piquante et agréable. Sa tige est rameuse, dressée, garnie de feuilles sessiles, cordiformes, lancéolées, charnues et glauques; les inférieures lyrées, couvertes de poils très rudes. Les fleurs sont jaunes, en panicules aux extrémités des rameaux. Ses siliques allongées la font facilement reconnaître parmi les autres espèces du genre Chou (*Brassica*).

La racine de navet est un aliment sain, quoique peu substantiel et très venteux. On a recommandé son usage dans quelques affections graves, telles que le scorbut, le catarrhe pulmonaire, la phthisie; mais aujourd'hui les médecins ne paraissent pas lui accorder beaucoup de confiance, non plus qu'à la décoction et au sirop de navet, que l'on administrait autrefois.

La navette est une variété de cette espèce, que l'on cultive en grand dans les départemens de l'Est, à cause de ses graines qui fournissent une huile grasse employée principalement pour l'éclairage, et semblable à celle de colza. (A. R.)

NECTAIRE. *Nectarium*. Linné, qui le premier introduisit ce mot dans le langage botanique, le définit une partie de la fleur sécrétant une humeur mielleuse. En effet, on sait que, dans une foule de fleurs, se trouve une humeur visqueuse et sucrée, évidemment sécrétée par des glandes dont la structure est fort variée. Mais, abusant ensuite du mot nectaire, et semblant oublier la définition qu'il en avait donnée, Linné luimême l'appliqua à des organes ni glanduleux ni sécréteurs de liqueur sucrée, et qui n'étaient que les diverses parties de la corolle et des étamines plus ou moins complètement transformées. Tous les botanistes modernes sont assez d'accord pour supprimer le mot nectaire du langage scientifique, puisqu'il ne désigne point d'organe distinct, mais bien un amas de glandes nectarifères diversement réunies et placées sur une des parties de la fleur. Quoi qu'il en soit, l'humeur sucrée qui est sécrétée de ces glandes fournit à l'abeille les matériaux avec lesquels elle élabore le miel. *V.* ce mot. (A. R.)

NÉFLIER. *Mespilus germanica*, L. — Rich. Bot. méd.,

II, p. 537. (Famille des Rosacées, tribu des Pomacées. Icosandrie Pentagynie, L.) Arbre de moyenne grandeur qui croît spontanément dans les forêts de l'Europe, et que l'on cultive dans les vergers, à cause de ses fruits. Son tronc, ordinairement tortu, s'élève à environ 12 à 15 pieds, et se divise en branches nombreuses, qui portent des feuilles elliptiques lancéolées, pubescentes, surtout en-dessous. Ses fleurs sont grandes, blanches, axillaires et terminales. Ses fruits, qui portent le nom de *nèfles*, sont turbinés, déprimés supérieurement, où ils offrent un ombilic très large, environné par les cinq lanières du calice qui sont divergentes. Ils renferment cinq nucules osseux qui contiennent chacun une graine.

Les nèfles ne mûrissent pas sur l'arbre, ou du moins elles y conservent une chair dure, verte, et une saveur austère, désagréable. On les récolte à la fin de l'automne, et on les étend sur de la paille; c'est alors que leurs principes acides et astringens se transforment en principes doux et sucrés: la pulpe des nèfles s'amollit considérablement, devient brune et bonne à manger. Néanmoins ces fruits sont peu recherchés.

On faisait autrefois usage en Médecine, contre la diarrhée et les autres maladies qui réclament les astringens, des nèfles cueillies un peu avant leur maturité et séchées promptement au four; mais aujourd'hui leur emploi est abandonné sous ce rapport, ainsi que celui de leurs graines, auxquelles on attribuait ridiculement des propriétés lithontriptiques. (A. R.)

NEIGE. La neige est de l'eau congelée qui tombe sous la forme de flocons d'un blanc éclatant; quelquefois ces flocons présentent des formes régulières, et maintes fois nous avons vu ces cristaux réunis présenter la forme d'étoiles. La neige diffère peu de la grêle. La grêle est formée par la congélation de l'eau formée en goutte; la neige est le résultat de la congélation de l'eau divisée, et qui ne s'est pas encore réunie; la neige et la grêle ne diffèrent donc que par l'état de division plus ou moins grand dans lequel l'eau existait avant sa congélation. La neige s'est présentée quelquefois colorée. La neige, comme la glace, peut être employée comme tonique et répercussive en l'appliquant à l'extérieur. On s'en sert pour produire des degrés considérables de froid. *V*. MÉLANGES FRIGORIFIQUES. (A. C.)

NÉNUPHAR. *Nymphœa.* Genre de plantes dont la place dans la série des ordres naturels est encore aujourd'hui une question discutée par les plus savans botanistes. Les uns, en effet, se fondant sur la structure de son embryon et sur son mode de germination, le regardent comme appartenant aux Monocotylédones; les autres, au contraire, considérant ses affinités avec les Papavéracées et d'autres Dicotylédones, le rapportent à cette dernière classe. Quoi qu'il en soit, le genre Nénuphar forme le type de la famille des Nymphéacées, et il appartient à la Polyandrie Monogynie, L. Il se compose de plusieurs espèces croissant au millieu des eaux douces, à la surface desquelles elles étalent leurs feuilles larges et le plus souvent cordiformes, ainsi que leurs fleurs qui sont très belles, grandes, de couleur blanche ou jaune dans celles de nos climats, mais quelquefois rouge et du bleu le plus pur dans quelques espèces des fleuves d'Afrique. L'une de ces dernières espèces (*Nymphœa Lotus,* Delile, Flore d'Égypte, tab. 60) est le *Lotos* révéré des anciens Égyptiens, et que l'on voit sculpté sur leurs monumens. Nous ne nous occuperons ici que des deux espèces qui croissent dans les eaux douces de l'Europe.

Le NÉNUPHAR BLANC, *Nymphœa alba,* L.—Rich. Bot. méd., t. I, p. 98, est assez commun dans les mares, les étangs, et en général dans les eaux tranquilles. Ce que l'on prend pour sa racine est une tige ou souche sous-aquatique, horizontale, charnue, de la grosseur du bras, blanche en dedans, jaunâtre à l'extérieur, et offrant de distance en distance quelques larges écailles brunes taillées en losanges; ce sont les vestiges des feuilles qui s'en sont détachées. La face inférieure de la souche émet un grand nombre de radicelles. Les feuilles sont cordiformes, arrondies, entières, très lisses et vertes en dessus, portées sur des pétioles qui s'allongent à mesure de la crue des eaux. Les fleurs sont grandes, blanches, composées de pétales et d'étamines qui, mieux que dans toute autre plante, montrent l'extrême analogie des organes floraux entre eux, puisque l'on voit les pétales extérieurs verts comme les sépales d'un calice, et les pétales intérieurs se transformant insensiblement en filets d'étamines. Ces parties de la fleur sont insérées en partie sur la paroi externe et inférieure de l'ovaire, qui est globuleux, terminé par un stigmate plane, discoïde et rayonné, et qui a ainsi une certaine ressemblance avec l'ovaire des pavots. Cet ovaire se change en un fruit pomiforme, pulpeux intérieurement et renfermant un grand nombre de graines.

Les fleurs du nénuphar blanc sont douées d'une odeur faible, mais assez agréable. On en prépare une eau distillée et un sirop qui passent pour antispasmodiques et calmans. M. Alibert assure s'être servi avec avantage de ce sirop, qui lui a paru pouvoir remplacer, dans quelques circonstances, les préparations opiacées.

La souche du nénuphar est la partie à laquelle on a attribué d'étonnantes proprietés. Elle a une saveur d'abord mucilagineuse, mais bientôt amère et désagréable. D'après l'analyse qu'en a faite M. Morin de Rouen, cette souche contient de l'amidon et du mucilage en abondance, une combinaison de tannin et d'acide gallique, une matière végéto-animale, de la résine, une matière grasse, un sel ammoniacal, de l'acide tartrique, du malate et du phosphate de chaux, du sucre cristallisable, de l'alumine, et plusieurs autres substances. Le principe amilacé qui prédomine sur les autres, la résine, l'acide gallique et le tannin semblent annoncer des propriétés excitantes dans la souche du nénuphar. Cependant, malgré ces qualités excitantes, aucune plante n'a joui d'une plus grande réputation comme antiaphrodisiaque. Dioscoride, Pline, et les crédules auteurs de l'antiquité, se sont longuement étendus sur les vertus merveilleuses de la racine et des graines de nénuphar, qui non-seulement, disent-ils, tempèrent les ardeurs de Vénus, mais encore peuvent tarir les sources de la liqueur séminale. Il suffirait, d'après les mêmes auteurs, d'appliquer des tranches de la racine sur les organes génitaux pour calmer leur irritabilité. Aucun médecin, dans les temps modernes, n'a cherché à constater, par l'expérience, la réalité de ces effets; et la plupart des auteurs de pharmacologie ont gardé le silence sur les propriétés réfrigérantes du nénuphar, ou se sont contentés de copier ce qu'en avaient écrit les anciens. Si nous avions à émettre une opinion basée seulement sur les données que nous fournissent les qualités physiques, la composition chimique de cette substance, et les usages alimentaires auxquels les peuples de l'Égypte ont soumis les diverses espèces de nénuphars qui ornent les eaux du Nil, nous la regarderions comme simplement rafraîchissante par sa nature aqueuse et succulente, mais non par l'effet d'un principe immédiat particulier, et nous serions tentés de ranger au nombre des contes propres à égayer des esprits facétieux, tout ce qui a été dit sur les vertus singulières du nénuphar.

Le NÉNUPHAR JAUNE, *Nymphœa lutea*, L.; *Nuphar lutea*, D.C., *Syst. veget. nat.*, t. II, p. 60, est une plante très abondante dans les rivières dont le cours est peu rapide; ses feuilles sont cordiformes, arrondies, obtuses et nageantes à la surface des eaux. Les pédoncules sont cylindriques et élèvent au-dessus de l'eau les fleurs, qui sont jaunes, assez grandes, et auxquelles succèdent des fruits ovoïdes de la grosseur d'une tête de pavot blanc, resserrés vers le sommet, où ils sont comme tronqués par le stigmate. Les fleurs et les racines de cette plante possèdent des propriétés analogues à celles du nénuphar blanc.

(G...N.)

NÉPENTHES. Dans le quatrième livre de l'Odyssée, Homère parle d'un remède qu'il nomme νηπένθης, et qui a la propriété de dissiper les chagrins, de calmer la colère et de faire oublier tous les maux. A quelle plante ou à quelle substance connue, peut-on rapporter une drogue aussi précieuse? Cette question fut long-temps discutée par les érudits, mais elle est restée indécise, comme la plupart de celles qui reposent uniquement sur des documens vagues et incertains, fournis par les poètes ou les prétendus naturalistes de l'antiquité. Les uns n'ont vu, dans le passage d'Homère, qu'une ingénieuse allégorie de ce poète pour exprimer l'empire que la beauté peut exercer sur le cœur de l'homme; car c'est la séduisante Hélène qui en verse dans le vin qu'elle fait boire au fils d'Ulysse. D'autres interprétateurs moins subtils ont cru que le *nepenthes* était tout bonnement quelque plante vulgaire, comme l'aunée, la buglosse, ou une espèce de jusquiame (*Hyosciamus Datora*, Forsk.) indigène d'Égypte; mais ces plantes sont loin de mériter les éloges pompeux qu'en a faits le prince des poètes. Quelques personnes ont imaginé que le népenthes pouvait bien avoir été le café. Enfin, la plupart des commentateurs croient que cette substance était notre opium, que l'on recueille en Égypte, d'où provenait le népenthes de la femme de Ménélas, et dont les propriétés étaient connues dès la plus haute antiquité.

Linné a donné le nom de *nepenthes* à une plante de l'Inde et de Madagascar qui est fort remarquable par ses feuilles, dont la nervure médiane se prolonge en un filet long en forme de vrille et terminé par un godet operculé, contenant une liqueur douce et agréable. (G...N.)

NÉPHRINE. Mot proposé par Thomson pour remplacer le mot URÉE.

NERIUM OLEANDER. *V.* LAURIER-ROSE.

NÉROLI. On donne ce nom en Pharmacie à l'huile volatile de fleurs d'orangers.

NERPRUN. *Rhamnus.* Ce genre de plantes dont on a fait le type de la famille des Rhamnées, et qui appartient à la Pentandrie Digynie, L., se compose d'un grand nombre d'espèces indigènes et exotiques. Ce sont des arbrisseaux épineux ou dépourvus d'épines, à feuilles opposées, quelquefois persistantes, entières ou dentées, munies de deux stipules à la base. Les fleurs sont petites, quelquefois unisexuées, disposées en épis ou fascicules, rarement solitaires. Plusieurs espèces de nerpruns fournissent des produits utiles: tels sont particulièrement les *Rhamnus infectorius*, *oleoides*, *amygdalinus*, et *saxatilis*, dont les fruits servent dans la teinture sous le nom de *graine d'Avignon*. *V.* ce mot. Le bois de bourdaine ou bourgène, dont le charbon est employé dans la fabrication de la poudre à canon, est celui du *Rhamnus frangula*. *V.* BOUR-

DAINE. Quelques nerpruns sont en outre cultivés comme arbrisseaux d'ornement, et nous citerons sous ce rapport l'alaterne (*Rhamnus Alaternus*, L.), arbrisseau indigène du bassin de la Méditerranée, cultivé maintenant dans les jardins de toute l'Europe tempérée, où l'on en forme des palissades le long des murs, qu'il dérobe aux yeux par son feuillage toujours vert et luisant. Les plus remarquables des autres nerpruns cultivés, sont les *Rhamnus hybridus*, *balearicus*, *latifolius* et *theezans*. Les feuilles de ce dernier, qui est originaire de la Chine, sont employées en infusion comme celles de thé. Nous ne ferons seulement que mentionner d'autres espèces dont les fruits sont comestibles, telles, par exemple, que le *Rhamnus Zizyphus* et le *R. Spina christi* (*Nebka* des Arabes) qui couvre de grands espaces dans l'Arabie et la Haute-Égypte ; ces arbrisseaux constituent aujourd'hui le genre Jujubier. *V.* JUJUBES. Maintenant nous allons décrire succinctement l'espèce connue simplement sous le nom de nerprun ou noirprun, et dont les usages pharmaceutiques sont très fréquens.

Le NERPRUN CATHARTIQUE, *Rhamnus catharticus*, L. — Rich. Bot. méd., t. II, p. 607, est un arbrisseau assez fréquent dans les haies et les bois de l'Europe tempérée et méridionale, où il atteint 12 à 15 pieds de hauteur. Ses rameaux, souvent terminés en pointe épineuse, portent des feuilles opposées, pétiolées, ovales, aiguës, presque cordiformes, dentées, glabres et d'un vert clair. Les fleurs sont petites, dioïques, verdâtres, et groupées plusieurs ensemble. Les fruits sont globuleux, pisiformes, noirs à leur entière maturité, contenant ordinairement trois petits noyaux dans une pulpe verdâtre. Ces fruits jouissent de propriétés purgatives très énergiques; dans quelques pays, les habitans des campagnes en avalent quinze à vingt, lorsqu'ils veulent se purger. Le suc qu'ils contiennent est vert foncé ; il passe au rouge par l'action des acides, et au vert clair par les alcalis, ce qui le fait employer comme réactif pour reconnaître la plus petite quantité de ces corps à l'état libre. C'est en combinant le suc de nerprun avec l'alumine et la chaux que l'on obtient la couleur nommée *vert de vessie*. Ce suc purge violemment à la dose de 2 à 4 gros ; mais on l'administre ordinairement sous forme de sirop, dont la dose est d'une à deux onces, associé à l'infusion de séné et aux sels cathartiques, dans les potions purgatives. Mais comme ce médicament occasione des coliques et la sécheresse de la gorge, on ne doit l'employer que pour produire une révulsion énergique, par exemple dans les hydropisies, les dartres chroniques, etc. Cependant, lorsque la manne avait une valeur excessive, c'était la potion purgative des pauvres gens. Le sirop et le rob de nerprun sont fort usités dans la Médecine vétérinaire.

L'écorce moyenne des jeunes branches du nerprun cathartique paraît posséder les mêmes propriétés médicinales que la pulpe des fruits. (A. R.)

NERVIN. *V.* Onguent nervin.

NEUTRALISER. On donne ce nom à une opération qui consiste à saturer un acide par une base, ou une base par un acide, de manière à ce que ni l'un ni l'autre de ces deux corps ne soit prédominant, c'est-à-dire que le produit résultant ne soit ni acide ni alcalin, ne rougisse ni le papier de tournesol, ni ne bleuisse ce papier rougi par un acide. (A. C.)

NEUTRE. Ce mot est employé pour désigner les corps qui ne sont ni acides ni alcalins. On entend par sel neutre la combinaison d'une base salifiable avec un acide dans des proportions telles, que le combiné qui en résulte ne rougisse ni ne verdisse le sirop de violettes, le papier de mauves, etc.

(A. C.)

NICKEL. On a donné ce nom à un corps simple métallique, rangé par M. Thénard dans la cinquième section. Les premiers renseignemens que l'on eut sur ce métal sont dus à Hierne, chimiste suédois, qui donna quelques notions sur son minerai, dans un traité qu'il publia en 1649 sur l'art de découvrir les métaux. Cromsted, en 1751 et 1754, annonça qu'il avait reconnu un nouveau métal dans le minerai connu sous le nom de nickel; l'opinion de ce chimiste fut ensuite adoptée par Bergman à la suite d'expériences. Depuis cette époque, un grand nombre de chimistes se sont occupés du nickel; de ce nombre sont Richter, Tupputi, Rothoff, Philips, Bucholz, Proust, Klaproth, Thénard, Vauquelin, Laugier, etc., etc.

Le nickel existe dans la nature, 1°. uni à l'oxigène, *à l'état d'oxide;* 2°. uni à l'arsenic, *à l'état d'arséniure;* 3°. uni à l'acide arsenique, *à l'état d'arséniate.* Ce métal s'obtient de la manière suivante : on prend le *speiss* (alliage de nickel, de cobalt, d'arsenic, de fer, et d'une petite quantité de cuivre, de soufre, et quelquefois de bismuth), on le réduit en poudre fine, on le soumet à l'action du feu, afin d'en séparer une grande partie de l'arsenic qui se volatilise en passant à l'état d'oxide. Le grillage étant terminé, on fait dissoudre dans l'acide nitrique le résidu de la calcination ; on fait évaporer aux trois quarts pour séparer une portion d'acide arsenique qui se précipite ; on traite la dissolution restante qui contient des arséniates de cobalt, de nickel, de fer, par plusieurs *courans* d'acide hydro-sulfurique nécessaires à la décomposition des arséniates, et à la précipitation de l'arsenic et du cuivre; on reprend la liqueur (qui contient des nitrates de nickel, de cobalt et de fer, et de plus une portion d'acide sulfurique formée aux dépens d'une partie du soufre de la mine et d'une portion de l'oxigène de l'acide nitrique), on la fait bouillir pour chasser l'excès d'acide hydro-sulfurique; on y verse ensuite une quantité suffisante de sous-carbonate de soude pour précipiter le nickel, le cobalt et le fer; on recueille sur un filtre les carbonates précipités, on les lave et on les traite ensuite par l'acide oxalique en excès qui les décompose et qui forme un oxalate soluble avec le fer et des oxalates insolubles avec les oxides de cobalt et de nickel ; on décante la liqueur, on lave le précipité qui reste sur le filtre et qui est formé des deux oxalates solubles. On traite ces sels par l'ammoniaque en excès qui les dissout; on abandonne la solution au contact de l'air; l'oxalate de nickel se dépose, l'oxalate de cobalt reste en dissolution. On décante ensuite; l'oxalate de nickel reste sur le filtre; on l'introduit dans un creuset, et on le soumet à la calcination. L'oxalate est décomposé par ce procédé (dû à M. Laugier), on obtient l'oxide de nickel pur. On traite ensuite cet oxide de la manière suivante :

on mêle l'oxide avec une certaine quantité de cire, de manière à en faire une pâte, on chauffe dans un creuset brasqué; l'oxigène perd son oxide, et l'on obtient le nickel à l'état métallique. Selon M. Proust, on peut encore obtenir le métal en exposant le protoxide de nickel à une très forte chaleur (Proust), ou en chauffant cet oxide avec de la poudre de charbon et du borax (1).

Le nickel obtenu le plus pur possible, est d'une belle couleur blanche, semblable à celle de l'argent; comme ce métal, il laisse une trace blanche lorsqu'on le frotte sur la surface polie d'une pierre dure. Il est plus dur que le fer; son poids spécifique est de 8,279 lorsqu'il a été *fondu*, et de 8,666 lorsqu'il a été *écroui*, Richter. Ce poids spécifique pourrait bien n'être pas tout-à-fait exact, car on présume que ce poids a été déterminé avec du nickel contenant du cobalt et du fer. Tourte a porté ce poids à 8,402 et à 8,932; enfin R. Tupputi l'a indiqué comme étant de 8,380 et de 8,820. Le nickel est malléable à chaud et à froid; il peut être réduit en feuilles très minces; il est plus magnétique que le cobalt, moins que le fer. Il est fusible à 160° de Wedgevood. Exposé au contact de l'eau et de l'air, il ne s'altère pas sensiblement; soumis à l'action de la chaleur, il prend diverses nuances de coloration, et affecte une couleur analogue à celle du *bronze antique*. Il s'unit à l'oxigène en deux proportions: il forme des combinaisons avec le chlore, le carbone, le phosphore, le soufre. Il s'allie avec le fer; il s'unit avec les acides, et forme des sels. Les sels de nickel ne sont pas employés. D'après les expériences de M. Tupputi, il paraît que les préparations de nickel peuvent être considérées comme vénéneuses. (A. C.)

NICOTIANA TABACUM. *V*. TABAC.

NICOTINE, *Nicotianine*. Cette substance existe dans les feuilles du tabac; elle donne à cette plante ses propriétés particulières. La nicotine a été obtenue en 1809 par M. Vauquelin, qui l'a extraite des feuilles de tabac par le procédé suivant: on

(1) M. Tupputi pense que le nickel obtenu à l'aide du charbon, retient une petite quantité de ce corps combustible, et forme un carbure.

36..

prend des feuilles de tabac, on les pile, on en extrait le suc, on le fait évaporer jusqu'aux trois quarts de son volume; on laisse refroidir; la liqueur, par refroidissement, laisse déposer une grande quantité de malate de chaux sous forme d'une poudre graveleuse. Cette matière étant séparée, on fait évaporer de nouveau le liquide jusqu'à ce qu'il ne fournisse plus aucune substance saline; lorsqu'il ne laisse plus déposer de sels, on le fait digerer avec l'alcool qui se charge des acides malique et acétique libres (que le produit contient), de la nicotine et d'une certaine quantité d'hydro-chlorate d'ammoniaque. On introduit la solution alcoolique dans une cornue, et l'on procède à la distillation pour retirer la plus grande partie de l'alcool. On fait ensuite évaporer le résidu à une douce chaleur; on traite une seconde fois le résidu par de l'alcool concentré, afin de séparer une portion de matière animale qui avait été entraînée à la faveur d'une petite quantité d'eau. On distille de nouveau la solution alcoolique; on fait redissoudre dans l'eau le résidu, on sature à l'aide de la potasse, et l'on soumet à la distillation. On pousse cette opération de manière à obtenir une liqueur aqueuse qui, quoique incolore, contient de la nicotine en solution. On fait redissoudre le résidu; on procède de nouveau à la distillation; on répète plusieurs fois cette opération, et à chaque fois on obtient une solution de nicotine dans l'eau. En répétant assez de fois ce travail, on obtient toute la nicotine en dissolution dans l'eau. Par une évaporation conduite avec précaution, on parvient à séparer ce liquide et l'on obtient la nicotine pure. Cette substance est incolore; elle a une saveur âcre, elle possède l'odeur particulière qui distingue le tabac; elle occasione un violent éternument; elle est soluble dans l'eau et dans l'alcool; ses solutions dans l'un ou l'autre de ces liquides sont incolores, et elles se distinguent par la saveur et l'odeur particulière à la nicotine. La nicotine est précipitée de ses dissolutions par la teinture de noix de galle; elle est volatile et vénéneuse; elle se rapproche, par ses propriétés, des huiles volatiles. Hermstaedt (*Journal de Schw.*, t. XXXI, p. 442) a donné le nom de *camphre de tabac* ou *nicotianine*, à un produit qui a de l'analogie avec la nicotine; il propose le moyen suivant pour l'obtenir. On soumet à la distillation des feuilles de tabac avec de l'eau, on recueille l'eau qui passe à la distillation. Cette eau, abandonnée pendant quelques jours à elle-même, présente à sa surface une substance cristalline que l'on sépare. On traite le liquide restant avec de l'acétate de plomb; on traite le précipité par l'acide sulfurique en quantité suffisante pour saturer tout le plomb. La liqueur séparée du précipité, soumise à l'évaporation spontanée, fournit une nouvelle quantité de produit. Ce produit est blanc; il cristallise en larmes, se fond à une douce température, et se volatilise peu à peu; il n'exerce aucune action sur la teinture de tournesol; son odeur est celle du tabac raffiné; pris à la dose d'un grain, il cause des vertiges. Il est peu soluble dans l'eau; mêlé avec l'acide hydro-chlorique, ce mélange, par l'évaporation, ne change pas de nature, l'acide se vaporise. La dissolution de ce principe dans l'eau précipite l'acétate de plomb et le nitrate de mercure. Ce dernier précipité est insoluble dans l'acide nitrique; il est soluble dans l'alcool; la solution alcoolique est précipitée par l'infusion de noix de galle. (A. C.)

NIDS DE GUÊPES. L'analyse des nids de guêpes a été faite par John, qui a reconnu qu'ils étaient composés de débris ligneux cimentés avec du mucus. (A. C.)

NIDS D'HIRONDELLES. Ils sont formés par la salangane, espèce d'hirondelle de l'Inde, et l'on en fait grand cas dans l'Inde orientale et dans la Chine, comme substances alimentaires. *V.* HIRONDELLE. (G...N.)

NIELLE. On donne vulgairement ce nom à diverses plantes regardées comme le fléau des moissons. Ainsi l'on a appelé *nielle* ou *charbon de blé,* les champignons parasites du groupe des Urédinées qui attaquent les céréales. Ce nom de *nielle de blé* est aussi appliqué à l'*Agrostemma Githago*, L., jolie plante à fleurs roses de la famille des Caryophyllées, et à la nigelle des champs (*Nigella arvensis,* L.), qui croissent l'une et l'autre dans les champs cultivés. (G...N.)

NIGELLE. *Nigella sativa*, L. — Rich. Bot. méd., t. II,

p. 627. (Famille des Renonculacées. Polyandrie Pentagynie, L.) Plante annuelle qui croît dans les pays méridionaux de l'Europe. Sa tige est rameuse et garnie de feuilles alternes, pubescentes, divisées en un grand nombre de segmens linéaires et trifides. Ses fleurs sont d'un bleu clair cendré, grandes, solitaires, terminales et non involucrées. Ses fruits sont des capsules à cinq côtes, obtuses et terminées chacune par une corne latérale et divergente, à cinq loges s'ouvrant par une suture longitudinale. Les graines qu'elles renferment sont anguleuses, comprimées, noirâtres, oléagineuses, d'une saveur âcre, piquante, et fort analogue à celle du poivre. On les emploie, réduites en poudre, pour assaisonner certains mets; de là le nom de *toute épice* qu'on leur a donné. Quelques auteurs les ont recommandées comme stimulantes et emménagogues; mais leur usage est aujourd'hui complètement abandonné.

La nigelle ou nielle des champs (*Nigella arvensis*, L.), plante très commune dans les moissons, a des graines qui possèdent des propriétés semblables. (A. R.)

NIHIL ALBUM. On a donné ce nom à l'oxide de zinc. *V.* ce mot.

NINSIN (RACINE DE). Cette racine a une telle ressemblance de formes avec celle de ginseng, qu'on les a souvent confondues. Elle est produite par une Ombellifère du genre *Sium*, espèce qui croît dans les mêmes contrées que le ginseng, c'est-à-dire dans les pays montueux du nord de la Chine. Les Chinois en font également usage, et lui attribuent des propriétés merveilleuses. Ainsi, on peut lui appliquer les réflexions qui ont été faites à l'art. GINSENG. Elle est d'ailleurs inusitée en Europe. (G...N.)

NITRATES. Les nitrates sont les sels qui résultent de l'union de l'acide nitrique avec les bases salifiables. Voici les principaux caractères qui distinguent ces sels : 1°. ils sont décomposés par l'action de la chaleur en donnant lieu à des phénomènes différens, selon la section à laquelle ils appartiennent : les uns laissent échapper de l'oxigène, du gaz azote, un peu d'acide nitreux et laissent l'oxide libre ; d'autres laissent dégager en même temps du gaz oxigène, du gaz acide nitreux, et abandonnent l'oxide. Quelquefois cet oxide absorbe une nouvelle quantité d'oxigène, et il passe à un état plus avancé d'oxidation. 2°. Les acides sulfurique, phosphorique, fluorique, arsenique, mettent l'acide nitrique à nu; cet acide se dégage sous forme de gaz; l'acide hydrochlorique décompose aussi les nitrates, mais il réagit sur cet acide, et de cette réaction il résulte du chlore et de l'acide nitreux. 3°. Mis sur les charbons ardens, les nitrates fusent, l'oxigène de l'acide s'unit au charbon et forme de l'acide carbonique. 4°. La plupart des corps simples et plusieurs corps composés avides d'oxigène décomposent ces sels à une température très élevée; ils s'emparent de l'oxigène de l'acide nitrique, et donnent naissance à des produits variés. 5°. L'eau dissout la plus grande partie de ces sels. (A. C.)

NITRATE D'ALUMINE. Combinaison de l'oxide d'aluminium avec l'acide nitrique : on le prépare en dissolvant l'oxide d'aluminium dans l'acide nitrique, filtrant la solution et la faisant évaporer jusqu'à ce que le sel cristallise. Ce sel n'est pas employé. (A. C.)

NITRATE D'AMMONIAQUE. *Nitrum flammans, Nitrum semi-volatile.* Ce sel, connu depuis long-temps des chimistes, a été examiné par Berthollet lors de ses recherches sur l'acide nitrique, Davy s'en occupa ensuite. On l'obtient en faisant dissoudre du sous-carbonate d'ammoniaque dans l'acide nitrique étendu, jusqu'à la saturation, faisant ensuite évaporer pour obtenir des cristaux. On peut encore l'obtenir en saturant l'acide nitrique par l'ammoniaque pure, faisant évaporer et cristalliser. Le nitrate d'ammoniaque affecte des formes variées, selon la température à laquelle sa solution est évaporée; à une douce chaleur, de 21 à 38°, il fournit des prismes à six pans, terminés par des pyramides hexaèdres; lorsque l'évaporation a lieu à la température de 100°, les cristaux sont cannelés et d'une texture fibreuse, ou bien ils sont mous, élastiques et en longs filamens. Ces différences ont été attribuées aux proportions d'eau de cristallisation que ces cristaux retiennent. Ce sel a une saveur âcre amère; son poids spécifique est de 1,578 (Hassenfratz); il est soluble à 16° dans 2 parties d'eau. A la température de l'ébullition, ce liquide en dissout le double de son poids; ce degré de solubilité est cependant variable, d'après les quantités d'eau de cristallisation que contient ce sel. Le nitrate d'ammoniaque, exposé à l'air, attire l'humidité, et il passe en partie à l'état liquide; soumis à l'action de la chaleur, il se liquéfie à une température inférieure à celle de 150° centigrades; de 180 à 200°, il entre en ébullition sans éprouver de changement de nature; à une température n'excédant pas 260°, il se convertit en protoxide d'azote et en eau; à une plus haute température, au-delà de 316°, il est totalement décomposé; il fournit de l'acide nitreux, du deutoxide d'azote, de l'eau et du gaz azote. Berthollet est le premier qui ait reconnu la nature de cette décomposition, qui fut ensuite examinée de nouveau par M. Davy. Ce sel, selon ce chimiste, est composé : d'acide nitrique, 69,5; d'ammoniaque, 18,4; et d'eau, 12,1. Ce sel est employé en Chimie pour obtenir le protoxide d'azote. Les caractères qui peuvent faire reconnaître le nitrate d'ammoniaque sont : 1°. sa manière de se conduire; lorsqu'on le jette sur un fer rouge, il se décompose avec flamme; 2°. traité par la potasse, il y a décomposition, dégagement d'ammoniaque; on obtient pour résidu du nitrate de potasse. (A. C.)

NITRATE D'ANTIMOINE. L'acide nitrique uni au protoxide d'antimoine, forme un nitrate qui peut être décomposé par l'eau. (A. C.)

NITRATE D'ARGENT, *Cristaux de Lune, Nitre lunaire.* Le nitrate d'argent est le sel qui résulte de l'union de l'acide nitrique avec l'oxide d'argent; ce sel se prépare de la manière suivante : on traite de l'argent pur obtenu par la coupellation ou par la réduction du chlorure, par de l'acide nitrique; il y a décomposition d'une partie de l'acide, oxidation du métal, dégagement de gaz nitreux et dissolution de l'oxide métallique dans l'acide qui n'a pas été décomposé; on fait évaporer la solution à siccité, pour chasser l'excès d'acide; on redissout dans l'eau distillée ; on filtre ; on fait évaporer convenablement pour obtenir des cristaux ; on sépare ceux-ci des eaux-mères, on les met à égoutter sur un entonnoir de verre ; on concentre de nouveau les eaux-mères pour obtenir de nouveau des cristaux, qu'on réunit aux premiers ; on renouvelle l'opération jusqu'à ce qu'on n'obtienne plus de cristaux ; on prend ceux-ci lorsqu'ils sont égouttés, on les étend sur du papier à filtrer ; pour achever de les dessécher, on les enferme ensuite dans un flacon bouché en verre, à large ouverture. La partie liquide qui ne fournit plus de cristaux peut être desséchée, introduite dans un creuset et convertie par la fusion en nitrate d'argent fondu (pierre infernale). Si le sel obtenu de l'une ou l'autre de ces cristallisations était coloré, il faudrait le faire redissoudre dans de l'eau pure et le faire cristalliser de nouveau.

Le nitrate d'argent est incolore, amer, très caustique. Exposé au contact de l'air, il s'altère, perd de sa blancheur ; il est soluble dans l'eau froide, plus soluble dans l'eau chaude; cette solution cristallise par refroidissement. Le nitrate acide cristallise en lames minces très larges, dont les formes varient; quelquefois on obtient des hexaèdres, d'autres fois des trétraèdres, des trièdres. Exposé à l'action du feu, il se fond aisément, se boursoufle, perd de l'eau de cristallisation et se réduit en une masse de couleur grise qui, dans son intérieur, est formée d'une réunion de petites aiguilles. Exposé à une chaleur rouge, il se décompose ; l'argent est réduit à l'état métallique. Projeté sur des charbons ardens, il se décompose de même et passe sur-le-champ à l'état de métal.

La dissolution de ce nitrate tache la peau en noir; ces taches persistent jusqu'au renouvellement de l'épiderme. Cette solution appliquée sur la soie et soumise à un courant de gaz hydrogène, il y a réduction du métal, le tissu prend le brillant métallique. La réduction de cette solution a également lieu par le phosphore et par l'acide sulfureux gazeux (Fulhame). Le nitrate d'argent cristallisé ou fondu, mêlé à du phosphore et soumis à la percussion sur un tas d'acier, donne lieu à une détonation violente ; on obtient des effets analogues lorsqu'on frappe, avec un marteau chauffé d'avance, un mélange de 9 parties de nitrate d'argent et de 3 de soufre ; il y a détonation et inflammation : il y a inflammation seulement, si le marteau employé est froid. Si, au lieu d'employer le soufre, on remplace ce corps par du charbon, il y a une légère fulmination lorsqu'on emploie le marteau, chauffé ou non. La dissolution de nitrate possède les caractères suivans, qui peuvent servir à la faire reconnaître : 1°. elle est précipitée par l'acide hydro-chlorique et par tous les hydro-chlorates solubles; le précipité est sous forme de flocons blancs et épais, ayant de l'analogie avec ceux qui se forment par la coagulation du lait ; il est insoluble dans l'acide nitrique, soluble, lorsqu'il est humide, dans l'ammoniaque ; 2°. elle est décomposée par la plupart des métaux, et spécialement par le cuivre, le mercure; il y a combinaison du métal réduit ; 3°. elle est précipitée par les oxides alcalins ; elle est également décomposée par les acides sulfurique, sulfureux, phosphorique, fluorique, et par les sels qui résultent de l'union de ces acides avec les bases salifiables.

Le nitrate d'argent cristallisé est donné à l'intérieur contre l'hydropisie, l'épilepsie, l'angine de poitriue; à l'extérieur, on l'emploie comme escharrotique ; on le fait entrer dans des gargarismes. La dose à l'intérieur est d'un seizième à un quart de grain, en dissolution dans de l'eau distillée, ou en pilules, ou encore avec un peu de sucre dans du pain azyme : on en a porté successivement la dose jusqu'à 2 et 3 grains ; mais les résultats qu'on a obtenus de ce genre de médicament n'ont pas encore été démontrés d'une manière positive. Il est même des cas où l'emploi de ce sel a été plus fâcheux qu'utile ; on a, par exemple, observé que les personnes à qui on en avait administré une certaine dose, prenaient une teinte grise-verdâtre dans toutes les parties de leur corps exposées à la lumière. Le nitrate d'argent mis en contact avec les matières végétales et animales se décompose ; souvent ce n'est plus le sel qu'on administre, mais bien les produits différens résultant de sa décomposition. Le nitrate d'argent est composé de 31,39 d'acide, et de 68,61 d'oxide. On peut en obtenir l'argent métallique à l'état de pureté. *V.* ARGENT. Ce sel, ainsi que la pierre infernale, ne doit pas être délivré sans ordonnance de médecin. Le nitrate d'argent à l'extérieur est employé pour brûler les chairs fongueuses, pour toucher les bords calleux des ulcères; on le porte, dans l'urètre, à l'aide d'instrumens convenables, dans divers cas de rétrécissement. Pour l'employer à l'extérieur (à toucher les ulcères, etc.), on fait une dissolution de ce sel, en prenant de 2 à 4 grammes (demi-gros à 1 gros) de nitrate d'argent, et 32 grammes (1 once) d'eau distillée; dans les gargarismes, on fait entrer 1 partie de ce sel pour 1000 parties d'eau.

La dissolution de nitrate d'argent est un précieux réactif pour reconnaître la présence de l'acide hydro-chlorique et celle des hydro-chlorates, et pour déterminer la quantité d'acide que contiennent ces sels. A l'aide de ce sel, on peut démontrer la présence de l'acide hydro-chlorique dans un liquide, à la dose d'un quatre-vingt-cinq-millième (1). Il est aussi employé pour reconnaître la présence des acides hydro-sulfurique, phosphorique; on s'en sert aussi, quand il est uni à l'ammoniaque, pour démontrer la présence de l'oxide d'arsenic (Hume). *V.* ACIDE ARSÉNIEUX, t. I, p. 47. (A. C.)

NITRATE D'ARGENT FONDU, *Pierre infernale*, *Caustique lunaire*. Ce produit, qui ne diffère du précédent qu'en ce qu'il est fondu et coulé en petits cylindres, s'obtient de la manière suivante : on prend le nitrate d'argent cristallisé, on le fait fondre dans un creuset jusqu'à ce que toute l'eau de cristallisation soit évaporée, ce que l'on reconnaît à ce que la matière fondue est tranquille, et qu'il y a dégagement d'une petite quantité de gaz nitreux; on retire le creuset du feu, l'on coule le sel fondu dans une lingotière d'argent ou de cuivre, qu'on a fait chauffer d'abord, et dont les parois doivent être enduites d'un peu d'huile, pour que le métal ne puisse s'oxider, et aussi pour que le nitrate ne s'y attache

(1) Traité élémentaire des Réactifs, p. 195.

pas. Lorsque le sel coulé est refroidi, on ouvre la lingotière, on retire les cylindres, on les essuie avec un morceau de drap de laine, et on les enferme dans des bocaux contenant de la graine de lin ou toute autre graine (1). On peut aussi obtenir la pierre infernale en faisant dissoudre l'argent pur dans de l'acide nitrifié purifié, évaporant la solution à siccité, recueillant le produit de l'évaporation, amené à l'état pulvérulent, le faisant fondre dans un creuset et le coulant en cylindres comme nous l'avons dit plus haut. Ce mode d'opérer est plus prompt; il dispense le pharmacien de recueillir les cristaux, et fournit un produit pur, puisqu'il est obtenu avec de l'argent à l'état de pureté dissous dans l'acide pur. Le nitrate d'argent fondu a une forme cylindrique à peu près semblable à celle du phosphore en bâton; ces cylindres ont 2 à 3 pouces de longueur; cassés horizontalement, on aperçoit dans leur intérieur des aiguilles qui partent d'un axe et qui vont en divergeant jusqu'à la circonférence. Sa couleur est grise à l'intérieure, noire à l'extérieur : cette couleur noire provient d'une petite quantité de métal réduit à l'aide du charbon provenant de l'huile qui a servi à enduire la lingotière. Ce métal est mêlé d'une petite quantité de charbon provenant de l'huile. L'argent pur étant employé à la préparation de ce médicament, son prix est assez élevé; cette circonstance donne lieu à sa falsification : l'on trouve dans le commerce de la pierre infernale contenant du nitrate de cuivre, du nitrate de potasse; quelquefois il en est qui retiennent une certaine quantité d'eau, ce qui tient à ce que la pierre a été coulée avant que la fusion n'ait été poussée au point convenable. Dans ce dernier, les bâtons ou cylindres sont moins compactes lorsqu'on les casse; on n'aperçoit pas les cristaux aiguillés que l'on remarque dans le nitrate d'argent fondu parfaitement préparé. Si le pharmacien n'a pas préparé la pierre infernale, il doit s'assurer de sa pureté; il

(1) L'examen des graines qui servent à conserver la pierre infernale a été fait par M. Dulong d'Astafort; il y a reconnu : 1°. de l'argent métallique; 2°. de l'oxide d'argent; 3°. du nitrate d'argent. Séance de l'Académie royale de Médecine, janvier 1828.

peut le faire par divers moyens : 1°. par la chaleur, en en jetant un fragment sur un charbon incandescent qu'on a creusé d'avance ; si le sel est pur, la décomposition a lieu instantanément, et l'on obtient pour résidu de l'argent métallique pur ; 2°. en dissolvant la pierre infernale dans l'eau et essayant la solution par les réactifs qui démontrent la présence du cuivre, et principalement à l'aide d'une lame de fer ; 3°. en calcinant dans un creuset une certaine quantité (un poids déterminé) ; le sel est décomposé ; on obtient de l'argent pur si le sel employé est pur, ou un mélange d'argent et de potasse si ce sel contient du nitre. Ce sel étant vénéneux, il ne doit être délivré que sur l'ordonnance d'un médecin. La pierre infernale est employée comme caustique, on s'en sert pour toucher les excroissances et les ulcères fongueux et calleux ; on l'emploie, soit à l'état solide, soit en dissolution dans l'eau, à la dose de 4 grammes (1 gros) pour 32 grammes (1 once) d'eau distillée ; on applique cette solution à l'aide d'un pinceau fait avec de la charpie ; on fait entrer cette préparation dans quelques injections. Le nitrate d'argent en cristaux et la pierre infernale sont de violens poisons. Les premiers secours à donner dans un cas d'empoisonnement par ce sel, consistent à administrer abondamment de l'eau salée préparée avec le sel de cuisine (hydro-chlorate de soude), de l'eau de gomme, de l'eau albumineuse préparée en mêlant des blancs d'œufs à de l'eau ; le médecin qui doit être appelé, détermine ensuite le mode de traitement à suivre. (A. C.)

NITRATE DE BARYTE. Ce sel est le résultat de la combinaison de l'oxide de barium avec l'acide nitrique, dans les proportions de 38 d'acide, de 50 d'oxide et de 12 d'eau (Fourcroy et Vauquelin). Ce sel fut connu sur la fin du 17e siècle ; mais on doit en grande partie à M. Vauquelin les nombreuses expériences faites sur ce sel. On peut obtenir ce nitrate par plusieurs procédés : 1°. en faisant dissoudre le carbonate de baryte natif calciné dans l'acide nitrique faible, filtrant la solution, faisant évaporer, recueillant les cristaux, les lavant, les faisant redissoudre une seconde fois ; 2°. en décomposant le sulfate de baryte naturel par le charbon, d'après le procédé de M. D'Arcet (*V.* Baryte, tom. I, pag. 390), saturant l'eau de lavage par l'acide nitrique, faisant évaporer et cristalliser, reprenant les cristaux pour les faire redissoudre et cristalliser une seconde fois, les lavant à l'eau distillée et les conservant lorsqu'ils sont secs. Le nitrate de baryte cristallise en octaèdres réguliers qui, en adhérant les uns avec les autres, présentent la forme étoilée; quelquefois on l'obtient en petites lames brillantes; son poids spécifique est de 2,9149; il est sans odeur; sa saveur est chaude, âcre, austère; il est soluble dans 12 parties d'eau à 16°, et dans 3 ou 4 de ce liquide à la température de 100°. Cette dissolution laisse déposer des cristaux par refroidissement. Exposé au contact de l'air, il est peu altérable. Soumis à l'action de la chaleur sur des charbons ardens, il décrépite, il éprouve une espèce de fusion et il se dessèche; si on le chauffe fortement, les élémens de l'acide s'en dégagent, et l'on obtient de la baryte caustique. Le nitrate de baryte mêlé à des corps combustibles, détonne moins fortement que ne le font les autres nitrates. Le nitrate de baryte est employé comme réactif pour faire reconnaître la présence de l'acide sulfurique, celle des sulfates, et déterminer la quantité d'acide qu'ils contiennent. *V.* Acide sulfurique, t. I, p. 181. Ce sel n'a pas encore été employé dans l'art médical; c'est un violent poison. Les premiers secours à donner contre les accidens qui peuvent être causés par ce sel, consistent dans l'administration de liquides tenant en solution des sulfates alcalins, ceux de soude, de potasse et de magnésie. Les caractères du nitrate de baryte qui peuvent le faire reconnaître sont : 1°. sa conversion en baryte par l'action de la chaleur; 2°. dissous dans l'eau et mêlé à la solution d'un sulfate, ou à de l'acide sulfurique, il y a précipitation; le précipité (le sulfate de baryte) est blanc, pesant, insoluble dans l'eau et dans l'acide sulfurique concentré; *V.* Sulfate de baryte; 3°. calciné fortement et dissous dans l'eau, la solution filtrée, mise en contact avec l'acide cholestérique, il y a décomposition et formation d'un cholestérate de baryte d'une belle couleur rouge. Le nitrate de baryte est employé comme réactif. (A. C.)

NITRATE DE BISMUTH. Ce sel s'obtient en traitant le bismuth en poudre par l'acide nitrique, tirant à clair la solution et la faisant évaporer, pour l'obtenir cristallisé. On obtient le nitrate de bismuth en gros cristaux prismatiques; il est acide, très styptique, caustique; mis en contact avec l'eau, il est décomposé sur-le-champ : lorsqu'on verse peu à peu dans l'eau la solution de nitrate acide de bismuth, on obtient l'oxide sous forme de paillettes nacrées; l'oxide de bismuth retient un peu d'acide. Ce précipité était autrefois employé sous le nom de *blanc de fard;* on s'en servait pour se blanchir la peau. On ne doit pas se servir de ce moyen, 1°. parce que la peau devient rude au toucher et se gerce; 2°. par la raison que cet oxide jouit de la propriété de prendre une couleur noire plus ou moins foncée par le contact des vapeurs hydro-sulfurées : ceux qui se seraient blanchis avec ce produit peuvent quelquefois prendre une couleur bigarrée, sujet de mille plaisanteries. *V.* COSMÉTIQUES. (A. C.)

NITRATE DE CADMIUM. Ce sel s'obtient en traitant du cadmium par l'acide nitrique pur, filtrant la solution, faisant évaporer et cristalliser; il est déliquescent, se présentant en prismes ou en aiguilles déliées, groupées en rayons. N'est pas employé. Cependant on a prétendu que ce sel et le sulfate de cadmium pouvaient être employés dans les maladies des yeux. (A. C.)

NITRATE DE CÉRIUM. Combinaison de l'oxide de cérium avec l'acide nitrique. Il existe deux nitrates, le proto et le deuto; ils s'obtiennent en traitant le proto ou le deutoxide par l'acide nitrique, faisant évaporer. Ces sels, qui ne cristallisent pas, ne sont pas usités. (A. C.)

NITRATE DE CHAUX. Ce sel a été désigné, par les anciens chimistes, sous les noms de *nitre calcaire, nitre à base terreuse, nitre à base de terre absorbante, phosphore de Baudoin, salpêtre terreux, eau de mer, de nitre;* il est connu depuis long-temps, et on le rencontre dans la nature accompagnant presque toujours le nitrate de potasse natif : on le prépare en dissolvant dans l'acide nitrique pur du carbonate de chaux aussi à l'état de pureté, filtrant la dissolution et la faisant évaporer jusqu'en consistance sirupeuse, laissant refroidir lentement : cette solution fournit des cristaux. Le nitrate de chaux cristallise en prismes à six pans, terminés par de longues pyramides ; il se présente le plus souvent sous forme d'aiguilles déliées très brillantes ; sa saveur est âcre et amère ; il est déliquescent, très soluble dans l'eau. Une partie de ce liquide, à la température de 16° centigrades, en dissout 4 de nitrate ; l'eau à 100° s'en charge en toute proportion. Il est soluble dans l'alcool à la température nécessaire pour l'ébullition ; ce liquide en dissout un poids égal au sien ; desséché et mis en contact avec les gaz, il les prive de l'humidité qu'ils contiennent. Cette avidité pour l'eau le fait employer pour remplir des tubes au travers desquels on fait passer les substances gazeuses dont on veut opérer la dessiccation. Le nitrate de chaux desséché jouit de la propriété de luire dans l'obscurité ; ce caractère lui a fait donner le nom de *phosphore de Baudoin*, du nom de celui qui le premier constata cette propriété : mêlé avec les corps combustibles, ce sel détonne à peine. Le nitrate de chaux sec, d'après Thomson, est composé de 65,06 d'acide, et de 34,94 de base. Cristallisé, il contient des quantités d'eau qui ont été déterminées par Bergman et par Kirwan : le premier porte l'eau à un quart du poids, le second à un peu plus du dixième. Il n'est employé que pour des expériences chimiques, la dessiccation des gaz. (A. C.)

NITRATE DE CHROME. Ce sel n'a pas encore été examiné ; on l'obtient en traitant l'oxide de chrôme hydraté par l'acide nitrique. (A. C.)

NITRATE DE CINCHONINE. Combinaison de l'acide nitrique avec la cinchonine ; on l'obtient en saturant cette base par l'acide nitrique, faisant évaporer. Ce sel présente un caractère particulier : évaporé jusqu'à une certaine consistance, il se sépare sous forme de gouttes d'apparence oléagineuses, qui se figent par refroidissement comme le ferait la cire ; ces gouttelettes recouvertes d'eau, absorbent peu à peu ce liquide, et il résulte de cette opération une cristallisation formée de prismes réguliers groupés entre eux. Ce sel, jusqu'à présent, n'a pas été utilisé; cependant on a fait sur lui quelques essais, mais ils sont inédits. (A. C.)

NITRATE DE COBALT. On l'obtient en traitant par l'acide nitrique pur, le produit obtenu par la calcination de l'oxalate pur de cobalt, faisant évaporer; la solution fournit de petits cristaux prismatiques de couleur rouge. Ce sel est déliquescent; exposé à l'action de la chaleur, il se décompose; on obtient pour résidu une poudre d'un rouge foncé. Le nitrate de cobalt dissous dans l'eau donne une solution à laquelle on a donné le nom d'*encre de sympathie*. (A. C.)

NITRATE DE CUIVRE. Combinaison résultante de l'union de l'oxide de cuivre avec l'acide nitrique: on l'obtient en traitant de la tournure de cuivre rouge par l'acide nitrique étendu d'une fois son poids d'eau, filtrant la solution, la faisant évaporer et cristalliser, faisant de nouveau évaporer les eaux-mères pour obtenir des cristaux. Le nitrate de cuivre solide est d'une belle couleur bleue; sa saveur est âcre, caustique et suivie d'un arrière-goût métallique. Mis sur la peau, il la corrode; exposé au contact de l'air, il attire l'humidité et passe à l'état liquide; à environ 38° centigrades, il éprouve la fusion aqueuse; à une température plus élevée, le sel se décompose en partie, il y a séparation d'une partie de l'acide nitrique. Placé sur des charbons ardens, ce sel détonne faiblement. Les cristaux de nitrate de cuivre légèrement humectés, enveloppés dans une feuille d'étain très mince et soumis à la percussion sur un tas d'acier, il y a déchirement de la feuille métallique, qui souvent s'enflamme. (Higgins.) Ce sel est composé d'acide nitrique, 100, et de peroxide de cuivre, 148,148. Le nitrate de cuivre a été employé dans quelque cas; nous l'avons vu administrer avec quelque succès dans des cas de maladies vénériennes qui avaient résisté au traitement mercuriel; la dose était d'un huitième de grain par jour: ce sel était mêlé à de l'extrait de chiendent et donné en pilules. A l'état de solution, on s'en est servi pour toucher des ulcères fongueux. Le nitrate de cuivre peut être reconnu à l'aide des opérations suivantes : 1°. réduit en poudre et traité par l'acide sulfurique, il est décomposé, il y a dégagement d'acide nitrique et formation de sulfate de cuivre ; 2°. en dissolution dans l'eau, il donne à une lame de fer que l'on met en contact avec cette solution, l'apparence du cuivre métallique ; 3°. sa solution dans l'eau, traitée par la potasse, donne lieu à un précipité d'oxide et à une solution liquide de nitrate de potasse, qu'on peut obtenir par évaporation ; 4°. cette même solution, traitée par l'alcali volatil, il y a d'abord précipitation, puis dissolution lorsqu'on ajoute un excès d'ammoniaque ; la liqueur prend alors une belle couleur bleu-violet (1). Le nitrate de cuivre est un sel vénéneux : les premiers secours à donner dans un cas d'empoisonnement par ce sel, sont la limaille de fer bien nette délayée dans une certaine quantité d'eau, l'eau albumineuse préparée avec les blancs d'œufs. *V.* SULFATE DE CUIVRE. (A. C.)

NITRATE D'ÉTAIN. Ce sel ne s'obtient qu'avec le protoxide ; on l'obtient en projetant du métal dans de l'acide nitrique d'une pesanteur spécifique d'environ 1,114. Si l'on fait concentrer la solution, ce sel se décompose, et l'on obtient de l'oxide d'étain. On a remarqué que lors de la préparation du nitrate d'étain, il y a production de nitrate d'ammoniaque. (A. C.)

NITRATES DE FER. Selon quelques auteurs, il n'y a pas de proto-nitrate de fer, par la raison que toutes les fois qu'on traite le fer par l'acide nitrique, le métal passe au moins à l'état de deutoxide; d'autres auteurs, Thomson, par exemple (Système de Chimie, t. II, p. 593), donne un procédé pour obtenir le proto-nitrate. Nous pensons que cet auteur a admis

(1) La Chimie de Newman, d'après M. Richard Phillips, fait mention d'un cuivre fulminant que l'on obtient en traitant le nitrate de cuivre par l'alcali volatil, faisant évaporer à siccité. Le résidu à une chaleur peu considérable fait explosion comme les autres fulminates.

comme proto-nitrate, le sel décrit par M. Thénard sous le nom de deuto-nitrate. Le deuto-nitrate s'obtient en traitant à froid le deutoxide de fer par l'acide nitrique étendu d'eau. Pour peu qu'on chauffe la dissolution de ce sel, il y a décomposition. Exposé à l'air, ce sel passe à l'état de trito-nitrate. M. Haussmann a obtenu du nitrate de fer cristallisé en projetant peu à peu du fer dans l'acide nitrique étendu. La solution de nitrate de fer a été introduite dans l'encre pour la rendre indélébile; mais il paraît que ce moyen n'a pas réussi, puisqu'on ne connaît pas encore d'encre véritablement indélébile (1). Le trito-nitrate s'obtient en traitant du fer divisé par de l'acide nitrique étendu d'une fois son poids d'eau : on verse peu à peu l'acide sur le fer, on laisse en digestion pendant quelque temps, on filtre ou l'on décante la liqueur. Ce sel de fer était autrefois employé pour obtenir une préparation connue autrefois sous le nom de *Teinture martiale alcaline de Sthal.*

NITRATE DE GLUCINE. S'obtient en traitant le carbonate de glucine ou l'oxide de glucinium par l'acide nitrique, filtrant et faisant évaporer. Ce sel est astringent déliquescent, facilement décomposable par le feu. Nous avons eu à préparer ce nitrate destiné à entrer dans un collyre, à la dose de 6 grains pour 4 onces d'eau de rose ; ce sel était mis en usage comme astringent. Nous croyons que ce sel ne jouit pas de toutes les propriétés que lui attribuait le praticien qui l'ordonnait, et qu'il agissait comme le sulfate d'alumine et de potasse (*l'alun*).

(A. C.)

NITRATE DE LITHIUM. Ce sel est peu connu, à cause de la rareté du lithium ; il s'obtient en traitant la lithine par l'acide nitrique ; il est très déliquescent, frais et piquant comme le nitrate de potasse ; soumis à l'action de la chaleur, il est très fusible. On l'obtient tantôt en cristaux rhomboïdaux, tantôt en aiguilles. (A. C.).

(1) Nous sommes cependant parvenus à obtenir l'indélébilité parfaite, mais jusqu'à présent nous n'avons pu atteindre le point de perfection désiré : ou l'encre est trop blanche, ou elle ne coule pas assez. (A. C.)

NITRATE DE MAGNÉSIE. Black, le premier, découvrit la nature de ce sel, dont Bergmann a donné une description détaillée. Ce sel existe dans la nature, en combinaison dans les eaux de la mer. Nous l'avons trouvé dans l'eau de quelques puits de Paris. On l'obtient en traitant la magnésie carbonatée par l'acide nitrique pur, saturant, filtrant, faisant évaporer et cristalliser. Les cristaux sont ou des prismes rhomboïdaux, ou de petites aiguilles attachées les unes aux autres. La saveur du nitrate de magnésie est amère et désagréable. Ce sel est soluble dans un peu plus de son poids d'eau à 16°. L'alcool d'une pesanteur de 0,840 (36°) en dissout environ le neuvième de son poids. Ce sel exposé à l'air, attire l'humidité; chauffé, il éprouve la fusion aqueuse, et lorsque l'eau est dissipée, on l'obtient sous la forme d'une poudre blanche. Si l'on chauffe assez fortement, on obtient un dégagement de gaz oxigène, de deutoxide d'azote, d'acide nitreux; l'oxide de magnésium reste libre dans le creuset. Le nitrate de magnésie détonne à peine lorsqu'on le soumet à l'action de la chaleur, après l'avoir mêlé à divers corps combustibles. Suivant Bergmann, ce sel cristallisé est composé d'acide, 43; de base, 27; d'eau, 30. Il est purgatif : des essais qui nous sont particuliers nous ont convaincu qu'il agissait ainsi à la dose de 2 à 3 gros; mais les purgations qu'il détermina furent, dans une des expériences, précédées d'un sentiment pénible que nous ne pûmes définir.

(A. C.)

NITRATES DE MERCURE. L'action de l'acide nitrique sur le mercure a été connue des alchimistes, qui l'ont décrite d'une manière détaillée; mais la connaissance des divers composés résultant de cette action est due à Bergmann, qui le premier fit connaître les sels de mercure et d'acide nitrique. Ces sels sont le *proto-nitrate* et le *deuto-nitrate*, désignés il y a peu de temps encore sous le nom de nitrate *au minimum* et de nitrate *au maximum*.

PROTO-NITRATE DE MERCURE, *Nitrate de mercure au minimum*. Ce sel s'obtient de la manière suivante : on introduit dans une fiole bien égale dans toutes ses parties, de l'acide nitrique pur étendu de cinq parties d'eau ; on ajoute ensuite du mercure purifié par distillation ; on fait bouillir : une partie de l'acide nitrique se décompose, son oxigène le porte sur le métal, s'y unit ; l'oxide formé se combine avec l'acide nitrique non décomposé ; une partie des élémens de l'acide qui a réagi sur le métal se dégage à l'état de deutoxide. Quand l'acide a bouilli sur le métal pendant environ une demi-heure, on sépare le mercure liquide qui doit rester en excès. On met la dissolution dans une capsule de verre placée de manière à ce que le refroidissement de la liqueur s'opère lentement : à l'aide de ce changement de température, le sel de mercure cristallise et se dépose sur les parois de la capsule. On décante les eaux-mères et l'on met à égoutter sur un entonnoir le sel cristallisé, qui est ensuite desséché sur du papier joseph et enfermé dans un flacon fermé en verre. On rapproche les eaux-mères, qui fournissent de nouveau des cristaux ; on fait ensuite rapprocher le reste du liquide, qui fournit une masse qu'on conserve pour d'autres opérations (la préparation de l'oxide rouge de mercure, etc.). M. Zaboada a annoncé que, lorsqu'on faisait dissoudre à froid du mercure dans l'acide nitrique étendu, les cristaux qui se forment spontanément dans la dissolution qui doit contenir un excès de mercure, sont du nitrate très pur (1).

Les cristaux de proto-nitrate de mercure varient de grosseur selon la masse, le degré de concentration de la liqueur, et surtout selon qu'elle a mis plus ou moins de temps à se refroidir. Ils ont ordinairement la forme de prismes à 4 pans ; ils sont solubles dans l'eau ; la solution qui en résulte est pesante, incolore, d'une excessive âcreté ; elle laisse dans la bouche une saveur métallique très désagréable ; mise sur la peau, elle détermine une coloration en noir, coloration qui ne disparaît qu'avec l'épiderme. Les cristaux sont âcres, très styptiques ; ils excitent fortement la salive, rougissent le tournesol ; broyés et mis en con-

---

(1) Selon la plupart des chimistes, ces cristaux contiennent de l'hyponitrite de mercure ; et lorsqu'ils sont traités par l'acide sulfurique, ils laissent dégager de l'acide nitreux.

tact avec l'eau bouillante, ils se décomposent et se convertissent en deux parties : l'une, soluble, contient du nitrate avec excès d'acide ; l'autre, insoluble, de couleur jaune, est un nitrate avec excès de base (sous-nitrate). Le proto-nitrate de mercure est reconnaissable par les caractères suivans : 1°. à l'état solide et traité par l'acide sulfurique, il y a décomposition et dégagement d'acide nitrique, formation d'un sulfate de mercure ; 2°. en dissolution, il est précipité en blanc par le muriate de soude ou par celui de potasse ; 3°. mis en contact avec une lame de cuivre, il la blanchit ; le mercure est revivifié ; 4°. il est précipité en noir par l'hydro-sulfate de potasse : il y a formation de sulfure de mercure insoluble et de nitrate de potasse qui reste en dissolution ; 5°. il est précipité en jaune verdâtre par l'hydriodate de potasse. Ce sel est très vénéneux : les premiers secours à donner consistent dans l'administration d'une grande quantité d'eau albumineuse, ou d'eau dans laquelle on a délayé de la farine. Le nitrate de mercure est employé contre la syphilis ; on s'en sert pour toucher les ulcères fongueux. *V*. Eau mercurielle, Nitrate de mercure liquide. On le met en usage pour préparer le mercure soluble d'Hanemann, le précipité blanc. On s'en sert comme réactif pour reconnaître la présence de l'ammoniaque, celle des acides hydro-chlorique, phosphorique, celle des phosphates (*V*. le Traité des Réactifs chimiques.)

DEUTO-NITRATE DE MERCURE, *Nitrate de mercure au maximum*. Cette combinaison du deutoxide avec l'acide nitrique s'obtient de la manière suivante : on introduit dans un matras du mercure pur, on y ajoute de l'acide nitrique pur affaibli par l'eau, en ayant soin d'ajouter de l'acide en excès ; on fait bouillir la liqueur jusqu'à ce que l'acide ait réagi sur le mercure et l'ait fait passer à l'état de deutoxide qui se dissout dans l'acide nitrique non décomposé. On reconnaît que la conversion en deuto-nitrate est achevée, lorsque la liqueur n'est pas troublée par l'addition de l'acide hydro-chlorique, ou par celle d'une solution d'hydro-chlorate de soude. (Cet essai ne se fait que sur une petite quantité du liquide.) On décante la solution, on la met dans une capsule de porcelaine, puis on la fait évaporer à une douce chaleur, jusqu'en consistance sirupeuse. Le liquide concentré, abandonné à lui-même, fournit des cristaux aiguillés. Quelques-uns de ces cristaux sont colorés en jaune; ces cristaux jaunes sont considérés comme étant du deuto-nitrate. Le deuto-nitrate a une saveur plus désagréable encore que le proto-nitrate; il rougit le papier de tournesol; broyé et traité par l'eau froide, il y a précipitation d'une poudre blanche, qui est du nitrate de mercure privé d'une partie de son acide et qui passe à l'état de sous-nitrate insoluble. Si l'on continue de laver le sous-nitrate, on obtient pour résidu de l'oxide pur. Le deuto-nitrate de mercure à l'état de poudre, étant traité par l'eau bouillante, il en résulte de même une décomposition: la partie insoluble, de couleur jaune, est un sous-nitrate connu autrefois sous le nom de *turbith nitreux*; la partie soluble est du nitrate acide. Les caractères qui peuvent faire reconnaître le deuto-nitrate de mercure et sa solution sont: 1°. la propriété de ne pas précipiter par l'acide hydro-chlorique et les hydro-chlorates solubles; 2°. de former du per-chlorure de mercure par l'addition de l'acide hydro-chlorique; 3°. de donner par l'hydrogène sulfuré ou par quelques gouttes d'hydro-sulfate alcalin, un précipité orangé ou noir qui passe très promptement à la couleur blanche; 4°. mis en contact avec la peau, il la tache en noir; 5°. de donner un précipité rouge par l'hydriodate de potasse. Le deuto-nitrate de mercure est employé pour obtenir l'oxide rouge de mercure; on s'en sert pour le feutrage dans la chapellerie; il est employé à la préparation de la pommade citrine. (A. C.)

NITRATE DE MERCURE LIQUIDE, *Eau mercurielle*. Cette préparation est employée en lotion contre les ulcères syphilitiques; on l'obtient en agissant de la manière suivante: on prend mercure distillé, 120 grammes (3 onces 6 gros); acide nitrique pur, 150 grammes (4 onces 6 gros). On met ces deux substances dans un ballon et l'on fait dissoudre à une douce chaleur; lorsque la dissolution est opérée, on ajoute, eau distillée, 900 grammes (1 livre 12 onces 7 gros). On mêle, et l'on décante lorsque la liqueur s'est éclaircie. Cette solution, de même que les nitrates de mercure, ne doit être donnée que sur ordonnance et à des personnes connues. (A. C.)

NITRATE DE MERCURE POUR L'ESSAI DES HUILES D'OLIVES, *Nitrate acide de mercure.* M. Poutet de Marseille, l'un de nos pharmaciens-chimistes les plus distingués, est le premier qui ait fait connaître la propriété que possède la solution de nitrate acide de mercure, de concréter l'huile d'olives, et de laisser les autres huiles à l'état liquide. Il eut l'heureuse idée d'appliquer cette propriété pour reconnaître la falsification de l'huile d'olives. La solution à employer doit être préparée de la manière suivante : on introduit dans une fiole à médecine, 6 parties de mercure pur et 7 parties d'acide nitrique à 38 degrés de l'aréomètre de Baumé. On place la fiole sur des cendres chaudes, et lorsque la solution est terminée, on arrête l'opération et l'on conserve le produit dans un vase fermé en verre, pour l'employer au besoin. On s'en sert en mêlant ensemble de l'huile d'olives à essayer avec du nitrate (1 partie de solution et 12 parties d'huile); la quantité d'huile qui ne se solidifie pas peut être regardée comme n'étant pas de l'huile d'olives. Des essais faits sur l'emploi de ce réactif nous ont démontré toute son utilité. (A. C.)

NITRATE DE MORPHINE. La combinaison de la morphine avec l'acide nitrique n'est pas usitée; on se sert de l'acétate, du sulfate et de l'hydro-chlorate. L'action de ce sel sur l'économie animale est semblable à celle de l'acétate. *V.* ACÉTATE DE MORPHINE, MORPHINE, HYDRO-CHLORATE, SULFATE, etc. (A. C.)

NITRATE DE NICKEL. Le nitrate de nickel est le résultat de la combinaison de l'oxide de nickel avec l'acide hydrochlorique. On traite l'oxide par l'acide nitrique, on filtre, on fait évaporer et cristalliser. Les cristaux de ce sel sont rhomboïdaux. Exposés au contact de l'air, ils deviennent d'abord déliquescens ; ils se réduisent ensuite en poudre, en perdant peu à peu leur acide et laissant de l'oxide de nickel. Le nitrate de nickel introduit dans une cornue et soumis à la distillation avec précaution, fournit un sous-nitrate de nickel insoluble dans l'eau, et qui, selon Proust, est formé d'oxide de nickel, 125, et d'acide, 17. Le nitrate, selon le même chimiste, est formé de 55 d'acide, de 25 de protoxide, et de 20 d'eau. La solution de nitrate de nickel mise en contact avec de l'ammoniaque en excès et soumise à l'évaporation, fournit un sel à base de nickel et d'ammoniaque. Ce sel a été examiné par M. Thénard, qui le fit connaître le premier : on lui a donné le nom de *nitrate ammoniaco de nickel* (*nitrate de nickel et d'ammoniaque*). Les sels de nickel sont vénéneux. Le nitrate nous a paru agir comme vomitif, du moins nous avons ressenti de violentes nausées pour avoir mis dans la bouche un tube qui avait servi à remuer du nitrate de nickel que l'on faisait évaporer à siccité. Des essais sur l'action des sels de nickel ont été consignés dans le Journal de Chimie médicale pour 1826.

(A. C.)

NITRATE D'OR. Le nitrate d'or s'obtient en traitant par l'acide nitrique très concentré l'oxide d'or; la dissolution, qui est brune, doit contenir un très grand excès d'acide. Si l'on ajoute de l'eau, l'oxide d'or se précipite; si l'on chauffe la dissolution, l'or ramené à l'état métallique se précipite. (A. C.)

NITRATE DE PLOMB. Ce sel, qui résulte de l'union de l'oxide de plomb avec l'acide nitrique, s'obtient en traitant le plomb, la céruse, ou encore la litharge, par l'acide nitrique, filtrant la solution, la faisant évaporer pour obtenir les cristaux. Le nitrate de plomb est blanc, opaque, sucré, inaltérable au contact de l'air. Il est soluble dans huit fois son poids d'eau à 15°, et dans une moins grande quantité d'eau bouillante. Il cristallise en tétraèdres dont les sommets sont tronqués; quelquefois il affecte la forme de pyramides hexaédriques. Placé sur des charbons incandescens, il décrépite; chauffé dans une cornue, il se transforme en oxigène et en acide nitreux que l'on peut recueillir en agissant convenablement. Le nitrate de plomb est peu employé en Pharmacie. Dans les arts, on se sert de la solution pour enduire du chanvre et en former des mèches pour le service de l'artillerie. Les caractères qui peuvent le faire reconnaître sont : 1°. l'action de l'acide sulfurique, qui décompose ce sel et qui met à nu l'acide nitrique ; en s'unissant avec l'oxide de plomb et formant un sulfate insoluble ; 2°. en ce que sa solution est précipitée en blanc par les sous-carbonates alcalins, en blanc par le prussiate de potasse, en noir par l'acide hydro-sulfurique et par les hydro-sulfates, en jaune par le chromate et par l'hydriodate de potasse, etc.

Ce sel est vénéneux. Les premiers secours à porter contre les accidens qui pourraient résulter de son administration à l'intérieur, sont l'eau de Barèges pour boisson, ou l'eau hydro-sulfurée simple. (A. C.)

NITRATE DE POTASSE, *Nitre, Salpêtre*. Ce sel, connu sans doute des anciens, fut signalé dans le 13e siècle par Roger Bacon, qui en parle dans ses ouvrages sous le nom de nitre. Antérieurement Pline le mentionne; mais il paraît qu'il y avait confusion, et que l'on avait confondu ce sel avec la soude, que l'on appelait *nitron* et *nitrum*. Un grand nombre de chimistes se sont occupés de ce sel et de sa formation. Stahl, Lemery jeune, Thouvenel, Vauquelin, Gay-Lussac, Deslongchamps, Julia Fontenelle, Dubuc, etc., etc., se sont occupés de ce dernier point, qui ne nous paraît pas encore entièrement éclairci. Le nitrate de potasse existe en grande quantité dans la nature; on le trouve à la surface du sol dans l'Inde, dans l'Amérique du sud, dans les contrées méridionales de l'Afrique, dans quelques parties de l'Espagne, en Égypte. En Allemagne, on favorise sa formation en établissant des *nitrières artificielles* qui sont des amas de matières végétales et animales mêlées à des terres calcaires; en les établissant, on a soin de placer ces mélanges par couches. En France, on retire le nitre des matériaux dits *salpêtrés*, qui sont particulièrement les plâtras provenant de la démolition des bâtimens qui ont été habités par les hommes et par les animaux. Pour obtenir ce sel, on agit de la manière suivante : on réduit en poudre ces plâtras, on les lessive pour épuiser les sels solubles qu'ils contiennent; on évapore les liqueurs qui tiennent en dissolution des nitrates de potasse et de chaux; on décompose, à l'aide de potasse ou de sulfate de potasse, les sels terreux qui se trouvent dans la liqueur; on fait évaporer. On sépare pendant l'évaporation quelques sels qui se précipitent; on laisse cristalliser les eaux lorsqu'elles sont arrivées au point de concentration convenable; elles fournissent alors des cristaux de nitrate de potasse impur qui ont besoin d'être purifiés. On purifie ce sel de la manière suivante : on fait dissoudre dans de l'eau distillée bouillante, du nitre dit *de troisième cuite* (on appelle nitre de deuxième et de troisième cuite, le nitre qui a déjà subi une ou deux opérations pour être amené à l'état de pureté), on filtre la dissolution encore chaude, et on la laisse refroidir. Cette solution donne des cristaux de nitrate de potasse, qui sont recueillis, lavés, égouttés, et conservés dans une boîte de bois garnie de papier. Le nitrate de potasse cristallise en prismes à six pans, terminés par des pyramides hexaèdres. Sa saveur est fraîche, légèrement amère; il est soluble dans sept fois son poids d'eau froide, et un peu moins de son poids d'eau à 100°. Exposé au contact de l'air, le nitre ne s'altère pas; soumis à l'action de la chaleur, il se fond et donne alors le produit connu sous le nom de *cristal minéral*. Soumis à une température plus élevée (à la chaleur rouge), il abandonne l'oxigène. Si l'on continue de chauffer, il y a décomposition complète et l'on obtient pour résidu de l'oxide de potassium. Le nitrate de potasse fondu mis en contact avec du charbon, donne lieu à une vive déflagration et à la formation d'un sel avec excès de base (le sous-carbonate de potasse). Mêlé au soufre et au charbon dans la proportion de 76 de nitre, de 15 de charbon et 9 de soufre, il forme le mélange combustible connu sous le nom de *poudre à canon*. Le nitrate de potasse est ordonné en Médecine comme sédatif, rafraîchissant, diurétique, diaphorétique. On le donne à la dose de 1 à 8 gram. (18 grains à 2 gros) dans le cours d'une journée, et à plusieurs reprises. L'emploi de ce sel a démontré qu'il agissait en diminuant la chaleur du corps, la fréquence du pouls, en ce qu'il excitait les selles, la sécrétion de l'urine. Pris en trop grande quantité, à la dose de 32 grammes (1 once), il détermine des accidens graves, des vomissemens, des purgations sanguinolentes, des convulsions, le coma, et même la mort. Les premiers secours à porter doivent avoir pour but de déterminer le vomissement de cette substance, qui n'a pas encore d'antidote connu. Le nitrate de potasse est le plus souvent donné à de petites doses, de 2 à 5 décigram. (de 4 à 10 grains), dans les hémorrhagies, l'hémoptysie, les inflammations. On le fait entrer dans des gargarismes.

Les caractères suivans peuvent aider à faire reconnaître ce sel : 1°. la chaleur le décompose en laissant pour résidu de la potasse ; 2°. l'acide sulfurique le décompose aussi en donnant lieu à des vapeurs blanches lorsque le nitre est pur, et à des vapeurs rutilantes si l'on a mêlé au nitrate de potasse de la limaille de fer ; 3°. le sulfate d'alumine ajouté à la dissolution de nitrate de potasse donne lieu à de l'alun à base de potasse et d'alumine, qui cristallise dans la liqueur ; 4°. l'acide tartrique versé dans la même solution, donne lieu à un dépôt cristallin qui est du sur-tartrate de potasse, de la crème de tartre.

Ce sel est employé dans les arts à la préparation d'une foule de produits : de ce nombre sont l'acide nitrique, l'antimoine diaphorétique, l'amidon ; il entre dans la confection des moxas, etc., etc. Ce sel est formé de 51,36 d'acide, et de 48,64 de base. (Bérard.) (A. C.)

NITRATE DE POTASSE FONDU, *Cristal minéral, Sel de prunelle* Ce sel est un mélange de nitrate et de sulfate de potasse. Il était autrefois très employé, et on le prépare de la manière suivante : on fait fondre dans un creuset de Hesse une livre de nitre pur, on y jette un gros de soufre, pulvérisé ; à peine ces deux substances sont-elles en contact, que le soufre s'enflamme, brûle et forme de l'acide sulfurique qui s'unit à une portion de la potasse du nitre, et forme du sulfate de potasse qui se trouve mêlé au nitrate (une portion d'acide nitrique se dégage). Quand le soufre est entièrement brûlé, on retire le creuset du feu ; on coule le mélange fondu dans une bassine d'argent chauffée d'avance ; on balance cette bassine entre les mains, afin que le sel s'étende sur les parois du vase en une couche mince. Le sel se concrète, prend du retrait, se détache de la capsule en faisant entendre un bruit assez fort et en se fendillant ; on le retire de la capsule, on l'enferme dans un vase de verre, et on le conserve pour l'usage. Le cristal minéral jouit des mêmes propriétés que le nitre ; la petite quantité de sulfate de potasse qui y est mélangée ne peut porter une grande modification dans les propriétés du nitrate. (A. C.)

NITRATE DE QUININE. Ce sel neutre se réduit par l'évaporation en gouttelettes d'apparence oléagineuse, et qui, lorsqu'elles sont recouvertes d'eau, laissent peu à peu développer des cristaux prismatiques rhomboïdaux très courts, inclinés sur leur base. Ces cristaux ne se prêtent à aucune division mécanique. Le nitrate de cinchonine présente les mêmes phénomènes, mais les cristaux sont différens, et ils peuvent être clivés. Ce sel est peu employé. (A. C.)

NITRATE DE SOUDE, *Nitre cubique*. Ce sel, qui fut d'abord désigné sous le nom de nitre cubique, ne fut bien connu que depuis Margraff, qui en ayant fait l'analyse, indiqua le moyen de se le procurer pur, et en décrivit avec soin les propriétés, qui furent étudiées de nouveau par Lewis. On l'obtient en saturant l'acide nitrique pur par le sous-carbonate de soude, filtrant ensuite, faisant évaporer et cristalliser. Ses cristaux sont transparens, sa saveur est fraîche et piquante ; il est soluble dans 3 parties d'eau à 16° centigrades, dans son propre poids de ce liquide à 52°, et dans moins de son poids d'eau à 100°. Exposé à l'air, il en attire l'humidité ; il se comporte au feu comme le nitrate de potasse, à l'exception de la fusion qu'il n'éprouve pas aussi facilement. Il est formé de 62,81 d'acide, et de 37,19 de soude (composition théorétique). (A. C.)

NITRATE DE STRONTIANE. Combinaison de l'oxide de strontiane dans les proportions de 50,94 d'acide, et de 49,06 de base. Le docteur Hope est le premier qui forma ce sel, que Pelletier et Klaproth examinèrent ensuite. La description la plus complète de cette combinaison fut publiée dans le Journal des Mines pour 1793, par M. Vauquelin. On l'obtient en dissolvant le carbonate de strontiane dans l'acide nitrique, filtrant la solution, faisant évaporer à siccité, redissolvant, filtrant et faisant évaporer jusqu'à ce que le sel cristallise, séparant les cristaux, les lavant, les faisant égoutter et sécher, les enfermant lorsqu'ils sont secs. On peut encore obtenir ce sel en décomposant le sulfure de strontiane par l'acide nitrique affaibli, filtrant la solution, faisant évaporer jusqu'à siccité, et continuant comme nous l'avons dit.

Les cristaux de nitrate de strontiane sont en prismes, ou en octaèdres irréguliers. Ce sel a une saveur fraîche, piquante; sa pesanteur spécifique est de 3,006; il est soluble dans une partie d'eau à 16° égale à son poids, et dans un peu plus de la moitié de son poids d'eau bouillante; il est insoluble dans l'alcool, ne s'altère point à l'air. Mis sur des charbons ardens, il fuse; chauffé dans un creuset, il décrépite d'abord, puis il se fond; si l'on continue d'élever la température, il bouillonne et il se décompose; les élémens de l'acide se dégagent, on obtient en résidu l'oxide de strontiane. Si lorsqu'il est chauffé au rouge, on le met en contact avec une substance combustible (du charbon, par exemple), il y a déflagration et production d'une flamme d'un rouge vif. L'analyse du nitrate de strontiane a été faite par plusieurs chimistes: Kirwan, Vauquelin, Richter, Stromeyer, s'en sont occupés. M. Vauquelin a trouvé dans ce sel une petite quantité d'eau (4 pour 100); Kirwan en a trouvé 32 centièmes; mais Richter ni Stromeyer n'ont pas trouvé d'eau dans ce sel. La présence de l'eau a cependant été expliquée par Stromeyer, qui a émis l'opinion qu'il existait un nitrate de strontiane contenant de l'eau de cristallisation, sel susceptible de s'effleurir lorsqu'il se trouve au contact de l'air. Les expériences du docteur Hope sont d'accord avec l'opinion de Stromeyer, que Thomson rapporte sans donner son avis à ce sujet. Le nitrate de strontiane est employé comme réactif pour faire reconnaître la présence de l'acide sulfurique et des sulfates. A l'art. STRONTIANE nous donnerons des détails sur l'usage de la strontiane et de ses sels, qui sont moins sensibles que ceux de baryte. Ce nitrate est vénéneux; on ne doit pas le délivrer sans ordonnance. Les premiers secours à donner contre les accidens causés par ce sel, sont l'administration des sulfates alcalins et l'excitation au vomissement.

Nous bornerons là notre article sur les nitrates, en passant sous silence plusieurs de ces sels qui ne sont pas employés dans l'usage pharmaceutique et qui, en Chimie, sont encore peu connus; de ce nombre sont les nitrates de tellure, de titane, de thorine, de tungstène, d'urane, d'yttria, de zinc, etc.

NITRE. *V.* NITRATE DE POTASSE.

NITRE INFLAMMABLE. *V.* NITRATE D'AMMONIAQUE.

NITREUX. *V.* ACIDE NITREUX.

NITRIÈRE ET NITRIFICATION. On donne le nom de *nitrières* aux lieux où se trouve rassemblés en grande quantité les matériaux qui, par une opération de la nature à laquelle on donne le nom de *nitrification,* donnent naissance à divers nitrates. Les nitrières naturelles produisent ordinairement des nitrates de potasse, de chaux et de magnésie. Le nitrate de soude a été trouvé récemment au Pérou, en petites couches dans les sables à la surface du sol. Ces sels se présentent ensemble, quelquefois en dissolution dans l'eau, mais ordinairement en efflorescence à la surface des plaines ou des roches calcarifères, comme, par exemple, les faluns de la Touraine, et contre les parois humides et exposées aux émanations des animaux. Les plâtras des vieux bâtimens, le sol des écuries et des caves, en sont plus ou moins imprégnés; on en extrait le salpêtre par la lixiviation et en y ajoutant de la potasse qui se substitue à la chaux, à la magnésie et aux autres bases. En certains pays où la nitrification ne s'opère pas facilement, dans ceux, par exemple, où le sol est trop granitique, on forme des nitrières artificielles, par imitation de la nature, c'est-à-dire en faisant des mélanges de terres et de matières animales ou végétales azotées. *V.* NITRATE DE POTASSE.

La théorie de la nitrification n'est pas encore bien certaine. On croit généralement que l'acide nitrique se forme par la combinaison de l'azote des substances organiques avec leur oxigène et celui de l'air ; mais comment expliquer, par cette théorie, la formation des nitrates dans les falunières? ne doit-on pas admettre alors que l'air atmosphérique fournit lui-même l'azote nécessaire à la production de l'acide nitrique? Cette question, émise il y a quelque temps, a été soutenue de nouveau par M. Lonchamps, qui a publié un mémoire à ce sujet dans les Annales de Chimie. (G...N.)

NITRIQUE. *V*. ACIDE NITRIQUE.

NITROGÈNE. *V*. AZOTE.

NITRO-MURIATIQUE. *V*. ACIDE HYDRO-CHLORO-NITRIQUE.

NOIR DE FUMÉE. On a donné ce nom à un produit qu'on obtient par la combustiou des résidus provenant de la préparation de la poix et de la colophane. On brûle ces résidus dans un four dont la cheminée aboutit à un petit cabinet terminé par un cône de toile; c'est dans ce cône que la fumée dépose l'espèce de charbon connu sous le nom de noir de fumée. On obtient encore du noir de fumée par la combustion de quelques huiles, par des procédés particuliers et qui sont tenus secrets dans quelques manufactures. On l'a aussi obtenu par la combustion du goudron ; ce procédé d'extraction, qui paraît avoir été mis en usage en France dans le département du Haut-Rhin en 1792, a été importé en Angleterre. MM. Martin et Charl. Grefton de Birmingham ont pris une *patente* ou brevet pour la préparation du noir de fumée du goudron. (*Repert of arts and manuf.*, octobre 1823, p. 257.) Ces fabricans prennent les matières huileuses obtenues de la distillation du bois; ils les dépouillent de l'acide acétique qu'elles contiennent, par des lavages à l'eau de chaux, puis par d'autres lavages à l'eau ordinaire; ils les soumettent ensuite à la distillation afin d'en séparer un produit volatil qui empêche la combustion, parce qu'alors la matière ne brûle qu'à une température plus élevée. Lorsque cette opération est terminée, ils prennent le résidu, ils le font tomber par filet dans un cylindre de fonte soumis à l'action du feu: ce produit s'enflamme, brûle d'une manière étouffée en laissant dégager une vapeur noire abondante, qui se condense dans une série de sacs et de tuyaux destinés à la recueillir.

MM. Martin et Grefton disent que ce noir est d'une qualité supérieure. L'analyse du noir de fumée a été fait par l'un de nos plus habiles chimistes, M. Braconnot ; il y a trouvé :

1°. Carbone	79,1	7°. Sable quartzeux	0,6
2°. Eau	8,0	8°. Ulmine	0,5
3°. Résine particulière (1)	5,3	9°. Sulfate de potasse	0,4
4°. Sulfate d'ammoniaque	3,3	10°. Phosphate de chaux ferrugin.	0,3
5°. Asphalte	0,7	Traces de muriate de potasse.	
6°. Sulfate de chaux	0,8		

(A. C.)

NOIR D'IVOIRE. On donne ce nom au charbon animal qu'on obtient par la calcination de l'ivoire, en vase clos. Ce produit, qui est très cher, est remplacé dans le commerce, par du charbon animal très noir, et qui a été broyé à l'eau. Les procédés de carbonisation employés pour obtenir le noir, avec l'ivoire, sont les mêmes que ceux mis en usage pour le charbon animal. *V.* ce mot. (A. C.)

NOIR D'OS. *V.* CHARBON ANIMAL.

NOIR DE PÊCHE. On donne ce nom à un charbon que l'on obtient de la calcination de la partie ligneuse des noyaux de pêche ; on prend les noyaux, on les casse, on sépare les amandes, on met les parties ligneuses dans un creuset, on recouvre de sable, on soumet à l'action de la chaleur. Lorsqu'il n'y a plus de dégagement de vapeurs, on retire du feu ; on laisse refroidir, on sépare ensuite le charbon du sable. J'ai eu à préparer de ce charbon, pour la peinture, la fabrication d'une encre dite *de la Chine*, et pour la préparation d'une poudre anticancéreuse, dans laquelle on le faisait entrer. Ce noir aurait pu être remplacé par du charbon végétal. (A. C.)

NOIRPRUN. *V.* NERPRUN.

NOISETIER ou COUDRIER. *Corylus Avellana.* — Rich., Bot. méd., t. I, p. 130. (Famille des Cupulifères, Rich. Amentacées, Juss. Monoecie Polyandrie, L.) Arbrisseau buissonneux,

(1) Cette résine est analogue à la résine fossile trouvée aux environs de Londres, et examinée par Thomson.

extrêmement commun dans les forêts de l'Europe, où il fleurit dès le mois de janvier. Ses feuilles sont portées sur de courts pétioles, cordiformes, arrondies, acuminées, doublement dentées en scie, accompagnées de deux stipules scarieuses. Les fleurs mâles sont disposées en longs chatons pendans, d'où s'échappe un pollen fort abondant. Les fleurs femelles sont réunies au nombre de six à huit dans des espèces de bourgeons conoïdes écailleux. Les noisettes sont des fruits osseux, revêtus presque entièrement d'une cupule foliacée; elles renferment une amande couverte d'une pellicule lisse, brunâtre ou rougeâtre, et formée en totalité d'un gros embryon huileux.

La saveur des noisettes est douce et agréable; on en retire par expression une huile fixe, inodore, qui peut remplacer celle d'amandes douces pour les préparations pharmaceutiques. Cette huile, à raison de sa qualité inodore, est surtout employée par les parfumeurs, qui en composent plusieurs de leurs cosmétiques.

L'écorce des jeunes rameaux de noisetier est astringente et légèrement amère; quelques praticiens l'ont employée comme tonique et fébrifuge. (A. R.)

NOISETTE PURGATIVE. C'est un des noms vulgaires imposés aux fruits d'une espèce de médicinier (*Jatropha multifida*, L.), qui ressemblent aux pignons d'Inde et pour les formes et pour les propriétés. *V.* PIGNONS D'INDE. (A. R.)

NOIX. *Nux.* On donne ce nom à un fruit médiocrement charnu, contenant un gros noyau uniloculaire, à une seule graine composée d'une amande ordinairement huileuse. Il désigne particulièrement le fruit du noyer. *V.* ce mot. (A. R.)

NOIX DE BANCOUL. *V.* BANCOUL (NOIX DE).

NOIX DES BARBADES. Un des noms vulgaires donnés aux fruits du *Jatropha Curcas*, L. *V.* PIGNONS D'INDE.

NOIX DE BENGALE. Les myrobalans citrins.

NOIX DE COCOS. *V.* COCOTIER.

NOIX DE GALLE ou GALLE DE CHÊNE. *Galla tinctoria* officin. On nomme ainsi une excroissance arrondie, ayant à l'état frais l'aspect d'une petite cerise, de couleur brune, verte, rouge ou rosée, et de nature celluleuse, qui se forme sur les feuilles de diverses espèces de chênes, par suite de la piqûre d'un insecte de l'ordre des Hyménoptères (*Cynips gallæ tinctoriæ*, L., ou *Diplolepis gallæ tinctoriæ*, Olivier). Cet insecte dépose dans le tissu végétal ses œufs qui y éclosent et donnent naissance à des larves, lesquelles agissent d'abord comme des corps étrangers en déterminant une irritation que M. Virey (*Journ. de Pharm.*, juillet 1823, p. 314) regarde comme analogue à celle qui, dans les animaux, cause la tumeur de l'inflammation. Le tissu cellulaire se gonfle; ses parties, d'allongées qu'elles étaient, deviennent rondes, et l'afflux des liquides occasione un changement complet dans la structure et dans la nature chimique de l'organe. Les larves se nourrissent d'abord aux dépens de la galle, dont elles augmentent ainsi la cavité intérieure, puis elles se transforment en nymphes, et plus tard, au retour de la belle saison, en insectes parfaits. Alors ceux-ci, pour sortir, percent un trou du diamètre de leur corps; la présence de ce trou, qu'on observe sur beaucoup de galles, est donc un indice certain qu'on ne trouvera rien à l'intérieur.

Les chênes de nos pays produisent une grande quantité de noix de galles, mais elles ne sont pas employées, ou du moins elles le sont peu, à cause de leurs qualités inférieures à celles des galles que l'on récolte sur le *Quercus infectoria*, petit arbre tortu, qui croît dans l'Asie-Mineure, et principalement aux environs d'Alep. Olivier (Voyage dans l'empire ottoman, pl. 15) a donné des détails curieux sur cet arbre ainsi que sur le *Diplolepis gallæ tinctoriæ* qui y fait naître les noix de galle. Il n'est pas rare de trouver l'insecte desséché dans les galles du commerce. Celles-ci se distinguent en plusieurs sortes, dont la plus estimée, nommée *galle noire* ou *galle verte d'Alep*, est d'une couleur brune-verdâtre à l'extérieur et hérissée de petites éminences; sa substance intérieure, quoique d'une nature cellulaire, est compacte et très astringente. On en fait la récolte sur l'arbre avant le développement de l'insecte parfait. La *galle blanche* est celle que l'on a laissée trop long-temps sur l'arbre : l'insecte en est sorti par le petit trou rond dont nous avons parlé plus haut. Elle est blanchâtre, légère, peu astringente, et conséquemment d'une valeur commerciale bien moindre que la galle noire. La galle du chêne de nos pays est lisse à la surface, polie, rougeâtre et peu estimée. Celle que Réaumur a nommée *galle en champignon* du chêne est produite par le *Diplolepis lenticularis* d'Olivier; un pédicule très court la fixe au revers de feuilles du chêne, où on la trouve communément en automne, et en telle abondance qu'en secouant les arbres elle tombe comme la pluie. Dans les contrées méridionales de l'Europe, le chêne tozin (*Quercus tozæ* de Bosc), donne une galle d'une meilleure qualité que celles de nos chênes communs.

Les noix de galle sont éminemment astringentes, propriété qu'elles doivent à la présence du tannin et de l'acide gallique, qui forment une grande partie de leurs principes constituans, mais dont les proportions varient suivant les diverses sortes de galles. Il n'est donc pas étonnant que la quantité de ces principes soit très différente dans les diverses analyses qu'en ont données les chimistes. Nous donnons ici les résultats de celle de Sir H. Davy, en avertissant toutefois que les proportions de tannin et d'acide gallique y sont évaluées trop bas, ce qui tient probablement au mode d'opération employé par l'illustre chimiste, ainsi qu'à la qualité particulière des galles dont il s'est servi; car, d'après les expériences d'autres auteurs, les bonnes galles donnent une quantité de principes solubles incomparablement plus grande que celle signalée par Sir H. Davy. Quoi qu'il en soit, 500 parties de galles d'Alep lui ont donné 185 parties de matière soluble composée de tannin, 130; acide gallique uni à un peu d'extractif, 31; mucilage et matière rendues insolubles par l'évaporation, 12; carbonate de chaux et substance saline, 12.

C'est principalement dans la teinture en noir et la fabrication de l'encre qu'on emploie la noix de galle. Elle a une supériorité marquée sur toutes les autres substances astringentes, sans même en excepter le bablah (auquel certains manufacturiers l'ont préférée), non-seulement à cause de la grande portion de ses principes actifs, mais encore à cause de son abondance et de la facilité avec laquelle on peut s'en procurer dans le commerce.

L'infusion de noix de galle est un réactif très sensible pour reconnaître la présence du fer dans une liqueur quelconque. On l'a également proposée pour découvrir la morphine. *V*. ce mot.

Malgré son extrême astringence, la noix de galle n'a pas un emploi fréquent en Médecine. Administrée seule, à la dose de 10 à 20 grains, en poudre ou en bols, ou en décoction à celle de 1 à 2 gros pour 8 onces d'eau, elle peut être fort utile dans les hémorrhagies dites passives, et dans les flux muqueux qui ne sont point accompagnés d'irritation. Associée aux amers indigènes, par exemple, à la gentiane, c'est un fébrifuge qui, dans certaines circonstances, a remplacé avantageusement le quinquina. On fait plus souvent usage de la noix de galle à l'extérieur qu'à l'intérieur; ainsi on prépare avec sa décoction des lotions, des lavemens, des injections, etc., employés efficacement surtout dans le traitement des ulcères indolens, de la blennorrhagie chronique, etc. (G...N.)

NOIX DE GIROFLE ou DE MADAGASCAR. *V*. Ravensara.

NOIX IGASUR. *V*. Fève de Saint-Ignace.

NOIX DES MOLUQUES. Même chose que noix de Bancoul.

NOIX MUSCADE. *V*. Muscadier.

NOIX DE SASSAFRAS. *V*. Fève pichurim.

NOIX VOMIQUE. Graine du vomiquier, *Strychnos nux vomica*, L.—Rich. Bot. méd., t. I, p. 323. (Fam. des Apocynées, Strychnées des auteurs contemporains. Pentandrie Monogynie, L.) Le vomiquier est un arbre de moyenne grandeur, qui croît dans les îles de l'Archipel indien, sur la côte de Coromandel, et en diverses autres parties de l'Inde orientale, ainsi qu'à la Cochinchine. Ses fruits sont de la grosseur d'une orange, couverts d'une écorce jaune lisse et crustacée, pleins d'une pulpe charnue dans laquelle se trouvent des graines nombreuses, orbiculaires, aplaties, un peu convexes d'un côté, concaves de l'autre où elles offrent leur point d'attache. Ces graines ont six à huit lignes de diamètre, sur deux à trois lignes d'épaisseur; la pellicule qui les recouvre est grisâtre, lisse et d'un aspect soyeux; l'amande ou la partie intérieure est dure comme de la corne, ordinairement d'un blanc sale et demi-transparente, quelquefois noirâtre et opaque, composée d'un endosperme qui renferme un petit embryon à deux cotylédons.

La noix vomique a une saveur âcre, très amère; elle est absolument inodore. MM. Pelletier et Caventou y ont retrouvé les mêmes principes chimiques que dans la fève de Saint-Ignace. La proportion de la strychnine y est moindre que dans celle-ci; car un kilogramme de fève de Saint-Ignace a donné douze grammes de strychnine pure, tandis que la même quantité de noix vomique n'a fourni que quatre grammes de ce principe alcaloïde, dans lequel résident les propriétés énergiques et même délétères des graines de la famille des Strychnées. *V.* Strychnine. Les autres substances qui composent la noix vomique sont : une matière colorante jaune, une huile concrète, de la gomme, de l'amidon, de la bassorine et une petite quantité de cire.

Il y a long-temps que l'on connaît les propriétés dangereuses de la noix vomique; c'est un poison narcotico-âcre fort actif pour les animaux, surtout pour ceux qui ne ruminent pas, les chiens et les chats, par exemple. L'homme en éprouve également des effets extrêmement fâcheux, car l'action de la noix vomique se porte sur le cerveau et lui fait éprouver de violentes convulsions tétaniques. Cependant quelques praticiens, guidés par les expériences de MM. Magendie et Delile sur le mode d'action des poisons végétaux, ont employé la noix vomique dans le traitement des paralysies des membres inférieurs, mais seulement dans celles qui ne paraissent pas dépendre d'une affection locale du cerveau. On l'a d'abord administrée en poudre, mais ensuite on a préféré l'emploi de son extrait alcoolique à la dose de deux grains par jour, que l'on augmente graduellement et avec circonspection jusqu'à celle de dix à douze grains.

(G...n)

NOMENCLATURE. On entend par nomenclature, l'ordre et l'ensemble des termes qui conviennent à une science. Il ne suffit pas que les objets existent dans notre entendement, et que nous les comprenions par la pensée et par l'intelligence, il faut encore qu'ils aient un nom qui nous les rappelle, qui les reproduise pour nous, et qui peigne en quelque sorte leur image à notre esprit. La nomenclature n'est point chargée de décrire, elle définit seulement, et les noms qu'elle emploie pour désigner un objet ne doivent être qu'un abrégé de la définition. C'était l'erreur des anciens, d'avoir pu penser le contraire. Guidé par une saine logique, Linné supprima les phrases descriptives des naturalistes qui l'avaient précédé; il voulut que tout nom fût toujours composé de deux dénominations différentes, l'une générique ou générale, l'autre spécifique ou particulière, en subordonnant l'une à l'autre. Il rendit par cette innovation un grand service aux sciences; et l'on peut dire que ce grand naturaliste fit connaître le premier tout l'artifice des nomenclatures. Après lui, plusieurs auteurs appliquèrent avec succès sa méthode aux autres sciences, à l'Anatomie, à la Nosographie, à la Minéralogie; mais nous ne parlerons ici que des nomenclatures qui ont un rapport plus direct avec cet ouvrage. Il faut compter au premier rang la nomenclature chimique. Guyton de Morveau, après en avoir publié un premier essai, se réunit ensuite avec Lavoisier, Berthollet et Fourcroy, pour en poser les bases définitives. *V.* plus bas l'art. NOMENCLATURE CHIMIQUE. Ainsi furent abandonnées cette foule de dénominations qui répandaient tant d'obscurité sur la science, comme les noms d'*huile*, de *beurre*, de *fleurs*, appliqués à des corps métalliques, et d'autres plus ridicules encore. A cette époque aussi, l'ancienne doctrine du phlogistique fut remplacée par une théorie plus exacte et non moins brillante, et l'on vit commencer alors pour la Chimie une nouvelle ère dont nous admirons aujourd'hui les résultats.

Cette réforme dans la langue chimique, en amenait déjà une partielle pour la Pharmacie. Les termes communs à ces deux sciences subissaient la même métamorphose. Carbonell, Banarès, pharmacologistes célèbres, et chez nous, feu Cadet de Gassicourt, avaient exprimé le désir que cette réforme fût complète; mais ce ne fut qu'en 1821 que M. Chéreau soumit un travail étendu sur ce sujet à la section de Pharmacie de l'Académie royale de Médecine. Cet auteur a fondé sa nomenclature et sa classification nouvelle des médicamens sur leur durée. Il les partage en deux grandes classes, les chronoïques ou *officinaux*, et les achronoïques ou *magistraux*. Il considère ensuite un grand nombre de corps comme des excipiens, en donnant à ce terme un peu plus de latitude qu'on ne lui en avait jusqu'à présent accordé. On doit entendre, selon M. Chéreau, par excipient, l'agent propre qui reçoit les substances médicamenteuses, qui se charge de leurs principes extractifs, aromatiques, résineux et colorans, et qui joue le rôle de dissolvant, d'intermède ou de conservateur, selon les médicamens. Il range au nombre des excipiens, l'eau, le sucre, le vin, l'alcool, l'éther, la bière, le vinaigre, l'huile, la graisse, le muqueux, etc.; mais il avance qu'il faut considérer ces corps avec toute l'exactitude possible. « Il faut, dit-il, se rendre compte de l'état de ces » corps considérés comme excipiens avant qu'ils aient exercé » leur action, et du changement qui s'opère après l'exercice de » cette même action. Or, de leur manière d'être primitive, » d'eau, de sucre, de vin, etc., etc., ils passent à un autre » état par suite de cette conversion; ils acquièrent de nou» veaux principes en raison des corps qu'ils dissolvent, et ils » échangent leurs propriétés physiques contre de nouvelles » propriétés, qui les constituent médicamens, et qui, pour la » plupart du temps, les empêcheraient d'être rendus à leur » première condition. »

C'est ainsi que M. Chéreau explique la nécessité où il s'est trouvé, de créer des dénominations nouvelles qui exprimassent ce changement de nature. Il a donc proposé les termes *hydrol, saccharol, œnol, éthérol, brutol,* comme représentatifs de ceux d'eau, de sucre, de vin, d'éther, et comme radicaux des mots *hydroliques, saccharoliques, alcooliques, éthéroliques, brutoliques*, etc. Nous renvoyons pour le surplus, aux différens mémoires que l'auteur a donnés sur ce sujet, et qu'on trouvera dans les journaux de Pharmacie, et surtout à l'ouvrage plus complet qu'il a publié en 1825, sur la nomenclature pharmaceutique. Nous nous contenterons d'insérer ici deux tableaux qui pourront en donner un aperçu suffisant.

TABLEAU (1) PRÉLIMINAIRE

pour les termes radicaux.

NOMS EN USAGE	TERMES RADICAUX ou représentatifs.	ÉTYMOLOGIE.
Eau	Hydrol	Tiré du grec *υδωρ, ατος*, eau.
Sucre	Saccharol	Du grec *σακχαρ* ou *σακχαρον*, sucre.
Vin	Œnol	D'*οινος, ου*, vin.
Esprit	Alcool	Tiré du mot arabe *kol*, qui veut dire diminuer, se subtiliser.
Éther	Éthérol	Diminutif du mot *éther*.
Bière	Brutol	De *βρυτον* ou *βρυτος*. Tous deux signifient bière en langue grecque.
Vinaigre	Oxéol	D'*οξος, εος*, vinaigre, acide.
Huile	Oléol	Du latin *oleum*, huile.
Graisse	Stéarol	De *στεαρ, ατος*, qui signifie graisse, suif, substance onctueuse.
Suc	Opol	D'*οπος*, suc.
Fécule	Amidol	Du grec *αμύλον*, amidon.
Poudre	Pulvérol	Du latin *pulvis*, poudre.
Mucilage	Mucol	Du latin *mucosus*, muqueux.
Pulpe	Pulpol	Du latin *pulpa*, pulpe.
Espèces	Spéciol	Du latin *species*, espèces.

(1) Ces tableaux sont conformes au dernier mémoire de M. Chéreau, sur la nomenclature pharmaceutique, adressé et lu à la Société de Médecine de Lyon, sur la fin de 1827.

DEUXIÈME TABLEAU.

CLASSIFICATION DES MÉDICAMENS.

PREMIÈRE CLASSE.

CHRONOIQUES (officinaux).

PREMIÈRE SÉRIE (terminaison en *ol*).

Chronoïques avec excipient.

ORDRES.	GENRES.	COMPOSITION.
Ier ORDRE. HYDROLIQUES. Les médicamens qui ont l'eau pour excipient.	1er GENRE. *Hydrolés.*	Les eaux chargées de substances salines, minérales, quelquefois résineuses, qui se font par solution; les eaux minérales.
	2e GENRE. *Hydrolats.*	Ce genre renferme les eaux médicamenteuses que l'on obtient par la distillation; exemple, les eaux distillées en général.
IIe ORDRE. SACCHAROLIQUES. Les médicamens qui ont le sucre pour excipient, pour intermède, ou pour conservateur.	1er GENRE. *Saccharolés.*	Les préparations dans lesquelles le sucre *prédomine*; ex., les sirops et les miels qui forment trois sous-genres sous les noms d'hydro-saccharolés (les sirops), hydromélolés (les miels), et oxymélolés (les oxymels).
	2e GENRE. *Pulposaccharolés.*	Les conserves, les pulpes officin.
	3e GENRE. *Muco saccharolés.*	Les pâtes.
	4e GENRE. *Saccharostolés.*	Les pastilles, les tablettes à la cuite.
	5e GENRE. *Saccharidés.*	Préparations à l'état mou dans lesquelles le sucre ne sert que d'*intermède*; ex. les opiats, les électuaires, les confections.
	6e GENRE. *Saccharistidés.*	Les pilules sucrées, état presque solide.
IIIe ORDRE. ŒNOLIQUES. Médicamens dont le vin est l'excipient.	Un seul GENRE. *Œnolés.*	d'Vins médicinaux; ex. les œnolés absinthe, de quinquina.
IVe ORDRE. ALCOOLIQUES. Médicamens dont l'alcool est l'excipient.	1er GENRE. *Alcoolés.*	Les préparations d'alcool qui n'ont besoin que du secours de la macération ou de la digestion, ce que l'on appelait teintures, quintessences.

SUITE DU DEUXIÈME TABLEAU.

ORDRES.	GENRES.	COMPOSITION.
Suite du IVe ordre.	2e GENRE. *Hydro-alcoolés.*	Les préparations alcooliques faibles ou eaux-de-vie médicinales qui n'atteignent pas 22 degrés de l'aréomètre de Baumé. *Nota.* Ce genre pourrait n'être considéré que comme sous-genre.
	3e GENRE. *Alcoolats.*	Ce genre se compose de ce qu'on appelait autrefois les *esprits*, qui s'obtiennent par la distillation.
	4e GENRE. *Alcoolats saccharidés*	Les liqueurs, les ratafias, et certains élixirs sucrés; ex. l'alcoolat saccharidé de safran (élix. de Garus).
Ve ORDRE. ÉTHÉROLIQUES. Médicamens dont l'ether est l'excipient.	1er GENRE. *Éthérolés.*	Les teintures éthérées faites par macération ; ex. les éthérolés de castoréum, de digitale, etc.
	2e GENRE. *Éthérolats.*	(Éthérats de M. Cap.) Uniquement composés d'éther et de principes volatils ; ex. les éthérolats de fleurs d'orangers, de menthe.
VIe ORDRE. LES BRUTOLIQUES. Médicamens dont la bière est l'excipient.	Un seul GENRE. *Brutolés.*	Bières médicinales ; ex. le brutolé de quinquina, le brutolé de raifort.
VIIe ORDRE. OXÉOLIQUES. Médicamens dont le vinaigre est l'excipient.	1er GENRE. *Oxéoles.*	Les vinaigres médicinaux ; ex. l'oxéolé scillitique.
	2e GENRE. *Oxéolats.*	Les vinaigres médicinaux par distillation ; ex. l'oxéolat de lavande.
VIIIe ORDRE. OLÉOLIQUES. Médicamens dont l'huile est l'excipient.	1er GENRE. *Oléolés* (1).	Ce sont les huiles composées, les huiles par coction, et les baumes huileux.
	2e GENRE. *Oléolatés.*	Préparations dont les huiles volatiles forment en partie la base ; ex l'oléolaté de baume du Pérou camphré (*baume nerval*).
	3e GENRE. *Oléocérolés.*	Ce sont les cérats qui diffèrent du premier genre par leur consistance plus grande qu'ils doivent à la cire.
	4e GENRE. *Oléocérolés resineux.*	Préparations dans lesquelles l'huile se trouve unie à la cire et à des corps résineux ; ex. l'oléocérolé résineux de poix (*onguent basilicum*).

(1) En suivant rigoureusement les principes de cette nomenclature, on ne peut changer les dénominations des huiles, qui ne rentrent dans cette méthode que lorsqu'elles ont servi d'excipient. Ainsi resteraient les dénominations d'huiles fixes, d'huiles volatiles, d'huiles empyreumatiques.

SUITE DU DEUXIÈME TABLEAU.

ORDRES.	GENRES.	COMPOSITION.
IXe ORDRE. Stéaroliques. Médicamens dont la graisse est l'excipient	1er Genre. *Stéaroles.*	Qui ont la graisse, plus rarement l'huile, pour excipient, mais dont la consistance est molle, comme les pommades; ex. le stéarolé de cantharides.
	2e Genre. *Stéarostolés.*	Même composition que ci-dessus, mais préparations d'une consistance solide. Ce genre renferme les emplâtres à base de cire, ou par mélange; ex. le stéarostolé de ciguë.
	3e Genre. *Stéaratés.*	(Oléo-margaratés.) Ce sont les emplâtres métalliques ou par combinaison; ex. le stéaraté de protoxide de plomb.

DEUXIÈME SÉRIE.

Chronoïques sans excipient.

ORDRES.	GENRES.	COMPOSITION.
Ier ORDRE. Opoliques.	1er Genre. *Opolés.*	Sucs des végétaux entiers ou de quelques-unes de leurs parties que l'on peut parvenir à conserver. Sucs officinaux; ex. les opolés de coings, de citrons, de verjus, de nerprun.
	2e Genre. *Opostolés.*	Ce sont les sucs des végétaux épaissis en consistance pilulaire pour quelques uns, et qu'alors on appelle *extraits*. Ils sont mous, ou à l'état sec.
IIe ORDRE. Amidoliques.	Un seul Genre. *Amidolés.*	Ce sont les fécules médicinales; ex. l'amidolé de bryone, celui d'arum.
IIIe ORDRE. Pulvéroliques.	Un seul Genre. *Pulvérolés.*	Ce genre ne renferme que les poudres médicinales composées. Le mot *poudre* reste pour désigner les poudres simples ou moniames.
IVe ORDRE. Spécioliques.	Un seul Genre. *Spéciolés.*	Ce sont les espèces décrites dans les dispensaires. Assemblages de plantes ou de leurs parties incisées et mêlées selon l'art; ex. le spéciolé des cinq racines, le spéciolé d'absinthe et fenouil.

SUITE DU DEUXIÈME TABLEAU.

DEUXIÈME CLASSE.

ACHRONOIQUES (magistraux).

PREMIÈRE SÉRIE (terminaison en *ite*).

Achronoïques avec excipient.

ORDRES.	GENRES.	COMPOSITION.
Ier ORDRE. HYDROLITIQUES. Médicamens dont l'eau est l'excipient.	1er GENRE. *Hydrolités* (ou *Hydropotites*).	Ce sont les médicamens destinés à être pris à l'intérieur, pour agir sur les surfaces internes, comme les tisanes, boissons, apozèmes.
	2e GENRE. *Hydrolutés* (1).	Destinés à être appliqués sur les surfaces externes du corps et de ses parties. Ce genre comprend les lotions, les fomentations.
	3e GENRE. *Hydroénémités.*	Destinés à être introduits dans les cavités quelconques et dans celles des plaies. Ce genre comprend les collyres et les injections de toute sorte.
IIe ORDRE. SACCHAROLITIQUES. Médicamens magistraux dont le sucre est la base ou l'excipient.	Un seul GENRE. *Saccharolités.*	Préparations sucrées qui doivent leur blancheur et leur densité au parenchyme huileux des semences émulsives. Ce genre se compose des émulsions, loochs, etc.
IIIe ORDRE. MUCOLITIQUES. Médicamens magistr. dont le mucilage est l'excipient.	1er GENRE. *Mucolités.*	Ce sont les mucilages; ex. les mucolités de semences de coings, de semences de lin.
	2e GENRE. *Mucostités.*	Préparations d'une consistance pulteuse ou de bouillie, destinées à être appliquées à l'extérieur, qui doivent leur consistance au mucilage fourni par les farines ou par les bulbes de quelques plantes. Ce genre comprend les cataplasmes, les sinapismes.
	3e GENRE. *Mucotrémolités.*	Préparations transparentes ayant une consistance tremblante, devenant fluides par la chaleur et reprenant leur état primitif par le refroidissement. Rangées ici d'après l'avis de Carbonell; ce sont les gelées, qui se divisent naturellement en deux espèces, les gelées végétales et les gelées animales.

(1) De ὕδωρ et λούω, je lave.

SUITE DU DEUXIÈME TABLEAU.

DEUXIÈME SÉRIE.

Achronoïques sans excipient.

ORDRES.	GENRES.	COMPOSITION.
Ier ORDRE. Les OPOLITIQUES.	Un seul GENRE. *Opolites.*	Ce sont les sucs des plantes préparés extemporanément; ex. les opolites de cresson, de bourrache, les sucs d'herbes.
IIe ORDRE. Les PULPOLITIQUES.	Un seul GENRE. *Pulpolites.*	Préparations d'une consistance molle, composées de la substance charnue ou pulpeuse des végétaux; ex. les pulpolites magistraux, de lis, de scille, de plantes.

NOMENCLATURE CHIMIQUE. Les noms de la plupart des corps simples sont insignifians et ne donnent aucune idée ni de ces corps ni de leurs propriétés; il serait cependant presque impossible de leur en substituer d'autres plus significatifs, par la raison qu'il en résulterait une confusion, qui n'existe déjà que trop dans le langage chimique, par l'emploi que l'on fait encore des divers noms qui furent donnés successivement par les chimistes aux mêmes corps. La nomenclature admise est due à Guyton-Morveau, qui en présenta le plan à l'Académie royale des Sciences le 18 mai 1787, plan qui fut ensuite perfectionné par l'auteur, auquel l'Académie adjoignit Berthollet, Fourcroy et Lavoisier. Cette nomenclature généralement admise est maintenant défectueuse depuis les découvertes nouvelles, et il serait à désirer que de nouvelles modifications apportées au nom des substances découvertes depuis peu, les missent en harmonie avec la nomenclature de Guyton.

Dans cette nomenclature, on est convenu d'appeler *oxides* les composés résultant de l'union de l'oxigène avec une substance simple, qui ne rougissent pas la teinture de tournesol et qui n'ont pas une saveur aigre. On a donné le nom d'*acides* aux composés fournis par la combinaison de l'oxigène avec une ou plusieurs substances; ces composés rougissent l'*infusum* de tournesol, et ont une saveur aigre. L'oxigène pouvant s'unir en plusieurs proportions avec les corps simples pour former les oxides, on a donné à ces combinaisons le nom de *proto*, de *deuto* et de *tritoxide*, selon que l'oxigène y entre en une, deux ou trois proportions. Le plomb étant susceptible de s'unir à l'oxigène en trois proportions, nous le prendrons pour exemple. La combinaison du plomb avec l'oxigène en moindre proportion, le *massicot*, est nommée *protoxide*; la deuxième, contenant plus d'oxigène que la première, le *minium*, est nommée *deutoxide*; enfin, la troisième plus oxidée, *l'oxide puce*, est nommée *tritoxide*. On donne aussi le nom de *peroxide* à l'oxide le plus oxidé; le tritoxide de plomb est un peroxide. Lorsqu'un corps simple ne s'unit qu'à une seule proportion d'oxigène, on n'a pas besoin d'employer le nom de protoxide, on dit simplement oxide; lorsque l'oxide est combiné avec de l'eau, il prend le nom d'*hydrate*. Si l'oxigène, en se combinant avec une ou plusieurs substances simples, forme une seule combinaison rougissant le papier de tournesol, on donne à cette combinaison le nom d'acide : on y joint le nom du corps, auquel on ajoute la terminaison *ique*. Ainsi, on appelle *acide borique, acide carbonique*, les combinaisons acides résultantes de l'union de l'oxigène avec le bore et le carbone. Si le corps acidifiable est susceptible de s'unir à deux proportions différentes d'oxigène et de fournir deux acides, on donne à la combinaison la moins oxigénée une terminaison en *eux*, et la terminaison *ique* à l'acide le plus oxigéné. Nous prendrons pour exemple le soufre qui, s'unissant à l'oxigène en une première proportion, fournit un acide que nous désignerons sous le nom de sulfureux; et qui, en s'unissant à une proportion plus grande, fournit un autre acide plus oxigéné, qui doit être désigné par le nom d'acide sulfurique, etc. L'hydrogène étant susceptible de se combiner avec divers corps simples et de donner naissance à des produits acides, on a fait précéder ces acides du mot *hydro* pour les distinguer de ceux qui sont formés avec l'oxigène; on ajoute ensuite au mot *hydro*, celui de la substance combinée à l'hydrogène, en terminant le nom de cette substance par la terminaison *ique*. Ainsi, le chlore, qui s'unit à l'hydrogène et qui forme un acide avec ce gaz, est désigné, lorsqu'il est arrivé à cet état, par le nom d'acide *hydro-chlorique*. Il en est de même de l'iode, qui fournit l'acide *hydriodique;* du soufre, qui fournit l'acide *hydro-sulfurique*, etc., etc. Lorsque deux substances simples se combinent entre elles, le nom du composé est terminé en *ure :* ainsi on dit de la combinaison du chlore avec le mercure, *chlorure de mercure;* du soufre avec le fer, *sulfure de fer*, etc.; et lorsque le chlore ou le soufre et les autres corps simples sont susceptibles de se combiner en plusieurs proportions avec les métaux, on dit *proto-sulfure, proto-chlorure, deuto-sulfure, deuto-chlorure*. On a donné le nom *d'alliage* aux combinaisons qui résultent de l'union des métaux entre eux, et le nom d'*amalgame* aux alliages desquels le mercure fait partie. La nomenclature des sels est facile. Les sels qui résultent de la combinaison d'un oxide avec un acide dont la terminaison est en *ique*, prennent le nom de l'acide avec une terminaison en *ate;* ainsi on donne le nom de *sulfate* et de *phosphate*, au sel formé avec l'acide sulfurique ou avec l'acide phosphorique : au contraire, les sels qui résultent de l'union d'un acide terminé en *eux*, prennent la terminaison *ite*, au lieu de *ate ;* exemples, les sels formés avec les acides sulfureux, phosphoreux, sont des *sulfites* ou des *phosphites*. On exprime aussi l'état dans lequel l'oxide se trouve dans le sel : ainsi on dit d'un sulfate dans lequel le protoxide existe, *proto-sulfate ;* du sel du même genre dans lequel l'oxide est en plus grande proportion, *deuto-sulfate*, et enfin *trito-sulfate*, si le sel contient le tritoxide. Le mot *hydro* est placé aussi devant le mot désignant les sels formés avec les *hydracides*; aussi on dit : *hydro-chlorate, hydro-sulfate*, etc., etc. Des détails sur la nomenclature chimique, et des observations sur cette nomenclature, ont été consignés dans les tomes II, XX, XXV, XXXI, XLIV, des Annales de Chimie. (A. C.)

NOUET. On donne ce nom à un morceau de linge dans lequel on enferme une substance médicamenteuse quelconque pour la soumettre à l'action d'un liquide, dans le but de dissoudre quelques-uns de ses principes. Dans la préparation de la tisane de Feltz, on enferme le sulfure d'antimoine dans un nouet. (A. C.)

NOYAU ou **OSSELET**. *Nucleus*, *Ossiculus*. On nomme ainsi l'endocarpe des drupes ou fruits charnus, qui a acquis une dureté semblable à celle des os des animaux. Dans les fruits de la section de la famille des Rosacées, section que l'on nomme *Drupacées*, les noyaux contiennent beaucoup d'acide hydro-cyanique libre, qui leur communique une odeur fort agréable, lorsque cet acide n'est pas trop prédominant; et l'on en prépare une liqueur de table, nommée *eau-de-noyau*. Lorsqu'un fruit renferme plusieurs noyaux, ceux-ci prennent le nom de *nucules*. (A. R.)

NOYER. *Juglans regia*, L. — Rich. Bot. méd., t. I, p. 125. (Famille des Juglandées. Monoecie Polyandrie, L.) Grand et bel arbre, originaire de la Perse, et cultivé en Europe dès les temps historiques les plus reculés; car les auteurs grecs et romains nous ont transmis des détails intéressans sur sa culture et sur ses usages économiques, qui étaient les mêmes qu'aujourd'hui. Il porte des feuilles alternes, articulées, imparipinnées, composées de sept à neuf folioles. Ses fleurs sont monoïques; les chatons des mâles sont cylindriques, verts, écailleux, contenant douze à dix-huit étamines dressées; les femelles sont groupées au nombre de trois ou quatre au sommet des jeunes branches.

Les fruits, généralement connus sous le simple nom de *noix*, sont des drupes arrondies, marquées d'un sillon longitudinal, vertes, lisses, glabres, composées d'un brou ou d'une partie extérieure charnue peu succulente, qui recouvre un noyau ou coque bivalve dans laquelle est une amande blanche, irrégulièrement lobée, comme cérébriforme, et très huileuse.

On distingue un grand nombre de variétés de noyer, dont nous mentionnerons ici les principales. 1°. *Noyer commun*; c'est une des plus répandues et des plus productives. Ses fruits sont ovoïdes, arrondis, de grosseur moyenne. 2°. *Noyer à coque tendre;* fruits plus allongés, bien pleins et meilleurs que dans la variété précédente, fournissant beaucoup d'huile. On lui donne encore le nom de *Noyer à mésange,* parce que la coque est si peu dure, que les mésanges peuvent la percer avec leur bec. 3°. *Noyer tardif,* ainsi nommé parce qu'il ne fleurit qu'à la fin de juin; sa culture est avantageuse dans les pays où l'on craint les gelées du printemps. 4°. *Noyer à gros fruits,* à noix fort grosses, mais contenant une amande peu volumineuse que l'on mange fraîche, parce qu'en séchant elle diminue de moitié. Sa noix porte le nom de *noix de jauge.* 5°. *Noyer à fruits anguleux,* caractérisé par son fruit anguleux, son noyau très dur et épais; mais son amande est fort bonne et fournit en abondance une huile excellente. Le bois de cette variété, qui d'ailleurs atteint les plus grandes dimensions, offre des veines nombreuses et colorées; aussi est-il recherché pour les ouvrages d'ébénisterie. 6°. *Noyer à bijoux,* ainsi nommé parce que son noyau est si gros et si dur, qu'on en façonne des boîtes dans lesquelles on place de petits objets. Son amande n'est pas en proportion de volume du noyau. 7°. *Noyer à grappe,* dont les fruits sont réunis au nombre de quinze à vingt et même au-delà et forment une sorte de grappe.

Presque toutes les parties du noyer sont employées dans les arts, dans l'économie domestique et la Thérapeutique. Son bois et sa racine sont d'une grande dureté, d'un grain fin et susceptibles d'un beau poli; son écorce sert à la teinture en noir. Ses feuilles ainsi que la partie charnue du péricarpe, désignée sous le nom de *brou,* ont une odeur forte, aromatique, une saveur amère et piquante. Les feuilles ont été employées en décoction, en lotion, comme toniques et stimulantes; la décoction du brou, comme anthelmintique, sudorifique et diurétique. On prépare avec le brou de noix, macéré dans l'eau-de-vie, suffisamment édulcoré et combiné à divers aromates, une liqueur de table qui passe pour un excellent stomachique. Outre le principe aromatique dont les feuilles du noyer et le péricarpe de son fruit sont imprégnés, ces parties contiennent encore en grande abondance du tannin et de l'acide gallique, ce qui les a fait servir en quelques pays, soit à la teinture en noir, soit au tannage des cuirs. On a beaucoup trop exagéré l'influence nuisible des émanations des feuilles de noyer; on a prétendu, par exemple, qu'il était dangereux de se reposer ou de s'endormir sous un noyer frappé des rayons du soleil; un mal de tête plus ou moins violent a été seulement quelquefois le résultat de cette imprudence.

On donne le nom de *cerneaux,* aux noix cueillies avant leur complète maturité; on les sert sur les tables en les faisant tremper dans de l'eau salée. L'amande contient à peu près la moitié de son poids d'une huile grasse, siccative, employée à des usages culinaires et dans la peinture. *V.* HUILE DE NOIX.

On prépare en Pharmacie une eau distillée connue sous le nom d'*eau des trois noix*, parce qu'elle est faite à trois époques différentes, savoir: avec les chatons en fleurs, avec les noix nouvellement nouées, et avec les noix presque mûres. (A. R.)

NUCULES. *V.* NOYAU.

NUMMULAIRE ou HERBE AUX ÉCUS. *Lysimachia nummularia*, L. Petite plante de la famille des Primulacées, très commune dans les lieux un peu humides de toute l'Europe. Ses tiges rampent à la surface du sol parmi les herbes, et sont garnies de fleurs jaunes et axillaires. Cette plante autrefois employée comme vulnéraire, est tombée en désuétude. (G...N.)

NUX CARYOPHYLLATA. *V.* RAVENSARA.

NUX JUGLANDIS. *V.* NOYER.

NUX VOMICA. *V.* NOIX VOMIQUE.

NYCTAGE DES JARDINS. *Mirabilis Jalapa,* L. *Nyctago hortensis*, Juss. — Rich. Bot. méd., t. I, p. 224. (Famille des Nyctaginées. Pentandrie Monogynie, L.) Vulgairement *belle de nuit* ou *merveille du Pérou.* Cette plante est vivace au Pérou, sa patrie originaire; elle se cultive aujourd'hui avec la plus grande facilité dans les jardins d'Europe, où elle est devenue annuelle. Sa racine est pivotante, grosse, charnue, noirâtre extérieurement, blanche en dedans; sa tige, haute de près d'un mètre, est noueuse, ferme, dichotome, garnie de feuilles opposées, entières, presque cordiformes, glabres et légèrement glutineuses. Les fleurs sont disposées au sommet des branches, en corymbes très serrés. Elles sont ordinairement rouges, quelquefois jaunes, blanches ou panachées ; le fruit est une caryopse cachée par la base de la corolle persistante, avec laquelle elle finit par se souder. Les graines se composent d'un embryon qui enveloppe un endosperme farineux.

La belle de nuit est ainsi nommée parce qu'elle épanouit sa fleur quand notre horizon est privé de la lumière solaire ; cependant elle les tient fermées non-seulement pendant la nuit, mais encore lorsque le ciel est couvert de nuages.

La racine de belle de nuit a un goût âcre et nauséabond ; elle est purgative comme celle du jalap, mais plus faiblement, ce qui a pu faire croire que cette dernière racine provenait de la belle de nuit ; mais on sait positivement aujourd'hui que le jalap est la racine d'une espèce de liseron.

Les graines de la belle de nuit renferment un endosperme très abondant, dont il ne serait pas difficile d'extraire la fécule amilacée. Les fleurs de cette plante se succédant pendant un espace de temps assez considérable, la récolte de ces graines ne pourrait, il est vrai, se faire que successivement : mais elle serait, pour ainsi dire, continue, et elle ajouterait de l'importance à la belle de nuit, qui d'ailleurs est une des plantes les plus agréables parmi celles qui décorent les parterres vers la fin de la belle saison. (G...N.)

NYMPHÆA. *V.* NÉNUPHAR.

NYMPHEACÉES. *Nymphæaceæ.* Famille naturelle de plantes qui offrent un embryon monocotylédon, selon les uns, et dicotylédon suivant les autres (1) ; en sorte que sa place dans la classification des ordres naturels n'est pas encore dé-

(1) Cette question est encore à l'ordre du jour de la Botanique. Feu L. C. Richard et M. de Jussieu regardaient les Nymphéacées comme Monocotylédones ; M. De Candolle les a rangées parmi les Dicotylédones à côté des Papavéracées. M. Adolphe Brongniart, dans son mémoire sur la génération et le développement de l'embryon (*Ann. des Sciences nat.*, 1827), a confirmé récemment l'opinion de M. De Candolle, et a figuré (tab. 39, fig. O) l'embryon du *Nuphar lutea* comme bilobé.

terminée. Le genre Nénuphar (*Nymphæa*) est le type de cette famille, qui se compose de plantes aquatiques, remarquables par la beauté de leurs fleurs, mais nullement par leurs propriétés médicales. *V.* Nénuphar. (G...n.)

O

OBIER ou ROSE DE GUELDRES. Noms vulgaires du *Viburnum Opulus*, dont Tournefort avait fait un genre distinct des Viornes. *V.* ce mot. (G...n.)

OBTURATEUR. On donne ce nom à un plan de verre, de forme circulaire, que l'on place sous les éprouvettes ou sous les cloches de verre remplies de gaz ou de liquides, pour les porter d'un lieu dans un autre. Les obturateurs varient par leur dimension; on en a de plusieurs diamètres, que l'on emploie pour des cloches plus ou moins grandes. On se sert aussi d'obturateurs pour fermer les conserves renfermant des objets d'Anatomie en contact avec de l'esprit-de-vin. On assujettit ces obturateurs au moyen d'un mastic qui empêche l'alcool de se volatiliser. (A. C.)

OCOTÉA. Genre de plantes établi par Aublet, adopté par M. Kunth et par d'autres botanistes modernes; il renferme plusieurs espèces de lauriers de l'Amérique méridionale, dont quelques-unes jouissent de propriétés médicales. Telle est entre autres, l'*Ocotea Pichurim*, qui fournit la fève pichurim. *V.* ce mot et Laurier. (G...n.)

OCRE, *Ochre*. On a donné ce nom à des argiles colorées en jaune ou en rouge. Ces argiles sont quelquefois employées dans des médicamens pour les animaux, et en grande quantité dans les arts (la peinture). Ces produits existent en grande quantité dans la nature. Les ocres venant de Hollande étaient autrefois très estimés; on prétend que la plupart de ces ocres étaient tirés du département du Cher, calcinés, puis revendus en France sous le nom de *rouge de Prusse ou d'Angleterre*. L'ocre jaune est tiré de la mine, réduit en poudre et vendu après avoir été pulvérisé; d'autres fois il est purifié par le lavage et converti en masses cubiques. L'ocre rouge existe dans la nature, mais le plus souvent on le prépare en calcinant dans des fours l'ocre jaune. Ce travail, qui se fait dans plusieurs départemens, et aussi dans celui de la Moselle, fournit des produits aussi beaux en couleur que ceux qui nous viennent de l'étranger. Les mines d'ocre de France les plus connues sont celles de Pourrain et de Saint-Amand (Nièvre). L'analyse des ocres de ces deux mines a été faite par M. Mérat Guillot, qui a trouvé dans ces mines les substances suivantes :

Ocre de Pourrain.		Ocre de Saint-Amand.	
Silice	65,34	Silice	92,25
Alumine	9,03	Alumine	1,91
Chaux	5,05	Chaux	3,23
Fer oxidé	20,58	Fer oxidé	2,61.

Les ocres rouges du commerce sont souvent vendus après avoir été humectés avec une certaine quantité de muriate de chaux liquide; cette addition, en leur permettant de conserver une certaine humidité, leur donne une couleur rouge plus intense et une plus grande valeur. (A. C.)

OCTANDRIE. Huitième classe du système sexuel de Linné, qui renferme tous les végétaux phanérogames pourvus de fleurs hermaphrodites à huit étamines distinctes entre elles. Cette classe se divise en quatre ordres, d'après le nombre des styles; savoir : 1°. O. Monogynie, où l'on remarque la capucine (*Tropæolum*), la bruyère (*Erica*); 2°. O. Digynie; 3°. O. Trigynie, qui contient entre autres plantes, le sarrazin et les diverses espèces du genre *Polygonum;* 4°. O. Tétragynie, où se place la parisette (*Paris quadrifolia,* L.), etc. (A. R.)

OCYPODE. *Ocypoda.* Nom donné par Fabricius à un genre de Crustacés Décapodes que les voyageurs désignent sous le nom vague de *crabes de terre.* Une des espèces les plus remarquables porte, aux Antilles, le nom de *tourlouroux.* M. De Fréminville, capitaine de frégate et naturaliste très distingué, a présenté, le 29 février 1828, à la Société d'Histoire naturelle de Paris, un mémoire fort intéressant sur ces animaux dont il a tracé complètement l'histoire. Les Ocypodes ou Tourlouroux des Antilles constituent plusieurs espèces distinctes et remarquables surtout par leurs couleurs; il y en a de rouges et de blancs ; ils ont une de leurs pinces extrêmement développée relativement à l'autre. On les rencontre non-seulement sur les plages sablonneuses des bords de la mer, mais encore dans les forêts de l'intérieur des îles, dans tous les lieux, en un mot, où le terrain est assez meuble pour qu'ils puissent se creuser des terriers dans lesquels ils se retirent pendant la nuit. Ils courent avec une si grande vélocité, qu'Olivier assure avoir vainement tenté d'atteindre, à la course, une espèce qu'il a trouvée en Syrie sur les côtes de la Méditerranée. M. De Fréminville croit que les Tourlouroux des Antilles ne sont pas carnassiers, qu'on ne les trouve point dans les cimetières, et qu'ils ne se nourrissent pas de cadavres ; opinion contraire à celle que l'on se formait de ces animaux, et qui a tellement prévalu aux Antilles, que lorsque les créoles voient arriver un Européen bien portant pendant que la fièvre jaune exerce ses ravages, ils disent que c'est de la *chair à tourlouroux*. Quoi qu'il en soit, on recherche ces animaux à cause de leur chair qui est bonne à manger. Les nègres se servent de leur huile comme médicament. *V.* HUILE DE CRABES. (G...N.)

ODONTALGIQUES. Se dit des médicamens propres à combattre les maux de dents. (A. C.)

OEIL. Par allusion à l'œil des animaux, on a donné ce nom à diverses substances des deux règnes. Ainsi on appelle vulgairement :

OEIL, le bouton ou le bourgeon qui croît sur les branches des arbres.

OEIL DE BOEUF ou OEIL DE BOUC. Les fleurs de plusieurs Synanthérées, telles que celles des *Buphtalmum*, des *Chrysanthemum*, de l'*Anthemis tinctoria*, etc. On a aussi appliqué ce nom à divers poissons, oiseaux et mollusques, que nous ne mentionnerons pas, parce qu'ils ne fournissent point de produits utiles. Les joailliers nomment *œil de bœuf*, une variété de la pierre de Labrador, dont les reflets sont brunâtres,

ŒIL DE BOURRIQUE. La graine du pois à gratter (*Dolichos urens*, L., *Mucuna urens*, D.C.), qui a quelque ressemblance avec un gros œil de chèvre. *V*. POIS A GRATTER.

ŒIL DE CHAT. Les graines du *Guilandina bonduc*, arbre de la famille des Légumineuses, qui croît dans les climats intertropicaux. Ces graines sont grisâtres, striées, et aussi dures que des cailloux; on les rencontre souvent dans les collections. *L'œil de chat* ou la *chatoyante* des minéralogistes est une pierre précieuse très estimée, que l'on trouve à Ceylan et au Malabar; c'est une variété de quartz, nommée *quartz chatoyant*.

ŒIL DE CHRIST. Les fleurs de plusieurs Synanthérées, et particulièrement de quelques *Inula* et de l'*Aster amellus*, qui croissent dans l'Europe méridionale.

ŒIL DE PERDRIX. Les fleurs des *Myosotis*, jolies petites plantes fort communes dans les lieux aquatiques. On donne encore ce nom à la bonne pierre meulière des carrières de Domme, département de la Dordogne.

ŒIL DE POISSON ou PIERRE DE LUNE. Variété de feldspath adulaire, présentant un fond blanchâtre avec des reflets d'un blanc nacré ou d'un bleu céleste qui semblent flotter dans l'intérieur de la pierre, lorsqu'elle est taillée en cabochon et qu'on la fait mouvoir.

ŒIL DE VACHE. Les fleurs de quelques espèces de camomille, comme l'*Anthemis arvensis* et l'*A. Cotula*. (G...N.)

ŒILLET. *Dianthus*. Ce genre de plantes est le plus remarquable de la famille des Caryophyllées, à laquelle une de ses espèces (*Dianthus Caryophyllus*) a donné son nom. On le reconnaît facilement aux caractères suivans: le calice est tubuleux, à cinq dents, accompagné à sa base de petites écailles imbriquées; la corolle à cinq pétales pourvus de longs onglets; les étamines sont au nombre de dix; il y a deux styles; la capsule s'ouvre par le sommet, et ne présente qu'une seule loge qui contient un grand nombre de graines attachées à un placenta central.

Le nombre des espèces d'œillets est fort considérable; la plupart croissent dans les contrées méridionales et montueuses de l'Europe, et l'on en cultive plusieurs comme plantes d'agrément. La culture a fait naître plusieurs variétés de formes et de couleurs qui se perpétuent par boutures et surtout par marcottes. Parmi ces fleurs, nous nous contenterons de signaler les espèces suivantes, comme les plus élégantes et les plus répandues dans tous les jardins, où l'on en forme de charmantes bordures ; nous décrirons ensuite l'œillet par excellence, dont les fleurs sont employées en Médecine.

1°. L'Œillet barbu ou Œillet de poète (*Dianthus barbatus*, L.), dont les fleurs rouges ou panachées de rouge et de blanc forment un faisceau terminal très dense, et sont hérissées de pointes subulées qui sont les dents très prolongées du calice.

2°. L'Œillet des Chartreux (*Dianthus Carthusianorum*, L.), jolie petite plante qui croît abondamment dans les pâturages secs de toute l'Europe ; la culture fait varier la couleur de ses fleurs du rouge au blanc, en offrant toutes les nuances intermédiaires.

3°. L'Œillet Mignardise (*Dianthus plumarius*, L.), petite espèce dont les fleurs, au nombre de deux ou trois à l'extrémité de chaque tige, sont d'un rose pâle, d'une légère odeur musquée, et dont les pétales sont partagés jusqu'au tiers de leur longueur en lobes linéaires. Les variétés de cette espèce sont fort nombreuses ; on en voit de toutes les couleurs, depuis le pourpre jusqu'au blanc lacté ; celles à couleur de chair sont les plus communes, et quelques-unes ont des taches d'un rouge velouté à la base des pétales. C'est à cette dernière variété que l'on donne le nom de *Mignardise couronnée*.

L'Œillet des fleuristes (*Dianthus Caryophyllus*, L. — Rich. Bot. méd., t. II, p. 777.) croît spontanément dans les fentes des rochers et des vieux murs de l'Europe australe. C'est une plante vivace, dont la racine ligneuse produit des tiges couchées à la base où elles se divisent en plusieurs rameaux terminés par des pédoncules uniflores. Ces tiges sont munies de nœuds ou articulations cassantes, et portent des feuilles opposées, linéaires, canaliculées, très aiguës, et glauques. Les fleurs, dans la plante sauvage, ont une couleur rouge plus ou moins vive ; mais dans les variétés cultivées, que les fleuristes ont multipliées à l'envi, elles sont nuancées et panachées de mille manières. Leur odeur est très suave et se rapproche de celle du girofle. La saveur de l'onglet des pétales est douce, tandis que celle des limbes est un peu amère et styptique.

On faisait beaucoup d'usage autrefois, en Médecine, des fleurs d'œillet, sous le nom officinal de *Flores Tunicæ*. On les conservait, dans les pharmacies, après avoir privé les pétales de leurs onglets, et les avoir fait sécher promptement. Elles passaient pour excitantes, diaphorétiques, légèrement toniques, mais on ne pouvait guère compter sur l'efficacité d'un tel médicament, puisque son action dépendait d'un principe volatil extrêmement fugace. C'était sous forme d'infusion aqueuse que l'on administrait ordinairement ces fleurs ; on en préparait également une eau distillée et un vinaigre aromatique, préparations tombées aujourd'hui en désuétude. Le sirop d'œillet est encore prescrit par quelques médecins, comme cordial et stomachique. Enfin les fleurs d'œillet servent aux liquoristes et aux parfumeurs à préparer des ratafias et des comestiques d'un parfum fort agréable. (G...N.)

OEILLETTE. On nomme ainsi les pavots que l'on cultive pour leurs graines dont on extrait une huile fixe connue sous le nom d'*huile d'œillette*. *V*. ce mot et PAVOT (G...N.)

OENANTHE SAFRANÉE. *OEnanthe crocata*, L. — Rich. Bot. méd., t. II, p. 459 —Orfila, Leçons de Méd. lég., tab. 13. (Famille des Ombellifères. Pentandrie Digynie, L.) Cette plante est assez commune dans les prés humides et sur les bords des fossés, où elle fleurit en juin et juillet. Sa racine est formée de cinq à six tubercules fusiformes allongés, rapprochés en faisceau, d'où s'écoule, lorsqu'on les entame, un suc d'une couleur safranée et d'une grande âcreté. Sa tige est haute de 2 à 3 pieds, cylindrique, cannelée, creuse intérieurement, glabre, rameuse supérieurement, garnie de feuilles alternes, pétiolées, engaînantes à leur base, bipinnées ou tripinnées, composées de folioles glabres, d'un vert foncé, presque cordiformes, incisées profondément à leur sommet. Les fleurs sont blanches, petites, très rapprochées, et forment une ombelle terminale; leurs pétales sont cordiformes, un peu inégaux. Leurs fruits sont allongés, striés, couronnés par cinq petites dents très aiguës, et par les deux styles persistans.

De toutes les plantes qui composent la famille des Ombellifères, l'Œnanthe safranée est une des plus dangereuses; c'est pourquoi il nous a semblé utile d'en donner ici une description un peu détaillée, afin que l'on pût la reconnaître facilement, renvoyant d'ailleurs pour plus de certitude à l'excellente figure publiée par M. Orfila.

Le suc âcre, de couleur rougeâtre, qui découle abondamment de sa racine lorsqu'on l'entame, existe aussi dans les autres parties de la plante. On a quelquefois confondu ses feuilles avec celles du persil, et ses racines tubéreuses avec celles de mêmes formes qui appartiennent à d'autres ombellifères alimentaires, comme la jouanette (*Bunium bulbocastanum*, L.); il en est résulté de très graves accidens, tels qu'une forte inflammation dans la bouche et la gorge, une douleur très vive à l'épigastre, des angoisses, en un mot, tous les symptômes de l'empoisonnement par les narcotico-âcres. On trouve dans le Journal de Pharmacie (avril 1822), une relation curieuse d'un pareil empoisonnement arrivé à trois matelots des environs de Lorient. Un de ces individus qui avait beaucoup plus mangé de ces racines que les autres, mourut quatre heures après au milieu de vives douleurs, et malgré l'émétique et les antispasmodiques qui lui avaient été immédiatement administrés. La grande quantité d'eau qu'ils avaient bue pour apaiser l'ardeur de la gorge avait augmenté les accidens, en facilitant l'absorption du suc de la plante. Malgré ces qualités délétères, la racine d'*Œnanthe crocata* râpée est un remède vulgaire contre les hémorrhoïdes, dans quelques départemens de la ci-devant Bretagne. (A. R.)

ŒNANTHE PHELLANDRIUM. *V.* PHELLANDRE AQUATIQUE.

ŒTITE, *Pierre d'aigle, Oxide de fer limoneux.* On a donné

ces noms à un produit naturel que l'on rapporte au tritoxide de fer. Ce produit était employé autrefois ; il n'est plus usité.

OEUF. *Ovum*. Ce mot désigne un corps qui se forme dans les ovaires des femelles des animaux, et qui renferme le petit embryon ou les rudimens du nouvel être dont la fécondation détermine la formation ou l'évolution. En admettant cette définition, toutes les femelles des animaux posséderaient des œufs, lesquels différeraient entre eux par leur mode de développement, soit à l'extérieur, soit à l'intérieur des corps des femelles. Mais on a restreint généralement la signification du mot *œuf*, à cette partie organique des oiseaux, des reptiles, des insectes, etc., c'est-à-dire à l'œuf qui achève son développement hors du corps de l'animal. Les œufs de cette sorte sont fréquemment employés comme substances alimentaires. On se sert particulièrement pour les usages pharmacologiques de ceux de la poule (*Phasianus gallus*, L.), qui sont composés de plusieurs parties distinctes, savoir : 1°. d'une enveloppe extérieure dure, composée en grande partie de carbonate de chaux, et vulgairement nommée *coquille*; 2°. d'une membrane ou *pellicule* mince, d'un blanc semi-opaque qui revêt la face interne de la coquille ; 3°. de *ligamens glaireux*, par lesquels celle-ci adhère aux parties qu'elles renferme; 4°. du *blanc*, liqueur transparente composée d'albumine coagulable par la chaleur, de mucus et de sels à base de soude avec excès d'alcali ; 5°. du *jaune*, masse globuleuse suspendue au milieu du blanc, opaque, molle, se concrétant par la chaleur, et contenant beaucoup d'huile ; 6°. de la *cicatricule* qui renferme l'embryon, et qui se présente d'abord sous la forme d'un petit corps blanc adhérent à un des points du jaune.

Aux articles ALBUMINE, COQUILLES D'OEUFS, HUILE DE JAUNES D'OEUF, JAUNE D'OEUF et LAIT DE POULE, il a été fait mention de la composition et des usages de ces diverses parties organiques.

(G...N.)

OFFICINAL. Ce mot s'emploie pour désigner les médicamens qui se trouvent tout préparés dans les officines des pharmaciens, d'après des formules consignées dans les Dispensaires. On dit *médicamens officinaux*, par opposition aux *médicamens magistraux* ou *extemporanés*, que l'on prépare sur-le-champ, d'après l'ordonnance du médecin. (A. C.)

OGNON ou OIGNON. *Alium Cepa*, L. — Rich. Bot. méd., t. I, p. 91. (Famille des Liliacées. Hexandrie Monogynie, L.) Cette plante, dont on ignore la patrie primitive, est abondamment cultivée dans les jardins potagers. Son bulbe varie beaucoup de formes et de grosseur; tantôt il est ovoïde, globuleux, tantôt déprimé; il est recouvert extérieurement de tuniques ou membranes minces, lâches, sèches, searieuses, d'un jaune cuivré ou blanchâtre, selon les variétés. Ses feuilles sont creuses, cylindriques, plus courtes que la hampe qui est terminée par une ombelle simple de fleurs blanches.

Toutes les parties de l'oignon, et surtout les bulbes, sont pénétrées d'une odeur extrêmement forte et piquante qui affecte vivement la membrane conjonctive et la pituitaire. Sa saveur est âcre avec un léger goût sucré; l'âcreté se dissipe presqu'en totalité par la cuisson, et alors les principes sucrés et alimentaires se développent ou du moins ne sont plus masqués par les principes volatils. D'après l'analyse chimique des bulbes de l'ognon, faite par Fourcroy et Vauquelin, ils contiennent : 1°. une huile volatile, blanche, âcre, tenant en dissolution du soufre qui lui donne une odeur fétide; 2°. une matière végéto-animale, analogue au gluten et susceptible de se concréter par la chaleur; 3°. beaucoup de sucre incristallisable; 4° beaucoup de mucilage analogue à la gomme arabique; 5°. de l'acide phosphorique, soit libre, soit combiné avec la chaux; 6°. enfin de l'acide acétique, du citrate de chaux et de la fibre végétale.

Les usages alimentaires de l'ognon sont trop connus pour que nous en fassions ici la récapitulation. Considéré comme médicament, l'ognon a été employé à deux fins diamétralement opposées, pour irriter ou pour adoucir. L'huile volatile qu'il renferme lorsqu'il est cru, lui communique une action irritante assez forte pour rubéfier la peau; et administré à petite dose, il excite puissamment, ainsi que la scille, la sécrétion de l'urine. L'ognon cuit est un excellent topique émollient et résolutif.

On attribue ordinairement à l'ognon des propriétés antiseptiques, de même qu'à l'ail, et en général à toutes les substances stimulantes douées d'une odeur vive et piquante.

(A. R.)

OGNON DE LIS. *V.* Lis blanc.

OGNON DE SCILLE. *V.* Scille maritime.

OISEAUX. *Aves.* Les oiseaux, qui forment la seconde classe des Animaux vertébrés, tiennent le milieu entre les Mammifères et les Reptiles. Leur organisation est parfaitement en rapport avec leurs mœurs et avec l'élément dans lequel ils vivent. Habitans des airs, ils ont le corps revêtu de plumes légères, les membres supérieurs non susceptibles de préhension ni d'ambulation, mais conformés de manière à frapper le fluide atmosphérique comme avec de fortes rames dont la surface est augmentée par l'étendue des longues plumes qui les garnissent; ce sont leurs *ailes*. Les membres inférieurs des oiseaux sont analogues à ceux des Mammifères, mais leur tarse est toujours plus allongé que dans les autres Vertébrés, et il se termine par des doigts dont le nombre et la forme sont très variables. Leur bouche est dépourvue de dents; ils broient ou déchirent les alimens avec un *bec* composé de deux *mandibules* plus ou moins tranchantes et de diverses formes. Ils sont tous ovipares. Enfin, leur organe pulmonaire, non divisé et fixé contre les côtes, est enveloppé d'une membrane percée de grands trous par lesquels l'air pénètre dans plusieurs cavités du corps et même de l'intérieur des os. L'air, par son accès dans une si grande étendue du corps des oiseaux, en même temps qu'il augmente leur légèreté spécifique, imprime encore à ces animaux une grande irritabilité musculaire; de là cette pétulance, cette agilité, qui est un de leurs traits caractéristiques.

La classe des oiseaux est subdivisée, par M. Cuvier (*Règne animal,* édit. de 1817), en six ordres, dont nous allons successivement indiquer les caractères principaux.

Ier Ordre. Rapaces. *Accipitrés, oiseaux de proie.* Un bec et des ongles crochus, des intestins courts, des muscles forts et solidement attachés, déterminent chez les oiseaux de cet ordre des mœurs féroces et un instinct sanguinaire. Ils sont tous carnivores, soit qu'ils fassent leur proie d'animaux vivans auxquels ils livrent de nobles combats, soit qu'ils attaquent des animaux timides ou même qu'ils se repaissent de charognes immondes. Les uns sont *diurnes*, à tête moyenne, ayant les yeux dirigés sur les côtés, comme les aigles, les éperviers, etc.; les autres sont *nocturnes*, à tête volumineuse, ayant les yeux dirigés en avant, comme les hiboux.

IIe Ordre. PASSEREAUX. Ils tiennent pour ainsi dire le milieu, par leur organisation ainsi que par leurs mœurs, entre les Rapaces et les Gallinacés qui forment le 4e ordre. Ceux qui ont le bec gros et fort se nourrissent de grains, ceux qui l'ont grêle vivent d'insectes; il en est même qui poursuivent les petits oiseaux et qui sont d'un naturel aussi sanguinaire que les Rapaces. La forme et la force du bec a fait créer les divisions de *Dentirostres*, *Conirostres* et *Tenuirostres*; la division des *Syndactyles* se compose des Passereaux dont le doigt externe est très long, presque égal à l'intermédiaire, et soudé avec celui-ci jusqu'à la pénultième articulation.

IIIe Ordre. GRIMPEURS. Dans ces oiseaux, le doigt externe se dirige en arrière comme le pouce, et permet à la plupart d'entre eux de grimper le long des arbres. Les perroquets et les pies sont des exemples très connus de cet ordre.

IVe Ordre. GALLINACÉS. Leurs doigts antérieurs sont réunis à la base par une courte membrane. Ils ont le vol difficile. Les mâles sont polygames dans toute l'acception du mot; leurs femelles pondent un grand nombre d'œufs dans des nids grossiers, et se mêlent seules du soin de l'éducation des petits, pour lesquels elles montrent beaucoup de tendresse. Il suffit de citer la poule et la perdrix pour donner une idée des Gallinacés qui forment un groupe si naturel qu'on n'a pu le subdiviser.

Ve Ordre. ÉCHASSIERS. Leurs jambes sont nues et d'une longueur si démesurée qu'ils peuvent marcher à gué dans l'eau jusqu'à une certaine profondeur, afin d'y pêcher leur nourriture au moyen d'un bec et d'un cou dont la longueur est toujours proportionnée à celle des jambes. Cet ordre se subdivise en cinq familles, savoir : 1°. les *Brévipennes*, caractérisés par leurs ailes si courtes, qu'elles ne peuvent servir au vol ; exemple, l'autruche ; 2°. les *Pressirostres*, dont le bec est médiocre, légèrement comprimé ; exemple, l'outarde ; 3°. les *Cultrirostres*, au bec gros, fort, long, souvent pointu et tranchant ; exemple, la grue ; 4°. les *Longirostres*, au bec grêle, long et faible ; exemple, la bécasse ; 5°. et les *Macrodactyles*, dont les doigts sont très longs, propres à la nage ; exemple, le flamant.

VIe Ordre. PALMIPÈDES. Leurs pieds sont palmés, c'est-à-dire que leurs doigts sont réunis jusqu'à l'extrémité par des membranes, ce qui leur donne beaucoup de facilité pour la natation ; aussi ces oiseaux sont-ils éminemment aquatiques. Leur plumage est serré, lustré, et imbibé d'un suc huileux qui le garantit du mouillage de l'eau. On divise les Palmipèdes en quatre familles, savoir : 1°. les *Plongeurs*, à ailes très courtes ; 2°. les *Longipennes*, à ailes très longues et dont le pouce est libre ou nul ; 3°. les *Totipalmes*, dont les doigts et le pouce sont réunis par une seule membrane ; 4°. et les *Lamellirostres*, à bec épais, revêtu d'une peau molle, et garni sur les bords de petites lames disposées en manière de dents. C'est à cette dernière famille qu'appartiennent les cignes, les canards, etc.

Tel est le tableau abrégé de la méthode ornithologique de M. Cuvier ; nous l'avons adoptée de préférence à celles qui ont été proposées récemment par MM. Blainville, L'Herminier, Temminck, etc., à cause de sa simplicité qui la rend plus que suffisante pour les personnes qui ne font pas une étude spéciale de l'Ornithologie. Les oiseaux, d'ailleurs, ne sont pas des animaux utiles pour les objets qu'ils fournissent à la matière médicale, excepté leurs œufs dont les diverses parties sont employées. La chair de la plupart des oiseaux est excellente à manger ; on en fait des bouillons légers et très convenables pour les malades. Leurs plumes sont ou des objets de parure extrêmement recherchés et précieux, ou une matière que l'on fait servir à de nombreux usages dans les arts. (G...N.)

OLEA EUROPEA ET OLEA FRAGRANS. *V.* OLIVIER.

OLÉATES. Combinaisons qui résultent de l'union de l'acide oléique avec les bases salifiables; ces sels ne sont pas employés.

OLÉAGINEUX. Ce mot signifie huileux, semblable à de l'huile.

OLÉINE, *Élaïne.* On a donné le nom d'oléine, à une substance grasse découverte en 1813, par M. Chevreul, qui la fit connaître à l'Institut en 1814. L'oléine existe dans les huiles et dans les graisses; on l'obtient en dissolvant les matières grasses dans l'alcool bouillant, filtrant, laissant refroidir. Par le refroidissement, la stéarine se sépare, l'oléine reste en solution; on l'obtient par l'évaporation de cette solution. On prend le résidu, qui est un mélange d'oléine et de stéarine, on l'agite avec de l'eau, on sépare ensuite de ce liquide, et on l'expose à une basse température; par ce moyen, on obtient une nouvelle portion de stéarine. On répète successivement cette opération, jusqu'à ce qu'on ait un produit qui reste fluide à 4° sous 0°. A cet état, M. Chevreul regarde l'oléine comme étant entièrement à l'état de pureté. Cette substance est insoluble dans l'eau; soluble dans 31,25 parties d'alcool à 0,816 de densité, cet alcool étant bouillant. Elle a une saveur douceâtre, un poids spécifique de 0913, à 15° de température. Mise avec de la potasse en quantité convenable (les deux tiers de son poids, dissoute dans quatre fois autant d'eau), elle se saponifie. A 6 ou 7° au-dessous de 0°, elle se prend en une masse aiguillée; chauffée dans le vide, elle se volatilise sans se décomposer. Cette substance est incolore, très peu odorante; elle a l'aspect et la consistance d'une huile blanche. L'oléine obtenue de la graisse de porc est composée de 79,030 de carbone, de 11,422 d'hydrogène, et de 9,548 d'oxigène; celles des graisses de mouton et de graisse humaine ont fourni à l'analyse des résultats presque semblables. (*V. les Recherches chimiques sur les corps gras*, Chevreul, 1823.) (A. C.)

OLIBAN. *V.* ENCENS.

OLIVIER. *Olea.* Genre de plantes de la famille des Jasminées et de la Diandrie Monogynie, L., renfermant un assez grand nombre d'espèces qui croissent dans les climats chauds du globe. Deux d'entre elles doivent fixer notre attention, à cause de leur grande utilité.

L'Olivier d'Europe, *Olea Europæa,* L., est un arbre originaire de l'Orient et des contrées d'Afrique riveraines de la Méditerranée ; mais, depuis un temps immémorial, il est l'objet d'une importante culture. Dans nos départemens méridionaux, il ne s'élève guère au-delà de 15 à 20 pieds au plus ; en Orient et en Grèce, il acquiert une hauteur beaucoup plus considérable. Son tronc très inégal se divise en branches nombreuses, dressées, garnies de feuilles opposées, lancéolées, étroites, aiguës, à bords repliés, entières, d'un vert terne en dessus, blanchâtres et comme argentées en dessous. Les fleurs sont petites, de la grandeur de celles du troëne, blanchâtres, disposées en petites grappes axillaires, accompagnées de bractées squamiformes. Les fruits ou *olives* sont des drupes plus ou moins ellipsoïdes, allongés, verts, blanchâtres ou violacés, selon les variétés, et contenant un noyau de même forme que le drupe, extrêmement dur, à une seule loge et à une seule graine. Ordinairement la plus grande partie des fleurs ne donnent point de fruits, en sorte que sur une grappe de trente fleurs, il n'y a que deux ou trois fruits qui parviennent à leur maturité.

On sait que les olives contiennent dans leurs diverses parties, mais principalement dans la partie charnue, une huile fixe dont les usages sont très multipliés. *V.* Huile d'olives. On sait aussi que ces fruits se mangent sur les tables, après qu'on les a fait macérer dans de l'eau alcaline ou salée ; car, avant d'avoir subi cette préparation, leur chair est dure et d'une âpreté insupportable. La récolte des olives se fait à la main ; mais plus fréquemment on les abat à coups de gaule, quoique le premier procédé soit infiniment préférable en ce qu'il laisse intacts les bourgeons qui doivent se développer l'année suivante. Les olives, comme tous les autres fruits, doivent être cueillies par un beau temps et un peu avant leur parfaite maturité, instant que les cultivateurs savent fort bien saisir. Avant d'en exprimer l'huile, on les place en monceaux dans des lieux à l'abri des intempéries de l'air et des attaques des insectes ; mais il ne faut pas les y laisser trop long-temps, car elles s'échauffent, fermentent, et leur huile se rancit. Celle-ci est d'autant plus abondante, que l'olive est plus mûre, mais elle est d'autant plus fine, que l'on attend moins de temps à l'exprimer après le moment véritable de la maturité.

L'écorce et les feuilles d'olivier, dont la saveur est très âpre, un peu amère, ont été proposées par M. Bidot, médecin de l'hôpital militaire de Longwy, comme un des meilleurs succédanées indigènes de quinquina, dans le traitement des fièvres intermittentes. Des essais tentés à l'hôpital de la Charité ont prouvé que ces feuilles réduites en poudre avaient des propriétés à peu près semblables à celles de l'écorce de chêne, de la gentiane et des autres médicamens toniques indigènes. D'un autre côté, M. Cazals, médecin à Agde, avait aussi employé ces feuilles comme succédanées du quinquina, et il avait obtenu de bons résultats dans des cas de gangrène. (*Bulletin de Pharm.*, 1811, p. 83.) Pour éclairer l'opinion des praticiens sur les principes actifs de ces feuilles, nous transcrivons ici quelques-uns des résultats d'une analyse chimique communiquée à M. Desgenettes par M. Pallas, médecin militaire à l'hôpital de Pampelune. Les écorces de l'olivier lui ont fourni : 1°. une substance particulière nommée *vauqueline ;* 2°. un principe amer acide ; 3°. une résine noire ; 4°. un extrait gommeux ; 5°. une matière colorante verte ; 6°. des hydro-chlorate et sulfate de chaux ; 7°. de l'acide gallique ; 8°. du tannin ; 9°. du ligneux. Les feuilles lui ont fourni des résultats analogues, plus de la matière colorante verte. (*V.* le Recueil de mémoires de Médecine, de Chirurgie et de Pharmacie militaire, t. XXIII, p. 152.)

Il découle de l'olivier, dans les contrées les plus chaudes où cet arbre croît spontanément, une gomme-résine d'un brun rougeâtre, en larmes irrégulières, ou en masses plus ou moins volumineuses, offrant des points plus clairs, ce qui lui donne l'aspect du benjoin amygdaloïde. Sa cassure est résineuse-conchoïde, d'un aspect gras. Projetée sur des charbons ardens, elle se gonfle, se fond en répandant une odeur agréable de vanille.

D'après l'analyse qu'en a publiée M. Pelletier, la gomme d'olivier est composée d'une matière résinoïde et d'un principe immédiat nouveau fort analogue aux gommes, principe auquel il a donné le nom d'*olivile*. *V*. ce mot. La présence de l'acide benzoïque, qui a été en outre reconnue dans cette substance par M. Pelletier, tendrait à la faire rapprocher des matières balsamiques. Elle était autrefois employée comme stimulante, et l'on a proposé de la substituer au benjoin.

L'OLIVIER ODORANT, *Olea fragrans* de Thunberg, est un arbrisseau originaire de la Chine et du Japon. On le cultive maintenant dans nos orangeries. Ses feuilles sont opposées, ovales-aiguës, coriaces, glabres, légèrement dentées sur les bords. Les fleurs sont blanches ou rosées, pétiolées, disposées en une grappe terminale; elles répandent une odeur très suave. On prétend que c'est avec ces fleurs que les Chinois aromatisent le thé, en plaçant alternativement des lits de ces dernières feuilles et des fleurs d'olivier odorant. (A. R.)

OLIVILE. On a donné ce nom à une substance particulière, trouvée par M. Pelletier dans la gomme d'olivier, où elle est accompagnée de résine et d'acide benzoïque. Pour l'obtenir, on dissout à chaud la gomme d'olivier dans l'alcool, on filtre et l'on abandonne la solution à une évaporation spontanée; on purifie ensuite, par l'éther ou l'alcool, l'olivile qui se dépose sous forme de cristaux, afin de la séparer d'une petite quantité de résine qu'elle retient encore. L'olivile cristallise en aiguilles aplaties; elle est inodore; sa saveur est amère, peu aromatique; elle est peu soluble dans l'eau froide, soluble dans 32 parties d'eau chaude; peu soluble dans l'alcool froid, très soluble dans l'alcool bouillant; insoluble dans l'éther, soluble à chaud dans les huiles fixes et volatiles, soluble dans l'acide acétique. Exposée à 70° centigrades, elle se fond et se colore; à une température plus élevée, elle se décompose en fournissant des produits analogues à ceux qu'on obtient de la décomposition des matières végétales. L'olivile traitée par l'acide sulfurique est réduite en charbon; par l'acide nitrique, elle est convertie en acide oxalique; les alcalis étendus la dissolvent sans l'altérer. Cette substance n'a encore été trouvée que dans la gomme d'olivier ; elle existe sans doute dans d'autres parties de la plante. M. Pallas vient de reconnaître dans l'olivier une substance sucrée et amère à laquelle il a donné le nom de *vauqueline*. Cette substance ne ressemble nullement à l'*olivile*. (A. C.)

OMBELLIFÈRES. *Umbelliferæ*. Famille naturelle de plantes dicotylédones polypétales à étamines épigynes, qui tire son nom de la disposition générale de ses fleurs. Celles-ci, en effet, dans le plus grand nombre des genres de la famille, forment des ombelles, c'est-à-dire qu'elles s'élèvent toutes au même niveau et sont portées sur des pédoncules qui partent en rayonnant d'un point commun, ce qui leur donne l'apparence d'un parapluie. A la base de l'ombelle on trouve souvent des folioles verticillées ou latérales, dont l'ensemble porte le nom de *collerette* ou *involucre ;* et l'on nomme *involucelles* les folioles qui se trouvent à la base des divisions de l'ombelle, divisions qui ont reçu le nom d'*ombellules*. Les fleurs sont blanches, légèrement rosées ou jaunes, petites, composées d'un calice adhérant avec l'ovaire et dont le limbe est ordinairement à cinq dents à peine distinctes ; de pétales insérés en dehors d'un disque situé au sommet de l'ovaire. Le fruit ou fausse graine est un *diakène*, c'est-à-dire formé de deux coques monospermes qui se séparent l'une de l'autre à la maturité. Les formes de ce fruit sont assez variables, et fournissent les meilleurs caractères pour la distinctions des genres dans cette famille qui est l'une des plus naturelles du règne végétal.

Les plantes de la famille des Ombellifères sont, pour la plupart, herbacées, annuelles ou vivaces ; quelques-unes seulement forment de petits arbustes rabougris. Les feuilles sont alternes, pétiolées, dilatées et vaginantes à la base, découpées en une multitude de lanières qui se divisent en d'autres plus petites. Le seul genre *Buplevrum* fait exception à ce caractère général; mais ses feuilles simples sont ramenées au type normal par M. Decandolle ; il les considère comme des pétioles élargis et privés du limbe qui avorte constamment.

Les Ombellifères sont remarquables par le principe volatil qui domine dans leurs diverses parties. Les graines d'anis, de cumin, de fenouil ; les feuilles du cerfeuil, du persil, du céleri; les racines d'ache, d'angélique, d'impératoire, de persil, etc., fournissent beaucoup d'huile volatile qui leur communique des propriétés excitantes. Plusieurs sucs gommo-résineux concrets, extraits de diverses Ombellifères, sont employés en Médecine. Nous citerons sous ce rapport l'assa-fœtida, la gomme ammoniaque, le galbanum, l'opopanax, et le sagapénum. *V.* ces mots.

Indépendamment du principe volatil, les Ombellifères contiennent généralement un principe extractif gommo-résineux, peut-être de nature alcaloïde, dans lequel semble résider la propriété délétère de certaines espèces qui le contiennent en abondance. Ainsi la ciguë, l'œnanthe, le phellandre aquatique, l'éthuse, ont eu de tout temps beaucoup de célébrité comme plantes vénéneuses.

Enfin, la culture a modifié les principes actifs d'un grand nombre d'Ombellifères, dont les feuilles et les racines sont devenues des alimens salubres et fort agréables : telles sont celles de carotte, de panais, de céleri, de persil, etc. *V.* ces mots. (A. R.)

ONCTION. C'est l'action de frotter doucement une partie du corps avec une préparation dans laquelle on a fait entrer une matière grasse. (A. C.)

ONCTUEUX. Se dit des substances grasses et qui communiquent l'*onctuosité*. (A. C.)

ONGLE D'ÉLAN. Dans les temps d'ignorance, on avait préconisé l'ongle d'élan contre l'épilepsie, et récemment encore on a continué à le faire entrer dans quelques préparations officinales, par exemple, dans la poudre de guttete. (G...N.)

ONGLET. On donne ce nom à la partie inférieure et rétrécie des pétales des fleurs. *V.* COROLLE et FLEURS. (G...N.)

ONGUENS. On a donné ce nom à des médicamens externes, d'une consistance molle, qui ne s'agglutinent pas, mais qui se liquéfient par la chaleur de la main. Les onguens s'appliquent spécialement sur les parties dénudées, les plaies, les ulcères : on les emploie cependant en diverses circonstances sur le système cutané qui n'a pas éprouvé d'altération ; dans ce cas, on a pour but de déterminer l'absorption des substances qui font partie de ces préparations. Les onguens sont nombreux, et dans toutes les Pharmacopées leurs classifications sont vicieuses ; dans cet ouvrage, nous adopterons l'ordre alphabétique, qui est celui des dictionnaires. On a donné le nom de *pommades*, de *baumes*, d'*onguens*, à diverses préparations : nous ne placerons au nombre des onguens, que les préparations dans lesquelles on fait entrer les résines ; nous traiterons à l'article POMMADES des produits dans lesquels on ne les fait pas entrer.

(A. C.)

ONGUENT DE L'ABBÉ PIPON. *V.* ONGUENT BASILICUM.

ONGUENT ÆGYPTIAC ou ÉGYPTIAC. *V.* OXYMELLITE D'ACÉTATE DE CUIVRE.

ONGUENT D'ALTHÆ ou DE GUIMAUVE, *Onguent de térébenthine et de cire* (Codex). On prend, huile de mucilage, 1000 grammes (2 livres) ; térébenthine pure, 125 grammes (4 onces); cire jaune, 250 gram. (8 onces); résine, 125 gramm. (4 onces). On fait fondre toutes ces substances, on passe à travers un linge ; on agite ensuite avec une spatule de bois jusqu'à entier refroidissement.

(A. C.)

ONGUENT D'ANDRÉ DE LA CROIX. *V.* EMPLATRE.

ONGUENT ANTI-PSORIQUE. *V.* POMMADES.

ONGUENT D'ARCÆUS, *Onguent de térébenthine et de graisse, Baume d'Arcæus.* Cet onguent, auquel on a donné mal à propos le nom de *baume*, est un composé de térébenthine, de résine élémi, de suif de mouton et d'axonge de porc. Il se prépare de la manière suivante : on prend, suif de mouton (1), 1000 grammes (2 livres) ; térébenthine pure, 750 gramm. (1 livre 8 onces) ; résine élémi pure, 750 gramm. (1 livre 8 onces) ; axonge de porc, 500 grammes (1 livre). On

---

(1) Dans les anciennes formules, le suif de bouc était indiqué au lieu de suif de mouton ; la difficulté de se procurer ce produit a donné lieu à cette substitution généralement adoptée.

fait fondre le tout ensemble, à une douce chaleur, on passe à travers un linge bien serré, on agite ensuite le produit jusqu'à ce qu'il soit entièrement froid.

Le baume d'Arcæus est employé dans le pansement des plaies et des ulcères atoniques. (A. C.)

ONGUENT D'ARTHANITA. Cet onguent se prépare de la manière suivante : on prend, suc dépuré de *Cyclamen Europeum*, 750 grammes (1 livre 8 onces) ; suc de concombre sauvage, 250 grammes (8 onces) ; coloquinte, 64 grammes (2 onces) ; polypode, 96 grammes (3 onces) ; beurre, 250 grammes (8 onces) ; huile d'iris, 500 grammes (1 livre). On pulvérise grossièrement la coloquinte, on concasse le polypode, on met le tout dans une bassine ; on fait chauffer le mélange jusqu'à ce que toute l'humidité soit dissipée. On passe avec expression, on dépure l'huile, on ajoute ensuite cire jaune, 80 grammes (2 onces 4 gros) ; sagapénum purifié à l'aide du vinaigre, fiel de bœuf épaissi, de chaque, 16 grammes (4 gros). On fait chauffer ; lorsque la fusion est complète et que cet onguent est à demi refroidi, on y incorpore les substances suivantes, réduites en poudre fine : scammonée, racine de turbith, coloquinte, feuilles de mézéréon, aloès, euphorbe, de chaque, 14 grammes (3 gros 36 grains) ; sel gemme, 8 grammes (2 gros) ; poivre-long, myrrhe, gingembre, fleurs de camomille, 6 grammes (1 gros 36 grains). Lorsque l'onguent est préparé, on le conserve dans un pot. On a attribué à cet onguent la propriété de faire vomir lorsqu'on l'applique sur la région épigastrique, et de purger lorsqu'on en frictionne l'abdomen ; il a été conseillé dans les cas d'hydropisie, comme vermifuge, toujours à l'extérieur et en frictions. (A. C.)

ONGUENT BASILICUM, *Onguent basilic, Onguent de poix et de cire* (Codex). On prend, poix noire, colophane, cire jaune, de chaque, 64 gramm. (2 onces) ; huile d'olives, 250 gramm. (8 onces). On fait fondre ensemble la colophane et la poix, on ajoute la cire et l'huile, on remue en laissant sur le feu jusqu'à ce que le mélange soit parfait. On passe alors à travers un linge, et l'on triture avec un pilon de bois jusqu'à entier refroidissement.

L'onguent basilicum est employé comme maturatif; on s'en sert pour exciter la suppuration des ulcères, des furoncles, etc.; on l'emploie aussi contre les chancres, les ulcères vénériens; on le rend plus actif en ajoutant de l'oxide rouge de mercure. La dose d'oxide indiquée pour la masse onguentaire que nous venons de donner, est de 4 grammes (1 gros); mais souvent les praticiens prescrivent une plus grande quantité d'oxide de mercure (1 gros pour 4 onces). Cet onguent, ainsi additionné, est appelé *onguent brun.* L'Onguent de poix, *unguentum resinæ nigræ,* de la Pharmacopée de Londres, est le même que l'onguent basilicum. L'Onguent de l'abbé Pipon est l'onguent basilicum, dans lequel il entre de l'axonge; il est fait dans les proportions suivantes : axonge, 320 gramm. (10 onces); cire, 380 grammes (12 onces); poix noire, 500 gramm. (1 livre); huile d'olives, 80 gramm. (2 onces 4 gros). Cet onguent contient une plus grande quantite de poix. (A. C.)

ONGUENT BLANC RHASIS, ou DE BLANC RAISIN. *V.* Pommade avec le sous-carbonate de plomb.

ONGUENT BRUN. *V.* Basilicum.

ONGUENT BRUN, *Onguent de la mère, Onguent de la mère Thècle. V.* Emplatre brun, t. II, p. 403.

ONGUENT DE CALAMINE. On prend onguent de cire jaune, 160 grammes (5 onces); calamine préparée, 32 grammes (1 once). On en fait un onguent, en mêlant la calamine à l'onguent fondu; on remue jusqu'à parfait refroidissement. Cette préparation est employée pour cicatriser les plaies; elle a de l'analogie avec le *cérat* recommandé par *Turner,* contre les excoriations et les ulcérations de la peau, préparation qui porte le nom de ce praticien. (A. C.)

ONGUENT CANET, *Emplâtre de Canet.* On a donné mal à propos le nom d'onguent de Canet à l'emplâtre suivant. Nous avons profité de ce mal à propos pour réparer une omission apportée à l'article Emplatre. On prend, emplâtre diachalciteos, diachylon gommé, cire jaune, huile d'olives, colcothar, de chaque, 500 gramm. (1 livre); on porphyrise le colcothar en l'humectant avec 96 gram. (6 onces) d'huile, et on le conserve. D'autre part, on fait fondre les deux emplâtres et la cire avec le reste de l'huile, 320 gram. (10 onces); lorsque la liquéfaction est opérée, on y ajoute le colcothar, on mêle exactement, et l'on réduit en magdaléon. L'auteur a attribué à ce médicament des propriétés merveilleuses pour la résolution des tumeurs; mais ces propriétés ont été exagérées; cependant ce médicament est encore demandé dans les officines. (A. C.)

ONGUENT DE CANTHARIDES (*par décoction*). (*Londres*). On prend cantharides en poudre fine, 64 grammes (2 onces); eau distillée, 250 grammes (8 onces); cérat de résine, 250 grammes (8 onces). On fait bouillir l'eau avec les cantharides jusqu'à ce qu'il n'y ait plus que 125 grammes (4 onces) environ de liquide; on passe avec expression la liqueur, on la filtre, on la mêle ensuite avec le cérat, et l'on fait évaporer jusqu'à bonne consistance. L'auteur de la Pharmacopée d'Édimbourg fait remarquer qu'en opérant comme nous venons de le dire, on obtient des onguens dans lesquels les parties solubles et actives des cantharides sont répandues d'une manière plus uniforme. Il fait observer en outre que ces médicamens sont d'un emploi plus commode, et qu'ils font moins souffrir le malade que ne le font les onguens dans lesquels on fait entrer les cantharides en substance; mais ils sont moins actifs.

(A. C.)

ONGUENT DE CANTHARIDES (*par incorporation*). (*Édimbourg*). On prend onguent résineux, 218 grammes (7 onces); cantharides en poudre très fine, 32 grammes (1 once). On fait fondre l'onguent et l'on y incorpore la poudre de cantharides, en ayant soin d'agiter jusqu'à ce que l'onguent soit refroidi et devenu ferme. La Pharmacopée de Dublin prescrit les doses suivantes : onguent de résine jaune, 250 grammes (8 onces); poudre de cantharides, 32 grammes (1 once). (A. C.)

ONGUENT DE CANTHARIDES (*par infusion*). (*Édimbourg*.)

On le prépare avec cantharides, résine blanche, cire jaune, de chaque, 125 grammes (4 onces); axonge de porc, térébenthine de Venise, de chaque, 250 grammes; eau, 500 grammes (1 livre). On fait macérer les cantharides dans l'eau à 100° pendant une nuit, on passe ensuite avec expression, on filtre la liqueur, et on fait bouillir avec l'axonge jusqu'à ce que l'eau soit complètement évaporée; on ajoute ensuite la résine et la cire fondues; on retire l'onguent du feu, puis y on met la térébenthine. (A. C.)

ONGUENS CHAUDS. On avait donné ce nom collectif à trois onguens, qui sont : l'*onguent d'Agrippa,* celui d'*Althœa* et l'*onguent nerval.* On avait aussi donné au *blanc rhasis*, au *populeum*, au *cérat de Gallien* et à l'*onguent rosat*, l'épithète d'onguens froids. (A. C.)

ONGUENT DE CHIRON, *Baume de Chiron.* Cette préparation s'obtient de la manière suivante : on prend, huile d'amandes douces, 192 gramm. (6 onces); térébenthine, 64 gram. (2 onces); cire jaune, 32 grammes (1 once); baume noir du Pérou, 6 grammes (1 gros et demi); camphre pulvérisé, 6 décigrammes (12 grains); orcanette, quantité suffisante. On fait chauffer l'huile, on y ajoute la cire et la térébenthine que l'on fait liquéfier; on colore ces sirops en rouge avec l'orcanette; on passe; on ajoute ensuite le baume du Pérou et le camphre divisé; on remue jusqu'à parfait refroidissement. Ce baume doit avoir une belle couleur rouge et être homogène dans toutes ses parties. (A. C.)

ONGUENT SOLIDE DE CIGUE. *V.* Emplatre de cigue.

ONGUENT DE CIRE (*Londres*). Cire jaune, axonge pure, de chaque, 1500 gram. (3 livres); résine jaune (résidu de la distillation de la térébenthine), 500 gram. (1 livre); faites fondre le tout ensemble, et passez. (A. C.)

ONGUENT CITRIN. *V.* Pommade citrine.

ONGUENT DIGESTIF MERCURIEL (*Hôpital des Vénériens*). Cette préparation, qui est propre à ramener la vitalité des surfaces ulcérées par suite d'une affection vénérienne, surfaces qui sont pâles, fongueuses, fournissant du pus de mauvaise nature, se prépare avec le digestif simple et l'onguent mercuriel, mêlés à parties égales.

ONGUENT DIGESTIF SIMPLE (*Hôpital des Vénériens*). On le prépare en mêlant les substances suivantes : onguent d'Arcœus, 64 gramm. (2 onces); jaunes d'œufs, n° 2; huile d'olives fine, 64 grammes (2 onces). C'est un médicament légèrement excitant, qui est convenable pour le pansement des plaies et des ulcères; il maintient ces plaies dans un état de vitalité convenable à leur guérison. Lorsqu'on ajoute à la préparation suivante 32 grammes (1 once) de térébenthine, on obtient l'*onguent digestif animé*, qui est plus actif que le précédent, et qui peut être employé pour recouvrir les ulcères atoniques dont la surface pâle et fongueuse fournit une suppuration de mauvaise nature. Si à 128 grammes (4 onces) d'*onguent digestif simple*, on ajoute laudanum, 32 grammes (1 once), ou opium brut séché et pulvérisé, 8 grammes (2 gros), on forme l'*onguent digestif opiacé* qu'on emploie sur les plaies et ulcères qui donnent lieu à de violentes douleurs, dues à la sensibilité plus ou moins grande des parties affectées. (*Form. des hôpitaux civils.*)

ONGUENT ÉGYPTIAC. *V.* OXYMELLITE D'ACÉTATE DE CUIVRE.

ONGUENT D'ÉLÉMI SIMPLE (*Londres*). Résine élémi, 500 gram. (1 livre); cire blanche, 250 gram. (8 onces); axonge de porc préparée, 2 kilogram. (4 livres). On forme à chaud un onguent qui doit être passé à chaud à travers un tamis; *l'onguent* d'élémi composé de la Pharmacopée de Londres a de l'analogie avec le baume d'Arcœus, qui doit principalement ses propriétés à la térébenthine et à la résine élémi. (A. C.)

ONGUENT ÉPISPASTIQUE JAUNE. *V.*

ONGUENT ÉPISPASTIQUE. *V.* POMADE DE CANTHARIDES.

ONGUENT DE GENEVIÈVE, *Onguent de térébenthine camphrée, Baume de Geneviève.* Cet onguent, connu anciennement sous la dénomination de *baume de Geneviève,* est un composé d'huile d'olives, de cire jaune, de camphre, de térébenthine et de santal rouge; on le prépare avec les substances suivantes (*Codex*) : huile d'olives, 384 grammes (12 onces); térébenthine, 128 grammes (4 onces); cire jaune, 64 grammes (2 onces); santal rouge en poudre, 14 grammes (3 gros et demi); camphre, 2 grammes (1 demi-gros). On met dans une bassine le santal réduit en poudre, on ajoute un peu d'huile d'olives, et à l'aide d'un pilon de bois, on mélange l'huile et la poudre; on ajoute ensuite le reste de l'huile et des autres substances, à l'exception du camphre; on laisse en digestion sur les cendres chaudes pendant sept à huit heures; quand le mélange est sur le point de se refroidir, on ajoute le camphre divisé, on mêle exactement, puis on le met dans des pots qui doivent être bien couverts. (A. C.)

ONGUENT GRIS. *V.* POMMADE MERCURIELLE SIMPLE.

ONGUENT D'HUILES VOLATILES DE BAUME DE PÉROU ET DE CAMPHRE. *V.* ONGUENT NERVIN.

ONGUENT DE LAURIER. *V.* POMMADE AU LAURIER.

ONGUENT MARTIATUM OU DE MARTIANUM. Cet onguent se prépare de la manière suivante : on prend racines récentes d'aunée, de valériane, de bardane, de chaque, 96 grammes (3 onces); feuilles récentes d'absinthe, d'aurone, de calament, de coq des jardins, de marjolaine, de menthe d'eau, de basilic, des auge, de chaque, 96 gram. (3 onces); feuilles récentes de sureau, de laurier, de romarin, de rue, de chaque, 192 gram. (6 onces); semences de fenu-grec, de cumin, de grande ortie, de chaque, 16 gram. (4 gros); fleurs de camomille, de mélilot, de lavande, de millepertuis, de chaque, 32 gram. (1 once); huile d'olives, 4 kilogram. (8 livres). On contuse toutes ces substances dans un mortier de marbre avec un pilon de bois; on les met dans un vaisseau clos avec l'huile d'olives; on fait macérer ce mélange sur les cendres chaudes à l'aide d'une douce chaleur. On coule ensuite avec expression; on laisse déposer l'huile, on la sépare des impuretés qui se précipitent; on met la partie claire dans une bassine; on y ajoute cire jaune, 1 kilogram. (2 livres); axonge d'ours, d'oie, moelle de cerf (1)

(1) Nous pensons que l'axonge de porc pourrait remplacer les graisses indiquées, et que l'on ne trouve pas facilement. C'est aux praticiens à traiter

de chaque, 128 gram. (4 onces); styrax liquide, 64 gram. (2 onces); résine élémi, 32 gram. (1 once). Lorsque ces substances sont amenées à l'état liquide, on passe le mélange au travers d'un linge, afin de séparer des substances impures qui se trouvent dans la résine élémi et dans le styrax. On laisse ensuite déposer; on décante la partie qui s'est éclaircie; on laisse prendre : lorsque la matière commence à se figer, on y ajoute les substances suivantes : huile épaisse de muscade, 16 gram. (4 gros); baume noir du Pérou, 64 gram. (2 onces); baume de copahu et mastic en larmes pulvérisé, de chaque, 32 gram. (1 once). On mêle en agitant, et l'on ne cesse de le faire que quand l'onguent est entièrement refroidi; on le conserve dans un pot bien fermé. On emploie cet onguent contre les faiblesses des articulations, les douleurs sciatiques et rhumatismales; il est employé à cet effet et l'on est encore dans la nécessité de le préparer, quoique sa formule n'ait pas été conservée dans plusieurs pharmacopées. (A. C.)

ONGUENT MERCURIEL DOUBLE. *V.* POMMADE MERCURIELLE.

ONGUENT DE LA MÈRE. *V.* EMPLATRE BRUN.

ONGUENT NAPOLITAIN. *V.* POMMADE MERCURIELLE.

ONGUENT NERVIN OU NERVAL, *Onguent d'huiles volatiles, de baume du Pérou et de camphre, Baume nervin* ou *nerval.* Cette préparation se fait de la manière suivante : on prend moelle de bœuf préparée, 128 gram. (4 onces); huile concrète de noix muscades, 128 gram. (4 onces); huile essentielle de romarin, 8 gram. (2 gros); de gérofle, 4 gram. (1 gr.); camphre, 4 gram. (1 gros); baume du Pérou sec, 8 grammes (2 gros); alcool à 36°, 16 grammes (4 gros). On fait fondre à une douce chaleur, la moelle de bœuf, l'huile de muscade; on les coule à travers un linge; on met la colature dans une bouteille à large ouverture; on ajoute les huiles essentielles et le baume du Pérou; on dissout dans l'alcool, on agite fortement pour que le mélange soit bien exact. Si le refroidissement des

---

cette question qui, dans l'intérêt de la science, devrait être décidée. Baumé avait déjà émis cette opinion.

graisses avait eu lieu, et que le mélange ne pût être fait, il faudrait faire liquéfier au bain-marie, agiter, laisser refroidir et fermer exactement le vase contenant le produit. L'ancienne formule du baume nervin prescrivait, pour sa préparation, l'emploi de l'huile de palme, de la moelle de cerf, de la graisse de vipère, d'ours, de blaireau, enfin des huiles essentielles de lavande, de menthe, de sauge, de thym. L'huile volatile d'œillet a été indiquée par un auteur comme devant entrer dans la préparation de cet onguent; cette erreur doit être attribuée, à la ressemblance du mot latin désignant les *gérofles* et l'*œillet*. (A. C.)

ONGUENT DE NICOTIANE. On a donné ce nom à une pommade préparée avec feuilles de nicotiane, 500 gramm. (1 livre); axonge de porc, en même quantité; faisant chauffer sur un feu modéré, puis passant, laissant refroidir et séparant les matières hétérogènes. J'ai eu à préparer de cette pommade, dans laquelle on ajoutait 2 onces d'euphorbe en poudre. On administrait cette préparation en frictions sur le ventre, dans le but de déterminer des vomissemens. La *pommade de nicotiane*, sans addition d'euphorbe, servait à déterger les ulcères; on s'en servait contre les dartres et les maladies de la peau. (A. C.)

ONGUENT NITRIQUE. *V.* POMMADE OXIGÉNÉE.

ONGUENT D'OXIDE DE ZINC (*Dublin*). On mêle à 500 grammes (1 livre) d'onguent de cire blanche, 48 grammes (1 once 4 gros) d'oxide de zinc, et l'on forme ainsi un onguent. Cette préparation, ainsi que l'onguent de tutie, sont employés dans les maladies des yeux. Leur emploi est convenable lorsque la rougeur provient d'un relâchement et non d'une inflammation. (A. C.)

ONGUENT DE POIX LIQUIDE, *Onguent de goudron* (*Londres*). Cet onguent employé contre les affections cutanées, et particulièrement contre la teigne, s'obtient de la manière suivante : on prend goudron, graisse préparée, de chaque, 250 grammes (8 onces); on les fait fondre ensemble, on passe à travers un linge; on conserve ensuite pour l'usage. Les Pharmacopées de Dublin et d'Édimbourg contiennent des fo mules analogues; dans celle de Dublin, on demande la grais de mouton; les proportions sont les mêmes; dans celle d'Édi bourg, on prescrit la cire jaune, deux parties pour cinq pa ties de goudron. (A. C.)

ONGUENT DE RÉSINE BLANCHE (*Dublin*). Axonge de porc, 2 kilogram. (4 livres); résine blanche, 1 kilogram. (2 livres); cire jaune, 500 gram. (1 livre). On fait fondre et l'on en forme un onguent qui doit être passé chaud à travers un tamis; cet onguent est employé comme digestif, pour déterger et aviver les ulcères, les plaies, les blessures, etc. Il en est de même de *l'onguent résineux* (d'Édimbourg), qui s'obtient en faisant chauffer et mêlant ensemble les substances suivantes : axonge de porc, 250 gram. (8 onces); résine de pin, 160 gram. (5 onces); cire jaune, 64 gram. (2 onces). (A. C.)

ONGUENT ROSAT. *V.* POMMADE A LA ROSE.

ONGUENT SOLIDE DE CIGUE. *V.* EMPLATRE DE CIGUE.

ONGUENT SOLIDE DE RÉSINES ET DE GOMMES-RÉSINES. *V.* EMPLATRE DE MUCILAGE.

ONGUENT DE SOUFRE ALCALIN. *V.* POMMADE SOUFRÉE AVEC LE CARBONATE DE POTASSE.

ONGUENT SOUFRÉ POUR LA GALE. *V.* POMMADE AVEC LE SOUFRE ET L'HYDRO-CHLORATE D'AMMONIAQUE.

ONGUENT DE SOUS-ACÉTATE DE CUIVRE (*Édimbourg*). Se prépare en mêlant à 15 parties d'onguent résineux une partie de vert-de-gris en poudre fine. La Pharmacopée de Dublin prescrit les doses suivantes : onguent résineux, 32 parties; vert-de-gris, 1 partie. On emploie ces préparations pour déterger les ulcères, ronger les chairs fongueuses. On s'en sert dans les cas d'ophthalmie scrofuleuse, quand les paupières sont affectées : pour l'employer à cet usage, il est convenable de l'étendre avec du cérat, de l'onguent simple, de l'axonge, ou avec tout autre corps gras.

ONGUENT DE STYRAX COMPOSÉ. Cet onguent se prépare de la manière suivante : on prend huile de noix obtenue par expression, 350 gram. (11 onces); styrax pur liquide, 225 gr.

(7 onces 1 gros). On fait fondre le styrax dans l'huile à une douce chaleur, en ayant soin d'agiter de temps en temps; on laisse reposer, on passe, on ajoute ensuite à la partie ainsi passée, colophane pure, 480 gram. (15 onces 3 gros); résine élémi pure, cire jaune, de chaque, 192 gram. (6 onces); on fait fondre le tout à un feu très modéré, et l'on passe à travers un linge. La cire ne doit être ajoutée que sur la fin, afin qu'elle ne puisse pas être décomposée par l'action d'une forte chaleur.

(A. C.)

ONGUENT CONTRE LA TEIGNE. Cette préparation pourrait porter tout autre nom que celui d'onguent, par la raison qu'il n'entre pas d'axonge dans sa composition; nous avons cru cependant devoir la placer parmi ces médicamens, en nous basant sur le nom d'onguent par lequel elle est désignée dans les Pharmacopées. On prend les substances suivantes : farine de froment, 500 grammes (1 livre); vinaigre, 4 kilogrammes (8 livres); poix noire et poix blanche, de chaque, 400 gram. (12 onces 4 gros). On fait, avec la farine et le vinaigre, une espèce de colle; lorsqu'elle est préparée, on y mêle les deux variétés de poix qu'on a fait fondre ensemble et qu'on a passées à travers un linge pour les priver des substances étrangères qu'elles contenaient. Cet onguent ne se prépare qu'en petite quantité. Cette préparation, étendue sur la tête des personnes affectées de la teigne, forme un enduit qu'on appelle *calotte*. (A. C.)

ONGUENT DE TÉRÉBENTHINE CAMPHRÉ. *V*. ONGUENT DE GENEVIÈVE.

ONGUENT DE TÉRÉBENTHINE ET DE CIRE. *V*. ONGUENT D'ALTHOEA.

ONGUENT DE TÉRÉBENTHINE OU DE GRAISSE. *V*. ONGUENT D'ARCOEUS.

ONGUENT DE TÉRÉBENTHINE ET DE JAUNES D'OEUFS DIGESTIF SIMPLE. Cette préparation s'obtient de la manière suivante. On prend térébenthine pure, 64 gram. (2 onces) jaunes d'œufs séparés de la matière albumineuse, n° 2, ou

32 grammes (1 once); on divise le jaune d'œuf dans un mortier de verre, on y mêle la térébenthine en ajoutant en même temps à plusieurs reprises et par petites portions, huile de millepertuis (préparée par l'ébullition), quantité suffisante pour que cet onguent soit d'une bonne consistance. Ce digestif est un bon détersif; on augmente ses propriétés en y mêlant du mellite d'acétate de cuivre (*onguent égyptiac*); on lui en donne d'autres à l'aide du camphre, du quinquina du charbon, etc. (A. C.).

ONGUENT DE TUTHIE (*Dublin*). On l'obtient en mêlant à 320 grammes (10 onces) d'onguent de cire, 64 grammes (2 onces) de tuthie préparée.

ONGUENT DE TUTHIE. *V*. POMMADE DE TUTHIE OU D'OXIDE DE ZINC.

Nous avons borné là la liste des formules des onguens; nous traiterons, à l'article POMMADES, d'une foule de médicamens qui étaient connus sous le nom d'*onguens*, mais dans lesquels il n'entre pas de substances résineuses. Nous avons aussi mis de côté les recettes de diverses préparations qui ne sont plus usitées et qui ont été bannies des officines, sans doute par de justes raisons. (A. C.)

ONISCUS ASELLUS. *V*. CLOPORTES.

ONONIS ARVENSIS. Nom scientifique de la plante qui fournit la racine de bugrane ou arrête-bœuf. *V*. BUGRANE.

(G...N.)

ONOSMA ECHIOIDES. Nom scientifique d'une des plantes dont la racine a reçu le nom d'orcanette. *V*. ce mot.

(G...N.)

FIN DU TROISIÈME VOLUME.

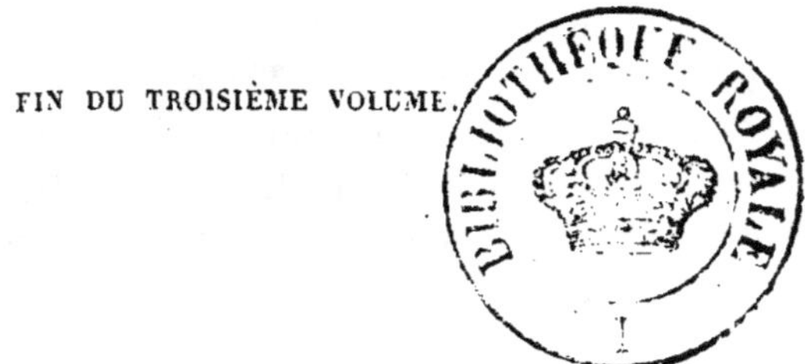

SOUSCRIPTION.

DICTIONNAIRE DES DROGUES

SIMPLES ET COMPOSÉES,

OU

DICTIONNAIRE

D'HISTOIRE NATURELLE MÉDICALE,

DE PHARMACOLOGIE

ET DE CHIMIE PHARMACEUTIQUE.

PAR A. CHEVALLIER,

Pharmacien Chimiste, Professeur particulier de Chimie médicale et pharmaceutique, Membre adjoint de l'Académie royale de Médecine, Membre de l'Académie royale des Sciences de Bordeaux, des Sociétés de Chimie médicale et de Pharmacie de Paris, etc., etc.;

A. RICHARD,

Docteur en Médecine, Agrégé à la Faculté de Médecine de Paris, Membre de l'Académie royale de Médecine, des Sociétés d'Histoire naturelle et de Chimie médicale de Paris, etc.,

ET J.-A. GUILLEMIN,

Membre de la Société d'Histoire naturelle de Paris.

TOME TROISIÈME.

PARIS,

BÉCHET JEUNE,

LIBRAIRE DE L'ACADÉMIE ROYALE DE MÉDECINE,

PLACE DE L'ÉCOLE DE MÉDECINE, N° 4.

1828

AVERTISSEMENT.

En commençant le *Nouveau Dictionnaire des Drogues simples et composées*, nous avions espéré pouvoir nous renfermer dans les limites de trois volumes, et tous nos efforts furent dirigés vers ce but ; mais quoique chaque tome ait été augmenté d'environ 100 pages, et que nous ayons tâché d'apporter le plus possible de concision dans la rédaction des articles, le nombre immense de ceux-ci, leur importance, et les progrès de la Science, surtout depuis l'apparition du premier volume, ont détruit en partie nos prévisions ; de sorte que le troisième volume, qui paraît en ce jour, n'atteint seulement que les trois quarts de l'ouvrage. Nous avons la juste confiance que nos lecteurs apprécieront les raisons que nous venons de leur présenter ; car, pour peu que l'on réfléchisse à l'extraordinaire multiplicité de détails que comporte le sujet de cet ouvrage, quatre volumes sembleront un cadre encore bien étroit pour la masse de faits qui sont du domaine de l'Histoire naturelle médicale, de la Pharmacie, de la Chimie et de l'Économie industrielle et domestique.

Dès le principe (*), nous nous sommes associé M. Guillemin, qui a été spécialement chargé de traiter les sujets d'Histoire naturelle médicale. Il nous avait d'abord semblé peu important pour les lecteurs que les articles faits par ce collègue eussent une désignation particulière. Cependant, ayant depuis reconnu qu'il était plus convenable et même de toute justice que l'on vît clairement ce qui appartient en propre à chacun, nous avons engagé notre collaborateur à signer les articles qu'il a traités dans les troisième et quatrième volumes, renouvelant en outre la déclaration qu'il a coopéré à la totalité de l'ouvrage.

A. CHEVALLIER. — A. RICHARD.

Paris, le 15 mars 1828.

(*) *V.* la préface en tête du Ier volume, p. xij.

ARTICLES CONTENUS DANS LE TROISIÈME VOLUME DE 642 PAGES.

Nummulaire.
Nyctage des jardins.
Nymphéacées.
Obier.
Obturateur.
Ocotea.
Ocre.
[illegible]andric.
Oc[illegible]ode.
Odontalgiques.
Œil.
Œillet.
Œillette.
Œnanthe safranée.
Œtite.
Œuf.
Officinal.
Ognon.
Oiseaux.

Oléine.
Olivile.
Ombellifères.
Onction.
Onctueux.
Ongle d'élan.
Onglet.
On[illegible]ens.
—— d'althæa.
—— d'Arcæus.
—— d'arthanita.
—— basilicum.
—— de calamine.
—— canet.
—— de cantharides.
—— chauds.
—— de Chiron.
—— de cire.

Onguent digestif mercur.
—— —— simple.
—— d'élémi simple.
—— de Geneviève.
—— martiatum.
—— nervin.
—— de nicotiane.
—— d'oxide de zinc.
—— de poix liquide.
—— de résine blanche.
—— de sous-acétate de cuivre.
—— de styrax composé.
—— contre la teigne.
—— de térébenthine.
—— de tuthie.
Ononis arvensis.
Onosma echioïdes.

Cet ouvrage, dont le 3e volume vient de paraître, réunit toutes les connaissances relatives à la Pharmacie. La Botanique, l'Histoire naturelle, la Chimie y sont traitées complètement; les descriptions des instrumens et des procédés sont succinctes, mais faites avec clarté et précision; les formules tirées des meilleurs auteurs y sont rapportées avec exactitude. Chaque produit est traité de la manière suivante: 1° sa nomenclature; 2° l'historique de sa découverte; 3° sa description; 4° son mode de préparation; 5° ses usages; 6° s'il est vénéneux, les moyens les plus propres à le faire reconnaître; 7° les antidotes à lui opposer lors de son introduction dans l'économie animale; 8° les résultats des analyses faites par les chimistes français et étrangers; 9° les doses auxquelles on administre ce produit employé comme agent thérapeutique.

Le Dictionnaire des Drogues sera d'une grande utilité pour les Médecins, les Pharmaciens, les Droguistes, et tous ceux qui s'occupent d'Histoire naturelle ou de l'application de la Chimie à la Pharmacie et à la Médecine. Prix 8 fr. 50 cent. le vol., et 7 fr. 50 cent. pour les souscripteurs. La souscription sera fermée le 1er juillet prochain, époque à laquelle paraîtra le quatrième et dernier volume avec les planches.

On souscrit à BRUXELLES, chez M. FORTIN, au dépôt de la librairie médicale française, Marché-aux-Poulets, n° 1213, et chez tous les libraires de la BELGIQUE et de la HOLLANDE.

IMPRIMERIE DE HUZARD-COURCIER,
rue du Jardinet, n° 12.

www.ingramcontent.com/pod-product-compliance
Lightning Source LLC
LaVergne TN
LVHW021918170726
843501LV00001BA/76

* 9 7 8 2 3 2 9 3 4 6 2 4 3 *